Puenzieux, Ruckstuhl ● Medizin, Moral und Sexualität

D1735582

Dominique Puenzieux, Brigitte Ruckstuhl

Medizin, Moral und Sexualität

Die Bekämpfung der Geschlechtskrankheiten Syphilis und Gonorrhöe in Zürich 1870–1920

CHRONOS

Autorinnen und Verlag danken folgenden Institutionen für ihre finanzielle
Unterstützung:
Bundesamt für Gesundheitswesen (Nationales Aidsforschungsprogramm)
Cassinelli-Vogel-Stiftung, Zürich
Stiftung zur Bekämpfung der Geschlechtskrankheiten

Die vorliegende Arbeit wurde von der
Philosophischen Fakultät I der Universität Zürich
im Sommersemester 1994 auf Antrag von
Prof. Dr. Rudolf Braun als Dissertation angenommen.

Umschlag: Agnès Laube
Satz: Andreas Simmen
© 1994 Chronos Verlag, Zürich
ISBN 3–905311–52–6

Inhalt

Vorwort

Sexuell übertragbare Krankheiten haben immer wieder die Sexualität überschattet. In der heutigen Debatte um Aids geht vielfach vergessen, dass unsere Gesellschaft nicht erst seit Aids mit solchen Krankheiten konfrontiert ist. So gehören die Geschlechtskrankheiten Syphilis und Gonorrhöe bereits seit Jahrhunderten zu unserer Geschichte. Gemeinsam ist diesen Krankheiten, dass sie mit Deutungen und Metaphern umschrieben werden, die weit über die Bedeutung der physischen Krankheit hinausgehen. Diese soziale Dimension der Krankheit, die auch die heutige gesellschaftspolitische Relevanz von Aids ausmacht, war Ausgangspunkt unserer Arbeit und steht im Zentrum des Buches. In diesem spannungsreichen Forschungsvorhaben eröffneten sich immer wieder neue Fragestellungen und Zusammenhänge, die aufgenommen und bearbeitet werden mussten. Die Komplexität des Themas lässt es nicht zu, ein abschliessendes Bild zu zeichnen; dennoch vermittelt unsere Studie der Leserin und dem Leser einen Einblick, wie die Vorstellungen von Geschlechtskrankheiten und die Strategien zu deren Bekämpfung die verschiedensten gesellschaftlichen Bereiche beeinflusst und geprägt haben. Exemplarisch kann gezeigt werden, wie Präventionspolitik in ein Werte- und Normensystem eingebettet ist.

Für die vorliegende Arbeit konnten wir uns nur auf wenige Forschungsarbeiten stützen. Für den deutschsprachigen Raum liegen zu den sexuell übertragbaren Krankheiten erst vereinzelte Arbeiten vor, in der Schweiz ist die Geschichte der Gesundheitspolitik und damit auch die Frage der Prävention ein bislang ziemlich unerforschtes Gebiet. Diese Ausgangslage erforderte die Einarbeitung in sehr verschiedenartige Gebiete und eine zeitaufwendige Quellensuche. Die Offenheit des Forschungsgebietes bot jedoch auch die Chance zu neuen Wegen. Während unseren Studien haben uns zahlreiche Personen durch Anregungen und Ideen inspiriert und uns in unserem Vorhaben immer wieder bestärkt. Ihnen möchten wir hier herzlich danken.

Besonderer Dank gilt Herrn Professor Dr. Rudolf Braun für seine Anregungen beim Verfassen der Doktorarbeit und seinem Entgegenkommen in der hektischen Abschlussphase. Danken möchten wir Mariana Christen, Elisabeth Joris, Jakob Tanner, Reinhard

Spree und Sabina Roth, die vor allem in der ersten Arbeitsphase wichtige und anregende Kritik leisteten.

Für die disziplinübergreifenden fachlichen Hinweise danken wir der Ärztin Iris Ritzmann und dem Juristen Lukas Gschwend. Anna Gossenreiter hat das Manuskript kritisch gelesen und uns Anregungen zum letzten Schliff gegeben. Wir danken Lydia Zeller, Adrienne Theimer, Andreas Simmen und Dölf Wild, die an Sprache und Form mitgearbeitet haben. Unser Dank gilt auch dem Fonds des Nationalen Aidsforschungsprogramms, der unser Projekt finanziell unterstützt hat.

Erwähnen möchten wir auch die Mitarbeiterinnen und Mitarbeiter der Zentralbibliothek Zürich, des Schweizerischen Sozialarchivs, des Stadtarchivs Zürich und Frau Seger vom Medizinhistorischen Institut Zürich, die uns bei der Quellen- und Materialsuche hilfreich unterstützten.

Dominique Puenzieux und Brigitte Ruckstuhl

Einleitung

Aids ist eine tödliche Krankheit, die Angst, Unsicherheit und grosses Leid hervorbringt. Darüber hinaus hat die Krankheit die soziale Dimension eines Mythos, einer Metapher, einer Projektionsfläche gewonnen. Diese Ausgangslage lässt Raum für Bilder, Zuschreibungen, Projektionen, individuelle wie gesellschaftliche. Kennzeichen dieser Situation ist, dass das Bedrohungsbild und die tatsächliche Virulenz der Krankheit auseinanderfallen. Nach Göckenjan hat Aids den «Selektionsprozess» geschafft, eine «öffentlichkeitsrelevante Katastrophe» zu werden.[1] Dass eine Krankheit solche Bedeutung gewinnt, setzt ein gesellschaftliches Interesse voraus und muss in das Selbstverständnis einer Gesellschaft passen.[2] Schliesslich gibt es viele Krankheiten, die ähnlich grosses Leid erzeugen, aber nie dieselbe Aufmerksamkeit auf sich ziehen; ihnen fehlt die Symbolfunktion. Aids bietet sich als Symbol insofern an, als viele mit der Krankheit zusammenhängende Momente Angst erzeugen, Raum für Projektionen bieten und nur wenige Ansätze vorhanden sind, die einen rationalen Umgang mit der Krankheit erlauben.[3] Gesellschaftliches Interesse scheint – wie Parin, Göckenjan u. a. behaupten – eine Problemverschiebung zu begünstigen, indem sich das Problem von latent drohenden globalen Katastrophen auf eine individuell personifizierbare Ebene verlagert. Nach jahrelangen Debatten über Atombedrohung und Ökologiekollaps scheint eine solche Verlagerung attraktiv zu sein.[4] Die Gefahr wird benennbar, handhabbar, das Unglück hängt vom einzelnen Individuum ab. Jeder und jede hat es nun selbst in der Hand, einer Katastrophe zu entgehen.

Ein wesentlicher Faktor von Aids ist, dass das Virus sexuell übertragen und die Übertragung an gesellschaftlich nicht akzeptierte Sexualformen geknüpft wird. Im Zentrum steht somit individuelles sexuelles Fehlverhalten, das die Krankheit hervorbringt. Aids wird zur Krankheit des andern, des Fremden.[5]

Syphilis und Gonorrhöe, die klassischen Geschlechtskrankheiten, hatten während Jahrzehnten eine ähnliche symbolische Bedeutung. Sie fungierten als Metapher, dienten als Projektionsfläche für individuelle wie gesellschaftliche Ängste, Unsicherheiten und Wünsche. Krankheiten, die eine solche Funktion übernehmen, bieten Anlass für umfas-

11

sende und einschneidende sexual- und ordnungspolitische Eingriffe. Auch Syphilis und Gonorrhöe waren konnotiert mit sexueller Verfehlung. Krankheit wurde zu einer Strafe für selbstverschuldetes, normverletzendes sexuelles Verhalten, dem geschlechtskranken Individuum wurde abweichendes Sexualverhalten zugeschrieben. Gesundheit wurde zum Beweis bürgerlicher Tugend, Krankheit zum Beweis von Verderbtheit.[6]

Syphilis und Gonorrhöe sind heute noch existierende Krankheiten. Mit der Entdeckung von Penicillin in den 1940er Jahren, mit dem sich Geschlechtskrankheiten wirksam therapieren liessen, verloren sie ihren spezifischen Charakter als gesellschaftlicher Ansatzpunkt, an dem sich gesundheitspolitische, ethische, wirtschaftliche und juristische Fragen sowie individuelle und gesellschaftliche Konfliktpotentiale thematisieren liessen.

Thema, Fragestellung, These

Im letzten Viertel des 19. Jahrhunderts standen in fast allen industrialisierten Ländern die Geschlechtskrankheiten, aber auch Alkoholismus[7] und Tuberkulose[8] im Zentrum gesundheitspolitischer Debatten. Befürchtet wurde, dass ohne Massnahmen gegen diese chronischen Krankheiten nicht nur eine grosse Anzahl Menschen daran sterben, sondern sie zudem zur Degeneration der gesamten Bevölkerung führen würden.[9] Da sie die Zivilisation bedrohten, musste mit allen Mitteln gegen diese Krankheiten angekämpft werden. Die Krankheiten wurden allesamt in Zusammenhang mit der «sozialen Pathogenität»[10] gebracht: mit den engen und unhygienischen Wohnverhältnissen der städtischen Unterschichten sowie der Immoralität und dem exzessiven Lebenswandel. Soziale und medizinische Deutungsmuster vermischten sich mit normativen am ausgeprägtesten bei den Geschlechtskrankheiten, waren aber auch bei Alkoholismus und der Tuberkulose nicht unbedeutsam. Als Lösungsstrategie gegen die durch Industrialisierungs- und Urbanisierungsschub entstandenen Schäden wurden technokratische Modelle der neueren Wissenschaft der Hygiene angeboten, die auf staatliche Eingriffe setzten.[11] Das verstärkte den Druck, die Gesundheitssicherung zu einer öffentlichen Aufgabe zu erklären. In welchem Umfang der Staat solche Aufgaben zu übernehmen hatte und welcher Methoden er sich bedienen sollte, waren Themen politischer Auseinandersetzungen. Über die Geschlechtskrankheiten, wo Fragen des Persönlichkeitsschutzes eine bedeutende Rolle spielten, hielt dieser Streit bis etwa zum Ersten Weltkrieg an.

Geschlechtskrankheiten, Alkoholismus und Tuberkulose wurden klassenspezifisch wahrgenommen. Während der Alkoholismus und die Tuberkulose als Krankheiten der Unterschichten gedeutet wurden, betrafen die Geschlechtskrankheiten neben den mehrheitlich aus der Unterschicht stammenden Prostituierten auch den bürgerlichen Mann. Hier kritisierten also bürgerliche Männer nicht diejenigen der Arbeiterklasse, sondern ihresgleichen. Vor dem Hintergrund einer zunehmenden Segregation der städtischen Bevölkerung, einem wachsenden Klassenbewusstsein und einer die bürgerliche Sexualmoral kritisierenden Frauenbewegung wurde das Verhältnis zwischen der Unterschichtsfrau und dem bürgerlichen Mann prekär und spielte im Diskurs über Geschlechtskrankheiten eine zentrale Rolle.

Ausgangspunkt unserer Forschung ist der «medicinisch-internationale Kongress» 1867 in Paris, wo gesundheitspolitische Konzepte zur Verhinderung von Syphilis und Gonorrhöe zur Debatte standen, um die Prophylaxemodelle vereinheitlichen und längerfristig internationalisieren zu können. In einigen Ländern bestanden bereits solche Konzepte. Die zentrale Bedeutung des Kongresses lag darin, dass die Geschlechtskrankheiten von der Medizin als ein wichtiges administratives, medizinisches und soziales Problem, mit dem sich jeder Staat beschäftigen sollte, betrachtet und erstmals in einem internationalen Rahmen diskutiert wurden.

In der Schweiz wurde die Problematik je nach Kanton unterschiedlich eingeschätzt und angegangen. Das eidgenössische Medizinalgesetz von 1877 deklarierte Massnahmen zur Krankheitsbekämpfung als kantonale Aufgaben; davon ausgenommen waren Pocken, Cholera, Flecktyphus und die Pest, deren Bekämpfung gemäss Epidemiengesetz von 1886 in die eidgenössische Kompetenz fiel. Ein zuständiges administratives Amt, das eidgenössische Gesundheitsamt, wurde erst 1893 gegründet.[12] Die Bekämpfung der Geschlechtskrankheiten fiel also in die Kompetenz der Kantone.

Aufgrund der kantonal äusserst unterschiedlichen Ausgangslagen und Entwicklungen entschieden wir uns für die Analyse eines Kantons – des Kantons Zürich. Mitberücksichtigt wurden aber auch nationale Debatten, die vor allem im Ersten Weltkrieg zunahmen, was gleichzeitig Ausdruck einer Kompetenzverlagerung zugunsten des Bundes war. Miteinbezogen wird auch der internationale Diskurs über Geschlechtskrankheiten. Die Ausblicke auf die internationale Situation ermöglichen eine bessere Einschätzung der spezifisch schweizerischen, respektive der zürcherischen Situation.

Der Zeitrahmen der Untersuchung sind die Jahre zwischen 1870 und 1920. Warum gerade diese Zäsur? 1870, also drei Jahre nach dem medizinisch-internationalen Kongress, wurde das dort empfohlene Hygienemodell in Zürich vom kantonalen Gesundheitsamt eingeführt. Der Anfang des Diskurses im Kanton Zürich ist dadurch gekennzeichnet, dass Ärzte die Geschlechtskrankheiten überhaupt als gesundheitspolitisches Thema definierten und erste Konzepte zur Verhinderung dieser Krankheiten umsetzten. Danach beginnt sich der Diskurs in seiner ganzen Produktivität zu entfalten. Nach langen innermedizinischen und innerbehördlichen Auseinandersetzungen um das Konzept kam es 1888 mit dem Eingreifen einer Oppositionsbewegung, der Sittlichkeitsvereine, zu einem öffentlichen und breit geführten Diskurs. Die Sittlichkeitsvereine stellten das medizinische Konzept in Frage und setzten auf eine Strategie der Moral. Ein ausufernder Kampf um die beiden Konzepte dramatisierte die Debatte. Von beiden Parteien wurde ein Gefahrenszenarium entworfen, das die Familie, ja selbst die Nation bedroht sah, wenn nicht effiziente und drastische Mittel eingesetzt würden. Jede Partei glaubte, die richtige Methode zu propagieren. Die Auseinandersetzungen hielten an, wenn auch nicht durchgehend mit gleicher Schärfe. Neue Brisanz gewann der Diskurs mit dem Ersten Weltkrieg, da nun der Wehrwille und die Volkskraft zu sichern waren. Während dieser Zeit gewannen die Ärzte, die an technokratisch-pragmatischen Lösungen interessiert waren, an Boden und setzten sich nach dem Krieg durch. Damit kommt der Diskurs zu einem vorläufigen Abschluss.

Markiert das Wahrnehmen der Geschlechtskrankheiten als gesundheitspolitisches Thema den Beginn der Arbeit, so stehen am Ende unseres Zeitraumes epidemiologische Daten zur Verfügung, die durch eine erste professionell durchgeführte schweizerische Enquete erhoben wurden und die erstmals Einschätzungen von Umfang und Ausmass der Geschlechtskrankheiten zulassen, sodann eine Dermatologie, die sich als Spezialwissenschaft mit Spezialkliniken und -abteilungen, mit Forschung und Lehre institutionalisiert hat, eine Reihe neuer sexualstrafrechtlicher Gesetze, die individuelle Eingriffe ermöglichen, und ein ganz neuer Bereich der Fürsorge.

In diesem überaus produktiven Diskurs wird im besonderen die Sexualität thematisiert. In Anlehnung an Foucault gehen wir davon aus, dass Sexualität nicht über Verbote reguliert wird, sondern über Diskurse.[13] Eine Analyse des Diskurses über Geschlechtskrankheiten ermöglicht aufzuzeigen, wie Sexualität «konstruiert» und «durch welche Kanäle und entlang welcher Diskurse» sie normativ vermittelt wird.[14] Wir werden die Entwicklung dieses Diskurses aufzeigen: wie er sich ausbreitet, wie sich seine Linien verzweigen und wieder verknüpfen und wieder teilen, wer sich daran beteiligte – von welchem ideologischen, institutionellen Standpunkt aus und mit welchen Zielen. Es bleibt die Frage zu beantworten, warum er Ende der 1880er Jahre öffentlich wurde und warum er gerade zu diesem Zeitpunkt so produktiv werden konnte. Weiter fragen wir danach, was der Diskurs transportierte, welches die den Geschlechtskrankheiten zugeschriebenen Sinndeutungen und Metaphern waren, die in die analysierten Präventionskonzepte einflossen, und fragen ausserdem nach den über diese Metaphern vermittelten sozioökonomischen, politischen und kulturellen Gehalten. Darüber hinaus gibt es Kontinuitäten, Denktraditionen und Handlungsmuster, die sich heute im Diskurs über Aids, aber auch in demjenigen über Drogen wiederfinden lassen, und die wir einsehbar machen wollen.

Die diskursive Regelung der Sexualität ist ein permanenter Prozess, wobei «Brennpunkte» festzumachen sind, in denen sich Sexualitätsdiskurse häufen; diese korrespondieren meist mit dem sozioökonomischen Wandel.[15] Wir betrachten den Diskurs in einem engen Zusammenhang mit dem Modernisierungsprozess, der einen tiefgreifenden sozialen und kulturellen Wandel in allen gesellschaftlichen Bereichen ausgelöst, Defizite und einen Handlungsbedarf sichtbar gemacht hat.[16] Die Urbanisierung leitete einen sozialen Differenzierungsprozess ein, der Integrationstechniken verlangte, damit die geforderten Verhaltensstandards in einem neuen Sinnzusammenhang vermittelt werden konnten. Eine erfolgreiche Integration der Individuen in die neuen städtischen Lebensformen bedurfte der individuellen Verinnerlichung einer Reihe neuer Verhaltensformen.[17] Die Etablierung neuer Wertmuster, Institutionen und sozialer Kontrollen ist, wie wir aufzeigen werden, ein sehr langer, komplexer Prozess. Die Medizin hat in der Vermittlung von Verhaltensstandards durch Gesundheitskonzepte eine zentrale Stellung eingenommen. Der Diskurs über die Geschlechtskrankheiten transformierte nicht nur Normen und Werte des individuellen Sexualverhaltens, sondern bewirkte über Medizin, Fürsorge und Gesetze Regelmechanismen, die ganz neue Zugänge und Interventionsmöglichkeiten eröffneten.

14

Prostitution und Geschlechtskrankheiten

Alle Präventionskonzepte im Kampf gegen die Geschlechtskrankheiten waren ausschliesslich gegen die Prostituierten gerichtet. Der Diskurs über die Geschlechtskrankheiten ist deshalb von demjenigen über weibliche Prostitution nicht zu trennen. Der «Seuchenherd» als Synonym für Prostitution machte die Prostituierten zu Sündenböcken und legitimierte gleichzeitig jede gesundheitspolitische Intervention. Der strafrechtliche und medizinische Zugriff auf die Prostituierten kann als Versuch gewertet werden, Kontrolle über junge arbeitende Frauen aus der Unterschicht auszuüben, aus der laut bürgerlicher Zuschreibung die Prostituierten entstammten. Der Moral- und Sittenkodex der Unterschichtsfrauen galt in dieser Optik als abweichend und erforderte öffentliche Kontrolle.[18] Es wurde ein Bild der schmutzigen Prostituierten konstruiert, das dem der reinen Frau gegenüberstand. Diese Polarisierung der Frauenbilder hatte stark normativen Charakter. Prostitution, auch wenn man heute eine Definition finden kann,[19] ist kein universaler Begriff, sondern unterliegt dem gesellschaftlichen Wandel. Es verändern sich sowohl ihre Formen wie auch die Bedeutung und die Zuschreibungen.[20]

In den Quellen unseres Zeitraums bleibt unklar, was jeweils unter Prostitution verstanden wurde. Da Prostitution primär unter dem Blickwinkel der Moral betrachtet und beurteilt wurde, kommt ihr soziales Phänomen nicht ins Blickfeld. Hinzu kommt, dass weibliche Sexualität in der bürgerlichen Sexualmoral ausschliesslich auf die Ehe begrenzt war, was jeden ausserehelichen Geschlechtsverkehr grundsätzlich zu einem Verstoss werden liess, der unter den Begriff der «Unzucht» fiel.

Die im Diskurs prägendste Kraft war die Medizin, da sie die Legitimation für die Präventionskonzepte lieferte. Die gesellschaftliche Akzeptanz der Ärzte als Experten von Krankheit und Gesundheit, ihr gesellschaftliches Prestige und ihre Stärke waren das Ergebnis ihrer erfolgreichen Professionalisierung, die in der Schweiz seit der zweiten Hälfte des 19. Jahrhunderts weitgehend durchgesetzt werden konnte.[21] Als Sachverwalter der Gesundheit nahmen sie immer mehr Funktionen ein, die früher die Pfarrherren ausübten, was ihnen den provokativen Ruf als Pfarrer in weissen Kitteln einbrachte.[22] Das widerspiegelt den Säkularisierungsprozess, in dem religiöse Deutungsmuster immer mehr in medizinische, respektive wissenschaftliche übergingen.

Die Ärzte rechtfertigten die Präventionskonzepte mit der medizinisch-wissenschaftlichen und scheinbar wertneutralen Prämisse Gesundheit. Gesundheit wurde in der Industriegesellschaft, welche die Verwertbarkeit des Körpers forderte, zum Massstab von richtigem Verhalten.[23]

Die neuere Sozialgeschichte der Medizin betrachtet Gesundheit als eine relative Grösse, die von ökonomischen, sozialen und kulturellen Faktoren geprägt ist und an die jeweils vorherrschenden Denk- und Wertsysteme geknüpft ist. Über den scheinbar wertneutralen Begriff der Gesundheit im 19. Jahrhundert hingegen gewannen die Ärzte grossen sozialpolitischen Einfluss, ohne sich legitimieren zu müssen. Mit medizinischen Erklärungs- und Deutungsmustern der Krankheit schlugen die Ärzte wissenschaftlich abgesicherte Massnahmen vor, die den ideologischen und normativen Gehalt verschleierten. Damit

15

gelang ihnen auch, in weitere Bereiche vorzudringen; in unserem Untersuchungszeitraum verschafften sich die Ärzte den wissenschaftlichen Zugang zur Sexualität.

Die sexuelle Frage

Der Diskurs über Geschlechtskrankheiten war Teil eines breiten sexualwissenschaftlichen und sexualpolitischen Diskurses. Kaum ein Wissenschaftszweig, aus dem nicht eine eigene, diesbezügliche Disziplin hervorging: aus der Medizin erwuchs die Sexualwissenschaft, aus der Psychiatrie die Sexualpathologie; weiter entwickelten sich die Sexualpädagogik, die Sexualethik und die Sexualhygiene. Alle diese wissenschaftlichen Disziplinen begannen nach der «Wahrheit» der Sexualität zu forschen. Und die Sexualität wird Gegenstand öffentlicher Diskurse: in einer Bevölkerungspolitik, in der eugenische Konzepte[24] zunehmend an Attraktivität gewannen; in einer Fortpflanzungslehre, mit der Illegitimität, Abtreibung, Geburtenregelung und Bevölkerungsrückgang problematisiert wurden; in einer Jugend- und Kindersexualität.[25] Um die Jahrhundertwende formierte sich Jugend als eigenständige Lebensphase heraus. Die «Geschlechtsnot»[26] der männlichen Jugend, der Aufschub der Sexualität zwischen Schulabschluss und Heirat wurde als Problem wahrgenommen.

Zu Beginn des 20. Jahrhunderts entstand eine Sexualreformbewegung, die sich in der Schweiz jedoch nicht durchsetzte, vielmehr als Zeitkrankheit beschimpft und bekämpft wurde. Viele gesellschaftlich brennende Fragen wurden unter dem zeitgenössischen Begriff der sexuellen Frage abgehandelt. Es scheint, als hätte die sexuelle Frage die soziale Frage des 19. Jahrhunderts abgelöst oder zumindest verdrängt. Diese Verschiebung ist aber mehr als eine blosse Verlagerung eines gesellschaftlichen Interesses und hat zudem weitreichende Implikationen: Sie widerspiegelt die Tendenz, die Ursachen der unter der sozialen Frage diskutierten Themen nicht mehr in der Gesellschaftsordnung zu suchen, sondern in der Biologie der Individuen. Das heisst, dass nun ein Teil der sozialen Frage – unter anderen Vorzeichen – unter der sexuellen Frage abgehandelt wurde. Im Zuge des Fortschrittsoptimismus tauchte die Hoffnung auf, die soziale Frage endgültig technisch, via Sexualität, sprich Bevölkerungspolitik zu lösen.

Der Diskurs und die Stadt

Prostitution und Geschlechtskrankheiten galten als typisch städtische Phänomene und wurden von den Zeitgenossinnen und -genossen mit den entstehenden Grossstädten und der urbanen Lebensweise in einen ursächlichen Zusammenhang gebracht und als Symptome einer sittlich zersetzenden städtischen Gesellschaft gedeutet.

Der langanhaltende wirtschaftliche Aufschwung ab 1885 löste einen tiefgreifenden gesellschaftlichen Strukturwandel aus und ging einher mit einem starken Bevölkerungswachstum.[27] In der Zeit zwischen 1880 und 1914 nahm die schweizerische Bevölkerung um 32,5 Prozent zu, wobei eine extreme Zunahme in den 90er Jahren nach einer Wirtschaftskrise zu beobachten ist. Die städtische Bevölkerung nahm zwischen 1880 und

1910 um mehr als das Doppelte zu, was bis heute den grössten Urbanisierungsschub kennzeichnet.[28] Zürich verzeichnete zwischen 1888 und 1900 eine Bevölkerungszunahme von über 40 Prozent und wurde mit der Eingemeindung von 1893 zur grössten Stadt der Schweiz. Das Bevölkerungswachstum ist auf den Geburtenüberschuss und die Wanderungsbewegung zurückzuführen, die vor allem die Städte betrafen.[29]

Die aus der Landwirtschaft abgewanderten Arbeitskräfte gelangten in die industrialisierten Gegenden, hauptsächlich die Städte. Von 1888 bis 1914 verdoppelten sich die Arbeitsplätze in Zürich, das damit die meisten Arbeitsplätze aller Schweizer Städte stellte.[30] Die Nachfrage nach Arbeitskräften wurde mit einem zunehmenden Einbezug der Frauen in das Erwerbsleben[31] und mit ausländischen Arbeitskräften gestillt.[32] Nach 1914 stagnierte das Bevölkerungswachstum, die Migration in die Städte dauerte jedoch an.[33]

Die innerhalb eines kurzen Zeitraumes entstandene Ansammlung grosser Menschenmassen stellte in sozial- und gesundheitspolitischer, aber auch verwaltungs- und verkehrstechnischer Hinsicht völlig neue Probleme. Sie erforderte neue öffentliche Einrichtungen, neue Konzepte zum Wohnungsbau, zur Gesundheitspolitik, zum Sozialwesen. Die geographische Mobilität führte zudem zu einer Durchmischung der städtischen Bevölkerung. 1910 lebten in Zürich nur noch 38,6 Prozent der Bewohner und Bewohnerinnen, *missverständlich* die in Zürich geboren worden waren. Die Mehrheit war also zugewandert und mit der zürcherisch-städtischen Lebensform nicht vertraut. Jedoch auch die Zürcher und Zürcherinnen wurden mit neuen Lebensformen konfrontiert. Der technische Innovationsschub und das explosionsartige Wachstum der Bevölkerung veränderten die Lebensweise aller in einem rasanten Tempo. Das Verkehrswesen veränderte das Strassenbild, erzeugte innerhalb der Stadt grössere Mobilität und grössere Geschwindigkeit. Die Revolutionierung der Elektro- und Fernsprechtechnik brachte zusammen mit neuen Methoden des Zeitungsdrucks und der Fototechnik neue und schnellere Kommunikationsmöglichkeiten mit sich. Die Einführung des elektrischen Lichts liess die Stadt im wahrsten Sinne des Wortes in einem ganz andern Licht erscheinen.[34] Neue Formen von Vergnügungs- und Freizeitangeboten wurden angepriesen.

Dieses veränderte städtische Leben erforderte neue Formen des Zusammenlebens und neue Verhaltensmuster. Traditionelle Rollen, Verhaltensweisen, Orientierungsmuster und Leitbilder wurden der alten Sinngebungen beraubt, und neue mussten noch entwickelt werden. Alte Formen sozialer Kontrollen, auf dem Land und zum Teil auch in den Städten durch die familiale Eingebundenheit gegeben, fielen weg und verlangten neue Integrationsformen.

Die Lebensweise in den Grossstädten zeichnet sich aus durch Anonymität. Die Bevölkerungsdichte der Stadt widerspiegelte sich in dem neuen Phänomen der Masse, die eine künstliche Nähe erzeugte, gleichzeitig jedoch eine geographische und soziale Segregation förderte.[35] Die nach Einkommen, Wohn- und Lebensqualität getrennten geographischen Lebensräume machten die sozialen Gegensätze sichtbar und verstärkten ein Bewusstwerden der Arbeiterklasse.[36] Auf der andern Seite schweissten sie das bedrohte Bürgertum zusammen, das sich seit Ende des 19. Jahrhunderts politisch zu einem Bürgerblock formierte. Diese Situation führte zu einer zunehmenden Klassenspannung.[37]

Die Zeitgenossinnen und -genossen nahmen das veränderte Lebensgefühl wahr. «Wir leben in einem nervösen Zeitalter; alles ist nervös», schrieb 1898 ein Zeitgenosse in den Schweizerischen Blättern für Gesundheitspflege. Der «Strassenlärm», der «wirre Lärm», die zahlreichen aufeinanderfolgenden bunten Schaufenster und viele andere Eindrücke versetzten den Menschen in einen «Reizzustand».[38] Die Stadt galt als aufreibender, nie zur Ruhe kommender Hexenkessel, der ständig überreizte, verführte und dem man sich nicht entziehen konnte, ausser man entfloh diesem Ort und suchte die Ruhe im Grünen ausserhalb der Stadt. Die Nervosität wurde zur Metapher des neuen städtischen Lebensgefühls beziehungsweise des neuen Ohnmachtsgefühls. Nervosität, deren Aufkommen mit dem Beginn der Moderne zusammenfällt, diagnostizierten die Ärzte als diffus erscheinendes Krankheitsbild,[39] Gesundheitsblätter warnten vor einem zu hektischen und ausschweifenden Lebenswandel und rieten zu Zurückhaltung um der Gesundheit willen.

Theorie, Methodik, Quellenlage

Für die vorliegende Arbeit sind zwei theoretische Prämissen von zentraler Bedeutung, wobei die zweite die erste voraussetzt. Die erste soll deutlich machen, wie Sexualität begriffen, und die zweite, wie Sexualität konstruiert wird.

Zur ersten Prämisse: Wir gehen von der theoretischen Annahme aus, die Sexualität als ein soziales Konstrukt, als Ergebnis komplexer historischer und kultureller Entwicklungen betrachtet.[40] In diesem Verständnis ist sie Ausdruck lebendiger und sich je nach historischem Kontext veränderbarer Beziehungsmuster und keine essentialistische Grösse. Sie ist bestimmt durch gesellschaftlich definierte Werte, Symbole und Interpretationen,[41] selbst Sehnsüchte und Wünsche sind Produkte sozialer Beziehungen.[42] Sexualität strukturiert soziale Beziehungen, zum Beispiel Ehe und Familie, konstruiert Kategorien wie Hetero-, Homo-, und Bisexualität und ist Ausgangslage für gesundheits- und sozialpolitische Interventionen. Wir nehmen damit Abstand von der Triebtheorie, die Sexualität als universale Konstante, als eigenständige natürliche Kraft betrachtet, welche durch individuelle wie gesellschaftliche Macht ‹unterdrückt› werden muss. Wenn davon ausgegangen wird, dass Sexualität die soziokulturelle, ökonomische und ideologische Wirklichkeit der jeweiligen Gesellschaft widerspiegelt, heisst das, dass von *der* Sexualität nicht gesprochen werden kann, sondern dass Sexualität für Männer und Frauen, für verschiedene Klassen und Subgruppen Unterschiedliches bedeutet.[43]

Die zweite theoretische Überlegung betrifft die Frage, wie Sexualität geregelt wird. Wie schon erwähnt, gehen wir davon aus, dass Sexualität über Diskurse geregelt wird. Diese Theorie stellt Foucault der Repressionshypothese gegenüber, die Sexualität im Raster von Unterdrückung/Befreiung analysiert. Foucault hat nie in Abrede gestellt, dass Sexualität unterdrückt worden sei, geht aber davon aus, dass das Unterdrückung/Befreiungs-Modell die Beziehung von Macht und Sexualität niemals aufzuschlüsseln vermöge. Sexualität organisiere sich komplexer und vielfältiger, als dass sie mit der Analyse über Repression erfasst werden könne.

Die Repressionshypothese stellt Macht der Sexualität gegenüber und definiert sie negativ. Foucault dagegen entwickelte einen positiven Begriff der Macht, der Sexualität nicht entgegengestellt, sondern mit ihr vermischt ist.[44] Macht zeigt sich in der Diskursivierung, in der Produktion von Wissen, das durch Benennen, Definieren, Klassifizieren und Spezifizieren Normen erzeugt.[45] Das Wissen bildet eine «Wahrheit», die Sexualität zu einer verwalteten Sache macht und sie in ein «Nützlichkeitssystem» eingliedert. Foucaults Machtbegriff ist ein Ergebnis komplexer Verhältnisse und Beziehungen, in dem die handelnden Menschen verschwinden.[46] Wir wollen in unserer Arbeit nicht nur die «abstrakte Kraft eines zunehmend alles durchdringenden Diskurses»[47] aufzeigen, sondern die am Diskurs beteiligten Personen, Gruppen und Institutionen und deren Argumentations -und Handlungsweise aus ihrer jeweiligen politischen und sozialen Situation heraus zu beschreiben versuchen, damit die Dynamik und die Dialektik des sozialen und politischen Kräfteverhältnisses in den Blick kommt.

Eine Schwierigkeit liegt im Begriff Sexualität. Sexualität umschreibt Sexualverhalten, meint aber auch einen sozial strukturierenden Begriff. Foucault hat die verschiedenen Ebenen begrifflich zu fassen versucht, indem er die Begriffe «sexe» und «sexualité» verwendete. Da der Begriff «sexe» mit der deutschen Verwendung des Begriffs Sex nicht identisch ist, verwenden wir in der vorliegenden Arbeit einzig den Begriff Sexualität, im Wissen, dass diese Begrifflichkeit in der Analyse der Sexualität als soziales Konstrukt zu Unschärfen führt. Mit Sexualität sind alle sozial und kulturell geprägten Ausformungen gemeint, wobei zu erwähnen ist, dass auch der biologische Anteil «nie unmittelbar, sondern stets nur als historisch gewordener und gesellschaftlich produzierter in Erscheinung» tritt.[48] Ein weiteres begriffliches Instrumentarium für die analytische Betrachtung der Quellen ist die Kategorie Geschlecht als soziale, politische und kulturelle Grösse, die sich gegen die biologistisch reduzierende Wahrnehmung des weiblichen Geschlechts richtet.[49] Geschlecht als Kategorie betrachtet nicht die Erfahrung *der* Frau, sondern differenziert nach unterschiedlichen Erfahrungen von Frauen in verschiedenen gesellschaftlichen Kontexten. In unserer Untersuchung geht es einerseits um die bürgerlichen Frauen, die aus ihrer häuslichen Enge auszubrechen versuchten, und andererseits um die Unterschichtsfrauen, an denen vermehrt Kontrolle ausgeübt werden sollte. Die Oppositionsbewegung gegen die medizinischen Konzepte zur Bekämpfung der Geschlechtskrankheiten wurde in der Schweiz wie in andern Ländern zumindest zahlenmässig stark von Frauen getragen und machte gleichzeitig einen bedeutenden Teil der organisierten bürgerlichen Frauenbewegung aus.[50] Aus diesen genannten Gründen erachten wir es als notwendig, die Bestrebungen der Männer und Frauen wenn möglich getrennt zu betrachten. Es gilt, die unterschiedlichen Lebensbedingungen von Mann und Frau zu berücksichtigen und zu fragen, von welchen gesellschaftlichen Positionen aus sie argumentierten. Die Frauen der Sittlichkeitsvereine vertraten – aus heutiger Sicht – rigide moralische Vorstellungen und verstrickten sich in Widersprüche; zur Einschätzung der Positionen dieser Frauen ist es notwendig, diese Widersprüchlichkeiten aufzudecken und zu versuchen, ihre Handlungsweise mit ihrer gesellschaftlichen Situation zu erklären.

Als Forschungsgrundlage dienen uns Quellen aus der Medizin, von Behörden und von privaten Organisationen und Gesellschaften. Im medizinischen Bereich liegen gut erschlossene medizinische Gutachten von Einzelpersonen und Kommissionen, ärztliche Umfragen, Fachzeitschriften und Berichte der internationalen Kongresse vor. Behördliche Quellen umfassen Stadtrats- und Kantonsratsprotokolle, Polizeiakten, behördliche Eingaben und Debatten darüber. Für die rechtliche Diskussion sind die kantonalen Gesetzesentwürfe, die Entwürfe des Schweizerischen Strafgesetzes und die Debatten in den Juristenzeitungen wichtig. Am schwierigsten erwies sich der Zugang zu den Archivalien der privaten Organisationen. Es liegt zwar eine Menge Material in Form von Jahresberichten, Behördeneingaben, Broschüren und Vorträgen vor; es ist aber nirgends systematisch erfasst und liegt verstreut in verschiedenen Bibliotheken. Entsprechend gibt es auffallende Lücken, am stärksten bei der Gesellschaft zur Bekämpfung der Geschlechtskrankheiten. Die Quellenarbeit war für uns entsprechend aufwendig und zeitraubend.

Der Forschungsstand

Bis heute liegen wenige kritische Untersuchungen zur Sozialgeschichte von sexuell übertragbaren Krankheiten vor. Dies überrascht angesichts der Aktualität des Themas und der Tendenz der neueren Forschung zur Sozialgeschichte der Medizin,[51] die bestrebt ist, die wechselseitigen Beziehungen zwischen medizinischem System und gesellschaftlicher Entwicklung aufzuzeigen. In den letzten Jahren sind im deutschsprachigen Raum verschiedene Arbeiten zur Entwicklung medizinischer Gesundheitswissenschaften,[52] zu Gesundheitspolitik und Krankheitserfahrung entstanden, die sich mit den gesellschaftlichen Implikationen von Infektionskrankheiten befassen, Geschlechtskrankheiten aber aussparten oder allenfalls am Rand thematisierten.[53] Frank Rühmann arbeitete an einer ersten umfassenden sexualwissenschaftlich-sozialhistorischen Studie, die die Arbeit und Wirkung der Deutschen Gesellschaft zur Bekämpfung der Geschlechtskrankheiten berücksichtigt hätte. Durch seinen frühen Tod blieb diese Studie unvollendet.[54] Für Deutschland, Österreich und die Schweiz ist das Thema Geschlechtskrankheiten erst in wenigen Arbeiten untersucht. Zu nennen sind die Aufsätze von Linse, Göckenjan und Weindling.[55] Für die Schweiz hat Mariana Christen einen Aufsatz zu den Debatten über Geschlechtskrankheiten der 20er und 30er Jahre verfasst.[56]

Für den angelsächsischen Raum und für Frankreich liegen dagegen erste Untersuchungen mit verschiedenen thematischen und zeitlichen Schwerpunkten vor. Aus den USA sind als wesentliche Beiträge die Studien von Allan M. Brandt und diejenigen von Elizabeth Fee und Daniel M. Fox zu erwähnen.[57] Aus England liegen Studien von Theodor Roseburg, David Evans und Lucy Bland vor,[58] und aus Frankreich solche von Alain Corbin und dem Psychiatriehistoriker Claude Quétel.[59]

Für die Thematik der Sexualität ist der Forschungsstand besser, obwohl Historiker und Historikerinnen erst seit den 1970er Jahren vermehrt entsprechende Fragestellungen aufnahmen. In einer ersten Phase der neueren Studien über die Geschichte der Sexualität entstanden vor allem Arbeiten, die sich mit der Sexualität von Frauen beschäftigten.[60]

Für uns zentral sind Forschungen über die Prostitution: für die Schweiz von Anita Ulrich,[61] für England von Judith Walkowitz,[62] für Frankreich von Alain Corbin[63] und für Deutschland von Margot Kreuzer[64]. Andere für uns wichtige Studien zur Sexualität stammen von Jeffrey Weeks[65] und von Frank Mort.[66]

Um einiges schlechter steht der Forschungsstand über die Sittlichkeitsvereine in der Schweiz. Zu Beginn der historischen Frauenforschung wurde die Sittlichkeitsbewegung ~~(1980)~~ ignoriert und nicht als Teil der Frauenbewegung betrachtet.[67] Diese Situation veränderte sich in den letzten Jahren. Es entstanden mehrere Arbeiten über die Sittlichkeitsbewegung, die diese neu einzuordnen vermögen.[68]

Dass diese Bewegung so lange vernachlässigt blieb, mag daran liegen, dass feministische Frauenforschung zu Beginn den Blick auf frauenverbindende Strukturen richtete.[69] Ein weiterer Grund war das Emanzipationsverständnis der neuen Frauenbewegung, das von der Befreiung aus einer universalistischen Unterdrückung ausging. Die Rückprojektion dieses Verständnisses und die Reduzierung auf eine lineare Entwicklung blendete Machtverhältnisse und Beziehungen innerhalb des weiblichen Geschlechts aus.[70] Gerade für eine Analyse der Sittlichkeitsbewegung ist der Blick auf Machtverhältnisse zwischen Mann und Frau und zwischen den Frauen von Bedeutung. Das Aufgeben der universellen Vorstellung der Frauen als Opfer eröffnete neue Perspektiven der Frauenforschung, die nun auch nach gesellschaftsverändernden Prozessen fragte, die durch Frauen induziert worden sind.

Untersuchungen, die im speziellen die Männer dieser Bewegung berücksichtigen, fehlen bisher vollständig. Erwähnenswert ist der US-amerikanische Sozialhistoriker John Fout, der mit Quellen der deutschen Sittlichkeitsbewegung den Diskurs über männliche Homosexualität erforscht.[71] Die men's studies, die uns für die Analyse der Männer der Sittlichkeitsvereine unter dem Aspekt der sozialen Konstruktion Mann hätten dienen ? können, haben in der Schweiz bis jetzt kaum Niederschlag gefunden.[72]

Abschliessend soll auf eine Schwierigkeit, die sich im Schreiben über Sexualität ergeben hat, hingewiesen werden. Wir mussten feststellen, dass es für die Beschreibung der Sexualität keine adäquate Sprache gibt. Zur Auswahl stehen eine medizinisch-technische, eine verniedlichende und eine Vulgärsprache. Alle drei werden der Sexualität, so wie wir sie verstehen, nicht gerecht. Für die vorliegende Arbeit entschieden wir uns für die medizinische Begrifflichkeit im Bewusstsein, dass wir damit die verengende und technokratische Darstellung von Sexualität reproduzieren.

Die Gliederung

Die Arbeit gliedert sich in fünf chronologisch strukturierte Kapitel, wobei jedes Kapitel, mit Ausnahme des fünften, durch einen internationalen Ausblick eingeleitet wird. Das erste Kapitel führt in die Forschungsarbeit ein. Das zweite und gleichzeitig grösste Kapitel umfasst den Zeitraum von 1867 bis 1897. Es behandelt die innermedizinische und behördliche Auseinandersetzung mit dem hygienischen Konzept. Der Hauptteil ist der Auseinandersetzung zwischen dem medizinischen Konzept und den Sittlichkeitsvereinen gewidmet, die zugunsten der Sittlichkeitsbewegung ausfällt. Auf diese chronologisch aufgezeichnete Auseinandersetzung folgt eine Analyse des Diskurses insbesondere der Sittlichkeitsvereine.

Der Zeitraum 1897 bis 1914 umfasst zwei Kapitel. Das erste stellt die Aufklärungskampagne der Sittlichkeitsvereine im Kampf gegen Prostitution und Geschlechtskrankheiten und den daraus resultierenden Streit um die Sexualabstinenz dar. In dieser Phase waren nicht mehr nur die Prostituierten Ziel der Massnahmen, sondern ein für die ganze Gesellschaft entworfenes Bedrohungspotential erforderte die Ausweitung der Massnahmen. Durch eine Aufklärungskampagne wurden sexuelle Verhaltensweisen propagiert, die durch Förderung der Eigenverantwortlichkeit auf Verhaltensänderungen abzielten.

Im vierten Kapitel geht es um die Fürsorgekonzepte für junge Prostituierte. Die Strategie hatte vor allem junge, sogenannt sexuell gefährdete Frauen im Auge, die – weil unkontrollierbar – für die Verbreitung der Geschlechtskrankheiten als gefährlich erachtet wurden. Da sie aufgrund ihrer Minderjährigkeit vom Strafgesetz nicht erfasst werden konnten, unterstellte man sie der Fürsorge.

Das fünfte und letzte Kapitel umfasst die Zeit während des Ersten Weltkrieges. Zum einen werden die Konzepte und Diskussionen in der Armee während der Mobilisation dargestellt, andererseits die Auseinandersetzungen in der Zivilbevölkerung. Mit einem Ausblick auf die Nachkriegsjahre endet die Forschungsarbeit.

I. Konstruktion von Sexualität und Krankheit

1. Sexualität

In einem Diskurs über sexuell übertragbare Krankheiten, sei es Syphilis, Gonorrhöe oder Aids, ist Sexualität einer der zentralen Aspekte. Die spezifische Übertragungsart stellt zwischen Sexualität und diesen Krankheiten eine enge, unauflösbare Beziehung her und vermag dem Diskurs dadurch eine besondere Qualität und Bedeutung zu geben. Sexualität ist in einem Diskurs über Geschlechtskrankheiten immer präsent, sei es explizit oder implizit: Die jeweilige gesellschaftliche Bedeutung von Sexualität, die theoretischen Vorstellungen, aber auch Vorurteile und Stereotype finden Eingang im Denken und konkreten Handeln, wie etwa den Präventionskonzepten. Wie Präventionskonzepte an die jeweiligen Vorstellungen von Sexualität gekoppelt sind, wird deutlich, wenn man die Konzepte des 19. Jahrhunderts denen von heute gegenüberstellt.

Sexualität im 19. Jahrhundert hatte eine grundsätzlich andere Bedeutung und soziale Ordnungsfunktion als heute. Die geforderte Triebkontrolle entsprach dem Zeitalter der wirschaftlichen Akkumulation, die für den Aufschwung der Industrialisierung so bedeutend war. Sexualität als notwendige Handlung für die individuelle Glückserfüllung ist ein Produkt des 20. Jahrhunderts und für das 19. Jahrhundert nicht vorstellbar. Eine Verzichtsmoral, wie sie damals handlungsleitend war, ist heute kaum mehr denkbar. Sexualität heute ist – entsprechend dem Konsumismus des Spätkapitalismus – als konsumierbares Gut in die Warenindustrie eingebunden.[1] Sexualität als Metapher der reinen Lust stellt heute einen Imperativ dar. Sie verspricht Fülle im Intimen im Gegensatz zum Mangel im Gesellschaftlichen und fordert ihre Erfüllung, auch wenn sie zum Teil Ergebnis einer Wunschproduktion ist.[2] Sexualität ist in diesem Zusammenhang nicht mehr Ziel sozialer Kontrolle, sondern, wie Schmidt es ausdrückt, Mittel sozialer Kontrolle.[3]

Werden die jeweils angewandten Präventionskonzepte gegen Geschlechtskrankheiten vor diesem Hintergrund interpretiert, wird deutlich, warum um die Jahrhundertwende sexuelle Enthaltsamkeit von einer Mehrheit als adäquates Mittel propagiert wurde und heute die Kondomisierung der Sexualität als Schutz gegen Geschlechtskrankheiten durchaus konsensfähig ist.

Präventionskonzepte widerspiegeln jedoch nicht nur das jeweilige Sexualitätsverständnis, sondern initiieren gleichzeitig Prozesse, die Sexualität beeinflussen und verändern. Auch im Verlaufe des Diskurses über Syphilis und Gonorrhöe veränderten sich Vorstellung und Bedeutung von Sexualität grundlegend. Das Kulturmuster der Triebkontrolle, dem das Präventionskonzept der Enthaltsamkeit entsprach, wurde brüchig und von einer neuen Vorstellung konkurrenziert, die Sexualität nicht als Bedrohung, sondern als schöpferische, die Lebensqualität steigernde Kraft betrachtete. In diesen neuen Vorstellungen wurde Sexualität zum ersten Mal von der generativen Funktion entkoppelt.

[handschriftliche Notiz am Rand: Verhütung + Abtreibung bei Prostituierten schon in Antike]

Dieser paradigmatische Blickwechsel ist für den Diskurs über die Geschlechtskrankheiten von zentraler Bedeutung. Er stellt nicht nur den Spiegel dieses Prozesses dar, sondern ist gleichzeitig Bestandteil und Akteur des Prozesses, in dem eine alte Vorstellung von Sexualität verteidigt und um eine der Moderne angepasste gerungen wird.

Die Konstituierung des bürgerlichen Sexualitätsbegriffs

Sexualität ist ein relativ neuer Begriff und eng verknüpft mit der Entstehung der bürgerlichen Gesellschaft.[4] Nach Vicinus wurde «sexuality» im Oxford English Dictionary zum ersten Mal um 1800 verwendet.[5] Auch die Sozialhistorikerin Isabell Hull setzt die Entstehung des Begriffs um 1800 an.[6] Er sei erstmals in einem Modell des Biologen Linnaeus aufgetaucht und habe die geschlechtlichen Unterschiede bei Pflanzen und Tieren bezeichnet. Von dort wurde er übernommen, um «Fortpflanzung und Geschlechtsunterschiede» auch bei Menschen zu bezeichnen.[7]

Der Begriff Sexualität entstand in einer Epoche, wo sich alte Muster sexuellen Denkens auflösten und sich ein neues konstituierte. Vorerst koexistierten jedoch unterschiedliche Denksysteme, und erst durch einen langen Prozess bildete sich im Verlauf des 19. Jahrhunderts ein konsistentes Bild über Sexualität heraus.[8]

Nicht erst die bürgerliche Gesellschaft versuchte Einfluss auf das Sexualverhalten zu gewinnen, doch durch sie erfuhr Sexualität eine grundsätzlich andere Bedeutung und andere Funktionen. Sexualität entwickelte sich nun im Gegensatz zu vorbürgerlichen Gesellschaften, in denen sexuelle Verhaltensweisen stärker in ein sozioökonomisches Geflecht eingebunden gewesen waren, zu einem eigenständigen «ordnungsgebenden Sammelbegriff».[9]

Der Begriff Sexualität entstand in dem Moment, als sich die ständischen Schranken auflösten und gesellschaftliche Kräfte freisetzten. Hatte der absolutistische Staat die Kontrolle hauptsächlich über äusseren Druck und Zwang ausgeübt, so verlangte die Individualisierung der bürgerlichen Gesellschaft andere Herrschaftsmechanismen. Sie löste dieses Problem über die Selbststeuerung der Gesellschaft, das heisst, es mussten Instanzen geschaffen werden, damit sich die Bürger und Bürgerinnen freiwillig so verhielten, wie es der Staat wünschte.[10] Gesellschaftliche Normen und Werte mussten durch den Prozess der Verinnerlichung zu individuellen umgewandelt werden.[11]

Innerhalb dieses Prozesses wurde Sexualität zu einem bestimmenden Strukturelement der bürgerlichen Gesellschaft. Über den Begriff Sexualität konnten Verhältnisse zwischen Individuum und Gesellschaft strukturiert werden.[12] Die Sexualität, als biologisches Faktum angenommen, determinierte und legitimierte die soziale Struktur. Erwähnt sei das Geschlechterverhältnis, das auf der Ausbildung einer natürlichen Weiblichkeit und Männlichkeit basierte. Über diese konnten Zuweisungen von Orten, Aufgaben und Funktionen gemacht werden. Der öffentliche Raum galt dem Mann als Verwalter, Organisator und Schöpfer der Welt. Aktivität, Aggressivität und Zielstrebigkeit kennzeichneten seine Natur. Durch diese Position verschaffte er sich ein Machtmonopol in Wirtschaft und Politik und sicherte sich eine auf Natur begründete Vorherrschaft gegenüber den Frauen.

Von dieser bedrohlichen, auf Konkurrenz und Egoismus basierenden Aussenwelt wurde ein Binnenraum abgetrennt, den die Frau in der Funktion der liebenden Mutter und Gattin einnehmen sollte. Die Frau versank in der privaten, von der Öffentlichkeit grösstenteils abgeschlossenen Welt, in der sie hauptsächlich den Mann und die Kinder physisch und psychisch zu versorgen hatte. Die Bestimmung ihrer weiblichen Natur lag darin, den Innenraum harmonisierend, liebend und selbstaufopfernd zu gestalten.

Die zu Beginn philosophisch-anthropologisch begründeten Geschlechtscharaktere wurden gegen Ende des 19. Jahrhunderts zunehmend naturwissenschaftlich erklärt und erhärtet.[13] Samen und Eizelle galten als die Urbilder des geistigen Wesens von Mann und Frau.[14]

Diese Biologisierung erschwerte ein Aufbrechen oder Auflehnen gegen diese Normen. Ein individueller Protest wurde als Verstoss gegen die Natur gesehen und entsprechend pathologisiert. Die in der Natur verankerten Zuschreibungen wurden zu einem scheinbar unabänderlichen Faktum.

Sexualität als Gegenstand der Wissenschaft

Die ersten öffentlichen Sexualitätsdiskurse wurden im Zusammenhang mit Sexualpathologien, Prostitution und Geschlechtskrankheiten geführt. Das heisst, dass ein wissenschaftlicher und theoretischer Zugang zur Sexualität stark von der Medizin dominiert war. Ihren Einfluss sicherte sie sich, indem sie die Definitionsmacht über Sexualität monopolisierte. Nach Foucault liegt die Macht in der Produktion von immer neuem Wissen, wodurch sexuelle Abweichungen analysiert, klassifiziert und spezifiziert werden.[15] Durch die Verbreitung dieses Wissens wird eine Ordnung erstellt, die sich als internalisierte Werte im Körper wiederfindet.[16]

Dieser historische Sachverhalt hat für das Sexualitätsverständnis bis heute weitreichende Bedeutung, nicht nur in der fehlenden Begrifflichkeit respektive in der Dominanz der biologisch-medizinischen Ausdrucksweise, sondern auch darin, dass sich die Sexualwissenschaft bis heute nur schwer dem Einfluss der Medizin entziehen kann. Neben der Medizin traten in unserem Zeitrahmen auch die Religion und die Justiz als Normierungsinstanzen auf. Beide stützten sich jedoch auf die medizinisch-wissenschaftlichen Deutungsmuster.

In einer ersten Phase der Erfassung der Sexualität durch medizinwissenschaftliche Methoden entwickelte sich die Sexualpathologie. Heinrich Kaan, ein russischer Arzt, verfasste 1843 eine «Psychopathia sexualis», welche sexuelle Geisteskrankheiten zu klassifizieren versuchte. Berühmtheit erlangte aber erst das von Krafft-Ebing vierzig Jahre später veröffentlichte Werk mit dem gleichen Titel, das bereits eine viel feinere und vertieftere Analyse der Sexualpathologie darstellte.[17] Diese auf die Sexualpathologie begrenzte «Protosexologie» interpretierte diese Pathologien als Degenerationserscheinungen.[18]

Zu Beginn des 20. Jahrhunderts bildete sich durch die Forschungen von Havelock Ellis, Sigmund Freud und Iwan Bloch die eigentliche Sexualwissenschaft heraus. Der Venerologe Iwan Bloch, der den Begriff der Sexualwissenschaft geprägt hat, versuchte die eng medizinische Betrachtungsweise zu sprengen und widmete sich historischen und anthropologischen Studien. Er und mit ihm die neueren Sexualwissenschafter wurden zu erklärten Gegnern der Degenerationstheorien. Bloch ging davon aus, «dass auch auf sexuellem Gebiete ein stetiger Fortschritt, eine beständige Vervollkommnung unverkennbar» sei.[19] Bei den Vertretern der neueren Sexualwissenschaft spielten Geschlechtskrankheiten eine wichtige Rolle.[20] Bloch sah sogar in der «Bekämpfung und Ausrottung der Geschlechtskrankheiten das Zentralproblem der ganzen sexuellen Frage».[21] Die neue Generation von Sexualwissenschaftlern sah sehr früh, dass die Geschlechtskrankheiten nicht nur auf medizinischem Weg zu bekämpfen, sondern dass soziokulturelle Gegebenheiten zu berücksichtigen waren. Der Anspruch auf Ganzheitlichkeit wurde von der Sexualwissenschaft zwar explizit formuliert, konnte aber die somatische biologische Betrachtungsweise nicht überwinden. Ein Teil der Sexualwissenschafter engagierte sich in der Sexualreformbewegung und liebäugelte mit der damals diskutierten «freien Liebe», was auf Widerstand und Vorurteile ihrer Kollegen stiess.[22]

Brachte die Sexualwissenschaft auf der einen Seite Anregungen und neue Sichtweisen, so gerieten mit dieser Entwicklung gleichzeitig die sexuellen Verhaltensweisen unter den Kontrollblick der Naturwissenschaften. Die Medizin spürte Listen von Perversionen auf, benannte, beschrieb sie, machte sie sichtbar und verwaltete sie anschliessend.[23] Ein immer grösseres Arsenal von Krankheiten, Pathologien und Anfälligkeiten entstand und brachte eine «Spezifizierung der Individuen»[24] mit sich. Diese Technik des Aufgliederns und Diagnostizierens, die den Gesetzen der Gesundheit und der Hygiene folgte, hat die Fragen um sexuelle Verhaltensweisen zu einer eigenständigen Wissenschaft werden lassen. Es wurde zunehmend eine ideale Sexualität formuliert und definiert, die alles ausserhalb dieser Definition als dysfunktional zu begreifen begann. Die wissenschaftliche Macht der Sexologen hing mit einer präzisen Definition von sexueller Gesundheit zusammen. Damit erzeugten sie nicht nur eine neue Norm, sondern auch eine Klientel, die sich an Fachpersonen wenden musste, um ihre Sexualität zur optimalen Wirkung zu bringen.[25]

Die Verwissenschaftlichung des Triebmodells

Dem Triebbeherrschungsmodell lag eine Vorstellung von Sexualität zugrunde, von der die Gesellschaft und die Wissenschaft des 19. Jahrhunderts durchdrungen waren. Sie blieben es – wenn auch in veränderter Form – bis in die 70er Jahre des 20. Jahrhunderts, und diese Vorstellung lebt immer noch weiter. In diesem Modell wird Sexualität als eigenständige, natürliche Kraft betrachtet, die gesellschaftliche und individuelle Instanzen erfordert, um unter Kontrolle gehalten werden zu können. Die Unterdrückung der Sexualität wurde legitimiert durch deren Identifikation mit Natur; denn Natur, in der bürgerlichen Gesellschaft der Zivilisation entgegengesetzt, ist unbändig, unkontrolliert, archaisch und muss, um nicht gefährlich zu sein, unterworfen werden. Diese Vorstellung galt der männlichen Sexualität. Der Frau wurde eine eigenständige Sexualität abgesprochen, das heisst, sie wurde erst durch den Mann in der Ehe ‹aufgeweckt›.

Dieses Triebbeherrschungsmodell fand mit Freud zu Beginn des 20. Jahrhunderts seine Verwissenschaftlichung.[26] Er nahm die Annahme der Sexualität als eigenständige Naturkraft in sein Modell auf und entwickelte ein hydraulisches Sexualitätsmodell. Freud hat den rein biologischen Annahmen gleichzeitig eine neue Komponente hinzugefügt. In seinem Aufsatz «Die kulturelle Sexualmoral und die moderne Nervosität» macht er – entgegen der zeitgenössischen Stimmung – auf eine allzu rigorose Verzichtsmoral aufmerksam, da diese Störungen hervorrufen könne.[27] So stellt er zwischen dem Sexualtrieb und dem gesellschaftlichen Umgang damit einen Zusammenhang her, wodurch Sexualität eine soziologische Komponente erhält.[28]

Eine Triebtheorie, wie sie beschrieben wurde, reduziert Sexualität auf die Vorstellung von Unterdrückung und Befreiung. Wird Sexualität als naturhafte Kraft betrachtet, die unterdrückt werden muss, so impliziert dies die Möglichkeit zu deren Befreiung. Diese Denkstruktur ermöglichte, Sexualität mit einer revolutionären Kraft, wie es Reich am explizitesten formuliert hatte, zu identifizieren.[29] Sie stellt die Frage ins Zentrum, wie stark Triebkraft jeweils unterdrückt werde. Die so gestellte Frage verhindert den Blick auf komplexere Entwicklungen und Zusammenhänge. Jede (auch scheinbare) sexuelle Liberalisierung wird als Punkt auf dieser Linie analysiert und interpretiert. Gleichzeitigkeiten und widerstreitende Entwicklungen, Liberalisierung auf der einen, verstärkte Kontrollmöglichkeiten auf der anderen Ebene, bleiben ausgeblendet.

Das Triebmodell vermochte in verschiedener Hinsicht Machtverhältnisse zu verschleiern. Es rechtfertigte die geschlechtsspezifische soziale Ordnung mit der unterschiedlich vorhandenen Triebkraft. Durch das Verorten der Sexualität in der Natur konnten auf gesellschaftlicher Ebene normative soziale Zuschreibungen legitimiert werden. Eine naturhaft definierte und in die Privatsphäre verbannte Sexualität hielt jeder politischen und sozialen Kritik stand.

2. Krankheitsbilder von Syphilis und Gonorrhöe

Die Genese der Krankheitsbilder von Syphilis und Gonorrhöe

Wenn wir in der vorliegenden Studie begrifflich von den Geschlechtskrankheiten Syphilis und Gonorrhöe sprechen, so heisst das nicht, dass von einem eindeutigen Krankheitsbild und -verlauf ausgegangen werden kann. Es ist vorauszuschicken, dass sich die Krankheitsvorstellungen während des langen Zeitraums, den wir betrachten, sowohl in der wissenschaftlichen Vorstellung wie auch bei den Laien verändert haben. Zudem ist davon auszugehen, dass gleichzeitig immer mehrere Krankheitsbilder und -vorstellungen präsent waren. Das hängt damit zusammen, dass damals bei den Medizinern die Weiterverbreitung von medizinischen Erkenntnissen noch viel längere Zeit benötigte als heute, zumal sich in der untersuchten Zeit das medizinische Wissen sehr stark veränderte. Wissenschaftler, Spezialärzte und Allgemeinpraktiker rezipieren neues Wissen unterschiedlich schnell, und entsprechend bestehen gleichzeitig unterschiedliche Krankheitsbilder. Dieser ungleiche Wissensstand lässt sich nicht nur innerhalb der Medizin beobachten. Neue wissenschaftliche Erkenntnisse, in einem gesellschaftlich abgegrenzten Raum gewonnen, sind auf Vermittlungsinstanzen angewiesen, damit das Spezialwissen an die interessierte Öffentlichkeit gelangt. Der Wissensstand jedes einzelnen hing somit davon ab, ob und wie schnell er in die Übermittlung miteinbezogen wurde. Es ist davon auszugehen, dass wissenschaftlich überholte Vorstellungen der Krankheiten – obwohl schon lange widerlegt – noch lange bestehen und den Umgang mit den Krankheiten beeinflussen. Von zentraler Bedeutung ist auch, dass die Rezeption dieses durch Vermittlungsinstanzen transportierten Wissens an Lebenswelten und Orientierungen gebunden und von der Möglichkeit abhängig ist, dieses in bestehende individuelle Erklärungsmuster einzubinden.[1] Aus diesem Grund erachten wir es als sinnvoll, kurz die Entwicklungsgeschichte der medizinischen Forschung zu umreissen.

Zu einer Darstellung der Genese der Krankheitsbegriffe von Syphilis und Gonorrhöe hat uns Ludwig Flecks spät rezipiertes Werk «Entstehung und Entwicklung einer wissenschaftlichen Tatsache» angeregt, in dem er anhand der Genese des Syphilisbegriffs seine wissenssoziologischen Gedanken entwickelte. Fleck zeigt die Konzeptionen der modernen Naturwissenschaften als geschichtlich gewachsene Produkte, die nicht nur auf der Beobachtung des empirischen Materials beruhen, sondern ebensosehr von gesellschaftlichen Denktraditionen geprägt werden. Im modernen Syphilisbegriff lassen sich nach Fleck verschiedene solcher Denktraditionen ausmachen, deren Ursprung teilweise weit zurückreicht, aber immer noch virulent ist.[2] Eine dieser Denktraditionen zeigt sich im Begriff der Lustseuche, der sich im Verlauf des 16. Jahrhunderts herausbildete. Dieser Begriff war in der von uns untersuchten Zeit immer noch von zentraler Bedeutung und beeinflusste sowohl die Präventionskonzepte wie den Umgang mit den Kranken.

Erste Quellen, die von Medizinhistorikern mit der Syphilis in Verbindung gebracht werden, entstanden Ende des 15. Jahrhunderts und berichten von einer epidemisch auftretenden Krankheit, die bis in die 1530er Jahre hinein gedauert haben soll.[3] Die Beschreibungen der Krankheit enthalten Schilderungen, die aus der heutigen Sicht eindeutig mit der Syphilis in Verbindung gebracht werden können. Die zeitgenössischen Bezeichnungen[4] und Beschreibungen der Krankheit liessen Fleck jedoch vermuten, dass damit auch andere Krankheiten diagnostiziert wurden,[5] die mehr oder weniger epidemisch auftraten, einen chronischen Verlauf hatten und Symptome auf der Haut oder an den Genitalien zeigten. Diese Krankheiten wurden in einem Ausdifferenzierungsprozess erst während der folgenden Jahrhunderte begrifflich unterschieden.

Zentral bei den medizinischen Darstellungen aus der ersten Hälfte des 16. Jahrhunderts ist, dass bei all diesen Krankheiten die sexuelle Übertragung hervorgehoben wurde. Astrologische Deutungsmuster vermengten sich mit der religiösen Lehre von der Krankheit als Strafe für sündige Lust und gaben der Krankheit somit einen normativen Charakter. Damit, so Fleck, wurde «die Absonderung und konsequente Fixierung eines gemütsbetonten venerischen Charakters»[6] gefördert. Die Krankheit erhielt das Stigma des Schicksalshaften und Sündigen und wurde mit der Vorstellung der Lustseuche gekoppelt. Im Begriff Lustseuche wurden sexuell übertragbare Krankheiten zusammengefasst, die später in die verschiedenen Krankheitseinheiten Syphilis, Gonorrhöe und Ulcus molle aufgefächert wurden. Der Begriff Syphilis stammt aus einem 1530 veröffentlichten Lehrgedicht des Veroneser Girolamo Fracastoro. Dieser schildert darin, wie der Hirte Syphilis wegen Gotteslästerung von der Krankheit befallen wird. Nach dem Medizinhistoriker Proksch konnte sich die Bezeichnung Syphilis jedoch erst gegen Mitte des 18. Jahrhunderts durchsetzen.[7]

Die Vorstellung von einer Krankheitseinheit Lustseuche begann im 18. Jahrhundert langsam aufzubrechen. Aufgrund zahlreicher Experimente versuchten verschiedene Ärzte, die Lustseuche in verschiedene Krankheiten zu zerlegen und deren Krankheitsverläufe genauer zu untersuchen. Dabei gelang es in den 30er Jahren des 19. Jahrhunderts den Vertretern der Pariser Schule, repräsentiert durch Philippe Ricord, die Krankheit Gonorrhöe von der Syphilis abzugrenzen. In der Folgezeit wandte sich die Medizin vor allem der Syphilis zu, deren Krankheitsverlauf durch ausgedehnte Studien in den Spitälern von Paris studiert werden konnte. Ricord unterteilte den Krankheitsverlauf der Syphilis in drei Phasen. Im ersten Stadium der Krankheit treten die Erscheinungen am Ort der Ansteckung auf, meist sind es die Geschlechtsteile, im zweiten zeigt sich das «syphilitische Gift» auf der Haut und an den Schleimhäuten, und im dritten Stadium sind vor allem das knorpelige und knochige Gewebe, die Muskeln und Nerven betroffen.[8]

Die Denktradition in bezug auf die Lustseuche wurde mit diesen neuen Erkenntnissen gebrochen, trotzdem existierten einzelne mit der Lustseuche verbundene Konnotationen weiter. Dies zeigt sich beispielsweise in Ricords Verständnis der Gonorrhöe, die er als unspezifische Schleimhautentzündung auffasste, an der vorwiegend Männer nach ausschweifendem Geschlechtsverkehr erkranken würden.[9] Dem wurde im letzten Drittel des 19. Jahrhunderts die Beobachtungen eines amerikanischen Gynäkologen entgegengesetzt, der nachweisen konnte, dass die Gonorrhöe keinesfalls eine unspezifische Schleimhautentzündung ist, sondern dass diese Krankheit auch andere Symptome aufweisen kann. Er zeigte auf, dass viele entzündliche Erkrankungen der Eileiter, der Ovarien und des Bauchfells auf eine frühere Gonorrhöe-Infektion zurückgeführt werden konnten. Durch die Entdeckung des spezifischen Erregers der Gonorrhöe, des Gonococcus Neisser, wurde diese Vorstellung 1879 bestätigt. Das heutige Krankheitsverständnis der Gonorrhöe war somit gegeben. Rund zehn Jahre nach der Entdeckung des Gonococcus Neisser wurde der Erreger des Ulcus molle entdeckt, eine Krankheit, die sehr selten auftrat und vergleichsweise harmlos war. Im Diskurs über die Geschlechtskrankheiten spielt sie eine vernachlässigbare Rolle.

Der Syphilisbegriff wurde im Verlauf des 19. Jahrhunderts durch vielfältige neue Erkenntnisse erweitert. Besonderes Interesse fanden nun die Folgen einer syphilitischen Erkrankung für Schwangerschaft und Geburt und das Phänomen der latenten Syphilis.[10] Für die weitere Entwicklung waren die Anschauungen über die Mechanismen der Krankheitsentstehung (Pathogenese) entscheidend. Bereits früh wurde der Gedanke formuliert, dass Syphiliskranke verdorbenes Blut hätten.[11] Dieser Ansatz wurde in der zweiten Hälfte des 19. Jahrhunderts weiterentwickelt, indem das Blut Syphilitischer biologisch-chemisch untersucht wurde; allerdings konnten lange keine Besonderheiten festgestellt werden.[12] Zum Durchbruch gelang die Idee erst mit einem neuen Nachweisverfahren, der sogenannten Wassermann-Reaktion, die eine neue Disziplin begründete, die Serologie. Damit wurde die Forschung über die Syphilis hauptsächlich in ihrem sekundären und tertiären Stadium erweitert.[13] 1905, ein Jahr vor dem Durchbruch der Wassermann-Reaktion, gelang es einer Gruppe von Wissenschaftlern, den spezifischen Erreger der Syphilis, der Spirochaeta pallida, nachzuweisen. Zusammen mit der Wassermann-Reaktion konnte somit die Tabes dorsalis und die Paralysis progressiva definitiv der Syphilis zugeordnet werden. Durch den Nachweis der Spirochaeten kurz nach der Infektion in den Lymphbahnen wurde auch das erste Stadium der Syphilis nicht mehr als eine lokale Krankheit aufgefasst.[14] Hiermit war der bis heute gültige Syphilisbegriff gegeben.

Das heutige Krankheitsbild von Syphilis und Gonorrhöe

Heutige medizinische Hand- und Lehrbücher beschreiben die beiden Krankheiten als Infektionskrankheiten, die durch spezifische Erreger ausgelöst werden und einen spezifischen Krankheitsverlauf evozieren. Der Nachweis der beiden Krankheiten erfolgt mittels Blutuntersuchung. Gonorrhöe, auch Tripper genannt, gilt heute als eine der meistverbreiteten ansteckenden Geschlechtskrankheiten.[15] Erstes Symptom ist Brennen und Jucken beim Urinieren, das immer schmerzhafter wird und von schleimigen, eitrigen Absonderungen begleitet ist. Oft verschwinden die Entzündungserscheinungen von selbst, allerdings kann es auch zu einer Ausbreitung der Entzündungen kommen, die sowohl beim Mann wie bei der Frau zur Sterilität führen können. In seltenen Fällen kommt es zu

Komplikationen ausserhalb des Genitalbereiches: Bei der Geburt kann eine Übertragung auf das Neugeborene stattfinden, das durch eine eitrige Bindehautentzündung erblinden kann (Blennorrhoea neonatorum). Ebenso ist eine Erkrankung der Gelenke (die sogenannte Trippergicht) möglich.

Weniger stark verbreitet ist die Syphilis.[16] Ihr Krankheitsverlauf ist jedoch ungleich gravierender. Die Krankheit kann drei Stadien durchlaufen. Da der Krankheitsverlauf sowohl der Gonorrhöe wie der Syphilis heute durch Antibiotika definitiv unterbrochen werden kann, ist zumindest in den industrialisierten Staaten das dritte Stadium der Syphilis selten. Erstes Symptom ist eine leicht zu übersehende Abschürfung oder ein kleines Knötchen, das drei bis vier Wochen nach einer Infektion am Ort der Ansteckung auftritt. Die Grösse schwankt zwischen Stecknadelkopf- und Fünflibergrösse. Diese Erscheinung wird als syphilitischer Primäraffekt bezeichnet. Das Knötchen wandelt sich in ein dunkelrotes, feuchtes, schmerzloses Geschwür, in dem sich viele Syphiliserreger (Spirochaeten) befinden. Dieser Krankheitsherd ist besonders ansteckend und wird als harter (indurierter) Schanker oder Ulcus durum bezeichnet. Etwa ab der fünften Woche nach der Infektion sind die Krankheitserscheinungen nicht mehr nur lokal wahrnehmbar, sondern äussern sich auch in Allgemeinerscheinungen. Die nahe der Infektionsstelle gelegenen Lymphknoten, meist in den Leisten, schwellen an und werden knorpelhaft und deutlich voneinander abgrenzbar (Bubo indolens). Kopfschmerzen, Schlaflosigkeit und Fieber stellen sich ab der siebten Woche ein. Bis zu diesem Zeitpunkt spricht man vom Primärstadium, ab der neunten Woche setzt das Sekundärstadium ein, das von Allgemeinerscheinungen geprägt ist, die abklingen und während etwa fünf Jahren immer wieder auftreten können. Masernähnliche Flecken und Knötchen treten auf der Haut auf, die sich zu wuchernden, nässenden, äusserst infektiösen Geschwüren entwickeln. Diese Erscheinungen bilden sich nach einiger Zeit spontan zurück und heilen gewöhnlich ohne Narben ab. Besonders gefürchtet ist das dritte Stadium der Syphilis, das nach mehreren Jahren beschwerdefreier Zeit einsetzen kann. Erneut bilden sich Geschwüre, besonders auf der Stirn, Nase, Oberlippe und dem Gaumen, die jedoch unter Narbenbildung abheilen. Weiter können nun auch Knochen, innere Organe und das Nervensystem erkranken. Gefährlich sind die Gehirnsyphilis, die progressive Paralyse und die Rückenmarksyphilis (tabes dorsalis), die zu Vergesslichkeit, Dumpfheit und langsamer Verblödung führen.

Die Wahrscheinlichkeit einer Übertragung der Syphilis wird als relativ klein eingeschätzt, da es dazu einer Haut- oder Schleimhautverletzung bedarf. Eine Transfusion von Blut mit Syphiliserregern führt allerdings immer zu einer Ansteckung. Syphilis kann via Plazenta auch auf das ungeborene Kind übertragen werden: Wird eine schwangere Frau infiziert, so erfolgt die Ansteckung des Fötus mit hoher Wahrscheinlichkeit. Wird eine Frau im ersten oder zweiten Stadium der Syphilis schwanger, stirbt der Fötus mit 50% Wahrscheinlichkeit im Uterus ab (Abort). Wird das Kind geboren, kann es Hautausschläge an Händen und Füssen sowie Organveränderungen (von Knochen, Leber, Lunge etc.) aufweisen. Ungefähr im Schulalter (Syphilis connata tarda) treten Veränderungen an den Zähnen, Hornhautentzündungen des Auges und Innenohrschwerhörigkeit auf.

II. Hygiene versus Sittlichkeit

1. Internationaler Ausblick:
Der «medicinisch-internationale Kongress» von 1867

«Vorbeugen ist besser als Heilen». Dieser Grundsatz wurde zum Leitgedanken der Hygiene, jener medizinischen Wissenschaft von der «Mehrung der Gesundheit», die sich im Verlauf des 19. Jahrhunderts als Disziplin etablierte und zunehmend die gesundheitspolitischen Massnahmen bestimmen konnte. Dieser neue Zugang zur Gesundheit beeinflusste auch den Umgang mit Krankheiten, wie wir am Beispiel der Geschlechtskrankheiten aufzeigen werden.

Hygiene, im Wortstamm zurückzuführen auf «hygies», gesund, bzw. «Hygieia», Göttin der Gesundheit, hat im 19. Jahrhundert verschiedene Bedeutungswandlungen und Differenzierungen erfahren. Wurde zu Beginn des 19. Jahrhunderts unter Hygiene eine Art persönliche Gesundheitslehre und Lebenserhaltungskunst verstanden, so wurde sie im Verlaufe des 19. Jahrhunderts zu einer Wissenschaft, die auch kollektive Massnahmen zur Gesundheitssicherung forderte.

Für die neuzeitliche Hygiene bekam der Gedanke, dass Krankheit und Gesundheit beeinflussbare Grössen sind, zentrale Bedeutung. Unter der aufklärerischen Rationalität wurde ein immer geringerer Teil der Geschehnisse, die den Menschen betrafen, als natürlich oder gottgewollt angesehen; vielmehr erachtete man die Zustände durch den menschlichen Zugriff als veränderbar. Diese neue Sichtweise liess die Bereitschaft, Krankheit einfach hinzunehmen, schwinden und förderte eine bewusste und gezielte Prophylaxe.[1]

Die noch junge Wissenschaft der Hygiene hatte auch Einfluss auf die Venerologie und schlug zur Prophylaxe der Geschlechtskrankheiten konkrete Massnahmen vor. Diese erstreckten sich auf die Zivilbevölkerung, in einzelnen Ländern auch auf die Armee. In unseren Ausführungen beschränken wir uns auf die Zivilbevölkerung – ausser während des Ersten Weltkrieges: in dieser Zeit erst wurden hygienische Massnahmen für das Militär in der Schweiz aktuell.

Hygienische Massnahmen gegen Geschlechtskrankheiten, die die Zivilbevölkerung aller grösseren Städte der industrialisierten Länder betrafen, wurden heftig und kontrovers diskutiert und mit unterschiedlichem Erfolg durchgesetzt. Da die Hygieniker annahmen, dass die Verbreitung der Geschlechtskrankheiten von der Prostitution ausging, machten sie diese zum Ausgangspunkt ihres Konzepts. Die erfolgversprechendste Lösung sahen sie darin, gezielt in die Prostitution einzugreifen, um diese zu hygienisieren. Die Massnahmen, die dazu beitragen sollten, fasst der vom internationalen Medizinkongress 1867 in Paris in Auftrag gegebene Kommissionsbericht zusammen. Gleichzeitig gibt er den internationalen Stand des medizinischen Diskurses über Geschlechtskrankheiten wieder. Wir betrachten den medizinisch-internationalen Kongress als Ausgangspunkt einer breiten Erörterung über hygienische Massnahmen der Mediziner zur Prophylaxe der Geschlechtskrankheiten. Im Rahmen eines speziellen Programmteils wurde über gesundheitspolitische Massnahmen gegen die Verbreitung der venerischen Krankheiten diskutiert, die den Staaten zur Durchführung empfohlen werden könnten. Obwohl am Kongress «eine grosse Anzahl vergleichender Untersuchungen und localer Documente»[2] vorlagen, wurde dort nur in zwei Sitzungen auf die Massnahmen eingegangen. Für ausführlichere Diskussionen blieb zu wenig Raum. Auf Initiative des französischen Syphilologen Béhier wurde einstimmig beschlossen, eine Kommission zu bilden, welche im Auftrage des internationalen Medizinkongresses praktische Vorschläge ausarbeiten sollte. Die vom Kongress gewählte Kommission setzte sich aus 27 Ärzten aus 14 verschiedenen Ländern zusammen.[3] Um dem Endziel, der «Ausrottung der Geschlechtskrankheiten», näherzukommen, wollte man die «Interessen aller Länder» berücksichtigen.[4] Mit der internationalen Zusammensetzung der Kommission wurde angestrebt, für alle Länder verbindliche und allgemein als notwendig erachtete Massnahmen und Regeln auszuarbeiten, die schliesslich in internationalen Verträgen festgehalten werden sollten. Damit versuchten die Ärzte in der Prophylaxe der Geschlechtskrankheiten einen ähnlichen Weg einzuschlagen wie bei akuten Infektionskrankheiten, beispielsweise der Pest, dem Gelbfieber und der Cholera, für die bereits internationale Vereinbarungen bestanden.

Die Hygienisierung der Prostitution

Die von der Kommission vorgeschlagenen Massnahmen, die selbst als «weder sehr radikale noch gänzlich neue Mittel der Prophylaxis» bezeichnet wurden, zielten in erster Linie darauf ab, die bekannten Übertragungswege der Geschlechtskrankheiten zu unterbinden. Vorauszuschicken ist, dass die medizinisch-wissenschaftlichen Voraussetzungen für diese Strategie der Bekämpfung der Geschlechtskrankheiten sehr günstig waren. In der Lehre über die Ursachen der übertragbaren Krankheiten war seit langem ein Wissenschaftsstreit im Gang. Vertreter der einen Richtung unterstützten die Auffassung, dass viele Krankheiten auf einen speziellen Erreger oder auf ein bestimmtes Gift zurückzuführen seien, ihre Opponenten suchten die Krankheitsursachen hingegen in den äusseren Lebensbedingungen. Die Übertragungsart für die Geschlechtskrankheiten war durch die ausgedehnten Forschungen Ricords bereits in der ersten Hälfte des 19. Jahrhunderts wissenschaftlich erhärtet und seitdem anerkannt. Ricord bestätigte die Theorie eines spezifischen Keimes, der die Krankheit von einem Individuum auf das andere übertrug, im Fall von Gonorrhöe und Syphilis über den Geschlechtsverkehr. Diese wissenschaftliche Erkenntnis war Voraussetzung für die Strategie, die Übertragungskette zu unterbrechen, um damit dem fernen Ziel, die Krankheiten besiegen zu können, näherzukommen. Von solchem Gedankengut waren die Ärzte der Kommission der internationalen Medizinalkonferenz durchdrungen: «Die Ausrottung der venerischen Krankheiten ist glücklicherweise keine Utopie; denn schon lange haben diese Krankheiten keinen besonderen Productionsherd. Es ist bemerkenswerth und tröstend, dass sie sich nur von einem Individuum auf das andere verbreiten können und dass, einmal in ihrer Verbreitung aufgehalten, man nicht zu fürchten hat, sie würden von Neuem spontan und unversehens ausbrechen.»[5]

Durch dieses Krankheitsverständnis wurde das Individuum zum Krankheitsträger. Aus der Sicht der Mediziner waren jedoch nicht alle Individuen gleichermassen der Gefahr einer Krankheit ausgesetzt. Die Ärzte gingen davon aus, dass es spezifische Milieus gebe, in denen die Keime besonders leicht übertragen würden. Als ein solches Milieu galt die Prostitution. Sie war «Hauptherd und grosser Mittelpunkt» in der Verbreitung der Geschlechtskrankheiten. In dieser Optik ist es nur folgerichtig, die Präventionskonzepte bei der Prostitution anzusetzen.

Die Verknüpfung von Geschlechtskrankheiten und Prostitution ist keine neue Idee der Hygieniker des 19. Jahrhunderts; sie lässt sich bis in die frühe Neuzeit zurückverfolgen und taucht auch in den medizinischen Aufklärungsschriften des ausgehenden 18. Jahrhunderts auf. In diesen wandten sich Ärzte warnend an den gesundheitsbewussten Bürger und versuchten, ihn mit dem Hinweis auf die ansteckende «Venusseuche» vom sozial unerwünschten Besuch der Prostituierten abzuhalten.[6] Im Unterschied zu den Aufklärungsschriften wandte sich die Kommission gegen diese Form der «moralischen Belehrung», die bisher jede Prophylaxe verhindert habe. Die Kommission postulierte, dass es für die Medizin ausserordentlich wichtig sei, die Geschlechtskrankheiten nicht mehr als moralische, sondern als «gewöhnliche übertragbare Krankheiten» anzusehen, vor denen man sich schützen könne. Erst damit sei die Grundvoraussetzung für eine effiziente Prophylaxe geschaffen: «Diese Leiden sind nichts Anderes, als einfache ansteckende Krankheiten, deren eigenthümliche Art der Übertragung allein die Gruppierung bestimmt hat. Man nennt sie venerisch, weil sie sich alle mit einer grossen Schnelligkeit durch den geschlechtlichen Verkehr verbreiten.»[7]

Die Hygieniker lösten sich damit von der moralisch geprägten Vorstellung, dass Prostitution und Geschlechtskrankheiten zusammengehörten. Diese moderne Einstellung zu Geschlechtskrankheiten war für die Massnahmen, welche die Kommission vorschlug, wegleitend. Ihr Augenmerk galt vor allem der Krankheit und der Frage, wie die Ansteckung beseitigt werden konnte. Waren in ihrer Betrachtungsweise die Prostituierten das Problem, weil sie die Männer infizierten, so lag der Gedanke nahe, die Prostitution von Geschlechtskrankheiten frei zu machen, um damit die Übertragungskette zu durchbrechen. Die Lösung des Problems lag also im «Unschädlichmachen» der Prostituierten respektive in der Hygienisierung, wie es im Fachjargon genannt wurde. Wesentlich an diesem Konzept war, dass es nicht darum ging, die Prostitution als Institution anzutasten, sondern die Ansteckung aufzuheben: «Bei der Unmöglichkeit, die Prostitution zu unterdrücken, bemühte man sich wenigstens, sie unschädlich zu machen.»[8]

Diese Zielsetzung lässt sich wiederum nur mit dem zugrundeliegenden Sexualitätsverständnis verstehen. Die Prostitution galt als gesellschaftlich harmonisierende Institution, auf die der Mann zurückgriff, wenn er seinen vermeintlich starken Sexualtrieb durch die Ehe nicht oder ungenügend befriedigen konnte. Der Gang zur Prostituierten war insofern legitimiert, als dem Mann ein stärkerer Sexualtrieb als der Frau zugeschrieben wurde.

Das Vorgehen, welche die Kommission auch als «Assanierung» der Prostitution bezeichnete, wurde zuerst in Frankreich vom Polizeipräfekten Dubois unter Napoleon durch den Erlass vom 29. Pluviôse d. J. X. (17. 2. 1801) eingeleitet[9] und widerspiegelte den euphorischen Glauben an die Möglichkeit einer idealen Neuordnung der Gesellschaft. Dieser Glaube wurde «aus jenem Strome der modernen Meinung geboren, welcher, indem er die alten Vorurteile mit sich fortriss, alle dem Gemeinwohle schädlichen Ursachen auf eine Liste setzte und aus der öffentlichen Gesundheitspflege eine der gerechtfertigtsten Beschäftigungen der Regierung machte».[10]

Kernstück der «Hygienisierung» der Prostitution war eine auf die Prostituierten beschränkte Intervention. Durch regelmässige ärztliche Untersuchungen sollte die Gesundheit der Prostituierten überwacht werden, um sie bei den ersten Anzeichen einer venerischen Infektion aus dem «Verkehr ziehen zu können» und zu isolieren. Ziel dieser Strategie war sowohl das Unterbrechen des Ansteckungsweges wie die medizinische Behandlung der isolierten Prostituierten. Die Einweisung ins Spital wurde deshalb als optimal angesehen, weil die Prostituierten dort gleichzeitig überwacht und behandelt werden konnten. Sobald die Syphilis so weit abgeklungen war, dass sie nicht mehr infektiös wirkte, konnten die erkrankten Prostituierten in ihr Milieu zurückgeführt werden. Durch diese Massnahmen glaubten die Ärzte, die Geschlechtskrankheiten aus der Prostitution verbannt zu haben.

Das Hygienemodell, dessen Kern die medizinische Untersuchung der Prostituierten war, warf die Frage auf, wie eine regelmässige Kontrolle garantiert werden könne. Die ideale Lösung dieses Problems sah die Kommission in der staatlichen Regelung der Prostitution. Als konkrete Massnahme empfahl sie eine polizeiliche Registrierung der Prostituierten und lehnte sich damit an die langjährige Praxis in Frankreich an. Nur so sei eine regelmässige Kontrolle zu gewährleisten, da dadurch die Verwaltung die Prostituierten kenne und «sie so zu sagen in der Hand»[11] habe.

Legitimiert wurde dieser staatliche Zugriff auf die Prostituierten mit dem Schutz der Gesundheit. Diese zu wahren war nach der Auffassung der Kommission eine zentrale Aufgabe des Staates. Sie wies ihm daher die Pflicht zu, aktiv in Verhältnisse einzugreifen, die die Gesundheit der Allgemeinheit gefährden konnten, denn im Interessenkonflikt zwischen Individuum und Allgemeinheit hatte sich das Individuum dem allgemeinen Interesse unterzuordnen. In ihrer Argumentation rechtfertigte das öffentliche Wohl die Beschneidung der individuellen Rechte der Prostituierten: «Für uns Ärzte ist die Untersuchung der Prostituierten eine Massregel der öffentlichen Gesundheitspflege, die man vorzüglich nach ihren hygienischen Erfolgen beurtheilen muss. Diese Erfolge sind wichtig und man muss sich nicht wundern, wenn die meisten Nationen des Continents sich beeilten, das Beispiel Frankreichs nachzuahmen. Fast alle haben gethan wie dieses, sie haben nicht einen Augenblick das Recht dazu in Frage gestellt und haben entschlossen den Besen in diesen Augias-Stall gebracht.»[12]

Aus der männlichen Optik schien es ganz selbstverständlich, dass die Prostituierten allein die Kosten dieser Massnahmen zu tragen hatten. Der Mann hatte das Recht, sich ausserhalb der Ehe sexuell zu betätigen. Weil ihm dieses Vorrecht gesellschaftlich zugestanden wurde, ging er selbstverständlich davon aus, dass er dieses ohne individuelles Risiko geniessen konnte.

Die polizeiliche Verfolgung der «unhygienischen» Prostituierten

Der Schutz der Gesundheit war in der Sicht der Kommission ein übergeordnetes, allgemeines Interesse, das vom Staat wahrgenommen werden musste. Die Gesundheitssicherung legitimierte aber nicht nur die Registrierung und medizinische Überwachung der Prostituierten, sondern ebenso die kompromisslose Verfolgung aller Prostituierten, die sich diesen Anordnungen zu entziehen versuchten. In der Einschätzung der Ärzte waren gerade diese Prostituierten eine grosse Gefahr für die öffentliche Gesundheit. Daher musste jedes «gute System der Prophylaxis besonders dahin streben, die Zahl der uneingeschriebenen Prostituierten einzuschränken».[13]

Die Verfolgung der renitenten Prostituierten gehörte ebenso zum Konzept der Gesundheitssicherung und hatte durch staatliche Behörden zu erfolgen. Die Zahl der «heimlichen Prostituierten», die weit höher als die der Registrierten geschätzt wurde, bedingte eine sorgfältige Organisation mit klaren Strukturen. Die Kommission schlug ein spezielles Amt vor, dem «die Mission, die geheime Prostitution zu verfolgen, anvertraut wird. Es muss sie unablässig verfolgen und sie in jeder Verkleidung zu erreichen trachten.»[14] Diese schwierige Aufgabe erforderte eine «genügende Anzahl erfahrener Beamten», die von einem «gebildeten Chef von erprobter Rechtschaffenheit»[15] geführt werden sollte. Diese Aufgabe sei anspruchsvoll, könne man doch oft schwer unterscheiden, wo die «Unordnung» anfange und welches Verhalten das Einschreiten der Autorität begründe.[16] Zur Orientierung wurde eine «Hierarchie des Lasters» gefordert. Umstände, welche die freie oder die heimliche Prostituierte kennzeichneten, seien: «Rückfall in das Laster, das Zusammentreffen mehrerer besonderer Thatsachen, der öffentliche Ruf, ein Ertappen auf frischer That».[17] Die Kontrollaufgabe glaubte man einerseits durch eine sorgfältige Auswahl von integren Polizeibeamten gewährleisten zu können, andererseits durch eine klare hierarchische Struktur der Sittenpolizei, die eine interne Kontrolle des einzelnen Beamten ermöglichte.

Der Kommission wurde etwa der Vorwurf gemacht, dass die Frauen durch die Praxis der Einschreibung in eine dauernde Prostitution gedrängt würden. Diesen Vorwurf bestritten sie vehement, da sie mit der Einschreibung nur «einfache Abtheilungen zwischen den beiden Arten der Prostitution: der freien oder heimlichen Prostituierten und der inscribierten d. h. der ärztlich untersuchten und unschädlich gemachten»[18] schaffen würden.

Die empfohlenen Massnahmen wurden als allgemeingültig und daher auf jedes Land übertragbar betrachtet. Genauso wie die Medizin Krankheiten nach bestimmten Gesetzmässigkeiten zu ordnen versuchte, ging die Kommission davon aus, dass sich die Prostitution in jeder Gesellschaft ähnlich verhalte und folglich mit denselben Massnahmen hygienisiert werden könne: «Die Prostituierten sind Kosmopoliten wie die Corruption, die sie erzeugt. Überall haben sie die gleichen Gewohnheiten und wenn sie frei sind, machen sie dieselben Scandale, führen zu denselben Unordnungen und verbreiten dieselben Krankheiten. Die hygienischen Vorschriften oder andere, die die Prostitution mit sich bringt, sind darum überall gleich nothwendig und sollen überall dieselben sein.»[19]

Das von der Kommission geschnürte Massnahmenpaket wurde als Reglementierung oder Regelung der Prostitution bezeichnet. Kernstück dieses Systems war, dass der Staat zusammen mit den Ärzten die polizeilichen und medizinischen Eingriffe in die Prostitution definierten. Bestimmend waren die als natürlich angenommenen und gelebten sexuellen Bedürfnisse und nicht die herrschende Moral. Nach dem gängigen Sexualitätsverständnis hiess das, dass die Männer zur Befriedigung ihres Bedürfnisses ein Recht auf eine gesunde Prostituierte hatten. Die einseitige Ausrichtung der Gesundheitskontrollen auf Prostituierte – Freier kamen in diesem Konzept nicht vor – förderte die Verknüpfung von Geschlechtskrankheiten und Prostituierten, entgegen dem explizit formulierten Anspruch.

Die Profiteure dieser Massnahmen waren einzig und allein die Männer. Ihnen waren damit ausserehaliche sexuelle Kontakte ohne Risiko zugesichert. Mit der Aufforderung, alle heimlichen Prostituierten zu verfolgen, ermöglichten die Hygieniker dem Staat weiter, überall dort zu intervenieren, wo er Prostitution vermutete. Die Reglementierung erwies sich als ein System, das obrigkeitliche Massnahmen begünstigte und die Kontrollmöglichkeiten über Frauen, im speziellen der Unterschicht, durch die Erweiterung der Staatskompetenzen und den Ausbau der Verwaltung erheblich vergrösserte.

Die Hospitalisierung der Geschlechtskranken

Die Kommission betonte in ihrem Bericht auch die Notwendigkeit der medizinischen Behandlung der Geschlechtskrankheiten, die bis dahin allzuoft vernachlässigt worden sei und mit der man sich immer noch schwer tue. Hauptsächlicher Grund dafür sei die jahrhundertealte Stigmatisierung der Geschlechtskranken. Die Erkenntnis, dass Syphilis sexuell übertragen werde, habe dazu geführt, dass die medizinische Hilfe für die Syphilitischen «mit der grössten Sparsamkeit bemessen» worden sei.[20] An einigen Orten sei man sogar soweit gekommen, mit Syphilitischen «so zu verfahren, als ob sie nicht nur

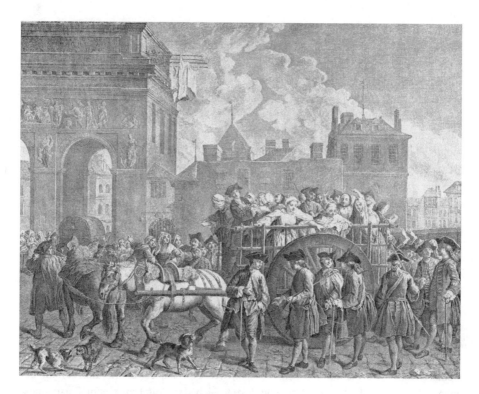

Abb. 1: Transport von Prostituierten ins Hôpital Bicêtre in Paris Ende des 18. Jahrhunderts.
(Etienne Jeaurat, Medizinhistorisches Institut Zürich)

an einer Krankheit zu leiden, sondern auch einen Fehltritt zu verbüssen hätten».[21] Dieses
Verhalten machte die Kommission verantwortlich dafür, dass die Syphilis nicht wie die
Lepra unterdrückt, sondern uns von «unseren Vätern» als «grösste Geissel der modernen
Zeit vermacht»[22] worden sei.

Eine weitere Erklärung für die Betonung der ärztlichen Behandlung mag sein, dass die
sich spezialisierenden Ärzte eine Akzeptanz ihrer Tätigkeit benötigten und gesellschaftliche Anerkennung und Unterstützung ihrer Arbeit suchten. Der Kampf gegen die
gesellschaftlichen Vorurteile gegenüber Geschlechtskrankheiten diente nicht allein den
Kranken, sondern sollte auch das Prestige der behandelnden Ärzte heben. Dabei galt es,
nicht nur die eigene Zunft zu überzeugen, sondern auch die Öffentlichkeit.

Der Bericht forderte eine bedingungslose Behandlung aller Kranken, inklusive der
Geschlechtskranken. Ärzte, die sich weigerten, Geschlechtskranke zu behandeln, erfüllten laut der Kommission die ethischen Anforderungen eines Arztes nicht: «Wir sind
Ärzte und wir können nicht vergessen, dass für uns unter allen Grundsätzen der Humani-
tät der höchste und der unseren Stand ehrendste darin besteht, sich allen Krankheiten zu
widmen, ohne jemals, weder in der Behandlung im Hause, noch in den Spitälern, noch

39

auf dem Schlachtfelde das Zeugnis ihres Ursprungs abzuverlangen.»[23] Die Ärzte hätten die Schuldfrage auszuklammern und die Erkrankten unabhängig von moralischen Kategorien zu behandeln. Dies verdeutlichte auch die Forderung, Geschlechtskrankheiten wie andere Krankheiten aufzufassen und zu behandeln.

Da die Hygieniker die gesundheitliche Überwachung zur staatlichen Aufgabe erklärten, musste die Behandlung der geschlechtskranken Prostituierten ebenfalls öffentliche Aufgabe sein. Die Spitalpflege, Kernpunkt der Therapie von Geschlechtskrankheiten, ermögliche die Heilung optimal. Das Spital war denn auch der abgeschirmte Ort, wo der ärztliche Zugriff am grössten war.

Seit der zweiten Hälfte des 18. Jahrhunderts hatte sich das Spital durch die Kritik medizinischer Aufklärer grundlegend gewandelt.[24] War es vorher eine «Verwahranstalt» für Sieche, Alte, Kranke, Arbeitsscheue und Kriminelle, so wurde es zunehmend zu einem Laboratorium für neue und wirksame Medikalisierungsstrategien der Ärzte. Beide Orte, die Verwahr- wie die Heilanstalt, beherbergten zum grössten Teil die von Polizei- oder Armenwesen eingewiesenen Menschen der Unterschicht, die in der bürgerlichen Optik diszipliniert werden mussten. Die endgültige Durchsetzung des «reinen» Krankenhaustyps wird auf die Zeit um 1870 datiert.[25] In der Übergangszeit zwischen 1750 und 1870 existierten die beiden Funktionen nebeneinander.

Durch den Funktionswandel spielte das Spital in der Medizinalausbildung eine immer wichtigere Rolle. Hier konnten die angehenden Ärzte die verschiedenen Krankheiten studieren und ihre Kenntnisse des menschlichen Körpers erweitern. Im Verlauf der ersten Hälfte des 19. Jahrhunderts entwickelte sich das Spital zu einem Forschungszentrum der Medizin. Der Versuch der Kommissionsmitglieder, unter denen sich auch namhafte Spezialisten befanden, die Behandlung ins Spital zu verlegen (also stationär und nicht ambulant), lässt auf diesbezügliche Interessen schliessen, denn nur der geschlossene Raum des Spitals ermöglichte optimale, möglichst störungsfreie Versuchsanordnungen.

Dass Paris zum Zentrum der Erforschung der Geschlechtskrankheiten wurde, könnte damit zusammenhängen, dass sich der Umstrukturierungsprozess des Spitals infolge der Französischen Revolution schon sehr früh durchsetzte. Bereits 1792 wurde in Paris ein erstes Spezialkrankenhaus, das Hôpital des vénériens, gegründet, das zum Zentrum der medizinischen Forschung avancierte.[26] Philippe Ricord (1800–1889) gelang es hier durch vergleichende systematische Beobachtungen, die Gonorrhöe vom Krankheitsbild der Syphilis abzugrenzen. Die Bedeutung des Forschungsortes Paris wurde darin unterstützt, dass hier die vielen, aus ganz Europa herbeiströmenden Medizinstudenten erstmals besonders «interessantes Material» besichtigen und sich von der Notwendigkeit eines gründlichen Studiums der Geschlechtskrankheiten überzeugen konnten. Die Vorreiterrolle Frankreichs in der Venerologie widerspiegelt sich auch im reglementaristischen Konzept. Diese zentralisierte Methode entsprach ganz dem politischen System Frankreichs.

Die Hospitalisierung von erkrankten Individuen hatte besonders in reglementierungsfreudigen Ländern grosse Fortschritte erzielt. Die Überweisung der Erkrankten ins Spital war dort möglich aufgrund der ärztlichen Untersuchungen der registrierten Prostituierten. Diese Zwangsbehandlung bezeichnete die Kommission als «wahren gordischen Knoten», ohne den «die ärztlichen Untersuchungen bestimmt wären, wirkungslos zu bleiben».[27] Mit ihren Vorschlägen versuchte die Kommission die Regierungen zu überzeugen, wie wichtig und zentral eine Spitalbehandlung sei. Immer noch würden venerisch Kranke ausserhalb der Spitäler untergebracht, was das Verkehrteste sei, das man «gegen die wahren Grundsätze der öffentlichen Gesundheitpflege ersinnen kann. Man kann die Auslassung aller Spitäler träumen, ausser derjenigen, welche der Behandlung dieser Krankheiten gewidmet sind, so lang man nicht dahin gekommen sein wird, sie zu vertilgen.»[28] Diese Aufforderung bezog die Kommission vor allem auf die Zulassungsbestimmung der Spitäler, die allen venerisch Kranken offenzustehen hatten. Entsprechend sollte auch der Ausbau der Spitalpflege durch staatliche Mittel finanziert werden.[29]

Die Internationalisierung der hygienischen Massnahmen

Ein wesentliches Ziel des Berichts der Kommission war, sämtliche Regierungen von der Notwendigkeit des reglementaristischen Systems zu überzeugen. Erst damit wäre eine internationale Organisation der Reglementierung möglich, die die Zusammenarbeit der Gesundheitsämter zwischen den einzelnen Ländern fördern könnte: «Unsere Bestrebungen sollen also auf ein doppeltes Ziel gerichtet sein. Es handelt sich erstens darum, die öffentliche Meinung zu gewinnen und die Regierungen für diese Ideen der Gesundheitspflege zu vereinigen; es handelt sich zweitens darum, die Sanitätsämter zu vervollkommnen und zu regulieren und zwischen ihnen ein gemeinschaftliches Band und eine enge Solidarität herzustellen.»[30] Um zu diesem Ziel zu gelangen, war die Überzeugung aller Ärzte notwendig. «Die Annahme einer jeden grossen Massregel der internationalen Hygiene geschieht um diesen Preis; denn in diesen Fragen ist es das Einverständnis der Ärzte, welches allein entscheidend ist für die Regierungen.»[31] Die Diskussionen am internationalen Medizinkongress 1867 in Paris sowie den Bericht der Kommission sehen wir als Willensbekundung, die Reglementierung in allen industrialisierten Staaten einzuführen. Um die Überlegenheit des propagierten Systems zu beweisen, stellte die Kommission die Verhältnisse in den einzelnen Ländern mit empirischen Studien eingehend dar. Ein wenig Druck auf nicht reglementierende Länder schien notwendig, denn es herrschte die Überzeugung, dass die hygienischen Massnahmen erst durch die internationale Einführung wirksam werden konnten.[32] Die Kommission beschrieb drei mögliche Modelle, wie sich der Staat gegenüber der Prostitution verhalten konnte, von welchen Ländern sie angewandt wurden und wie effizient sie in bezug auf die Bekämpfung der Geschlechtskrankheiten waren. Das erste Modell ging von einem vollständigen Verbot der Prostitution aus und wurde in Spanien, Preussen, Italien und Bayern angewandt. Im zweiten Modell, vor allem von England praktiziert, liess der Staat die Prostitution frei, das heisst, es fanden keinerlei Eingriffe statt, weder von der Polizei noch von Gesundheitsämtern. Das dritte Modell, die Regle-

41

mentierung, die in Frankreich seit mehr als 40 Jahren bestand und später auch in einigen Städten Belgiens, Norwegens, Dänemarks und der Schweiz (Genf) Nachahmung fand, wurde von der Kommission als die vorteilhafteste Variante beschrieben.[33]

Um die Ärzteschaft davon zu überzeugen, versuchte die Kommission den Erfolg des von ihr propagierten hygienischen Systems mittels wissenschaftlicher Methoden zu beweisen. Sie führte statistische Erhebungen über die Verbreitung der Geschlechtskrankheiten an, die in den einzelnen Ländern für den internationalen Medizinkongress an verschiedenen Gruppen durchgeführt worden waren. Als zuverlässigste Statistik erachtete die Kommission diejenige in den Armeen, da diese die «grösste Gleichartigkeit»[34] aufweise und gleichzeitig auch als «Gradmesser des Gesundheitszustandes des ganzen Landes»[35] gelten könne. Weiter mass sie die drei Systeme daran, wie optimal ansteckende Individuen erkannt und isoliert werden konnten. Die Kommission pries das System der Reglementierung als überlegen, da nur dieses einen Zugriff auf eine erkrankte Prostituierte erlaubte und sie einer Spitalbehandlung zuführen konnte.

Das System der freien Prostitution, das überhaupt nicht in die Prostitution eingriff und kranke Prostituierte weder aufspürte noch isolierte, wurde anhand der englischen Verhältnisse beurteilt. Laut den Angaben der Harvey Society London, eines Zusammenschlusses von Ärzten, hatte dieses System eine ungeheure Verbreitung der Geschlechtskrankheiten zur Folge. Gemäss dem Kommissionsmitglied de Méric, der auch Mitglied der Harvey Society war, gab es in Europa kein weiteres Land, «wo die venerischen Krankheiten so viel Verheerungen anrichten, wie in England».[36] Diese Schilderungen stützten sich ausschliesslich auf Armeestatistiken, die im Zusammenhang mit Reorganisationsbestrebungen der Armee erhoben worden waren.[37] Laut Kommissionsbericht verzeichnete die in Grossbritannien stationierte Armee 1860 pro 1000 Mann 306 Geschlechtskranke, eine Zahl, die sich in den folgenden Jahren noch erhöhte.[38] Diese Zahl lag wesentlich über den Krankheitsfällen in den belgischen, holländischen und französischen Armeen. Die Kommission – und darin deckte sich ihre Meinung mit derjenigen der englischen Militärärzte und der Harvey Society – führte diesen hohen «Durchseuchungsgrad» auf die fehlende Prophylaxe zurück: «Wenn ein so grosser Unterschied in Betreff der Häufigkeit der venerischen Krankheiten zwischen der englischen Nation und ihren Nachbarn am Continente herrscht, so liegt dies hauptsächlich darin, weil sie eine freie Prostitution hat und die ärztliche Untersuchung nicht genügend durchdringen kann.»[39] Der grösste Nachteil der freien Prostitution sei die fehlende Möglichkeit, die Prostituierten ärztlich zu untersuchen. Weil damit dem Staat auch die Möglichkeit der Isolierung einer ansteckenden Prostituierten entging, konnte sich das «zerstörende Prinzip zu zwei-, drei- und vierfach stärkeren Dosen, als bei den anderen Nationen, ins englische Blut»[40] verbreiten.

Kritik an der freien Prostitution wurde nicht nur von der Kommission und der Harvey Society geübt, sondern von breiten Kreisen in England. Bereits in den 1860er Jahren zeigte diese Kritik erste Erfolge. 1864 und 1866 erliess das Parlament zwei Gesetze, die ersten und zweiten Contagious Diseases Acts (CD Acts), die die Reglementierung in allen Militär- und Marinestationen Englands und Irlands einführten. Einem Teil der

Kritiker gingen diese Massnahmen zu wenig weit. Sie forderten die Erweiterung der Massnahmen auch auf «den bürgerlichen Theil der Bevölkerung».[41] Mit der Argumentation der immer grösseren Verbreitung der Geschlechtskrankheiten sollte die Reglementierung auf ganz Grossbritannien inklusive der Kolonien ausgeweitet werden. Um von der Notwendigkeit dieser Massnahmen zu überzeugen, führten sie die von Polizei- oder Gesundheitsbehörden aufgenommenen Armee- und Zivilstatistiken auf.

Die Propagierung des reglementaristischen Systems durch Ärzte der Harvey Society löste in England eine breite Diskussion um Geschlechtskrankheiten und Prostitution aus. In diesen Auseinandersetzungen wurden die staatlichen Eingriffe in die Prostitution und die mit der Reglementierung verbundene Zentralisierung der Polizei- und Gesundheitsbehörde von verschiedensten Seiten heftig attackiert.[42] Eine wichtige Rolle im Kampf gegen jegliche Reglementierung spielte dabei die sich neu formierende «abolitionistische Bewegung», die sich von England ausbreitete und später auch in Zürich aktiv wurde.[43] Die Opposition und ihre Kritik war für die Kommission bedeutsam, da sie um die Durchsetzung ihres Modells fürchten musste.

Ein generelles Verbot der Prostitution erschien der Kommission ebensowenig geeignet wie die freie Prostitution. Um dies zu beweisen, führte sie das Beispiel Bayern an. Bis 1861 war die Prostitution in München in wenigen, klar von der Öffentlichkeit abgegrenzten Räumen erlaubt gewesen. In diesen Bordellen wurden die polizeilich registrierten Prostituierten in regelmässigen Abständen ärztlich untersucht.[44] Laut dem bayrischen Kommissionsmitglied Seitz waren die Geschlechtskrankheiten durch diese Massnahmen kaum verbreitet. Dies änderte sich jedoch durch das 1861 eingeführte Polizeigesetz, welches die Prostitution gänzlich verbot und Personen, die Prostituierten Logis boten, ebenfalls bestrafte. Durch dieses Gesetz wurden sämtliche Bordelle in München aufgehoben und damit gleichzeitig jede ärztliche Untersuchung der Prostituierten. Diese Massnahmen vermochten jedoch weder die moralischen noch die physischen Zustände der Bevölkerung zu verbessern: «Die Prostitution», so die Kommission, «hat in Bayern nicht abgenommen, sie verbirgt sich nur. Mehr geheim, ist sie auch schädlicher geworden.»[45] Als Beweis führte sie die steigende Zahl geschlechtskranker Männer im Spital an, die mit dem Gesundheitszustand der Prostituierten in Verbindung gebracht wurde.

Die Kommission folgerte zum Schluss, dass einzig die Reglementierung die Geschlechtskrankheiten eindämmen könne. Diese sei nicht nur vom hygienischen Standpunkt aus zu befürworten, sondern auch vom sittlichen. «Nicht das Verbot, sondern die Toleranz liegt in unseren Sitten, sie wird in allen Städten geübt, welche Prostituierte haben.»[46]

Wie bereits die Diskussion in England gezeigt hatte, mussten die Hygieniker bei der Durchsetzung ihres Konzeptes mit öffentlichem Widerstand rechnen. Die Kommission war daher bestrebt, ihre Massnahmen gesetzlich abzusichern: «Darum ist auch, wenn sich die Schwierigkeiten häufen, die Verwaltung ihrer Macht nicht vollkommen sicher. Sie befürchtet, dass in diesen Fragen, wo die individuelle Freiheit auf dem Spiele steht, man leicht finden könnte, dass sie ihre Macht übersteigt und sie bis zu einem gewissen Punkte des Missbrauchs zeihen könnte. Sie wird freilich antworten, dass wenn das, was sie thut, Willkür ist, man sich an das Schweigen des Gesetzes halten muss; dass sie nichts anderes thun kann, als was ihr die Verantwortlichkeit auferlegt, das heisst die Nothwendigkeit, die Prostitution bestehen zu lassen, gleichzeitig verbunden mit der Pflicht, die Bewahrung des Anstandes, die öffentliche Sicherheit und Gesundheit zu überwachen.»[47] In Frankreich und Belgien, wo die Reglementierung am längsten bestand, beruhte sie rechtlich nur auf Polizeiverordnungen. Die Polizei aber verfolgte die nicht eingeschriebenen Prostituierten mit unterschiedlicher Härte und setzte sich denn auch der Kritik der Willkür aus. Besonders die französischen Mitglieder der Kommission, von denen mehrere offizielle Delegierte der medizinischen Gesellschaften der Provinzen waren, forderten eine «allgemeinere, einheitliche, für ganz Frankreich geltende Verordnung».[48]

In Belgien beruhte die Reglementierung nicht auf einer staatlichen Gesetzgebung, sondern lag in der kommunalen Kompetenz. Dies brachte vor allem Städten mit angrenzenden autonomen Gemeinden Probleme. So klagte der belgische Delegierte im Bericht, dass Brüssel zwar das System der Reglementierung eingeführt habe, die angrenzenden Gemeinden aber aus «Sorglosigkeit oder aus schlecht angewandter Sparsamkeit»[49] davon abgesehen hätten. Diese Gemeinden würden von der Hauptstadt profitieren, indem sie sich gerade bei den Behandlungskosten für Geschlechtskranke aus der Verantwortung zögen. Eine einheitliche, staatliche Gesetzgebung in allen Gemeinden würde daher nicht nur den Zielen der Gesundheitspflege näherkommen, sondern die einzelnen Kommunen entlasten, da sie nun nicht mehr für die ärztlichen Untersuchungen aufzukommen hätten.[50] Die Reglementierung durch staatliche Behörden sollte sich auch auf die Finanzierung erstrecken. Damit wäre ein einheitlicher Umgang mit der Prostitution und den Geschlechtskrankheiten gewährleistet. Erreicht würde zudem auch die Einheitlichkeit der Gesundheitsstatistiken, die wiederum Vergleiche zwischen den einzelnen Ländern zulassen würden: «Man würde nicht ermangeln, aus diesen Statistiken nützliche Schlüsse zum Besten der verschiedenen Ämter und zur Vervollkommnung der zu ergreifenden Massregeln zu ziehen; denn die Städte, wo die Bevölkerung die niedrigst proportionierte Zahl der venerischen Krankheiten aufweisen würde, wären wahrscheinlich diejenigen, wo die Sanitätspolizei die beste Amtsvollstreckung hat und am nachahmungswürdigsten ist.»[51] Eine nationale Einheitlichkeit liesse sich durch einen Zusammenschluss aller obersten staatlichen Gesundheitsämter zu den «vereinigten sanitären Ämtern Europas unter die hohe Überwachung einer internationalen Commission»[52] ausweiten. Als Voraussetzung dieser sanitären Utopie erachtete der Kommissionsbericht jedoch die Verwirklichung der Reglementierung in allen Ländern.

Das Mikrosystem der Reglementierung

Das von der Kommission des internationalen Medizinkongresses 1869 formulierte hygienische Konzept zur Reglementierung der Prostitution hatte im Diskurs um Prostitution und Geschlechtskrankheiten zentrale Bedeutung. Es war nicht nur ein theoretisches Konzept, sondern es wurde bereits von einigen Ländern mit unterschiedlicher Zeitdauer praktiziert.

Wir beschreiben dieses reglementaristische System von nahem, damit die feinen Strukturen der Machteinwirkungen aufgezeigt werden können.[53] Wir stützen uns auf die detaillierten Aufzeichnungen eines medizinischen Philanthropen der ersten Jahrhunderthälfte, A. J. B. Parent-Duchâtelet, der während mehreren Jahren den ärztlichen Untersuchungen der registrierten Prostituierten in Paris beiwohnte und bestrebt war, das Milieu der Prostitution zu studieren. Seine diesbezüglichen Schilderungen der Pariser Verhältnisse finden sich in seinem Buch «De la prostitution dans la ville de Paris, considérée sous le rapport de l'hygiène publique, de la morale et de l'administration», welches 1836 erstmals erschien. Nach dem französischen Sozialhistoriker Alain Corbin sind die Aufzeichnungen Parent-Duchâtelets die ersten Versuche, die Prostitution als soziale Erscheinung empirisch zu untersuchen und zu erklären.[54] Parent-Duchâtelets Studie hatte während des ganzen 19. Jahrhunderts bis ins 20. Jahrhundert grosse Bedeutung und avancierte zum eigentlichen Klassiker für Ärzte und Behörden.

Parent-Duchâtelet schildert in seiner Studie sowohl die Orte der Kontrolle wie deren Vorgang. Er erwähnt drei Orte der ärztlichen Untersuchung: das Bordell, das Dispensaire (Poliklinik) und das Dépot (eine Art Untersuchungsgefängnis).

Im Bordell wurden die Frauen in einem speziell dafür vorgesehenen Raum durch einen Arzt des Dispensaire untersucht. Das Resultat der jeweiligen Untersuchung wurde auf einem «Buchhaltungsblatt» des Bordells eingezeichnet. Wurde die Frau für geschlechtskrank befunden, so wurde ihr Name auf einer Kolonne dieses Blattes vermerkt, welches an den Oberarzt weitergeleitet wurde. Am selben oder darauffolgenden Tag musste sich die als krank Diagnostizierte nochmals im Dispensaire untersuchen lassen. Bestätigte sich der Befund, so wurde sie vom Inspektor ins Dépot gebracht und von dort ins Spital überführt – immer unter polizeilicher Aufsicht.

Die registrierte, aber nicht einem Bordell angehörende Prostituierte musste sich zweimal monatlich im Dispensaire untersuchen lassen. Um sich das Abfertigungsritual vorstellen zu können, muss gesagt werden, dass pro Stunde durchschnittlich 25 Frauen untersucht wurden. Auch hier wurde das Resultat auf einer persönlichen Karte vermerkt, welche bei der ersten Registrierung angefertigt worden war. Stellte der Arzt die Diagnose geschlechtskrank, so wurde die Untersuchte ebenfalls via Dépot ins Spital eingewiesen.

Im Dépot direkt untersucht wurden diejenigen Frauen, die zwar registriert waren, sich aber der verordneten Gesundheitskontrolle entzogen hatten oder die noch nicht registriert und von der Polizei als «heimliche» Prostituierte aufgegriffen worden waren. Eine legale Prostituierte, die sich ordnungsgemäss der polizeilichen Registrierung unterwarf, erfuhr somit im Krankheitsfalle keine andere Behandlung als die illegale Prostituierte.

Registrierte Frauen, denen durch die Möglichkeit einer Syphilisinfektion das Selbstbestimmungsrecht über ihren Körper abgesprochen wurde, müssen sich während den Gesundheitskontrollen gedemütigt gefühlt haben. Sie hatten sich im Dépot oder im Spital auf ein tischähnliches, etwa einen Meter hohes Bett zu legen.[55] Am vorderen Ende wurde ein Brett befestigt, gegen das die Frau ihre gespreizten Beine stemmen sollte. Einmal auf dem Bett liegend, konnte die zu untersuchende Frau sich dem Untersuch nur noch willig unterziehen. Da das Bett flach war, hatte die betroffene Frau auch keine

Kontrolle über das Geschehen. Laut Parent-Duchâtelet wehrten sich viele Frauen, sich auf Geheiss der Ärzte, die ausschliesslich Männer waren, flach auf den Rücken zu legen. Im Dispensaire wurde als Untersuchungsvorrichtung ein Lehnstuhl verwendet, um «die Zahl der Widerspenstigen oder nicht Unterworfenen [nicht] zu vergröss[ern]. [...] Mit Hilfe einer sehr niedrigen Stufe steigt die Person hinauf; diese niedrige Stufe ist nicht ohne Absicht da, denn es gibt einige krankhafte Affektionen in den Weichen [Geschwüre im Innern der weiblichen Genitalien, d.V.], besonders Bubonen, welche das Gehen sehr erschweren sowie jedesmal heftigen Schmerz verursachen, so oft der Fuss nur ein klein wenig über die Bodenfläche erhoben wird.»[56] Das Wissen, dass die syphilitischen Geschwüre schmerzhaft sein konnten, wurde in der Untersuchung reichlich ausgenützt. Die Diagnose war für die Ärzte der Polizeipräfektur nicht immer einfach, da nach dem damaligen Wissensstand nur bei einem akuten Stadium ein eindeutiger Befund zu erlangen war. Laut Parent-Duchâtelet betonten einige Ärzte des Spitals, dass häufig Frauen als geschlechtskrank eingeliefert wurden, die jedoch gesund waren.[57] Die selbst von den Zeitgenossen empfundene Schwierigkeit einer Diagnose lässt die den Ärzten des Dispensaire zugesprochene Kompetenz um so bemerkenswerter erscheinen.

Seit 1792 gab es in Paris das Hôpital des vénériens, wo Philippe Ricord seit 1831 als Chefchirurg amtete. Auf Druck der Spitalverwaltung des Hôpital des vénériens (ab 1836 Hôpital du Midi)[58] wurden die kranken Prostituierten ab 1834 ins St-Lazare eingewiesen, welches bis anhin ein reines Gefängnis war. Ausser den nächsten Verwandten wurden keine Besucherinnen und Besucher zugelassen.[59] Die Tatsache, geschlechtskrank zu sein, kam bei Prostituierten einer Straftat gleich, wie die räumliche Geschlossenheit im St-Lazare veranschaulicht. Das Spital hatte eindeutig nicht nur heilende Funktion, sondern wurde gegenüber den Frauen als Abschreckung und Aussperrung eingesetzt.

Zusammenfassend lässt sich feststellen, dass der Diskurs über Geschlechtskrankheiten um 1870 hauptsächlich auf den Kreis der Ärzte begrenzt war. Ihre Konzepte der Bekämpfung der Geschlechtskrankheiten waren alle auf die Gruppe der Prostituierten konzentriert. Zentralistisch organisierte und vom Staat kontrollierte Strukturen sollten die Prostitution hygienisieren respektive überwachen und kontrollieren. Es war ein technokratisches Kontrollsystem, das die Prostitution aus der Gesellschaft ausgrenzte. Das soziale Konstrukt der Prostituierten wurde wissenschaftlich erhärtet und diente als Legitimation für repressive Massnahmen gegenüber dieser gesellschaftlich stigmatisierten Gruppe. Der Ausschluss wurde optimal erreicht durch die geschlossenen Institutionen: das Bordell und das Spital, wo die Macht am gezieltesten auf das Individuum einwirken konnte. Mit dem System der Reglementierung und seinen Institutionen verschafften sich die Ärzte über den weiblichen Körper Zugriff auf die Geschlechtskrankheiten. Die Ärzte gaben sich als medizinische Experten, die die Krankheiten am Körper erkennen und heilen konnten, als auch als gesellschaftliche Reformer, die das Prostitutionswesen von Grund auf zu verändern glaubten.

2. Das Bordell als ideale gesundheits- und ordnungspolitische Massnahme

Die präventiven Massnahmen, welche die renommierten Hygieniker den Regierungen zur Verhinderung der Geschlechtskrankheiten empfahlen, betrafen in erster Linie die medizinische und polizeiliche Überwachung der Prostitution. In der Begründung anerkannten sie die Prostitution als notwendige gesellschaftliche Einrichtung und erklärten deshalb die Überwachung der Gesundheit der Prostituierten als staatliche Aufgabe. Die durch die Reglementierung entstehende Institutionalisierung der Prostitution und die einseitigen polizeilichen und medizinischen Eingriffe lösten beim Versuch der Umsetzung in den meisten Ländern heftige Kontroversen aus. Prostitution und Geschlechtskrankheiten wurden für die Behörden vor allem dadurch brisant, dass sich ihnen die Frage stellte, wie sich der Staat zu diesen Problemkomplexen zu verhalten habe. Auch in Zürich wurde das reglementaristische System diskutiert, und die Versuche der Einführung führten zu heftigen Debatten.

Die Ärzteumfrage in Zürich von 1870

Als Ausgangspunkt unserer Betrachtungen des medizinischen Diskurses über Geschlechtskrankheiten in Zürich bietet sich die im Sommer 1870 vom Direktor der Medizinalangelegenheiten des Kantons Zürich veranlasste Umfrage an. Darin forderte der demokratische Jurist Jakob Pfenninger die Ärzte des Kantons auf, sich zu der Verbreitung der Geschlechtskrankheiten und deren Bedeutung für die öffentliche Gesundheit zu äussern. Die Fragen bezogen sich erstens auf die als notwendig erachteten sanitätspolizeilichen Massregeln gegen die Verbreitung der Geschlechtskrankheiten, zweitens auf die Ansicht zu Bordellen und drittens darauf, wie der Staat die Prostitutionsfrage behandeln solle. Mit der Umfrage verband sich weniger die Absicht, einen Überblick über die gesundheitlichen Verhältnisse im Kanton zu gewinnen, als der Wunsch, sorgfältig abzutasten, wie sich die Ärzte des Kantons Zürich zu einer allfälligen Reglementierung stellen würden.

Von den angefragten Ärzten antworteten 60 – rund die Hälfte allein aus dem Bezirk Zürich –, wobei diejenigen fehlten, die für die Behandlung von Geschlechtskrankheiten bekannt waren.[1] Über die Verbreitung der Krankheiten äusserten sich die Ärzte recht einheitlich. Sie seien nicht sonderlich verbreitet und die Zunahme entwickle sich etwa parallel mit der Bevölkerung. Trotz dieser Feststellung war die Mehrheit der Ärzte überzeugt, dass Massnahmen gegen die Prostitution notwendig seien: nicht allein wegen der Geschlechtskrankheiten, sondern aus allgemein ordnungspolitischen Überlegungen. Der Topos, dass die Unterschicht durch ihre Lebensweise der Unsittlichkeit Vorschub leiste, hatte auch in ärztlichen Kreisen Fuss gefasst. In ihrer Wahrnehmung war es vor allem dieses Milieu, das die Voraussetzungen für die Verbreitung der Geschlechtskrankheiten schaffte.

Einer der Ärzte, der in der Umfrage ausführlich Stellung bezog, war Dr. Linz, praktischer Arzt in Aussersihl, einer schnell wachsenden Vorortsgemeinde der Stadt Zürich. Vor dieser Tätigkeit diente er als Gesundheitsoffizier in europäischen Garnisonstädten, wo er mit Bordellprostitution direkt konfrontiert worden war. Linz kritisierte die Zürcher Behörden grundsätzlich, weil sie bisher nicht in die Prostitution eingegriffen hatten. «Man scheint von dem Grundsatze auszugehen, eine derartige Immoralität könne in dem noch immer nicht grossen, weltstädtischen Zürich nicht gefunden sein oder dürfe wenigstens nicht als Faktum anerkannt werden.»[2] Es ging Linz darum, dass die Behörden, statt den Kopf in den Sand zu stecken, gezielte Schritte unternehmen sollten. Die bisherige Praxis, dass die Sanitätspolizei in Zürich erst dann einschritt, wenn ein infizierter Mann Anzeige erstattete, fand Linz ungenügend. Diese Zurückhaltung der Zürcher Behörden war Linz Anlass genug, die Medizinaldirektion eines Besseren zu belehren. Er war einer von denen, die generell die sittlichen Verhältnisse des Volkes im Visier hatten. Das Gefahrenpotential lokalisierte er in der entstehenden städtischen Unterschichtskultur, die ihm, weil unkontrolliert, bedrohlich erschien. Er geisselte besonders die Gewohnheit von Männern, vor Frauen über Sexualität zu sprechen. Im Kontakt mit der Bevölkerung Zürichs sei er täglich Zeuge geworden, «mit welch ausgesuchtem Raffinement in Gegenwart von Frauen und Mädchen die Männerwelt sich im Zotengeist ergeht und möglichst viel Witz auf detaillierter Beschreibung schamloser Vorgänge verwendet und beklatscht wird».[3] Ein besonderer Dorn im Auge waren Linz die «wie in keinem Land sonst so begünstigten» gesellschaftlichen Anlässe, wie «öffentlicher Tanz und gesellige Vereinigungen und die vielen Winkelwirtschaften», bei denen sich die beiden Geschlechter näherkamen. Diese gesellschaftlichen Vergnügungen würden «blutleidenschaftliche Exzesse der erotischen Handlungen provozieren» und den Sinn für anständiges Verhalten zum Verschwinden bringen. Bereits höre man unanständige Worte selbst aus dem Munde von Kindern. Nach Linz waren es diese «immoralen» Zustände, welche die Ansteckungen mit Geschlechtskrankheiten begünstigten. Er vertrat die Meinung, dass der unkontrollierte, leidenschaftliche Sexualakt die Verbreitung des Contagiums erleichtere. Den «mit kälterem Blute und unter Beobachtung gewisser Reinlichkeitsmaximen»[4] ausgeführten Geschlechtsakt erachtete er dagegen als vor einer Ansteckung geschützt. Linz kritisierte nicht die Tatsache des ausserehelichen Geschlechtsakts des Mannes, sondern anerkannte im Gegenteil dessen Notwendigkeit, die er mit den veränderten Verhältnissen begründete: «Bei den sehr wachsenden Schwierigkeiten, noch in jüngeren Jahren eine Familie zu gründen, müsste auch die Zahl derjenigen [zunehmen, d.V.], die auf anderem Wege ihre Geschlechtsbedürfnisse zu befriedigen suchen.»[5] Für Linz gehörte es zu den staatlichen Aufgaben, diesem gesellschaftlichen Wandel Rechnung zu tragen und dem Mann den risikolosen Besuch einer Prostituierten anzubieten.[6] Die sanitätspolizeiliche Überwachung der Prostitution ermögliche eine «gesunde» und «geordnete» Befriedigung des männlichen «Naturbedürfnisses», weshalb die Reglementierung in Zürich einzuführen sei.

Für den Entscheid war das ordnungspolitische Motiv einer grösseren Kontrolle über die Frauen der Unterschicht genauso zentral wie die «gesunde» Sexualität des Mannes. Da

Linz von einem medizinischen Konzept ausging, das eine Übertragung der Geschlechtskrankheiten bei einer exzessiven Sexualität als wahrscheinlicher betrachtete, vertrat er die Ansicht, dass die ausserehelichen Sexualkontakte in einem möglichst geordneten Rahmen, die den notwendigen hygienischen Bedingungen entsprachen, stattfinden sollten.

Eine etwas andere Haltung zeigte die Antwort des Zürcher Arztes Dr. H. Hirzel-Wiliam. Dieser forderte, nicht nur die Insassinnen des Bordells, sondern auch die Bordellbesucher auf Geschlechtskrankheiten hin zu untersuchen. Die Konkretisierung dieses Vorschlags entpuppte sich jedoch als Lippenbekenntnis. Nach den Vorstellungen Hirzels sollten die Gesundheitskontrollen bei der Prostituierten durch einen amtlichen Arzt ausgeführt werden, beim Mann dagegen von der Prostituierten. Dieser Vorschlag Hirzels macht deutlich, dass die Frau das Gesundheitsrisiko quasi als Berufsrisiko selbst zu tragen hatte, während dasjenige des Mannes durch einen staatlichen Experten auf ein Minimum reduziert werden sollte.

Die überwiegende Mehrheit der Ärzte, welche auf die Umfrage der Medizinaldirektion antworteten, unterstützten im Sinne Hirzel-Williams und Linz' die Institution des Bordells. Uneinigkeit bestand einzig über die Kontrolle durch staatliche Behörden. Einige Ärzte schlugen eine staatliche Konzessionierung der Bordelle vor, welche ähnlich den Wirtschaftspatenten von der Polizei erteilt werden könne. Befriedige der Gesundheitszustand in den Bordellen nicht, so könne die Polizei dem Bordell die Konzession entziehen. Andere Ärzte sprachen sich mehr für eine Duldung aus, was hiess, dass der Staat die Bordelle zwar nicht offiziell gutheissen die Prostituierten aber regelmässig von einem amtlichen Arzt medizinisch kontrollieren lassen solle.

Nur eine Minderheit der Ärzte äusserte sich ablehnend über Bordelle. Auschlaggebend waren moralisch-religiöse Begründungen. Einer dieser Ärzte fürchtete zum Beispiel, dass der reformierten Kirche das Verdienst, die «Lusthäuser» abgeschafft zu haben, wieder abgesprochen werden könnte.[7]

Grösste Einstimmigkeit herrschte unter den Ärzten in bezug auf die konsequente Verfolgung der «geheimen» Prostitution. In ihr sahen die Ärzte die grösste Gefahr der Gesundheit, da sie sich jeder Kontrollmöglichkeit entzog. Zur Abschreckung wollte Linz die heimliche Prostitution, «wo sie entdeckt und als Ansteckung verbreitend gefunden werde, strenge und mit Geld und persönlicher Haft»[8] bestraft wissen. Hirzel-William dagegen wollte die «Venuspriesterinnen», wie die sogenannten geheimen Prostituierten auch genannt wurden, nicht erst im Krankheitsfall verfolgen, sondern sie in ihrem «innersten Schlupfwinkel» durch die Polizei aufspüren und kategorisch bestrafen. Ein polizeiliches repressives Vorgehen gegen die heimlichen Prostituierten wünschte sich auch ein anderer Zürcher Arzt. Dieser wollte ein «energisches Aufräumen mit der venus vulgivaga seitens einer besser zu instruierenden Polizei», wobei er nicht zurückschreckte, «zu diesem Zwecke, wenn gewöhnliche Mittel nicht reichen, das perfide Institut von agents provocateurs zu gebrauchen».[9]

Mit dem Begriff der heimlichen Prostitution war die Grundlage geschaffen, um die Kontrolle auf eine grössere Gruppe, die sogenannt verdächtigen Frauen auszuweiten.

Hirzel-Wiliam sah genau darin eine weitere Möglichkeit, um vorbeugend gegen Geschlechtskrankheiten vorzugehen. Er habe sich schon oft gedacht, «wenn man jetzt auch die kantonsfremden Arbeiterinnen untersuchen würde? Schaden könnte das doch nicht. Ich werde kaum der einzige Arzt hiesigen Platzes sein, welchem krätzige Dienstmägde, die allenfalls noch ihre schutzbefohlenen Kinder ansteckten aus der Praxis vorkommen, und lehrt zwar die allertäglichste Erfahrung nicht hinreichend genug, dass Fabrikarbeiterinnen, Kellnerinnen u. dergl. eben nicht immer frei sind von ansteckenden Haut- und was noch viel schlimmer ist, von Geschlechtskrankheiten?»[10] Die als gefährdet betrachteten Gruppen, Dienstmädchen, Fabrikarbeiterinnen und Kellnerinnen, wurden somit klar benannt. Es macht nochmals deutlich, wohin die Kontrolle zielte, wenn man bedenkt, dass ausschliesslich Unterschichtsfrauen diesen Berufen nachgingen.

Die Ärzte wollten also hauptsächlich vermehrte polizeiliche und medizinische Kontrolle der Prostituierten, die ihnen in konzessionierten Bordellen am effizientesten schien. Hingegen waren sie nicht besonders interessiert, was mit den als krank befundenen Frauen zu geschehen habe. Zentral schien für sie lediglich, dass kranke Prostituierte aus dem Verkehr gezogen und einer Zwangsbehandlung im Spital zugeführt wurden.

Im abschliessenden Bericht der Kanzlei der Medizinaldirektion wurde der medizinischen Behandlung mehr Beachtung geschenkt, als dies die Ärzte taten. Die Medizinaldirektion war der Meinung, dass der Zugang zum Spital allgemein erleichtert und dass auch kantonsfremde Prostituierte, statt wie bisher ausgewiesen, einer Behandlung unterzogen werden sollten.

Die Antworten der Ärzte auf die Umfrage der Medizinaldirektion tendieren in die gleiche Richtung wie diejenigen der Ärzte der internationalen Medizinkonferenz von 1869. Übereinstimmend wurde die Prostitution als Quelle der Geschlechtskrankheiten betrachtet und daraus die polizeilichen und medizinischen Kontrollen legitimiert. Die Antworten der Zürcher Ärzte zeigen explizit, dass ihre Bereitschaft für die Reglementierung auch ordnungspolitisch motiviert war und sich gegen die Unterschichtsfrauen richtete, die sie als amoralisch, schmutzig und krankheitsverursachend empfanden. Die Hygienisierung erlaubte eine Einteilung in die erlaubte, medizinisch kontrollierte, und in eine gefährliche, unkontrollierte, verbotene Prostitution.

Inwieweit die Zürcher Ärzte die internationale Medizinkonferenz von 1869 verfolgten, wird durch die Quellen nicht ersichtlich. Fest steht aber, dass sich einige unter ihnen bereits mit dem reglementaristischen System in Städten wie Genf, Hannover und Braunschweig auseinandergesetzt hatten.[11] Nachzuweisen ist aber, dass die Kanzlei der Medizinaldirektion die internationale Konferenz beachtete.[12]

Die Umfrage der Medizinaldirektion muss im Zusammenhang mit der Revision des kantonalen Strafgesetzbuches gesehen werden, das auf den 1. Februar 1871 in Kraft trat und dasjenige von 1835 ablöste. Neben anderen Bereichen überarbeiteten die demokratisch dominierten Gesetzesreformer auch sexualstrafrechtliche Artikel, die Bestimmungen zur Prostitution enthielten. Das neue Strafgesetz hatte den später sehr umstrittenen Paragraphen 122 aufgenommen, der die gesetzliche Grundlage zur Reglementierung schuf. Durch den Paragraphen 122 Abs. 2 wurden bestimmte Formen der Kuppelei zu einem Antragsdelikt, das den Gemeindebehörden die Möglichkeit offenliess, Bordelle nicht mehr von Amtes wegen zu verfolgen, sondern zu dulden. Die Einführung einer Reglementierung wurde dadurch zu einer kommunalen Angelegenheit im Gegensatz zu sonstigen gesundheitspolitischen Entscheiden, die in die Kompetenz der kantonalen Verwaltung fielen. Der Paragraph 122 lautet: «Die Strafe kann in Zuchthaus bis zu fünf Jahren bestehen:

a) wenn der Kuppler arglistige Kunstgriffe anwendet, um der Unzucht Vorschub zu leisten, oder wenn er unbescholtene Personen zur Gestattung der Unzucht durch falsche Vorspiegelungen verleitet;

b) wenn der Kuppler zu der Person, mit welcher die Unzucht getrieben worden ist, in dem Verhältnisse von Eltern zu Kindern, von Vormündern zu Pflegebefohlenen, oder von Geistlichen, Erziehern oder Lehrern zu Schülern oder Zöglingen steht.

Liegt keiner der angeführten erschwerenden Umstände vor, so soll Klage wegen Kuppelei nur auf Verlangen des Gemeinderates erhoben werden. Konflikte betreffend die Verfolgung dieses Vergehens zwischen den anklagenden Behörden und dem Gemeinderate sind im gewöhnlichen Rekurswege zu erledigen.»[13]

Für die Durchsetzung dieser Fassung war laut Benz, der am Entwurf für das neue Strafgesetz mitarbeitete,[14] die Weisung vom 5. August 1870 entscheidend. «Mit bezug auf die Kuppelei wurde nach einlässlicher Beratung einer zu diesem Zwecke zusammenberufenen Spezialkommission die Ansicht verworfen, diese Materie der polizeilichen, resp. administrativen Erledigung zu überlassen. [...] Dagegen soll der bisherige Übelstand, dass entgegen dem bestimmten Wortlaute des Gesetzes, aber der Macht der Verhältnisse unterliegend, die amtliche Verfolgung nicht überall gleichmässig stattfand, beseitigt werden. Zu diesem Ende, und aus sanitarischen Gründen wird den Gemeindebehörden eine gewisse Kompetenz zur Ordnung der Verhältnisse eingeräumt und die amtliche Verfolgung hiervon abhängig gemacht.»[15]

Wie aus dieser Weisung hervorgeht, waren zwei Gründe für die Entscheidung massgebend, die Kuppelei zu einem Antragsdelikt zu machen. Erstens sollten die «realen» Verhältnisse – womit die Anerkennung der bestehenden Bordelle gemeint war – im Gesetz berücksichtigt und zweitens die «sanitarischen» Zustände verbessert werden. Es ist anzunehmen, dass sich die Verfasser dieser Weisung auf die Umfrage der Medizinaldirektion stützten, die Massnahmen zur Hygienisierung der Prostitution befürwortete.

Dass die Reglementierung in Zürich seit längerer Zeit thematisiert wurde, beweist nicht nur der Gesetzesartikel im Zürcher Strafgesetzbuch von 1870, sondern auch der Erlass, den das Statthalteramt, die oberste Polizeibehörde des Bezirks Zürichs, noch im selben Jahr herausgab. Dieser Erlass formulierte folgende Vorschriften für Bordelle: 1. Die Prostituierten müssen sich zweimal wöchentlich vom Hausarzt und mindestens vierteljährlich, vom Amtsarzt (gemeint war hier der Bezirksarzt) untersuchen lassen. 2. Die Prostituierten müssen «besorgt sein», dass die sie «besuchenden Männer vor ihrem wirklichen Eintritt» untersucht werden. 3. Die Bordellhalter und Bordellhalterinnen müssen ein fortlaufendes Verzeichnis über die Untersuchungsergebnisse führen. 4. Angesteckte Insassinnen hat der untersuchende Arzt jedesmal dem Statthalteramt zu verzeigen, damit dieses die Prostituierte ins Spital einweisen kann. 5. Die ärztlichen Kontrollhefte müssen auf Verlangen dem Bezirksarzt, der Ortspolizei und dem Statthalteramt vorgewiesen werden. Bei Nichtbefolgen erfolgt Strafe.[16]

Der Erlass enthielt neben den Bestimmungen für Bordelle auch Ordnungsanweisungen in bezug auf nicht bordellierte Prostitution. Er schrieb vor, aufgegriffene Prostituierte ebenfalls durch den Bezirksarzt untersuchen zu lassen und nötigenfalls in Spitalbehandlung zu überweisen.[17]

Mit diesem Erlass wurden in Zürich zum erstenmal reglementaristische Bestimmungen eingeführt. Im Unterschied zur Praxis in Frankreich fallen jedoch die für den Bordellhalter günstigen Bestimmungen auf. Die regelmässigen ärztlichen Untersuchungen mussten in Zürich nicht durch einen Amtsarzt, sondern konnten durch einen privaten, frei wählbaren Arzt durchgeführt werden.

In Zürich war die Diagnose «krank» ebenfalls Grund für eine strafrechtliche Zwangseinweisung ins Spital, wobei der Aufenthalt im Kantonsspital durch den Bordellhalter finanziert werden musste.[18] Dieser Punkt dürfte die grosse Schwachstelle des Erlasses gewesen sein. In einem historischen Rückblick auf die Praxis dieser Anordnungen bezweifelte Bezirksarzt Zehnder, dass die Ärzte angesteckte Frauen vorschriftsmässig weitergemeldet hätten. Das Abhängigkeitsverhältnis zwischen dem Arzt, der am Auftrag des Bordellhalters interessiert war, und dem Bordellhalter, der zusätzliche Kosten vermeiden wollte, verhinderte zum vornherein die intendierte Praxis.[19]

Konflikte bei der Durchsetzung der hygienischen Massnahmen: Moral versus Gesundheit

Die reglementaristischen Massnahmen konnten sich auf keinen breiten Konsens stützen, wie die Reaktionen in Zürich zeigten. 1872, rund zwei Jahre nach dem Erlass des Statthalteramtes, reichte eine Gruppe von einflussreichen Bürgern eine Petition ein, in der sie die Aufhebung aller Bordelle forderten.[20] Initiant war der damalige Pfarrer der Predigergemeinde, Pfarrer Hirzel, der einem alteingesessenen Zürcher Geschlecht angehörte; mitunterzeichnet wurde die Petition von weiteren «angesehenen Männern» dieser Kirchgemeinde.[21]

Wider-
stand
gegen
Bordell

Diese Petition war der erste Versuch von Bürgern, gegen das System der Hygienisierung der Prostitution zu opponieren. Primäres Ziel der Einsprache war, die sich anbahnende Akzeptanz der Prostitution zu verhindern. Die Petitionäre klagten vor allem über die Lage der «geduldeten» Bordelle, von denen sich vier in ihrer Kirchgemeinde und ein fünftes, nicht offiziell anerkanntes, in unmittelbarer Nähe der Kirche und nahe einer Promenade befanden. Die Petitionäre störte vor allem, dass das Innenleben der Bordelle immer stärker an die Öffentlichkeit trat. Nicht nur hätten sich Prostituierte «nackt» an den Fenstern der Bordelle gezeigt, sondern halbnackt selbst am Tag ihre Besucher bis auf die Strasse verfolgt und sich mit ihnen «um den Hurenlohn» herumgebalgt. Die Polizei nehme ihre Aufgabe nur bedingt wahr; die Prostituierten würden immer unverschämter. Inzwischen könne gar von einer Privilegierung der Prostitution gesprochen werden, die dazu beitrage, die Moral zu schädigen. Als letztes befürchteten die Petitionäre eine Wertminderung des an die Bordelle anstossenden Grundeigentums.[22]

Der Stadtrat legte die Petition zwei Kommissionen zur Begutachtung vor. Die erste teilte die Einschätzung der prominenten Petitionäre. Die stadträtliche Sanitätskommission hingegen bekannte sich zum Grundsatz der Duldung. Um dem Anliegen der Petitionäre entgegenzukommen, solle der Stadtrat künftig besser auf den Standort der Bordelle achten und sie in der Nähe von Kirchen, Schulen und öffentlichen Promenaden verbieten.[23]

Der Stadtrat lehnte am 14. Juni 1873 das stadtärztliche Gutachten ab und entschied sich damit gleichzeitig gegen die tolerierte Prostitution in Zürich. In seiner Begründung stützte er sich auf das kantonale Strafgesetzbuch von 1871, das die Frage der Duldung in die Kompetenz der Gemeinde legte. Ausschlaggebend für seinen Entscheid war der Umstand, dass die Bordelle durch die explizite Duldung stadtbekannt geworden waren und die Aufmerksamkeit und Neugier der jungen Männer auf sich gezogen hatten. Dadurch werde die Jugend mit Verhältnissen vertraut, die ihr unbekannt bleiben sollten. Die Duldung der Bordelle trübe die Anschauungen der Bevölkerung, da der Eindruck erweckt werde, es handle sich um etwas Erlaubtes. In Anbetracht der vielen jugendlichen Männer in Zürich sei diese Entwicklung nicht erwünscht: «Für die zahlreich hier studierende Jugend (Polytechnikum, Hochschule etc.), sowie die den Waffenplatz Zürich frequentierenden kantonalen und eidgenössischen Militärs bildet eine so bequeme, scheinbar gefahrlose und äusserlich schon verlockende Gelegenheit zur Unzucht eine starke Versuchung; während umgekehrt der Umstand, dass solche Gelegenheiten schwerer zu finden sind, der Besuch mit Unannehmlichkeiten (Conflict mit der Polizei) und sanitarischen oder andern Gefahren (Ausbeutung, Streitigkeiten etc.) verbunden ist, abschreckend und abhaltend wirkt.»[24] Der Stadtrat wünschte sich jedoch keinen Abbau der Gefahren. Die Geschlechtskrankheiten, auch als «sanitarische Gefahr» bezeichnet, sollten der Abschreckung des Mannes dienen und vor allem den jugendlichen Mann vom Besuch des Bordells abhalten: «Der prophylaktische Schutz der Bordelle gegen Syphilis ist minim im Verhältnis zum physischen und moralischen Schaden, den sie unter allen Umständen stiften, und minim gegenüber den ausserhalb und neben den Bordellen immer noch existierenden Gefahren der Ansteckung. Denn wo die Bordelle florieren, wuchert die Sinnlichkeit und in Folge dessen das Prostitutionswesen überhaupt (in Winkelwirtschaften und Gassenhurerei); während umgekehrt die Beseitigung der Bordelle den Kampf gegen das übrige Prostitutionswesen erleichtert. [...] Anerkanntermassen sind die Bordelle der Herd der Laster, die Pflanzstätte der Prostitution und überdies eine Luxusanstalt für die Sinnlichkeit, da für die einfache Befriedigung des Geschlechtstriebes (wenn man ihr überhaupt die Berechtigung auf eine besondere Berücksichtigung zugestehen will) immer noch Gelegenheit genug geboten ist.»[25] In seinen Überlegungen ging der Stadtrat nicht von der zu schützenden Gesundheit des Mannes aus, sondern von den angenommenen moralischen Auswirkungen der Bordelle auf das städtische Leben, welches er durch die «notorischen Bordelle» und die «an die Öffentlichkeit tretende Prostitution» gefährdet sah. Von daher schien die Entscheidung des

Stadtrates logisch, die Prostitution nicht mehr zu dulden: die Aufhebung der Bordelle auf dem Gemeindegebiet der Stadt Zürich sei nur ein erster Schritt in Richung auf eine «durchgreifende Bekämpfung dieser Übelstände». In einem zweiten Schritt wollte er Verhandlungen mit den Vorortsgemeinden Zürichs und den Oberbehörden (Statthalteramt und Polizeidirektion) aufnehmen, um ein gemeinsames Vorgehen zu erzielen.

Der Entscheid des Zürcher Stadtrates entrüstete die Ärzteschaft, die ihre Kompetenz bezweifelt sahen. Nach eingehender Diskussion wandte sich der Verein jüngerer Ärzte in Zürich in einer Petition vom 30. 12. 1873 an den Zürcher Regierungsrat. Initiiert war die Petition vom Zürcher Bezirksarzt Carl Zehnder, der sich bereits in der Bekämpfung der Cholera 1867 in Zürich engagiert hatte.[26] Sie wurde von 49 Zürcher Ärzten unterstützt. Die jungen Ärzte kritisierten, dass der stadträtliche Entscheid die gesundheitlichen Gefahren der Syphilis viel zu wenig beachtet habe: «Die Herren Ärzte können namentlich nicht zugeben, dass der prophylaktische Schutz der Bordelle gegen Syphilis – strenge Überwachung derselben vorausgesetzt – auch sanitarisch nur von zweifelhaftem Werthe sei; sie sind vielmehr übereinstimmend der Überzeugung, dass es gegen die drohende Gefahr einer immer grösseren Verbreitung der Syphilis kein besseres und wirksameres Mittel gebe, als die Kasernierung der Prostituierten in Bordellen, mit welcher allerdings auch die polizeiliche und ärztliche Überwachung der nicht kasernierten Strassendirnen Hand in Hand zu gehen hätte.»[27] Die Ärzte anerkannten zwar das sittliche Interesse des Stadtrates, bezweifelten aber, dass der Stadtrat nicht beweisen könne, ob sich eine Duldung der Bordelle negativer auf die Sitten der Bevölkerung auswirke als deren Schliessung. Aus diesem Grund sei es angebracht, «die sanitarischen Interessen zu Gunsten der Duldung in die Waagschale zu werfen […] und am Grundsatze festzuhalten, dass, wenn die Prostitution doch nie ganz unterdrückt werden kann, dies die Behörde nicht abhalten darf, wenigstens das Mögliche anzustreben, um das überwuchernde Übel einzudämmen und die sanitarisch gefährlichen Folgen desselben zu vermindern».[28] Um die Dringlichkeit der medizinischen Überwachung aufzuzeigen, führten die Ärzte die Zunahme der geschlechtskranken Männer im Spital an. Durch den Beschluss des Stadtrates hüte sich nämlich jeder Bordellhalter davor, kranke Prostituierte ins Spital zu überweisen, da dies geradezu ein Beweis für die Existenz ihres Bordells abgebe. Als unbefriedigend empfanden die Ärzte aber auch das ungleiche Vorgehen gegenüber der Prostitution in der Stadt Zürich und den angrenzenden Gemeinden Aussersihl, Hottingen und Riesbach, wo die Bordellprostitution polizeilich und sanitarisch überwacht wurde. Sie forderten dringend eine einheitliche Lösung.[29]

In der Beantwortung der Petition zuhanden des Regierungsrates stellte sich der Sanitätsrat auf die Seite der Ärzte.[30] Grundsätzlich seien in der Bordellfrage zwei Standpunkte möglich, der moralische und der sanitarische. Der Sanitätsrat habe sich eindeutig für den sanitarischen Standpunkt entschlossen, da die Gesundheit der Bevölkerung nur durch eine ärztliche Überwachung der Prostitution zu schützen sei. Der Staat habe die Aufgabe, von zwei Übeln das geringere zu wählen. Die Erfahrung zeige, dass sich die Prostitution nicht ausrotten lasse. Wie bereits verschiedentlich gefordert, verlangten auch sie eine Konferenz, in der das zukünftige Vorgehen besprochen werden sollte.

Diese Konferenz fand am 4. September 1874 statt. Von amtlicher Seite waren vertreten: der Direktor für Justiz und Polizei, Regierungsrat Jakob Pfenninger, der Statthalter von Zürich, Dr. iur. Schauberg (seit 1872), der Bezirksarzt von Zürich, Dr. med. Zehnder, der Statthalter von Winterthur und Abgeordnete der betroffenen Gemeinden. Nicht anwesend waren der Sanitätsdirektor und der Bezirksarzt von Winterthur. Auch diese Konferenz, in die so viel Hoffnung gesetzt worden war, konnte die Differenzen nicht bereinigen. Sehr schnell zeichneten sich die bereits im Vorfeld geäusserten Stellungnahmen ab. Winterthur, Riesbach, Hottingen und Aussersihl, mit je zwei Bordellen, traten für überwachte Bordelle ein, Zürich beharrte auf einer Abschaffung der Bordelle. Besonders heftig kritisierte der Abgeordnete von Aussersihl die Politik Zürichs. Dieses würde sich durch die Aufhebung der Bordelle ein ehrbares Ansehen geben, in Wirklichkeit aber das Problem den Vorortsgemeinden zuschieben. Die Bordelle in Aussersihl würden nämlich vor allem von der Stadt und vom Bahnhof her frequentiert.[31]

Um die Bordellfrage zu lösen, wurde zwar einstimmig ein einheitliches Vorgehen gefordert, ein solches scheiterte aber am hartnäckigen Widerstand des Abgeordneten der Stadt Zürich. Die Pattsituation wollte der Statthalter Schauberg mit einer regierungsrätlichen Instruktion von Paragraph 122 des Zürcher Strafgesetzbuches zu Gunsten einer Reglementierung entscheiden, was der Direktor für Justiz und Polizei ablehnte, da Paragraph 122 die Gemeindeautonomie ausdrücklich erwähnte. Das Gesetz behalte die Frage der Gemeinde vor, und eine einheitliche Lösung könne nur durch eine freie Verständigung der betreffenden Gemeinden erreicht werden.[32]

Da an der Konferenz keine Lösung in Sicht war, wurde abschliessend eine fünfköpfige Kommission gewählt, um ein Reglement im Sinne des sanitätsrätlichen Gutachtens auszuarbeiten.[33] Die Kommission wurde jedoch nie einberufen. Zehnder führte dies auf den Widerstand der Stadt Zürich zurück, die eine Entscheidung blockierte.

Am 5. Juli 1875, also fast ein Jahr nach der Konferenz, erliess das Statthalteramt unter Dr. Schauberg eine «vorläufige Instruktion an die Gemeinderäte von Zürich und Umgebung zur Handhabung der Sittenpolizei», auf die eine Verordnung folgen sollte. Die Instruktion schrieb den Gemeinden vor, ihre Bordelle polizeilich und ärztlich überwachen zu lassen.[34] Auf diese Instruktion reagierte die Stadt Zürich prompt mit einer Beschwerde.

Im Unterschied zur Bordellregelung von 1870 sollte die neue Instruktion des Statthalteramts den Bordellhalter stärker kontrollieren. Er wurde verpflichtet, aufgenommene Prostituierte bei der Polizei zu melden und deren Schriften dort zu hinterlegen. Die Prostituierten hatten mindestens 16 Jahre alt zu sein. Vorgesehen war auch, dass der Bordellhalter den von ihm eingesetzten Arzt den Behörden melden musste.

Aufgrund der Beschwerde der Stadt Zürich konnte auch diese Instruktion des Statthalteramtes nichts an der zerstrittenen Situation ändern. Der Zürcher Stadtrat hielt an seiner Politik der Unterdrückung der Prostitution fest, konnte jedoch wegen fehlender Unterstützung seitens des Kantons die Bordelle nicht verhindern.[35] Allen Versuchen zum Trotz blieb die Forderung eines Bordellverbotes für die städtischen Behörden nicht durchsetzbar.[36]

Das Verhalten der Stadt Zürich kritisierten Zehnder und Weiss als höchst unsystematisch und willkürlich; zwar hatte sich die Stadt für eine völlige Unterdrückung der Prostitution entschieden, liess die Polizei aber nur auf Anzeige hin einschreiten. Zudem wurde ein wirksames Einschreiten seitens der Polizei verhindert, «teils durch die untern Polizeiorgane, teils durch das Verhalten der obern Behörden, teils durch die Tatsache der offiziellen Duldung der Bordelle in den Aussengemeinden von Zürich».[37] Die kantonalen Behörden versuchten verschiedentlich, den Stadtrat in dieser Frage umzustimmen. 1882 zum Beispiel rügte das Bezirksgericht den Stadtrat und warf ihm das Fehlen einer einheitlichen Politik vor. Die Stadt wurde zu einer konsequenten Haltung aufgerufen: Sie solle entweder radikal jegliche Form von Prostitution unterbinden oder sie unter sanitarische und polizeiliche Kontrolle stellen.[38] 1884 wurde der Stadtrat erneut kritisiert, diesmal vom Staatsanwalt. Dieser beanstandete, dass der Stadtrat das ihm nach Paragraph 122 zugebilligte Recht nicht richtig ausführe und es dadurch zu Rechtsungleichheiten gekommen sei. Der Staatsanwalt forderte vom Stadtrat eine dringende Entscheidung.[39]

Die Ursache der verfahrenen Situation zwischen Kanton und Stadt Zürich lag im wesentlichen in den unterschiedlichen Konzeptionen gegenüber der Prostitution. Erkannte die Stadt darin primär eine Gefährdung der Sittlichkeit, so betonten die Behörden des Kantons den gesundheitlichen Aspekt und verlangten die medizinisch überwachte Bordellprostitution. Die Auseinandersetzungen zeigen, dass eine Kompromisslösung zwischen den beiden Konzepten nicht möglich war. Der Streit wurde mit dem Mittel der unterschiedlichen städtischen und kantonalen Kompetenzen und unter Ausnutzung jeglichen juristischen Spielraumes ausgefochten. Die Stadt, die durch das Strafgesetz von 1871 zwar die Kompetenz erhalten hatte, sich für oder gegen Bordelle auszusprechen, scheiterte schliesslich an Vollzugsschwierigkeiten und konnte nicht verhindern, dass es auf Gemeindegebiet auch weiterhin Bordelle gab.

3. Die Reglementierung als öffentliches Ärgernis

Die Konstituierung der Opposition: Die Sittlichkeitsvereine

Die uneinheitliche und verfahrene Politik der städtischen und kantonalen Behörden gegenüber der Prostitution stiess bei immer grösseren Kreisen der Stadtbevölkerung auf
Kritik. Aus diesem Potential formierte sich gegen Ende der 1880er Jahre eine Oppositionsbewegung: die Sittlichkeitsvereine. Es bildeten sich eine Anzahl Vereine, die gegen das
medizinisch-hygienische Konzept opponierten und die statt dessen die sittlich-morali-
schen Aspekte betonten.

Bislang wurde über Prostitution vor allem in behördlichen und medizinischen Kreisen
diskutiert. Von einer breiteren Öffentlichkeit wurde ihre Existenz ignoriert und war
deshalb aus dem öffentlichen Bewusstsein verdrängt. Diese Situation veränderte die
Debatten um den Reglementarismus. Wollten die Behörden eine medizinische Untersuchung der Prostituierten durchsetzen, hiess das, dass der Staat die Bordelle öffentlich
sanktionierte. Prostitution wurde damit zu einem sichtbaren und nicht mehr zu leugnen-
den Tatbestand. Die Hygienisierung der Prostitution als Strategie im Kampf gegen die
Geschlechtskrankheiten veränderte den Blick auf die Prostitution grundlegend. Aus
einem moralisch verworfenen, aber tolerierten heimlichen Treiben wurde sie ein gesellschaftspolitisches Thema. Damit rückte sie in ein anderes Licht und brachte die bis anhin
akzeptierte oder nicht erkannte ungleiche Sexualmoral zwischen Mann und Frau zum
Vorschein. Der Staat in der Rolle des Protektionisten der Prostitution forderte die Bürgerinnen und Bürger zum Handeln heraus. Ein erbitterter Kampf gegen den Reglementarismus respektive die Prostitution entbrannte.

In Zürich wurden 1888 zwei Sittlichkeitsvereine gegründet, der Zürcherische Frauenbund zur Hebung der Sittlichkeit (Frauenbund z.H.d.S.), und ein entsprechender Männerverein, der kantonal zürcherische Verein zur Hebung der öffentlichen Sittlichkeit (Männerverein z.H.d.S.). Die Gründung eines weiteren Vereins, des Weissen Kreuzes, der sich
hauptsächlich auf junge Männer und auf die Agitation im Militär konzentrierte, folgte
1892.[1]

Wir stützen uns auf diese drei Sittlichkeitsvereine, da sie sich am eingehendsten mit
Prostitution und Geschlechtskrankheiten beschäftigten und die Politik in diesen Fragen
weitgehend bestimmten.[2] Die Frauen und Männer, die die Sittlichkeitsvereine initiierten,
stammten aus den gleichen gesellschaftlichen Kreisen: aus angesehenen, gutsituierten
Familien des Bürgertums und des Bildungsbürgertums.[3] Die Frauen des Frauenbundes
machten einen nicht geringen Teil der entstehenden bürgerlichen Frauenbewegung aus.
Die Männer bildeten einen Kreis «altzürcherischer Freunde», wie sie ein Zeitgenosse
umschrieb, die in der Öffentlichkeit hohes Ansehen genossen.[4] Die häufigsten Berufe
waren Pfarrer, Ärzte, Lehrer, Juristen und Beamte. Nicht selten engagierten sich sowohl
der Ehemann wie die Ehefrau in den Vereinen.

Im Juni 1888 gelangten die Sittlichkeitsvereine mit zwei gegen die «Duldung» der Bordelle gerichteten Petitionen an den Regierungsrat. Die eine wurde von 10'960 «Frauen und Jungfrauen», die andere von 6570 Männern eingereicht. Die Petitionen markieren den Anfang der Einflussnahme der Sittlichkeitsvereine, die den Diskurs der folgenden Jahre wesentlich bestimmten. Die Petition der Männer, von Professor Albert Aloys von Orelli verfasst,[5] verlangte unter anderem «die Ausmerzung des verhängnisvollen Schlussatzes»[6] von Paragraph 122 des Strafgesetzbuches, der als Ursache der verfahrenen Situation angesehen wurde. Die Petition der Frauen stiess in die gleiche Richtung, verlangte aber zusätzlich eine Abschaffung jeglicher Form von «gewerbsmässiger Unzucht im ganzen Kanton und ganz besonders auch strengere Bestrafung der Kuppler, d. h. der Bordellbesitzer und -besitzerinnen und deren Agenten, überhaupt aller derjenigen Personen, die der Unzucht Vorschub leisten».[7]

Die Konstituierung der Sittlichkeitsvereine und ihr Eingreifen in die Politik veränderte den Diskurs um Geschlechtskrankheiten und Prostitution in zweifacher Hinsicht: Zum einen wurde aus dem bisher medizinisch und behördlich geführten Diskurs ein öffentlicher, zum anderen verlagerten sich die Inhalte der Auseinandersetzungen.

Die Sittlichkeitsvereine lehnten die von der Mehrheit der Ärzte und Behörden gestützte Prämisse, die Prostitution sei ein notwendiges Übel, ab und vertraten den Standpunkt, dass Prostitution gesellschaftlich nicht notwendig und deshalb «ausrottbar» sei. Sie wollten die Prostitution weder sanieren noch reglementieren, wie es ihre Gegenseite vorschlug, sondern abschaffen. Die Sittlichkeitsvereine vertraten diese Lösungsstrategie, weil sie Prostitution und Geschlechtskrankheiten als sittliches Vergehen und nicht als medizinisches Thema anerkannnten. Diese unterschiedlichen Wert- und Normvorstellungen waren zentral für die Auseinandersetzungen zwischen Reglementaristen und Vertretern der Sittlichkeitsvereine. Die unterschiedlich motivierten Diskurse, die wir als den sittlichen und den hygienischen bezeichnen, beinhaltet keine von uns gemachte Wertung; wir betonen im Gegenteil, dass beiden Diskursen normative Deutungsmuster zugrunde liegen. Ihre Benennung leiten wir einzig von den Lösungsstrategien ab: Die Reglementaristen sahen die Lösung vornehmlich als eine medizinisch-technische und in der Hygienisierung der Prostitution; Vertreter der Sittlichkeitsbewegung hingegen in der Abschaffung der Prostitution und der Hebung der allgemeinen Moral.

Die Herausforderung der Ärzte

Im Zentrum der geführten Auseinandersetzungen stand das Bordell. Da sich die Gegnerinnen und Gegner mit der Prostitution nicht abfinden konnten, opponierten sie auch gegen Gesundheitskontrollen, deren Notwendigkeit sie nicht einsahen; vielmehr forderten sie strenge polizeiliche Verfolgung sämtlicher Prostituierten. Ihrer Auffassung nach hatten die medizinischen Kontrollen kaum Auswirkungen auf die «Krankenfrequenz», dagegen sehr wohl auf das sittliche Empfinden der Bevölkerung. Die Petition der Sittlichkeitsvereine verstärkte den Druck auf die Politik der Behörden.

Der Sanitätsrat des Kantons beauftragte eine zweiköpfige Expertenkommission, die umstrittenen Fragen der Petition abzuklären. Damit wurden zwei Amtsärzte betraut, Dr. med. Müller, Bezirksarzt von Winterthur, und Dr. med. Carl Zehnder, ehemaliger Bezirksarzt von Zürich, der auch auf eidgenössischem Parkett als engagierter Standespolitiker bekannt war. Beide Ärzte hatten sich früher für den Reglementarismus ausgesprochen; es war daher anzunehmen, dass ihre Empfehlung dementsprechend ausfallen würde. Mit dieser Besetzung zeigte der Sanitätsrat deutlich, dass die entscheidende Frage für oder gegen die Reglementierung in erster Linie nach medizinischen Gesichtspunkten gelöst werden musste.

Die Sittlichkeitsvereine, die sich mit dieser Besetzung nicht vertreten fühlten, versuchten auf anderen Wegen Einfluss auf das Gutachten zu nehmen. Sie sandten den beiden Experten eine ansehnliche Menge Broschüren und Gutachten von Beamten und Behörden aus anderen Staaten und Städten zu, die die Gutachter von einer Abkehr vom Reglementarismus überzeugen sollten.

Die beauftragten Ärzte führten als erstes im Sommer 1889 eine Bordell-Enquete durch, in der sie die 18 geduldeten, aber auch die illegalen Bordelle in der Stadt Zürich und den angrenzenden Gemeinden Aussersihl, Riesbach und Hottingen untersuchten. Die Enquete war die erste systematische Untersuchung der Bordelle Zürichs. Sie gibt Einblick in das Innere der Bordelle, deren Ausstattung und Lage, und beschreibt die Arbeitsbedingungen, die Beziehungen zwischen Bordellhalterin/Bordellhalter und Bordellmädchen und deren familiäre und berufliche Situation.[8]

Im Mittelpunkt stand die Sichtung des Arztkontrollbuches, das die ärztlichen Visiten festhielt und über die Gesundheit der «Bordelldirnen» Auskunft geben sollte. Diese Bücher wurden nicht nur von den geduldeten Bordellen, sondern mit Ausnahme von dreien auch von den illegalen geführt. Zehnder und Müller stellten jedoch schnell fest, dass die Arztkontrollbücher für die Klärung der aufgeworfenen Fragen wenig ergiebig waren. Bei den meisten Eintragungen fehlte eine genaue Diagnose, meist wurde von den untersuchenden Ärzten einfach «krank» eingetragen.[9] Ebenso wenig konnten die beiden Ärzte über die Behandlung im Krankheitsfall erfahren. Nur in langwierigen Fällen wurden die erkrankten Prostituierten ins Spital gebracht, viel häufiger wurden sie im Bordell behandelt oder, besonders in den illegalen Bordellen, auf die Strasse gesetzt. Aufgrund dieser mangelhaften Informationen konnte keine befriedigende Studie geschrieben werden. Die beiden Ärzte wandten sich daher ausländischen Untersuchungen zu, die ein weitaus umfangreicheres statistisches Material aufwiesen. Zusätzlich informierten sie sich bei verschiedenen Behörden des In- und Auslandes über die Erfahrungen bezüglich der Prostitution.

Diese Fülle von Material – Behördengespräche, Literatur- und Quellenstudien sowie die Enquete der Bordelle Zürichs – verarbeitete Dr. med. Carl Zehnder zu einem Gutachten von 247 Seiten, das 1891 in Buchform erschien mit dem Titel «Die Gefahren der Prostitution und ihre gesetzliche Bekämpfung mit besonderer Berücksichtigung der zürcherischen Verhältnisse».[10] Zehnder berücksichtigte in seinem Gutachten die in den letzten Jahrzehnten ausgeführten Studien über den Gesundheitszustand der Prostituierten von Deutschland, Frankreich, Russland, Österreich, Italien, Belgien, Holland, England und Dänemark. Selbst diese Literaturfülle konnte ihn jedoch nicht zufriedenstellen. Bei den meisten Untersuchungen stellte Zehnder fest, dass «[…] neben viel Unklarheit viel Lückenhaftigkeit zugleich sehr oft in der Gruppierung des Materials eine gewisse Tendenz sich kundgibt, dasselbe für den einmal eingenommenen Standpunkt zu verwerthen».[11] Zehnder umschreibt damit den Umstand, dass die Frage für oder gegen den Reglementarismus zu einem ideologischen Glaubenskrieg ausgeartet war und die Studien hauptsächlich für die eine oder andere Postition erstellt worden waren. Eine nach Zehnder wertfreie, objektive wissenschaftliche Beurteilung der Frage schien zu der Zeit nicht möglich.

Ausgangspunkt der meisten Untersuchungen war die Frage nach dem medizinischen Nutzen der Kontrollen, die durch einen Vergleich zwischen kontrollierten und unkontrollierten Prostituierten beantwortet werden sollte. Zehnder nahm zu all diesen Studien kritisch Stellung. Als besonders mangelhaft kritisierte er die undifferenzierten Methoden, die das reale Bild der sozialen und gesundheitlichen Zustände höchst ungenau wiedergaben. Als Beispiel führte er die Erfassung des «Durchseuchungsgrades» der freien Prostitution an. Viele Studien[12] würden sich auf die medizinischen Untersuchungen der von der Polizei «zufällig, […] aus irgendeinem Grund der Prostitution verdächtigt[en]» aufgegriffenen Frauen abstützen und die daraus enstandene Krankenfrequenz auf die geschätzte Zahl aller freien Prostituierten hochrechnen. Laut Zehnder berücksichtigten diese Studien nicht, dass die Polizei unterschiedlich intensiv gegen die freie Prostitution vorgehe. Die auf Tanzplätzen, in Tingeltangel-Veranstaltungen und auf Boulevards anzutreffenden und für die Gesundheit gefährlichsten Prostituierten verfolge die Polizei am stärksten, hingegen schreite sie nur selten gegen Gelegenheitsprostituierte ein.[13] Für Zehnder war es wissenschaftlich sehr zweifelhaft, diese verschiedenen Gruppen alle unter dem Etikett der heimlichen Prostitution zu betrachten, differenzierte Untersuchungen hingegen müssten erst noch gemacht werden. Damit schloss sich Zehnder dem holländischen Statistiker Dr. G. J. Mounier an, der die bisherigen Statistiken für die Beurteilung des Reglementarismus ebenfalls für ungenügend befand. Voraussetzung war nach Mounier ein «uniformes System», das alle kleinsten Umstände, die Einfluss auf die Zahlen haben konnten, mitberücksichtigte.[14]

Nach Zehnder wäre es auch wünschbar gewesen, genauere statistische Angaben über die Infektionsrate zum Beispiel von einer ganzen Stadt zu haben. Das konnten die zur Verfügung stehenden Spitalstatistiken jedoch unmöglich leisten, da sie nur einen bestimmten Teil der Bevölkerung erfassten.[15] Trotz aller Kritik erlaubten ihm die Studien, zumindest Tendenzen zu erkennen, um zu einem eindeutigen Schluss zu kommen: «Werfen wir einen Blick zurück auf alle nach verschiedenen Methoden geführten Untersuchungen, so muss sich jedem Unbefangenen die Überzeugung aufdrängen, dass trotz aller Lücken und Mängel der Methoden im Einzelnen die überwältigende Summe der Beobachtungen allerwärts den vollgültigen Beweis liefert, dass die ärztliche Untersuchung der Dirnen, welche ohne eine strenge Kontrolle auch im Übrigen sich nicht wohl denken lässt, ein unabweichbares Postulat der öffentlichen Gesundheitspflege ist.»[16]

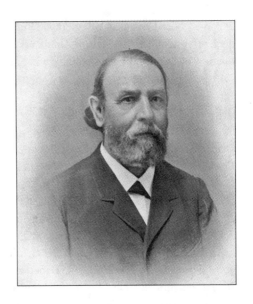

Abb. 2: Dr. med. Carl Zehnder, 1826–1896, Verfasser des ersten Gutachtens zu den Prostitutionsverhältnissen in Zürich. (Medizinhistorisches Institut Zürich)

Für Zehnder stand fest, dass Gesundheitskontrollen die Geschlechtskrankheiten beschränkten. Dem Ansatz der Sittlichkeitsvereine, die Prostitution ganz zu unterdrücken, konnte er nichts abgewinnen. Damit würde man die Prostitution in die Illegalität, in Winkelwirtschaften und dergleichen abdrängen, wo sie eine grosse Gesundheitsgefahr bedeuteten. Zudem sei in einer Stadt wie Zürich, mit Hochschule, Militärschule und einem hohen Fremdenverkehr, die Prostitution nicht wegzudenken. Auch wenn dies das sittliche Gefühl noch so verurteile, sei von «realen Verhältnissen» auszugehen.

Zehnder fürchtete, dass bei einer völligen Unterdrückung der Prostitution ausser den Geschlechtskrankheiten auch die Sittlichkeitsdelikte zunehmen würden. «Lustmorde» und sittliche Übergriffe auf «anständige» Frauen, auf «ehrbare Arbeiterinnen» wären dann keine Seltenheit mehr.[17] Zehnder erblickte in den regelmässigen Kontrollen der Prostituierten keine Privilegierung der Freier, sondern auch einen Schutz der «Unschuldigen», der «ehrbaren» Frauen, die das «Gift» indirekt erhalten würden. Die Medizin habe die Aufgabe, ihr Möglichstes zu unternehmen, um die Gesellschaft vor der Krankheit, welche von der Prostitution ausgehe, zu retten. Auch wenn den Ärzten noch kein Heilmittel zur Verfügung stehe, fühle er sich als Arzt durch seine Berufsethik gebunden und zur Hilfe verpflichtet: «Auch einer unheilbaren Krankheit gegenüber legt der Arzt die Hände nicht in den Schoss: er sucht doch ihre schlimmsten und gefährlichsten Symptome zu bekämpfen. Er forscht nach Palliativmitteln und wird sich in der Wahl derselben leiten lassen sowohl von ihrem heilsamen Einfluss auf jene Symptome als von den ihm ebenso bekannten als unwillkommenen Nebenwirkungen des Mittels.»[18]

Zehnder sah in der Reglementierung der Prostitution die einzige Möglichkeit, die gesundheitlichen Gefahren für die Gesellschaft zu reduzieren. Wenn auch der Beweis über den Wert oder Unwert der Reglementierung noch nicht erbracht werden könne, so sei doch offensichtlich, dass jede als krank erkannte und aus dem Verkehr gezogene Prostituierte viele Ansteckungen verhindern könne.

Die Kritik der Sittlichkeitsvereine

Der Zürcherische Frauenbund zur Hebung der Sittlichkeit richtete 1892, ein Jahr nach Erscheinen von Zehnders Publikation eine Eingabe an den Regierungsrat, die dem Gutachten Einseitigkeit vorwarf.[19] Der Männerverein doppelte nach und veröffentlichte eine Entgegnungsschrift, in der Sanitätsrat Zehnder angegriffen wurde.[20] Ein wesentlicher Teil der Kritik betraf die einseitig auf die Medizin ausgerichtete Präventionsstrategie der Reglementaristen und ihre Vorstellungen über die Aufgaben des Staates zur Gesundheitssicherung. Die Autorenschaft der Schrift wurde nicht bekanntgegeben, jedoch gehörte der ehemalige Vorsteher der medizinischen Poliklinik, Prof. Dr. Ernst, zu den Herausgebern. Auch eine andere wichtige ärztliche Autorität, der international renommierte Professor der Psychiatrie und Vorsteher der Irrenanstalt Burghölzli, Prof. Dr. August Forel,[21] bekannte sich im Correspondenzblatt für Schweizer Ärzte zum Inhalt der Schrift und stellte sich gegen die Empfehlungen Zehnders.[22]

Die Sittlichkeitsvereine konnten sich auf Ärzte abstützen, die entweder in den Vereinen organisiert waren oder ihnen zumindest nahestanden. Die medizinische Kritik am Reglementarismus war deshalb nicht auf die Schriften der Sittlichkeitsvereine beschränkt. Die sanitären Kontrollen der Prostituierten erachteten die gegnerischen Ärzte als der «letzte Eckstein des alten, morschen Gebäudes der staatlich geschützten Prostitution».[23]

Die medizinischen Kontrollen, so die Kritik, beruhten auf einem ähnlichen Prophylaxemodell wie gegen Cholera oder Pocken, wo gefährliche Kranke von der Sanitätspolizei aufgegriffen und isoliert würden.[24] Im Gegensatz dazu sei bei den Geschlechtskrankheiten aber nur ein Geschlecht von den sanitätspolizeilichen Interventionen betroffen. Das analoge Vorgehen zu Cholera und Pocken sei aber auch deshalb nicht angebracht, weil die beiden Geschlechtskrankheiten Syphilis und Gonorrhöe ganz anders verlaufen: Akute Phasen, in denen die Krankheit besonders krass zutage trete, wechselten ab mit Phasen der Latenz, «in welcher die im Körper vorhandene Krankheit schlummert und lange nicht entdeckt, ja nicht einmal vermutet werden»[25] könne. Der Arzt könne folglich nie mit letzter Bestimmtheit Gesundheit diagnostizieren und sei daher nicht befugt, einen Gesundheitsschein auszustellen. Das einzige, was in der Macht der Ärzte liege, sei zu «bezeugen, dass er nichts Krankhaftes finde».[26]

Die von Neisser entwickelten bakteriologischen Methoden zur Diagnose der Gonorrhöe verwarfen die Ärzte ebenfalls. Diese hätten sich nicht nur als zeitraubend, umständlich und teuer gezeigt, sondern auch als unzureichend. Wiederholt habe man festgestellt, dass mit dem Neisserschen Verfahren trotz einer gonorrhoischen Erkrankung keine Gonococcen (Erreger der Gonorrhöe) gefunden würden. Ausserdem könne diese Methode nur über gonorrhoische Erkrankungen Aufschluss geben und versage bei der Diagnose der

Syphilis völlig. Diese noch gefährlichere Krankheit sei gerade bei der Frau besonders schwierig zu diagnostizieren. Die Schwierigkeit lag laut den Ärzten in der Anatomie der weiblichen Genitalien: «Die anatomischen Verhältnisse sind derart, dass trotz aller Inspektion und Desinfektion nicht alle Schlupfwinkel, in welchen sich das Virus verbirgt, ausfindig und unschädlich gemacht werden können.»[27] Die Metaphorik über das Virus deckt sich mit derjenigen über die Prostituierten, die sich ebenfalls in allen Schlupfwinkeln verstecke und sich auch nie ganz aufspüren und «unschädlich» machen liesse.

Das Unvermögen der Medizin, die Krankheit in jeder ansteckbaren Phase diagnostizieren zu können, war für die Ärzte der Sittlichkeitsvereine massgebender Grund, die Bordelle nicht offiziell zu dulden. Die amtsärztliche Untersuchung der Prostituierten konnte gar nicht halten, was sie versprach, wodurch bloss das Ansehen der medizinischen Wissenschaft leide: «Der Besuch von offiziell geduldeten Häusern oder Einzeldirnen wird durch die amtsärztliche Untersuchung in ebensolchem Masse gefördert, wie das Ansehen der ärztlichen Wissenschaft bei der Bevölkerung durch den unausbleiblichen Misserfolg abnehmen muss.»[28] Die Gefährlichkeit der offiziell geduldeten Häuser sahen die Ärzte besonders in der Tatsache, dass sich viele Männer, speziell junge, von den amtsärztlich kontrollierten Bordellen locken liessen, weil sie sich dort vor einer Ansteckung sicher glaubten, was sich danach aber oft genug als Täuschung herausstellte. Mit der offiziellen Duldung von Bordellen, so folgerten die Ärzte, fördere der Staat das Verderben der jungen Männer. Das sei «ähnlich, wie wenn der Staat falsche Münzen prägen würde».[29]

In den Auseinandersetzungen zwischen den Ärzten der beiden Präventionskonzepte zeigten sich auch deren zugrundeliegenden Sexualitätskonzepte. Bislang hatten sich medizinische Autoren seit Parent-Duchâtelet auf das Axiom des starken männlichen Geschlechtstriebes gestützt, das den Gang zu Prostituierten rechtfertigte. Dieser Theorie widersprachen die Ärzte der Sittlichkeitsvereine. Der international renommierte Psychiater Forel vertrat die Ansicht, Keuschheit sei möglich und die Prostitution vom Staat deshalb grundsätzlich zu bekämpfen. Auf dem Lande gebe es auch keine Prostitution und die Männer dort seien trotzdem gesund. Forel war auch strikte dagegen, einen Bordellbesuch als «Therapie» zu empfehlen. Er kritisierte, dass als «Hauptargument zur Verteidigung der staatlichen Fürsorge für weiberbedürftige Männer»[30] Nervosität respektive psychische Erregbarkeit, Abspannung etc. des jungen Mannes als Folge der Keuschheit herangezogen werde. Diese Lehre habe viele Ärzte dazu bewogen, bei «pathologischen» Fällen wie der Neurasthenie, Hypochondrie und Onanie dem Patienten den Bordellbesuch sogar zu empfehlen. Wie er in seiner Praxis immer wieder festelle, seien diese Fälle durch den Bordellbesuch nicht geheilt, jedoch venerisch angesteckt worden.

Die verbreitete Ansicht, Keuschheit sei für den Mann schädlich, sei von denjenigen Ärzten zu verantworten, die mit der Reglementierung die Akzeptanz der Prostitution verteidigten. Denn darin sah Forel eine besondere Gefahr des Reglementarismus, dass sich die Norm durchsetzte, Bordelle und Bordellbesuche als Alltäglichkeiten anzusehen. Deshalb «[...] bildet sich unter denselben [den Bordellbesuchern, d. V.] allmählich die

[handschriftliche Randnotiz:] Forel plädiert für Keuschheit

«Suggestion», dass die Keuschheit ein unmögliches Unding sei, dass ein keuscher Jüngling kein Mann sei u. dgl. mehr.»[31] Diese Vorstellung aber verstärke die Nachfrage nach Prostitution erheblich. Da die Befriedigung des Geschlechtsreizes zu einer Steigerung des Geschlechtsbedürfnisses führe, sei ein Teufelskreis absehbar.[32]

Eine grosse Streitfrage zwischen Reglementaristen und Sittlichkeitsvereinen war, welche Aufgabe der Staat bezüglich Prostitution und Geschlechtskrankheiten übernehmen solle. Die Reglementaristen fanden, der Staat habe die Gesundheit der Bevölkerung zu schützen, und das heisse, das kleinere Übel zu wählen, die Prostitution also zu hygienisieren. Ihre Gegner wiesen dem Staat dagegen völlig gegensätzliche Aufgaben zu: In der Bekämpfung der Prostitution solle er sich von einem ethischen Standpunkt leiten lassen und sich daher «einzig und allein mit der Verfolgung und Unterdrückung der Unsittlichkeit»[33] befassen. Die Sittlichkeitsvereine sahen die grundsätzliche Orientierung der öffentlichen Gesundheitspflege, die Moral und Hygiene in gleicher Weise zu berücksichtigen hatte, durch den Reglementarismus in Frage gestellt: «Hygiene und Moral gehen parallel, Hand in Hand, und wenn Hygieniker glauben, durch Kompromiss mit dem Delikt die Wohlfahrt des Volkes schützen zu müssen, so nennen wir dies Selbsttäuschung. Man werfe einen Blick auf Frankreich, das Land der Reglementierung par excellence. Wie steht es dort? Die infektiösen Geschlechtskrankheiten gedeihen wie Pflanzen auf reichlichem Humus. Die Bevölkerung nimmt ebenso ab, als sie in anderen Ländern, z. B. in Deutschland, zunimmt, und die sittlichen Verhältnisse sind minderwertig. Wo Staatshygiene im Widerspruch mit der Moral steht, da ist der Niedergang der Gesellschaft angebahnt und mag es gut sein, wenn ein solches Staatswesen zu Grunde geht.»[34]

Die Sittlichkeitsvereine forderten vom Staat, die lebenswichtige Aufgabe zu beachten, dass die Hygiene nicht mit der Sitte in Widerspruch geriet. In ihrer Auffassung liess sich Hygiene ebensowenig von Moral trennen wie Leib und Seele beim Menschen. Die öffentliche Gesundheitspflege dürfe folglich nicht rein somatisch aufgebaut sein, sondern müsse gleichzeitig das Wohlergehen des Leibes und der Seele fördern. Erst dann könne die Staatshygiene ihre «wohltuende Wirkung zu Nutz und Frommen des Volkes» entfalten.

Die Ärzte distanzierten sich allerdings auch von der Auffassung, dass der Staat überhaupt nicht in die Prostitution eingreifen solle: «Es fällt uns von ferne nicht ein, dem Staate das Recht und die Pflicht streitig zu machen, die Prostitution zu sanieren.»[35] Ihre Vorstellung über die staatlichen Eingriffe sah jedoch anders aus. Sie wollten, dass der Staat «des bestimmtesten» die ansteckenden Geschlechtskrankheiten einer Meldepflicht unterziehe, ähnlich den übrigen Krankheiten wie zum Beispiel Cholera und Pocken, und dass diese Kontrolle auf beide Geschlechter ausgedehnt werde.

Die Auseinandersetzung zeigt, dass die Reglementaristen durch die Formierung einer Oppositionsbewegung, in der Ärzte eine wichtige Rolle spielten, mit einer ernstzunehmenden Gegnerschaft konfrontiert waren. Die Petition und die beiden Gutachten, die den medizinischen Disput in Zürich ausgelöst hatten, zwangen die Ärzte zur Stellungnahme für die eine oder andere Richtung. Die Debatte brachte zutage, dass die Fragen um Prostitution und Geschlechtskrankheiten die Ärzteschaft spalteten.

Obwohl Zehnder sich in seinem Gutachten bemühte, auf einzelne Kritikpunkte der Ärzte der Sittlichkeitsvereine einzugehen und ihnen entgegenzukommen, war ihm die zunehmende Polarisierung bewusst. Zehnder verglich die beiden sich gegenüberstehenden Gruppen mit dem Streit, den der Impfzwang ausgelöst hatte. Auch hier habe sich die Gesellschaft in zwei Lager gespalten. Auf der einen Seite habe die Wissenschaft und Erfahrung gestanden, auf der anderen Seite «gemüthliche Rücksichten» und Bedenken, welche teilweise durch mangelndes ärztliches Wissen gerechtfertigt gewesen seien.[36] Durch diese Analogie versuchte Zehnder, die Ärzte auf Seite der Sittlichkeitsvereine zu marginalisieren und den Sieg der Wissenschaft und Erfahrung für seine Position zu reklamieren.

[handschriftliche Notiz am Rand: vgl. mit Pocken-Impf'g]

Eine Spaltung der Mediziner lässt sich nicht nur in Zürich beobachten; in Frankreich, Dänemark, Holland, Belgien, Italien und England bekannten sich bereits in den 1880er Jahren Ärzte als Gegner der Reglementierung.[37] Da dieses drohende Schisma den Expertenstatus des ärztlichen Standes gefährden konnte, griffen auch die medizinischen Akademien das Thema auf. 1887 bekannte sich die Belgische medizinische Akademie mit nur einer Gegenstimme zur Reglementierung; 1888 bestätigte diejenige von Frankreich die bisherige Praxis der medizinischen Kontrolle der Prostituierten, die sie durch die Reglementierung der Strassenprostitution zudem noch zu erweitern trachtete.[38]

In der Schweiz kam es zu keiner offiziellen Stellungnahme der Ärzteschaft. Anfänge eines Diskurses innerhalb des Standes lassen sich einzig im Correspondenzblatt der Schweizer Ärzte aufzeigen, dem offiziellen Organ der Deutschschweizer Ärzte. 1889 veröffentlichte Forel dort einen Artikel über die Prostitutionsverhältnisse in Kiew, wo er reglementarismuskritische Ärzte zu Worte kommen liess.[39] Auf diesen Artikel fand zwischen Zehnder und Forel ein kurzer Disput statt, der von der Redaktion des Blattes wegen fehlender Hoffnung auf «Annäherung der differenten, auf ganz verschiedener Basis stehenden Meinungen» unterbunden wurde.[40]

Durch die grundsätzliche Kritik der Ärzte der Sittlichkeitsvereine am reglementaristischen Konzept, waren dessen Befürworter zu einem offensiven Vorgehen gezwungen. Doch der Versuch, die Ärzte der Sittlichkeitsvereine zu marginalisieren, misslang, zumindest in Zürich führte diese Strategie nicht zum Erfolg. Wie der Beschluss des Stadtrates vom 4. September 1894 zeigt, richteten sich die politischen Behörden gegen den Reglementarismus.

Die Lösungsstrategien der Sittlichkeitsvereine

Die Sittlichkeitsvereine erkannten in der Bekämpfung der Geschlechtskrankheiten primär ein moralisches Problem, deshalb unterstützten sie medizinische Argumentationsweisen nur soweit, als sie dem Grundsatz, dass Sitte und Hygiene in Einklang stehen müsse, nicht widersprachen. Das einzige zulässige Lösungskonzept war: Vermeidung aller Situationen, die die Gefahr einer Infektion in sich bargen. Damit drückten sie ihre grundsätzliche Überzeugung aus, dass Gesundheit ein Ausdruck der richtigen Lebensführung sei und Gesundheitsrisiken vom Individuum durch adäquates Verhalten vermieden werden könnten. Ihr Rezept war denn auch: «Direkte Ansteckung wird einzig vermieden durch Fernbleiben von den Prostituierten, männlichen und weiblichen Geschlechts.»[41] Männer sollten jeden Kontakt mit Prostituierten meiden, Frauen sich vor der Prostitution bewahren. Die Strategie zu diesem Ziel war die Hebung der Moral. Eine sittliche Reform musste dahin wirken, Männer und Frauen so zu stärken, dass sie gegen Fehltritte und Versuchungen gewappnet waren. Mit dieser Strategie war aus der Perspektive der Sittlichkeitsvereine gleichzeitig das Problem der Geschlechtskrankheiten gelöst. Denn wer sittlich lebte, der begab sich in keine Gefahr, der lebte gesund, physisch wie moralisch. «Nun denn! Derjenige, welcher sucht und findet, hat nur, was er verdient!»[42] Oder wie es ein anderer Zeitgenosse formulierte: «So weit es den Schuldigen selbst trifft, ist's freilich nur eine gerechte Nemesis, die ihn ereilt, ein Beweis, dass auch hier eine sittliche Weltordnung waltet.»[43]

Wer also einer Ansteckung entgehen wollte, hatte sich dem moralischen Imperativ der Sittlichkeitsvereine zu unterwerfen. Ein sittlicher Lebenswandel war gleichzeitig ein hygienischer.[44] Wer nicht sittlich, das heisst nicht gemäss den von ihnen aufgestellten Normen lebte, der setzte sich wissentlich der Gefahr aus. Geschlechtskrankheiten waren in diesem Sinne ein bewusst eingegangenes Krankheitsrisiko.

Die Strategie der Sittlichkeitsvereine zur Bekämpfung der Geschlechtskrankheiten zielte auf eine moralische Reform ab, die einen gesellschaftlichen Zustand herstellen sollte, in dem die angesprochenen Probleme gar nicht erst auftauchten. Eine andere präventive Strategie zur Bekämpfung der Geschlechtskrankheiten boten sie nicht an. Da sie sich nicht an der gesellschaftlichen Realität orientierten, sondern an einem Idealzustand, hiess jede pragmatische Bekämpfung der Geschlechtskrankheiten, einem unsittlichen Lebenswandel Vorschub zu leisten.

Die sittliche Sicht- und Redeweise wirkte sich in bezug auf die Geschlechtskrankheiten verhängnisvoll aus, wurden diese doch zu einer Straf- und Schuldfrage. Jeder Versuch der Medizin, durch hygienische Vorkehrungen das Krankheitsrisiko einzuschränken, setzte sich dem Vorwurf aus, die Unsittlichkeit zu fördern. Massnahmen, die die Prostitution zu sanieren beabsichtigten, lehnten die Vereine ebenso ab wie ärztliche Ratschläge, wie sich das Individuum vor Geschlechtskrankheiten schützen konnte. Hingegen wiesen die Sittlichkeitsvereine schon früh, wenn auch nicht hartnäckig, auf die Möglichkeit einer zivil- und strafrechtlichen Verfolgung bei einer Infektion hin.[45] In ihr Konzept integrierbar war hingegen die medizinische Behandlung der bereits Erkrankten. Damit sollte verhindert werden, dass weitere Personen infiziert würden.

Die Argumentations- und Handlungsweise der Sittlichkeitsvereine zeigt, dass die Verknüpfung der Geschlechtskrankheiten mit einer sittlichen Lebensweise den Blick auf andere Lösungsmöglichkeiten verstellte und verbot. So konnte der Diskurs über die Geschlechtskrankheiten für eine Norm, die jede aussereheliche Sexualität ablehnte, instrumentalisiert werden.

Eine zentrale Kritik der Sittlichkeitsvereine am reglementaristischen System lautete, dass die Massnahmen nicht gleichermassen bei Frauen und Männern angewendet wurden. Diese Kritik wurde bemerkenswerterweise sowohl von den Frauen wie von den Männern der Sittlichkeitsvereine vertreten. Die Frauen hoben in ihrer Kritik hervor, dass diese Ungerechtigkeit den Prostituierten als ihren Geschlechtsgenossinnen geschehe. Mit der Reglementierung werde ein Teil der Frauen bewusst aus der Gesellschaft ausgegrenzt und geopfert, damit Männer ihre sinnlichen Triebe – auf Kosten des Staates – ausleben könnten. «Gleiche Moral für Mann und Frau», war die daraus abgeleitete Forderung. Sie war gegen die Doppelmoral gerichtet, die dem Mann mehr sexuelle Rechte zugestand als der Frau. Die Männer sollten sich künftig den gleichen Normen unterwerfen wie die Frauen. Diese Forderung hatte soziale Sprengkraft, da sie einen Angriff auf das bestehende Geschlechterverhältnis bedeutete.

In der bürgerlichen Gesellschaft hatte sich im 19. Jahrhundert eine Sexualmoral herausgebildet, die Mann und Frau aufgrund einer als natürlich angenommenen Wesensverschiedenheit unterschiedlichen Normen unterwarf. Die bürgerliche Sexualmoral betrachtete den Sexualtrieb als den stärksten Trieb des Menschen, sprich des Mannes, der nur mit viel Willenskraft unter Kontrolle gehalten werden konnte. Der Mann war mit einer grösseren «Triebenergie» ausgestattet, weil er auch im Sexualleben den aktiven Part zu spielen hatte. Die grössere Potenz entsprach seiner sozial aktiven und zielstrebigen Rolle und widerspiegelte das gesellschaftlich hierarchische Geschlechterverhältnis. Die Sexualität der Frau hatte sich nach den männlichen Bedürfnissen zu richten: konzipiert als entsprechende Ergänzung zum Mann.[46] Der Frau, die sich rein halten musste bis zur Heirat, wurde nur ein schwacher Geschlechtstrieb zugestanden, der meist erst in der Ehe durch den Mann aktiviert wurde.[47] Die sexuell impulsive Struktur des Mannes jedoch implizierte, dass er in Schranken gehalten werden musste. Die Frau wurde zur «berufenen Hüterin der guten Sitten und des Familienlebens».[48] Sie wurde als dem Mann sittlich überlegen dargestellt und hatte ihm gegenüber Vorbildcharakter.[49] Dadurch übernahm sie die «Triebregulierung» des Mannes und der Kinder im Familienalltag.[50]

Die bürgerliche Gesellschaft liess Sexualität nur in der Ehe zu und verurteilte jeglichen vorehelichen Geschlechtsverkehr. Das Ideal war eine vergeistigte, reine, von körperlichen Leidenschaften befreite Ehe. Keuschheit und Reinheit waren hohe sittliche Werte, aber identisch mit Frau-Sein, die Frau hatte als Jungfrau in die Ehe zu treten. Für den Mann mit seiner ihm zugestandenen triebhaften Sexualität galt diese Norm nicht in gleichem Masse, vor allem in der Praxis nicht. Daraus entstand für den Mann ein Dilemma, das er mit dem Gang zu Prostituierten oder mit Verhältnissen zu Frauen aus unteren Schichten löste. Obwohl die bürgerliche Sexualmoral ausssereheliche Sexualität tabuisierte, wurde der Besuch einer Prostituierten zu einem eigentlichen Initiationsritus. In der Praxis entstand eine für Mann und Frau unterschiedlich angewandte Moral, die «Doppelmoral». Aus dieser Konstellation erwuchs die Trennung in reine und sinnliche Liebe. «Reine Sexualität» war Ausdruck inniger Liebe zwischen Mann und Frau, die durch lebenslange Ehe verbunden waren.[51] Sexualität mit einer Prostituierten war sinnliche Triebbefriedigung und minderwertig.

Geschlechtsverkehr in der Ehe nur zwecks Fortpflanzung gestattet, hatte fern jedes sinnlichen Genusses zu erfolgen, da alles leidenschaftlich Sexuelle etwas Herabwürdi-

Sex bei ♂ + ♀, bereits diskutiert

Falsche Def. des Begriffs

gendes war – es assoziierte Nähe zum Tier. Bei der Prostituierten konnte sich der Mann ausleben, um in der Ehe sich mit der Frau zwecks Fortpflanzung «in Liebe zu vereinen». Diese doppelte Sexualmoral konnte so lange ausgeblendet werden, wie die Prostitution heimlich gelebt wurde. Den Entscheid des Staates aber, die Bordelle offiziell zu dulden, nahmen die Frauen zum Anlass, diese Ungerechtigkeit öffentlich anzuklagen. Sie bedauerten es, «nicht längst schon entschieden aufgetreten zu sein in einer Frage, welche in ihren schlimmen Konsequenzen hauptsächlich unser Geschlecht trifft, wodurch unser Geschlecht auf so unverantwortliche Weise erniedrigt, zur Ware gestempelt und ausser das Recht gestellt wird: dieses Unrecht sehen wir ein, und werden nicht nachlassen, bis wir das Versäumte wieder gut gemacht haben.»[52] Der Angriff auf die bürgerlichen Sexualrollen, die aus lauter Vorrechten für die Männer bestanden, war ein radikaler Schritt. Denn die Frauen mussten sich nicht nur über das männliche Privileg, sich in der Öffentlichkeit zu exponieren, hinwegsetzen, sondern auch das Schweigen um die Sexualität brechen. Sie legitimierten ihr Auftreten durch die ihnen zugewiesene Aufgabe als Verwalterin der Moral. Die Revolte gegen die ungleichen sexuellen Normen bot sich ihnen geradezu an.[53] Sie widersetzten sich dem «einseitigen männlichen Standpunkt» und fanden es notwendig, endlich ihren eigenen Standpunkt zu betonen.[54]

Die bürgerlichen Frauen nutzten die Situation jedoch nicht, um die gleichen sexuellen Freiheiten für sich zu fordern, sondern stellten sich in den Dienst der bürgerlichen Sexualmoral, die Sexualität ausschliesslich innerhalb der Ehe zwecks Fortpflanzung zuliess. Es ist anzunehmen, dass die Frauen der Sittlichkeitsbewegung die ihnen zugeschriebenen Normen und Werte so stark internalisiert hatten, dass sie die Verneinung der eigenen Lust als zu ihrer Natur gehörend akzeptiert hatten und ihnen nur der Weg offenblieb, den gleichen Lustverzicht auch von den Männern zu fordern. Sie, die Kolonisierten, setzten damit ihre eigene Unterdrückung gegenüber den Männern als Waffe ein und erhoben das herrschende Weiblichkeitsideal zu einem universalen Wert.[55] Keuschheit wurde für beide Geschlechter propagiert als ein Weg zur Versittlichung der Gesellschaft. Der Aufbruch der bürgerlichen Frauen der Sittlichkeitsvereine kann betrachtet werden als eine Verknüpfung von Prüderie und Militanz.[56] In dieser Verbindung schienen die Frauen einen gangbaren Weg gefunden zu haben zwischen ihrem Interesse an einer Machterweiterung und der Akzeptanz der ihnen zugeschriebenen Rolle.

Nicht nur Frauen klagten die ungleiche Moral an, sondern auch die Männer der Sittlichkeitsvereine. Auch sie fanden es skandalös, dass das reglementaristische System den Männern «gesunde Dirnen» garantierte, während die Prostituierten «hilflos einer Ansteckung preisgegeben» wurden.[57] Sie vertraten die Meinung, dass die Männer «ebensoviel zur Verbreitung dieser Krankheit, namentlich in der Familie» beitragen würden. Gerade sie seien es doch, die «in grosser Zahl die Bordelle besuchen»[58] würden. Für die Männer der Sittlichkeitsvereine bedeutete es sogar «eine Solvenzerklärung der h. Sanitätspolizei», dass man die «kranken Männer rückhaltlos die Frauen anstecken»[59] liess.

Mag bei den Frauen die Forderung nach gleicher Moral bestechen, so leuchtet diese Einschränkung von Privilegien bei den Männern weniger ein. Für ihren Kampf waren jedoch genügend Motive vorhanden, wie wir in Kapitel II. 5. aufzeigen werden.

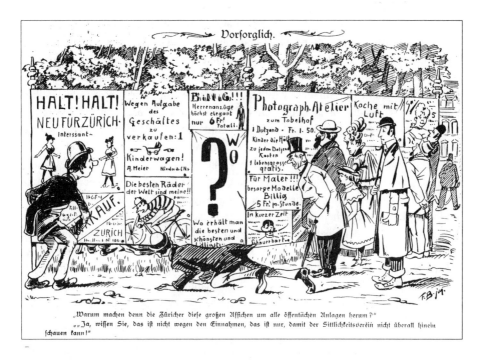

Abb. 3: Karikatur über die Arbeitsweise der Zürcher Sittlichkeitsvereine. (Der Nebelspalter Nr. 50, 1897)

Die Sittlichkeitsvereine versuchten alles zu bekämpfen, was sie als unsittlich deklarierten. Eine Überwachung erstreckte sich nicht nur auf das engere Feld der Prostitution, sondern alles, was zu unsittlichen Gedanken und Handlungen verleiten konnte und im öffentlichen Einflussbereich stand, sollte eliminiert oder zumindest kontrolliert werden. Die Wahrung der öffentlichen Sicherheit erachteten die Vereine nicht etwa nur als ihre private Aufgabe, sondern sie forderten vom Staat, dass er sich darum kümmere.

Zu den Gefahren gehörten die Wirtschaften, Tingeltangel-, Varieté- und die Tanzveranstaltungen. Dies waren Orte, wo der Keim zur Unsittlichkeit gelegt und das Individuum einer Verführung ausgeliefert werde. Die Sittlichkeitsvereine erblickten in ihnen den «Ruin der Volkswohlfahrt und des Familienglücks».[60] Sie überwachten diese Orte, um gegebenenfalls rechtlich eingreifen zu können. Eine andere Art von Verführung stellten die unsittlichen Annoncen, Bücher und Bilder dar. Die Anzeigen in Zeitungen wurden vom Sekretär der Sittlichkeitsvereine genauestens verfolgt. Nach Möglichkeit versuchten die Vereine diese zum Teil anonymen Annoncen zu entschlüsseln, um einschreiten zu können: «Es kommt z. B. vor, dass im Tagblatt, der Neuen Zürcher Zeitung, dem Nebelspalter u. a. Inserate gebracht werden, welche bei scheinbar unverfänglichem Texte unsittliche Zwecke verfolgen. In den gleichen Bereich gehören die Inserate von schlechten Plazierungsbureaux, zweideutigen Heiratsvermittlungsanstalten und hauptsächlich die der Kuppler selbst, welche sich nicht scheuen, durch Ausschreibung einer freien Stelle für ein Dienstmädchen, Anpreisung als Badanstalt, Möbelhandlung oder Feilbieten von Ware u. dgl. sich den Besuchern in Erinnerung zu bringen, oder unerfahrene Neulinge anzulocken.»[61] Auch die Anpreisung von sogenannt unsittlichen Bildern und Drucksachen in Tagesblättern wollten die Vereine verboten haben; verschiedentlich forderten sie den Statthalter auf einzugreifen.[62] Wo immer möglich, erhoben sie Einspruch: So zum Beispiel gegen die Ausstellung eines Bildes, das ihr Empfinden verletzte, und wollten die Ausstellung verhindern. Sie warfen dem Künstler vor, dass er «in der Darstellung schamlos gruppierter nackter weiblicher Figuren Zweck und Ziel seines Könnens gesucht»[63] habe. Die Kunst, «welche zur Veredlung des Menschen beitragen» sollte, habe sich in diesem «speziellen Fall zur geistigen Verführerin» erniedrigt.[64]

Schlechter Lektüre sprachen sie einen besonders entsittlichenden Einfluss zu, da sie «alle besseren Keime in der Seele unserer Kinder» zerstöre. Die Vereine bemühten sich, Bücher mit unsittlichem Inhalt auf einen Index zu setzen und ihre Verbreitung zu bekämpfen. Dagegen übernahmen sie die Förderung «guter» Bücher. Diese Aufgabe, der ein grosses Gewicht beigemessen wurde, übernahm ab 1904 ein eigener, aus der Sittlichkeitsbewegung herausgewachsener Verein, der Schweizerische Bund gegen die unsittliche Literatur.[65]

Für die öffentliche Sittlichkeit kämpften die Vereine mit zwei Strategien. Die eine richtete sich nach aussen: die Einflussnahme auf das politische Geschehen durch Petitionen, Behördeneingaben, Briefe, die Verbreitung ihrer Ideen in der Öffentlichkeit durch die Medien, durch Broschüren und Vorträge und das Einsammeln der Kollektegelder von Haus zu Haus, wo persönliche Gespräche in den Wohnkreisen die Ideen bekannt machen sollten.[66] Die zweite Strategie war die «heimliche» Arbeit, in der sie unsittliche Zustände aktiv «zu einer allfälligen späteren Verwertung»[67] aufsuchten und aufspürten. Ziel war, gezielt eingreifen zu können, sei es mit öffentlicher Propaganda, Behördeneingaben oder mit Hilfe der Polizei. Die Zusammenarbeit mit ihr war alltäglich. Die Vereine betrachteten es als selbstverständliche Pflicht jedes Bürgers und jeder Bürgerin, «der Polizei bei ihren Nachforschungen bestmöglichst zu Hülfe zu kommen».[68] Die Frauen hatten diese Arbeit sogar in den Statuten verankert: «Jedes Mitglied verpflichtet sich, mit ganzem Herzen an der Verbesserung unserer sittlichen Zustände mitzuarbeiten, den Vorstand mit seinem Einfluss zu unterstützen und demselben von allen erwiesenen Thatsachen, die ihm auf dem Gebiete der Moral bekannt werden, Mittheilung zu machen.»[69] Das Aufspüren unsittlicher Zustände war nach Einschätzung der Sittlichkeitsvereine die schwierigste Arbeit. Sie verlangte, jede «Ungereimtheit wahrzunehmen und weiterzumelden, […] bekannt gewordene Thatsachen zu prüfen und sie bei Behörden und beim Publikum ins richtige Licht zu stellen».[70] Durch die Eingriffe in das Konsum- und Freizeitverhalten meinten die Mitglieder der Sittlichkeitsvereine, Menschen vor einer unsittlichen Lebensweise bewahren zu können.

Der Grundsatzentscheid bei der Eingemeindung 1893

Durch das sanitätsrätliche Gutachten und die breite Agitation der Sittlichkeitsvereine war die Prostitution ein öffentliches Thema geworden, dem sich auch die neuen politischen Instanzen Grosszürichs nicht entziehen konnten. Durch die Vereinigung Zürichs mit den Vorortsgemeinden 1893 bildeten nun die drei ehemals benachbarten Gemeinden Riesbach, Hottingen und Aussersihl mit der Stadt Zürich eine politische Gemeinde, die eine ejnheitliche Haltung gegenüber der Prostitution zu finden hatte. Den anstehenden Entscheid, den der politisch neu zusammengesetzte Stadtrat zu fällen hatte – neu waren auch die Sozialdemokraten vertreten –, versuchten sowohl Reglementaristen wie die Sittlichkeitsvereine zu beeinflussen.

Der Verlauf der Diskussion im Stadtrat zeigt beispielhaft, wie der Einfluss der Ärzte, die das Problem Prostitution durch medizinische Konzepte zu lösen versuchten, geschwunden war. Im Mai 1893 wurde die Frage vom neuen Stadtrat erstmals aufgenommen. In einer Weisung vom 12. Mai 1893 beantragte der neue Vorstand des Polizeiwesens, Stadtrat Vogelsanger, die Reglementierung in Zürich einzuführen. In seiner Begründung folgte der Grütlianer Vogelsanger der Argumentation Bebels, der die Prostitution als eine Begleiterscheinung der privatkapitalistischen Wirtschaftsordnung beschrieben hatte.[71] Da Vogelsanger die Prostitution nicht als moralisches, sondern als soziales Problem verstand, sah er die Lösung des Problems denn auch in umfassenden Gesellschaftsreformen.[72] Bis dahin wollte sich Vogelsanger von den Empfehlungen der Reglementaristen[73] leiten lassen. Er sprach sich für eine limitierte Zahl von medizinisch überwachten Bordellen und eine unnachsichtige Verfolgung der Strassenprostitution aus. Damit meinte Vogelsanger, gleichzeitig Unterschichtsfrauen schützen zu können.

Sein Entscheid für den Reglementarismus respektive für die Bordellprostitution stiess im Stadtrat auf Widerstand. Dieser beschloss, dass diese Frage weiterer Abklärungen bedürfe, und so wurde einmal mehr eine Expertenkommission einberufen.[74] Einige der Ärzte dieser neuen Kommission hatten in früheren Verhandlungen bereits ihre Zustimmung zum Reglementarismus bekanntgegeben, wie Prof. Dr. O. Wyss, Dr. Zehnder und Dr. H. v. Wyss, die seit mehreren Jahren als Sanitätsräte oder als Amtsärzte zu der Prostitutionsfrage Stellung bezogen hatten.[75] In ihren Grundsätzen waren sich die Ärzte der Expertenkommission einig; überzeugt von der gesellschaftlichen Notwendigkeit der Prostitution befürworteten sie die staatliche Reglementierung. Die Kommission konnte sich jedoch nicht zu einer einstimmigen Haltung durchringen, weil nun neu die Frage auftauchte, welche Form der Prostitution der Staat zu reglementieren habe, die Einzeloder die Bordellprostitution. Die Mehrheit der Kommissionsmitglieder bevorzugten nun neu die Reglementierung der Einzelprostitution, wie sie im Deutschen Reich aufgrund des Reichs-Strafgesetzes von 1870 bereits bestand und daher auch als «deutsches System» bezeichnet wurde.[76] Nur ein Kommissionsmitglied, der Zürcher Bezirksarzt Dr. Frey, befürwortete Eingriffe in die Bordellprostitution und stellte sich gegen das «deutsche System».[77] Er verfasste ein eigenes Gutachten, das er drei Monate später einreichte und vom Vorstand des städtischen Gesundheitswesens, Fritschi, unterstützt wurde. Was führte dazu, dass nun die Kontrolle der Einzelprostitution bevorzugt wurde? Die Tatsache, dass die Mehrheit der Kommission von der bisherigen Praxis abwich, lässt sich auf die strukturelle Veränderung der Prostitution zurückführen. Nach Anita Ulrich ging in Zürich in den 1890er Jahren die Bordellprostitution zurück, hingegen nahm die Einzelprostitution zu, bei der die eigenunternehmerisch auftretende Prostituierte ihre Dienstleistung anbot.[78] Wir gehen davon aus, dass die Kommission mit ihrem Vorschlag versuchte, die Reglementierung der veränderten Prostitutionsform anzupassen, um eine wirksame Kontrolle der einzelunternehmerischen Prostituierten überhaupt zu ermöglichen. Die Konzentration auf die Überwachung der Einzelprostitution hatte zudem den Vorteil, den Gewinn des Bordellhalters, der häufig Angriffspunkt der Sittlichkeitsvereine war, auszuschalten und die Reglementaristen vom Vorwurf der Unterstützung des Mädchenhandels zu befreien.

Wie sah das «deutsche Modell» aus? Die kontrollierte Einzelprostitution, «Kartenmädchen», «fille de carte» genannt, hatte Zehnder in seinem Gutachten bereits berücksichtigt. Er beschrieb fünfzehn mit Zürich vergleichbare Städte Deutschlands, die sich für die Praxis der Einzelprostitution entschieden hatten.[79]

Die Registrierung der Frauen erfolgte auf zwei Arten.[80] Entweder meldeten sich die Frauen selber bei der Polizei als Prostituierte, oder sie wurden nach wiederholten Verhaftungen wegen gewerbsmässiger Unzucht meist ohne richterliche Verurteilung zwangsregistriert.[81] Durch die Registrierung wurden die Prostituierten zu regelmässigen ärztlichen Kontrollen verpflichtet, die meist vom Amtsarzt in dazu vorgesehenen Untersuchungslokalen vorgenommen wurden. Diagnostizierte der Amtsarzt Syphilis oder Gonorrhöe, so wurde die Frau zwangsweise ins Spital überwiesen. Finanziert wurden die ärztlichen Untersuchungen und eventuellen Spitalaufenthalte häufig durch die Prostituierten selbst, die gleichzeitig mit der Registrierung verpflichtet wurden, in einer Krankenkasse beizutreten.[82] Durch diese Reglementierung wurde der Zugriff durch die Polizeiorgane auf die einzelnen Prostituierten direkter und individueller. Eine registrierte Prostituierte war verpflichtet, ständig ein Büchlein mit den eingetragenen Gesundheitskontrollen, welches eine Photographie enthalten musste, auf sich zu tragen.[83] Dies gab den Freiern die Möglichkeit, den Gesundheitszustand einer Prostituierten jederzeit zu überprüfen.

Durch die langen Auseinandersetzungen war der Entscheid für den neuen Stadtrat von Zürich nicht einfacher geworden, sondern eher verwirrlicher und disparater. Es standen nun drei Modelle zur Verfügung, hinter denen je eine Lobby stand: Die Reglementierung der Einzelprostitution, mit gleichzeitiger Unterdrückung jeder Form von Bordellen, die von der Mehrheit der städtischen Experten, von H. v. Wyss, Prof. O. Wyss, Stadtarzt Leuch, C. v. Muralt, U. Schäpfer und dem Sanitätsrat und ehemaligen Bezirksarzt Carl Zehnder, vertreten wurde. Die Reglementierung der Bordellprostitution, auch kasernierte Prostitution genannt, mit gleichzeitiger Unterdrückung jeder Form von Strassenprostitution, wurde von Bezirksarzt Frey sowie den Stadträten Fritschi (Gesundheitswesen) und Vogelsanger (Polizeiwesen) bevorzugt. Die Sittlichkeitsvereine und eine Reihe von Ärzten schliesslich vertraten die Unterdrückung jeglicher Prostitution.

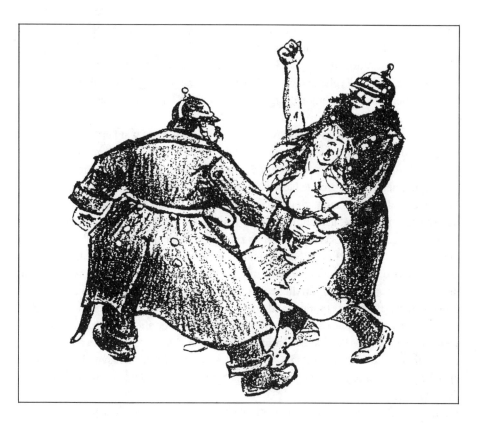

Abb. 4: Festnahme einer Prostituierten, gezeichnet von Heinrich Zille. (Sittengeschichte des Proletariats, Wien o. J.)

Die Vertreter aller drei Lösungskonzepte meinten, die optimale Bekämpfung der Geschlechtskrankheiten für sich beanspruchen zu können. Allerdings wurde im Verlauf der Auseinandersetzungen immer deutlicher, dass der Expertenstatus der Ärzte empfindlich gemindert war. Dies trat auch bei der Entscheidung des Stadtrates deutlich zutage. In einer Sitzung vom 4. September 1894 meinte der Vorsteher des Gesundheitswesens Fritschi, dass die Ansichten der Ärzte in dieser Frage so sehr auseinandergingen, dass «ein sicheres Urteil nach dieser oder jener Richtung geradezu ausgeschlossen»[84] sei. Er sah sich daher gezwungen, die Bekämpfung der Prostitution in allen Formen zu befürworten. Damit distanzierte sich Fritschi von seiner nur einen Monat zurückliegenden Zustimmung zur überwachten Bordellprostitution und unterstützte damit das Lösungskonzept der Sittlichkeitsvereine. In der anschliessenden Diskussion im Stadtrat zeigte sich, dass die Reglementarismusgegner ihren Einfluss im Stadtrat geltend machen konnten und die Überhand gewannen, obwohl ihre Strategie in keinem der bisher erstellten Gutachten empfohlen wurde.

Am 4. September 1894 beschloss der Stadtrat von Grosszürich, die Reglementierung weder der Bordelle noch der Einzelprostitution in der Stadt einzuführen, sondern jegliche Form der Prostitution durch die Polizeiorgane zu unterdrücken.[85] Polizeivorsteher Vogelsanger, der die Reglementierung der Bordellprostitution gefordert hatte, lehnte die Kontrolle der Einzelprostitution entschieden ab, weil es für ihn in dieser Frage keinerlei Kompromisse gab.[86]

Wesentlich für den Meinungsumschwung des neuen Stadtrates war laut Weiss ein Brief an den Stadtrat von 16 antireglementaristischen Zürcher Ärzten, die damit die Entscheidung beeinflussen wollten.[87] In diesem Schreiben verteidigten die Ärzte mit medizinischen Argumenten die absolute Notwendigkeit einer strikten Verfolgung jeder Prostitution. Wie das Protokoll zeigt, ging der Stadtrat tatsächlich auf die Position der Ärzte und der Sittlichkeitsvereine, namentlich der Vereinsfrauen, ein. In der abwägenden Beurteilung der Frage heisst es: «Wenn einerseits zugegeben werden muss, dass die bestehende Gesetzgebung und die Praxis der Gerichte das Vorgehen im Sinne der Bekämpfung erschweren, so ist anderseits zu betonen, dass die Verhältnisse zurzeit insofern nicht ungünstig sind, als auch aus ärztlichen Kreisen die Aufhebung der Bordelle, die Unterdrückung der Einzelprostitution und die strenge Bestrafung der Kuppelei dringend befürwortet wird. Die grosse Mehrheit des Publikums, vor allem die gesamte Frauenwelt wird eine grundsätzliche Bekämpfung des Lasters begrüssen.»[88] Wie das Protokoll zeigt, war das Statement der Ärzte, die die Position der Sittlichkeitsvereine vertraten, entscheidend. Diese Situation belegt, dass der Einfluss der Reglementaristen geschwunden war.

Einige ihrer Opponenten waren international bekannt, wie der bereits genannte Prof. A. Forel und die erste Schweizer Ärztin, Dr. Marie Heim-Vögtlin. Weiter bezogen auch Ärzte aus alteingesessenen Zürcher Geschlechtern – wie Dr. Anton von Schulthess-Rechberg-Schindler, Dr. Emil Pestalozzi-Pfyffer, Dr. Wilhelm von Muralt und Dr. Conrad Rahn – Stellung gegen die Reglementierung, daneben auch der damalige Präsident der kantonalen Ärztegesellschaft, Prof. Dr. Friedrich Goll, die frisch promovierte Ärztin Dr. Anna Heer, Dr. Hermann Häberlin, Dr. Friedrich Brunner, Dr. Ad. Nüscheler, Dr. Ad. Frick, Dr. J. Oberholzer-Gerber, Prof. Dr. Ernst und der Arzt Jb. Dubs. Unter den Reglementarismusgegnern erscheint weiter der Arzt Dr. Salomon Hirzel-Wiliam, der sich in der vorne beschriebenen Umfrage der Medizinaldirektion von 1870 als klarer Befürworter der Reglementierung zeigte. Im Verlauf des Diskurses um Prostitution und Geschlechtskrankheiten wandten sich immer mehr Ärzte gegen das reglementaristische System.[89]

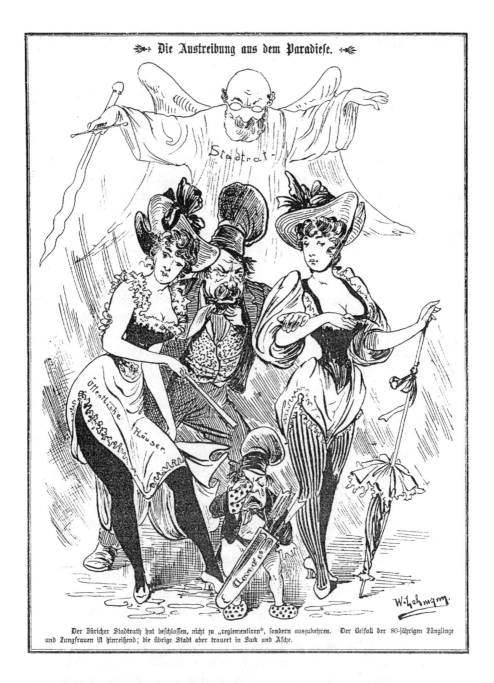

Abb. 5: Nicht alle waren erfreut über den Entscheid des Stadtrates von Grosszürich, der sich die Unterdrückung der Prostitution in jeglicher Form vornahm und somit auch die reglementierte Prostitution verwarf. «Der Beifall der 80jährigen Jünglinge und Jungfrauen» sei «hinreissend» gewesen, höhnte der Nebelspalter, eine der wenigen Publikationen, die pointiert gegen den Entscheid des Stadtrates Stellung nahm. (Der Nebelspalter Nr. 41, 1894)

4. Die Sittlichkeitsinitiative

Dreiviertel Jahre nach dem Grundsatzentscheid des neuen Stadtrats von Grosszürich lancierte der Männerverein zur Hebung der Sittlichkeit ein Initiativbegehren, mit dem das kantonale Strafgesetz von 1871 revidiert werden sollte.[1] Die Revision sollte nicht nur die Duldung von Bordellen definitiv verunmöglichen, sondern eine Reihe neuer Straftatbestände in das Strafgesetzbuch aufnehmen. Mit der Lancierung der Initiative wechselten die Sittlichkeitsvereine zu einem offensiven Vorgehen. Ihr Kampf galt nun weniger den reglementaristischen Bestimmungen; vielmehr begann nun eine Phase, in der sie ihre Vorstellung von einer wirksamen Bekämpfung der Prostitution und damit auch der Geschlechtskrankheiten durch neue Gesetze verwirklichen wollten.

Mit Unterschriftensammeln hatten die gut organisierten Sittlichkeitsvereine keine Probleme. Viereinhalb Monate nach Beginn der Sammlung, am 28. 10. 1895, wurde die Initiative mit 16 311 Stimmen dem Kantonsrat eingereicht. Die Sittlichkeitsvereine gingen davon aus, dass zur Verbesserung der gegenwärtigen gesellschaftlichen Zustände moralische Appelle allein nicht genügten, sondern zur Durchsetzung bestimmter Massnahmen neue gesetzliche Grundlagen notwendig waren,[2] die sie unter die Parole setzten: «Dem Schwachen ein Schutz, dem Laster ein Damm».[3]

Sie begründeten das Defizit rechtlicher Bestimmungen mit der veränderten gesellschaftlichen Situation. In der Stadt gebe es mehrere Bereiche, für die entweder kein oder ein zu wenig weitgehendes Strafgesetz existiere. Mit der Erweiterung der Strafmittel sollten die «Auswüchse des modernen Lebens» besser kontrolliert werden können. Wenn die Gesellschaft schon massenhaft «Opfer der modernen Zustände» erzeuge, müssten ihr auch neue Mittel gegeben werden, diesen Zuständen entgegenzuwirken.[4]

Mit dieser Forderung zeigten die Vereine deutlich, dass sie vom Staat Unterstützung in ihren Anliegen erwarteten.

Der Staat hatte in ihren Augen die Aufgabe, Ehe und Familie via Gesetzgebung zu schützen.[5] Solange die Familie als Grundlage des Staates anerkannt sei, müsse «mit der Macht der Gesetze und durch deren getreue Handhabung alles das energisch entfernt und bestraft werden, was diesen Grundstock zu erschüttern, zu zersplittern und zu verderben» drohe.[6] Da die Sittlichkeitsvereine das öffentliche Gewissen in Zürich als vergiftet betrachteten, brauchte es vermehrt Gesetze, die als «Richtschnur des Erlaubten dienen»[7] sollten. Durch die Absicht, die sittlichen Zustände zu heben oder zumindest zu sichern, waren die Initianten für die Einführung von strengen Gesetzen motiviert. Als Männer mit staatsbürgerlichen Pflichten sahen sie sich durch die unsittlichen Zustände permanent provoziert und fürchteten deren zersetzende Kraft, die sich auf die Gesellschaft wie auch auf das Individuum auswirkten, und als Männer hatten sie die Pflicht, dagegen anzukämpfen: «Es sollte darum sittenreinen Männern möglich sein und sie sollten hiefür ihre ganze Kraft einsetzen, um dieser grenzenlosen Sittenverderbnis durch strenge Gesetze und ernste entsprechende Strafen Einhalt zu thun, damit eine strafbare Weichlichkeit nicht gegen sie selbst zeuge und sie in einen sittlich kränkelnden und machtlosen Zu-

Abb. 6: Das brisante Thema forderte eine ungewohnte Form des Unterschriftensammelns. (Zentralbibliothek Zürich, LK 653)

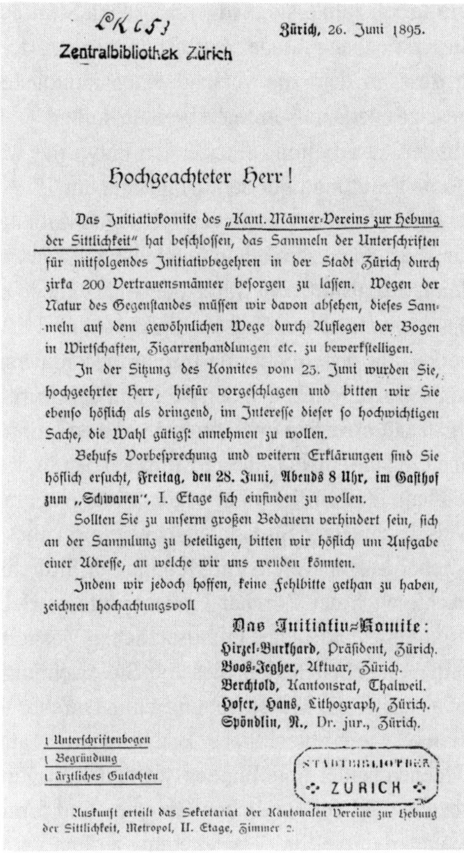
LK 653
Zentralbibliothek Zürich

Zürich, 26. Juni 1895.

Hochgeachteter Herr!

Das Initiativkomite des „Kant. Männer-Vereins zur Hebung der Sittlichkeit" hat beschlossen, das Sammeln der Unterschriften für mitfolgendes Initiativbegehren in der Stadt Zürich durch zirka 200 Vertrauensmänner besorgen zu lassen. Wegen der Natur des Gegenstandes müssen wir davon absehen, dieses Sammeln auf dem gewöhnlichen Wege durch Auflegen der Bogen in Wirtschaften, Zigarrenhandlungen etc. zu bewerkstelligen.

In der Sitzung des Komites vom 25. Juni wurden Sie, hochgeehrter Herr, hiefür vorgeschlagen und bitten wir Sie ebenso höflich als dringend, im Interesse dieser so hochwichtigen Sache, die Wahl gütigst annehmen zu wollen.

Behufs Vorbesprechung und weitern Erklärungen sind Sie höflich ersucht, **Freitag, den 28. Juni, Abends 8 Uhr, im Gasthof zum „Schwanen"**, I. Etage sich einfinden zu wollen.

Sollten Sie zu unserm großen Bedauern verhindert sein, sich an der Sammlung zu beteiligen, bitten wir höflich um Aufgabe einer Adresse, an welche wir uns wenden könnten.

Indem wir jedoch hoffen, keine Fehlbitte gethan zu haben, zeichnen hochachtungsvoll

Das Initiativ-Komite:
Hirzel-Burkhard, Präsident, Zürich.
Boos-Jegher, Aktuar, Zürich.
Berchtold, Kantonsrat, Thalweil.
Hofer, Hans, Lithograph, Zürich.
Spöndlin, R., Dr. jur., Zürich.

1 Unterschriftenbogen
1 Begründung
1 ärztliches Gutachten

STADTBIBLIOTHEK
ZÜRICH

Auskunft erteilt das Sekretariat der Kantonalen Vereine zur Hebung der Sittlichkeit, Metropol, II. Etage, Zimmer 2.

stand versinken.»[8] Die Sittlichkeitsvereine verlangten die Unterwerfung jedes Individuums unter die angestrebten Normen und Werte, und bezichtigten alle, die sich dem widersetzten, der Dekadenz. Auch vor den Gesetzgebern machten sie nicht halt: Sie mussten sich der Unsittlichkeit und der Weichheit bezichtigen lassen, sofern sie sich nicht für eine Verschärfung der Gesetzgebung entschlossen.

Zur Diskussion des schweizerischen Strafgesetzes

Die zürcherische Initiative kann nicht losgelöst von der Diskussion um ein eidgenössisches Strafrecht betrachtet werden, denn zu diesem formulierten die Frauen und Männer der Sittlichkeitsvereine erstmals ihre Forderungen betreffend Prostitution. Die Berücksichtigung der Debatte um das eidgenössische Strafrecht erlaubt, die Sittlichkeitsvereine besser einschätzen zu können.

Die Arbeit zum ersten eidgenössischen Strafrecht wurde 1889 aufgenommen.[9] Sie ist im Zusammenhang mit der Ausdifferenzierung der Schweiz zum Nationalstaat zu sehen, ein Prozess, in dem die verschiedenen kantonalen Gesetzgebungen unter ein nationales Gesetzeswerk subsummiert werden sollten.

Mit der Ausarbeitung eines ersten Entwurfes wurde der Berner Strafrechtsprofessor Carl Stooss beauftragt, der dem Bundesrat am 15. August 1893 einen Vorentwurf präsentierte. Diesem gingen rechtsvergleichende Arbeiten über die kantonalen Strafgesetze voraus, die Gemeinsamkeiten und Unterschiede zwischen den Kantonen herausarbeiteten.[10] Beim Sexualstrafrecht waren die Unterschiede zwischen den Kantonen besonders gross.[11] Das geplante eidgenössische Strafrecht und das Zivilgesetz waren die beiden Gesetzeswerke, mit denen sich die bürgerliche Frauenbewegung der Schweiz seit den 1890er Jahren intensiv auseinandersetzte und die sie mitzugestalten versuchte.[12] Als erste Frauenorganisation reichte im Februar 1892 das Comité international des Dames de la Fédération eine Eingabe ein, die einen ausführlich begründeten Gesetzesentwurf zum Sexualstrafrecht beinhaltete. Dem Komitee waren nicht nur Frauen angeschlossen, sondern weitere, der Welschschweizer Sittlichkeitsbewegung nahestehende Vereine, sowie der Berner- und Zürcher Männerverein zur Hebung der Sittlichkeit.[13] Etwas später, im September 1893, machte auch der Zürcher Frauenbund zur Hebung der Sittlichkeit eine Eingabe[14] und formulierte damit seine grundsätzlichen Vorstellungen zum zukünftigen Sexualstrafrecht. Beide Eingaben hatten dieselbe Stossrichtung: Der angestrebten Gesellschaftsreform sollte durch die Gesetzgebung zum Durchbruch verholfen werden. Ebenso sollte die drohende «geschlechtliche Entsittlichung» aufgehalten und die Prostitution und der Mädchenhandel unterbunden werden. Der Zürcher Frauenbund wollte eine staatliche Absicherung der «sittlichen Gesetze» und forderte deshalb, dass weitere sittliche Übertretungen in die Strafgesetzgebung aufgenommen würden.[15] Durch die Ausweitung der Straftatbestände erhoffte sich der Frauenbund einen vermehrten staatlichen Schutz für die Frauen.[16] Gegen die Kuppelei, die neu als Offizialdelikt gelten sollte, forderte er eine strikte Verfolgung durch den Staat. Besonders streng wollten sie die moderne Form der Kuppelei, das Zuhältertum, verfolgt wissen. Weiter sollte neu das wissentliche Vermieten von Wohnungen oder Zimmern an Prostituierte als Kuppelei aufgefasst und bestraft werden. Der Gesetzesentwurf des Zürcher Frauenbundes fasste die Prostitution als Sittlichkeitsdelikt auf. Prostituierte sollten jedoch nicht mit Haft bestraft, sondern zur Nacherziehung in Erziehungs- oder Korrektionsanstalten überwiesen werden.

Der erste Stoosssche Vorentwurf von 1893 wurde von den Frauen des Zürcher Frauenbundes mit «grosser Befriedigung und Freude» aufgenommen, «war er doch getragen von einem hohen sittlichen Ernste und dem Bestreben, die weibliche Jugend in kräftiger Weise gegen verbrecherische Angriffe zu schützen und den gefährlichen und schadenbringenden Auswüchsen roher Sinnlichkeit in jeder Weise entgegenzutreten».[17]

Auf weniger Begeisterung stiess Stooss bei der eidgenössischen Expertenkommission,[18] die ihm fehlende Systematik und Unklarheiten in den Tatbeständen vorwarf. In der Folge überarbeitete Stooss die sexualstrafrechtlichen Bestimmungen des Entwurfs und unterbreitete der Expertenkommission eine neue Vorlage, die im April und Juli 1895 diskutiert wurde. In der ersten und zweiten Lesung des Entwurfs zeigten sich verschiedene neuralgische Punkte, die in der Kommission zu kontroversen Meinungen führten. Im Hinblick auf die Zürcher Initiative interessierte, ob Prostitution – wie es der Vorschlag des Frauenbundes vorsah – als Straftatbestand ins schweizerische Strafgesetz aufgenommen werden sollte oder nicht. Anders als die Eingabe des Zürcher Frauenbundes, richtete sich die Expertenkommission nur gegen die Bordellprostitution. Sie ging vom Grundsatz aus, dass die Prostitution nicht aus der Welt zu schaffen sei und daher vom Gesetzgeber geduldet werden solle solange sie diskret auftrete. Einige Mitglieder führten zudem an, dass jede Frau das Recht habe, über ihren Körper frei zu verfügen. Die völlig Straffreiheit der gewerbsmässigen Prostitution erachtete jedoch auch die Expertenkommission als zu weitgehend. Der St. Galler Kantonsgerichtspräsident Albert Bärlocher fürchtete um die Vorlage, da mehrere Kantone bisher jeden ausserehelichen Geschlechtsverkehr bestraften. Schliesslich einigte man sich, die Prostituierte dann zu bestrafen, wenn andere Personen, insbesondere die Nachbarschaft belästigt werde und sie öffentliches Ärgernis errege. «Der Grundsatz, dass die Frauensperson über ihren Körper frei soll verfügen können», so der Nationalrat und Berner Stadtpräsident Eduard Müller, «bedingt keineswegs, dass die anständigen Leute darunter leiden müssen; die Frauensperson, die von ihrer Freiheit Gebrauch macht, soll nicht eine grössere Freiheit geniessen als andere».[19]

Eine andere Haltung zeigte der Genfer Strafrechtsprofessor und engagierte Abolitionist Louis Bridel in seiner Besprechung des Vorentwurfes der Expertenkommission. Er beanstandete insbesondere, dass der Entwurf nur die Prostituierte, nicht aber den Freier bestrafe. Nach Bridel soll das Gesetz die Frauen nicht anders als die Männer behandeln und unabhängig vom Geschlecht diejenigen bestrafen, welche öffentliches Ärgernis erregten oder die Nachbarschaft belästigten.[20] Diese Kritik weist auf grundsätzliche Unterschiede zwischen den Abolitionisten und den Sittlichkeitsvereinen hin. Anders als diese wollten die Abolitionisten ihre Forderung der gleichen Moral für Mann und Frau in der Gesetzgebung festgeschrieben haben und liessen es nicht bei moralischen Apellen an den Mann bewenden.

Ein weiterer Diskussionspunkt in der Kommission war der Vorschlag der Sittlichkeitsvereine, bereits das Vermieten eines Zimmers oder einer Wohnung an Prostituierte als Kuppelei aufzufassen. Diesen Vorschlag lehnten die Experten ab, da sie die Prostitution nur dann zu verfolgen gedachten, wenn sie nicht diskret ausgeübt würde. Mit dieser Haltung musste den Prostituierten die Möglichkeit geboten werden, ihr Gewerbe irgendwo ausüben zu können.

Die Initiative des Männervereins

Der Zürcher Männerverein[21] nahm in seiner Initiative verschiedene Änderungsvorschläge der eidgenössischen Expertenkommission auf. Dagegen distanzierte er sich von der Bestimmung, nur gegen die Bordellprostitution vorzugehen, und formulierte weitergehende Bestimmungen, die der Prostitution den Boden entziehen sollten.

Die Initiative verfolgte den Zweck jenen umstrittenen Schlussabsatz von Paragraph 122 des Strafgesetzes von 1871, der die Kuppelei zu einem Antragsdelikt erklärt hatte, aufzuheben und die Kuppelei zum Offizialdelikt zu erklären. Damit sollte die legale Existenz von Bordellen verunmöglicht werden. Im Gegensatz zur eidgenössischen Expertenkommission fasste die Initiative das wissentliche Vermieten von Zimmern oder Wohnungen an Prostituierte bereits als Kuppelei auf. Durch den Paragraph 122b sollte dieses Vergehen strafbar gemacht werden. Das vom Männerverein vorgeschlagene Strafmass war erstaunlich hoch. Neben einer Geldbusse von 100 bis 1000 Franken sollte den Wohnungs- oder Zimmervermietern im Wiederholungsfall eine Gefängnisstrafe bis zu drei Monaten drohen.

Dem schon im kantonalen Strafgesetzbuch von 1871 enthaltenen Kuppelei-Paragraphen fügten die Initianten die Bestrafung des Ehemannes an, der die Prostitution seiner Ehefrau aus Eigennutz begünstigte. Mit diesem Paragraphen 122a wollten die Initianten das als «Louis-Unwesen» bekannte Zuhältertum unterbinden. Die Bestrafung des Ehemannes wegen Kuppelei sollte der Polizei legale Mittel in die Hand geben, um gegen die zunehmende Selbsthilfepraxis ausländischer Prostituierten vorzugehen, die sich durch Heirat mit einem Schweizer Bürger der polizeilichen Ausschaffung entzogen. Besonders harte Strafen drohten dem Mädchenhandel, der mit Zuchthaus bis zu fünf Jahren und einer zusätzlichen Geldbusse von bis zu 15 000 Franken angesetzt wurde (Paragraph 121a).

Die Initiative sah vor, die Prostitution nicht generell, sondern nur die Aufforderung oder Anlockung dazu an öffentlichen Orten zu bestrafen. Beim Strafmass distanzierten sie sich vom Entwurf des Frauenbundes von 1893. Prostituierte sollten nur im Wiederholungsfall und als Kantonsbürgerinnen durch ein Gericht in eine Korrektionsanstalt eingewiesen werden. Diese Bestimmung basierte auf finanziellen Überlegungen, da der Kanton für die Kosten des Aufenthalts aufkommen musste. Bei einer erstmaligen Verhaftung soll die bisherige Praxis bestehen bleiben. Frauen aus dem Kanton Zürich sollten durch die Aufnahme des Paragraphen 123b ins Zürcher Strafgesetz mit vier Tagen Haft bestraft, kantonsfremde weiterhin ausgeschafft werden.[22]

Betrachtet man diese Bestimmungen, so zeigt sich darin der klare Wille, das Strafmass für Kuppelei zu verschärfen. In erster Linie erhoffte man sich davon eine abschreckende Wirkung, die Männer und Frauen von der Prostitution abhalten sollte. Die hohen Strafandrohungen sollten die Bordellprostitution ein für allemal verunmöglichen.

Die kantonale Expertenkommission, die das Initiativbegehren zu prüfen hatte, stimmte der Initiative im wesentlichen zu. Damit distanzierte sie sich von den Stellungnahmen verschiedener kantonalzürcherischer Amtsstellen, die sich in einer regierungsrätlichen Umfrage negativ zu einer Revision des kantonalen Strafgesetzes ausgesprochen hatten. In den Landbezirken soll die Meinung vorgeherrscht haben, dass es sich bei der Prostitutionsfrage vor allem um eine städtische Polizeisache handle, die keine Revision des kantonalen Strafgesetzbuches erfordere.[23] Ablehnend, wenn auch aus anderen Gründen, äusserte sich ein Gutachten aus Winterthur. Dieses bekannte sich nach wie vor zur Reglementierung der Prostitution und wollte das bestehende Recht beibehalten, welches eine weitgehende Gemeindeautonomie enthielt.[24]

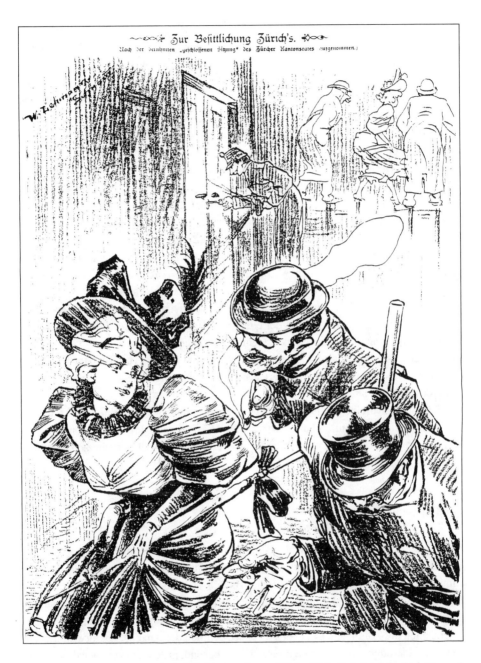

Abb. 7: Der Kommentar des Nebelspalters zu diesem Bild: «Mein Fräulein, darf ich Sie nach Hause begleiten?» – «Danke, ich habe kein Zuhause mehr; ich muss mir erst eine Wohnung in einem guten bürgerlichen Hause suchen!» (Der Nebelspalter Nr. 11, 1897)

Die Expertenkommission,[25] die sich grundsätzlich positiv zur Gesetzesrevision stellte, verfasste einen Gegenvorschlag, der dem Volk vorgelegt werden sollte. Dieser unterschied sich in den betreffenden Paragraphen kaum von der Initiative. Für einzelne Straftatbestände setzte die Kommission jedoch andere Strafmasse ein. Eine wegen Erregung öffentlichen Ärgernisses festgenommene Prostituierte sollte statt mit vier Tagen mit acht Tagen Haft bestraft werden. Weitere Änderungen betrafen die Anstaltseinweisung. Im Wiederholungsfalle sah der Kommissionsvorschlag nicht notwendigerweise eine Einlieferung in eine Korrektionsanstalt vor, sondern eine Entscheidung von Fall zu Fall. Grundsätzlich war die Expertenkommission gegenüber einer Anstaltsversorgung positiv eingestellt. Dies zeigt die zusätzliche Bestimmung des Gegenvorschlages, die auch Verwaltungsbehörden die Kompetenz einer Anstaltseinweisung erteilen wollte, ohne dass die einzuweisende Person armengenössig, bevormundet oder verwarnt zu sein brauchte.[26]

Der Gegenvorschlag enthielt drei weitere sexualstrafrechtliche Paragraphen, die jedoch vor der Abstimmung zu keinen Auseinandersetzungen Anlass gaben: der Paragraph 123b stellte die männliche Homosexualität unter Strafe,[27] der Paragraph 123a bestrafte Ärzte, die die sexuelle Integrität ihrer Patientinnen verletzten, und der Paragraph 123e regelte den fürsorgerischen Entzug der elterlichen Erziehungsrechte. Alle diese Zusatzbestimmungen waren ganz im Sinne der Sittlichkeitsvereine.

Der Gegenvorschlag wurde im Kantonsrat hinter geschlossenen Türen behandelt. Unterschiedliche Positionen der Parteien lassen sich deshalb nicht aufzeigen. Er wurde jedoch mit grossem Mehr angenommen.[28]

Die Sittlichkeitsvereine unterstützten den Gegenvorschlag, da die wichtigsten Forderungen ihrer Initiative darin enthalten waren. Weil sie es wahltaktisch für wenig ratsam hielten, die Kräfte zu spalten, forderten sie die Wähler im Abstimmungskampf zur Annahme des Gegenvorschlags auf.

Der Abstimmungskampf

Die Abstimmung über die Sittlichkeitsinitiative und deren Gegenvorschlag wurde auf den 27. Juni 1897 angesetzt. Laut einem zeitgenössischen Beobachter verlief der Abstimmungskampf «nach löblichem Zürcher Brauch, äusserlich recht ruhig».[29]

Die meisten Tageszeitungen gingen auf die Vorlage ein und veröffentlichten erstmals längere Artikel zu Prostitution und Geschlechtskrankheiten. Rege benützt wurde der Inseratenteil der Zeitungen. Die überwiegende Mehrheit der Anzeigen befürworteten die Gesetzesänderungen; in einzelnen Inseraten kam besonders deutlich zum Ausdruck, dass mit der Abstimmung die sexuellen Vorrechte der Männer zur Diskussion standen und der stimmberechtigte Mann von seinem individuellen Vorteil der Annahme des Gegenvorschlages zu überzeugen war. So heisst es in einem Inserat zum Beispiel: «Ihr Männer und Jünglinge, die Ihr unter Versuchungen, welche Euch das Leben verbittern und an Eurer Geistes- und Körperkraft zehren, zu leiden habt, macht Euch selbst und Euren

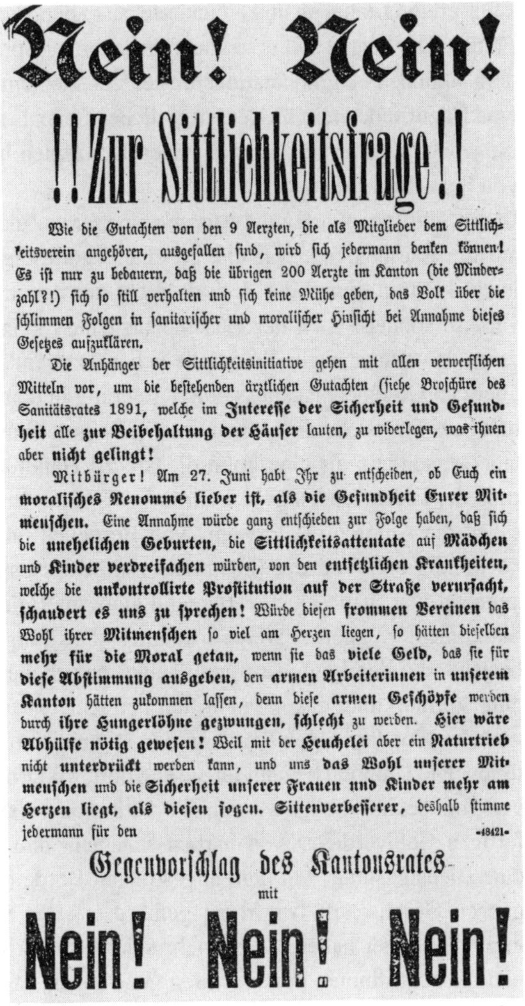

Abb. 8: Inserat zur Abstimmung über die Sittlichkeitsinitiative. (Tagblatt der Stadt Zürich, 6. Juni 1897)

Nein! Nein!

!! Zur Sittlichkeitsfrage !!

Wie die Gutachten von den 9 Aerzten, die als Mitglieder dem Sittlichkeitsverein angehören, ausgefallen sind, wird sich jedermann denken können! Es ist nur zu bedauern, daß die übrigen 200 Aerzte im Kanton (die Minderzahl?!) sich so still verhalten und sich keine Mühe geben, das Volk über die schlimmen Folgen in sanitarischer und moralischer Hinsicht bei Annahme dieses Gesetzes aufzuklären.

Die Anhänger der Sittlichkeitsinitiative gehen mit allen verwerflichen Mitteln vor, um die bestehenden ärztlichen Gutachten (siehe Broschüre des Sanitätsrates 1891, welche im Interesse der Sicherheit und Gesundheit alle zur Beibehaltung der Häuser lauten, zu widerlegen, was ihnen aber nicht gelingt!

Mitbürger! Am 27. Juni habt Ihr zu entscheiden, ob Euch ein moralisches Renommé lieber ist, als die Gesundheit Eurer Mitmenschen. Eine Annahme würde ganz entschieden zur Folge haben, daß sich die unehelichen Geburten, die Sittlichkeitsattentate auf Mädchen und Kinder verdreifachen würden, von den entsetzlichen Krankheiten, welche die unkontrollirte Prostitution auf der Straße verursacht, schaudert es uns zu sprechen! Würde diesen frommen Vereinen das Wohl ihrer Mitmenschen so viel am Herzen liegen, so hätten dieselben mehr für die Moral getan, wenn sie das viele Geld, das sie für diese Abstimmung ausgeben, den armen Arbeiterinnen in unserem Kanton hätten zukommen lassen, denn diese armen Geschöpfe werden durch ihre Hungerlöhne gezwungen, schlecht zu werden. Hier wäre Abhülfe nötig gewesen! Weil mit der Heuchelei aber ein Naturtrieb nicht unterdrückt werden kann, und uns das Wohl unserer Mitmenschen und die Sicherheit unserer Frauen und Kinder mehr am Herzen liegt, als diesen sogen. Sittenverbesserer, deshalb stimme jedermann für den -18421-

Gegenvorschlag des Kantonsrates
mit

Nein! Nein! Nein!

Nächsten den guten Kampf leichter indem Ihr am Sonntag für den Gegenvorschlag [...] stimmt.»[30] Ablehnende Inserate erschienen allesamt anonym, was ihnen den Vorwurf einbrachte, sie seien von Bordellhaltern aufgegeben worden.

Der Abstimmungskampf mittels Flugschriften und Broschüren wurde mit einer Schrift eröffnet, welche von einem Zürcher Verein zur Wahrung der Volksinteressen verbreitet worden war. Da die Herausgeber nicht namentlich in Erscheinung traten, mussten auch sie sich den Vorwurf gefallen lassen, als Bordellhalter in erster Linie ihre finanziellen Interessen zu verteidigen. Die 29seitige Broschüre mit dem Titel: «Zur Sittlichkeitsfrage. Begründung warum das Zürcher Volk den Antrag auf Abänderung des Strafgesetzbuches im Interesse des öffentlichen Wohles verwerfen soll!» griff die Ziele der Sittlichkeitsvereine frontal an und attackierte besonders die «unsinnigen moralischen Ziele» der Frauen. Die Schrift soll etwas ausführlicher zur Sprache kommen, weil sie einerseits aus dem üblichen Argumentationsmuster der Reglementaristen herausfällt, zum anderen eine Unzufriedenheit mit der bürgerlichen Sexual- und Gesellschaftsordnung artikuliert, die jedoch in ihrer Suche nach neuen Konzepten in den dominanten Deutungsmustern von Sexualität gefangen bleibt.

In der Schrift entwarfen die Autoren eine ferne Zukunft, in der der Sexualakt nicht mehr auf die Ehe begrenzt war und zu einer «gottesdienstlichen Handlung» wurde: «Vielleicht kommt einmal die Zeit, da nicht nur der materielle Güterbesitz gleichmässiger verteilt, sondern auch der Geschlechtsgenuss keinem Erwachsenen vorenthalten sein wird, da es nicht mehr Prassende neben Darbenden gibt, da überhaupt die Ansichten über den Geschlechtsgenuss eine Läuterung in dem Sinne erfahren, dass derselbe nicht mehr als etwas Sündiges, nur unter gewissen Einschränkungen und Formalitäten Erlaubtes, sondern als eine gottesdienstliche Handlung, als eine willkommene Vermehrung der Erdenfreuden gelten wird.»[31] Bis diese ferne Gesellschaft Wirklichkeit würde, sahen die Autoren die Existenz von Bordellen und deren Überwachung als dringend notwendig an. Weil der (männliche) Geschlechtstrieb in ihrer Sicht durch die Natur gegeben war, hatte er eine Berechtigung auf Befriedigung, die durch moralisierende Sätze nicht weggefegt werden konnte. «Das junge Blut», so schrieben die Autoren, bestehe «brüllend auf Ausübung seiner natürlichen Rechte».[32] Sie waren nicht gegen eine Vermarktung des als natürlich betrachteten und daher berechtigten Geschlechtsverkehrs, sondern übten Kritik an der stigmatisierenden Haltung gegenüber der Prostitution. Die Unmoral begann für sie erst dort, wo Dritte durch die Folgen des Geschlechtsverkehrs beeinträchtigt würden.[33] Prostitution verstanden die Autoren nicht als leichtfertigen Geldverdienst von «arbeitsscheuen» und «liederlichen» Frauen, sondern als eine Dienstleistung. Mit dem angestrebten Bordellverbot sahen sie die Gesundheit der ganzen Gesellschaft langfristig gefährdet: «Der Staat würde weniger kriegstüchtige gesunde Bürger haben, desto mehr solche, die in Krankenhäusern dahinsiechen, [...] und die gutgesinnten Frauen wären gezwungen, in Sack und Asche zu trauern darüber, dass tausende angesteckter unglücklicher und verführter Menschen alles dies ihren unsinnigen moralischen Bestrebungen zu verdanken hätten.»[34] Mit dem Argument des Schutzes der Gesundheit lehnten die Herausgeber der Broschüre sowohl die Initiative wie auch den Gegenvorschlag ab und traten für sanitarisch kontrollierte Bordelle in der Stadt Zürich ein. Einzelne Gedanken in der Broschüre zur Sexualität mögen in ihrer Kritik an der bürgerlichen Sexualmoral zwar als radikal erscheinen; letztlich ging es aber einzig darum, dass sich die Männer in ihrem Vorrecht nicht beschneiden lassen wollten.

Diese Broschüre dynamisierte und radikalisierte den Abstimmungskampf. Kurz nach dem Auftauchen der Broschüre entgegneten die Männer der Sittlichkeitsvereine auf die Angriffe mit einer Schrift. Ihre Argumentation spitzte sich zu, wurde emotionaler und noch plakativer. Die Entgegnungsschrift war in erster Linie eine Zitaten-Collage der in der bisherigen Diskussion verfassten ablehnenden Stellungnahmen, die als unmoralisch

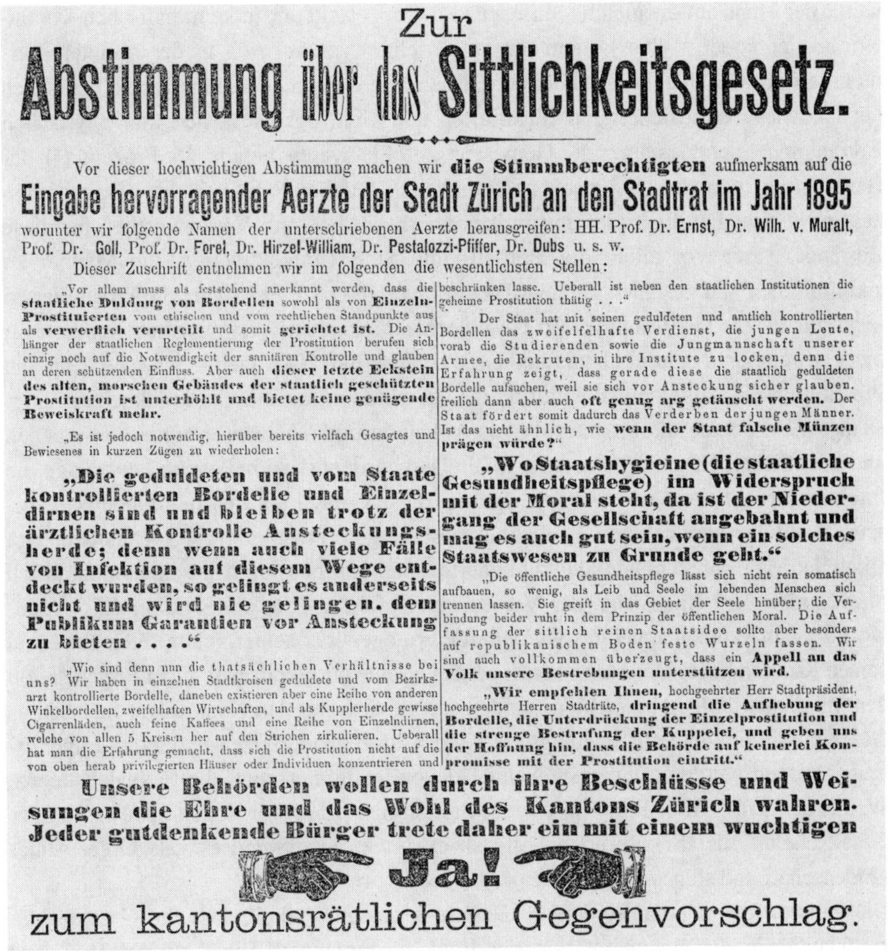

Zur
Abstimmung über das Sittlichkeitsgesetz.

Vor dieser hochwichtigen Abstimmung machen wir **die Stimmberechtigten** aufmerksam auf die
Eingabe hervorragender Aerzte der Stadt Zürich an den Stadtrat im Jahr 1895
worunter wir folgende Namen der unterschriebenen Aerzte herausgreifen: HH. Prof. Dr. **Ernst**, Dr. **Wilh. v. Muralt**, Prof. Dr. **Goll**, Prof. Dr. **Forel**, Dr. **Hirzel-William**, Dr. **Pestalozzi-Pfiffer**, Dr. **Dubs** u. s. w.

Dieser Zuschrift entnehmen wir im folgenden die wesentlichsten Stellen:

„Vor allem muss als feststehend anerkannt werden, dass die **staatliche Duldung von Bordellen** sowohl als von **Einzeln-Prostituierten** vom ethischen und vom rechtlichen Standpunkte aus als **verwerflich verurteilt** und somit **gerichtet ist.** Die Anhänger der staatlichen Reglementierung der Prostitution berufen sich einzig noch auf die Notwendigkeit der sanitären Kontrolle und glauben an deren schützenden Einfluss. Aber auch **dieser letzte Eckstein des alten, morschen Gebäudes der staatlich geschützten Prostitution ist unterhöhlt und bietet keine genügende Beweiskraft mehr.**

„Es ist jedoch notwendig, hierüber bereits vielfach Gesagtes und Bewiesenes in kurzen Zügen zu wiederholen:

„**Die geduldeten und vom Staate kontrollierten Bordelle und Einzeldirnen sind und bleiben trotz der ärztlichen Kontrolle Ansteckungsherde; denn wenn auch viele Fälle von Infektion auf diesem Wege entdeckt wurden, so gelingt es anderseits nicht und wird nie gelingen, dem Publikum Garantien vor Ansteckung zu bieten . . . .“**

„Wie sind denn nun die thatsächlichen Verhältnisse bei uns? Wir haben in einzelnen Stadtkreisen geduldete und vom Bezirksarzt kontrollierte Bordelle, daneben existieren aber eine Reihe von anderen Winkelbordellen, zweifelhaften Wirtschaften, und als Kupplerherde gewisse Cigarrenläden, auch feine Kaffees und eine Reihe von Einzeldirnen, welche von allen 5 Kreisen her auf den Strichen zirkulieren. Ueberall hat man die Erfahrung gemacht, dass sich die Prostitution nicht auf die von oben herab definierten Häuser oder Individuen konzentrieren und

beschränken lasse. Ueberall ist neben den staatlichen Institutionen die geheime Prostitution thätig . . .“

„Der Staat hat mit seinen geduldeten und amtlich kontrollierten Bordellen das zweifelhafte Verdienst, die jungen Leute, vorab die Studierenden sowie die Jungmannschaft unserer Armee, die Rekruten, in ihre Institute zu locken, denn die Bordelle aufsuchen, weil sie sich vor Ansteckung sicher glauben, freilich dann aber **oft genug arg getäuscht werden.** Der Staat fördert somit dadurch das Verderben der jungen Männer. Ist das nicht ähnlich, wie **wenn der Staat falsche Münzen prägen würde?“**

„**Wo Staatshygieine (die staatliche Gesundheitspflege) im Widerspruch mit der Moral steht, da ist der Niedergang der Gesellschaft angebahnt und mag es auch gut sein, wenn ein solches Staatswesen zu Grunde geht.“**

„Die öffentliche Gesundheitspflege will sich rein somatisch aufbauen, so wenig, als Leib und Seele im lebenden Menschen sich trennen lassen. Sie greift in das Gebiet der Seele hinüber; die Verbindung beider ruht in dem Prinzip der öffentlichen Moral. Die Auffassung der sittlich reinen Staatsidee sollte aber besonders auf republikanischem Boden feste Wurzeln fassen. Wir sind auch vollkommen überzeugt, dass im Appell an das Volk unsere Bestrebungen unterstützen wird.

„**Wir empfehlen Ihnen,** hochgeehrter Herr Stadtpräsident, hochgeehrte Herren Stadträte, **dringend die Aufhebung der Bordelle, die Unterdrückung der Einzelprostitution und die strenge Bestrafung der Kuppelei,** und geben uns der Hoffnung hin, dass die Behörde auf keinerlei Kompromisse mit der Prostitution eintritt.“

Unsere Behörden wollen durch ihre Beschlüsse und Weisungen die Ehre und das Wohl des Kantons Zürich wahren. Jeder gutdenkende Bürger trete daher ein mit einem wuchtigen

☞ Ja! ☜
zum kantonsrätlichen Gegenvorschlag.

Abb. 9: Inserat zur Abstimmung über die Sittlichkeitsinitiative. (Tagblatt der Stadt Zürich, 6. Juni 1897)

deklariert und verdammt wurden. Einzelne Begriffe zur Bezeichnung der Prostitution wie «barbarische Institution», «teuflische Einrichtung», «Brutstätte aller Laster» waren durch Fettdruck optisch hervorgehoben, so dass ihre Botschaft unübersehbar wurde. Am Schluss wandten sie sich direkt an den stimmberechtigten Mann und warnten ihn vor den gesundheitlichen Gefahren der Prostitution, indem sie ihm die Schrecken einer Syphilis-Ansteckung beschrieben.

Eine zweite Entgegnungsschrift verfasste Alfred Gemeseus, ein Zürcher Medizinstudent. Im Zentrum stand die Kritik an der Prämisse eines unbeherrschbaren oder gar unkontrollierbaren Sexualtriebes des Mannes. Mit einer solchen These, so der Medizinstudent, werde der Mann auf die gleiche Stufe wie das Tier gestellt und jeder moralischen Verantwortung enthoben.[35] Die Folgen dieser «Irrlehre» zeigten sich in der rasanten Vermehrung der Geschlechtskrankheiten. Diese seien die materialisierte Strafe des falsch verstandenen Naturtriebes und illustrierten den Grad der «sittlichen und physischen Erkrankung» der Gesellschaft. Gemeseus zufolge waren bereits 40 Prozent (!) der Bevölkerung von den venerischen Krankheiten befallen.[36] Er sah den Gesundheitszustand ganzer Familien und des Volkes überhaupt bedroht. Verantwortlich für diese Zustände waren vor allem die Bordell- und Strassenprostituierten, die Männer zu alkoholischen und geschlechtlichen Exzessen verleiteten.[37] Er machte die Prostituierten nicht nur für die Übertragung von Geschlechtskrankheiten verantwortlich, sondern für die Verbreitung von Infektionskrankheiten schlechthin. Nach Gemeseus schwächte die Prostitution die Allgemeinkonstitution des Körpers und machte ihn krankheitsanfällig: «Trägt nicht gerade die Prostitution, als Anleitung und Wegweiser zum übertriebenen und unsittlichen Geschlechtsgenuss, ihr Judasscherflein dazu bei, wenn heutzutage die Infektionskrankheiten, wie die Tuberkulose, diese Geissel unseres Jahrhunderts, so erschreckend überhandnehmen. [...] somit lässt die gute Prostitution, ‹dieses notwendige Übel› der Menschheit hunderte und hunderte von Menschen durch dieselben unerbittlich hinwegmähen.»[38] Angesichts der Verseuchungsgfahr musste dringend an die Verantwortung des Mannes appelliert werden, die er gegenüber seiner zukünftigen Frau und seinen Kindern habe. Der Mann könne seine Geschlechtsbedürfnisse nicht losgelöst von den möglichen Folgen betrachten, sondern müsse sich mit den Konsequenzen, seien es Geschlechtskrankheiten oder illegitime Kinder, auseinandersetzen und zur Verantwortung gezogen werden. Der beste Schutz davor sei immer noch die Sexualabstinenz. Wende sich ein Individuum von diesem moralischen Imperativ ab, so habe es von der Gesellschaft weder Schutz noch Hilfe zu erwarten, auch wenn es «als Opfer seiner Leidenschaft und seines Naturtriebes dahinsiechen muss».[39]

Die Antwort des Medizinstudenten Gemeseus macht deutlich, dass die Geschlechtskrankheiten in der Argumentation der Reglementarismus-Kritiker zur Strafe Gottes wurden. Ihre Verbreitung galt ihnen als Indiz für die zunehmende Entsittlichung der Gesellschaft, deren Zukunft sie als gefährdet ansahen. Die Schuld daran wurde für einmal nicht nur den Prostituierten, sondern auch den Männern zugeschrieben, die ein unbeherrschtes, ausschweifendes Leben führten. Wer als Gesetzgeber und politisch Verantwortlicher die Reglementierung vertrat, wurde angegriffen, dass sie die sittlichen Gesetze zu wenig schützten und damit den individuellen Kampf des Mannes zu wenig unterstützen würden.

Die Befürworter der Reglementierung, die implizit das Recht des Mannes verteidigten, nahmen die Geschlechtskrankheiten ebenfalls als Bedrohung wahr, deren Zunahme sie weniger als Indiz einer Entsittlichung der Gesellschaft deuteten, sondern als Resultat einer verantwortungslosen Gesundheitspolitik des Staates. Sie blendeten die Verantwortung des Mannes aus und glaubten an die Effizienz des Systems der regelmässig untersuchten Prostituierten. In ihrem Verständnis waren geschlechtskranke Männer Opfer einer ungenügenden Gesundheitspflege und nicht schuldige Kranke.

Die Haltung der Parteien

Von den Parteien wurde das Abstimmungsthema unterschiedlich aufgenommen. Die Initiative fand vor allem bei den Konservativen Unterstützung, die laut dem Zeitgenossen Zürcher den Kampf für die Initiative ausfochten. «Die Gelegenheit, statt steter Verneinung einmal bejahend aufzutreten, wurde mit Freuden benutzt, die alte Sittenreinheit (!) gegenüber der heutigen Sittenverderbnis wiederherzustellen war ein echt konservativer Gedanke.»[40] Die Gruppierungen, die den Konservativen zuzurechnen sind, nahmen den Gegenvorschlag deutlich an, so der reformiert-konservative Eidgenössische Verein, die reformiert-konservative Evangelische Gesellschaft und die Katholisch-Konservativen. Ebenso klar befürwortete die protestantische Geistlichkeit den Gegenvorschlag.

Eine weniger deutliche Position vertraten die anderen politischen Parteien. Sie diskutierten die Vorlage kontrovers und konnten sich zu keinem Konsens für eine Wahlempfehlung durchringen. Die drei grossen Parteien im Kanton Zürich, die Freisinnige, die Demokratische und die Sozialdemokratische Partei, konnten sich weder für eine Nein- noch für eine Ja-Parole entscheiden. Dagegen erschien kurz vor dem Abstimmungswochenende in mehreren Zürcher Tageszeitungen – Tagblatt, Tages Anzeiger, Neue Zürcher Zeitung und Zürcher Post – ein ganzseitiges Inserat, in dem prominente Politiker aus allen Parteien zur Annahme des Gegenvorschlags aufriefen. Das Inserat wurde von zahlreichen Ärzten und Geistlichen aus den verschiedenen Kirchen Zürichs (der reformierten, der christlich- und der römisch-katholischen) unterzeichnet.[41]

Zustimmung fand die Vorlage auch bei den organisierten bürgerlichen Frauen und beim Arbeiterinnenverein. Da den Frauen das Stimmrecht fehlte, riefen sie die Männer durch Inserate auf, für ihre Anliegen einzutreten und den Gegenvorschlag anzunehmen.

Die Freisinnige Partei war bezüglich der Sittlichkeitsinitiative gespalten. Einige in der Sittlichkeitsbewegung Engagierte kämpften aktiv für deren Annahme, andere standen eher dem Reglementarismus nahe. Diese Spaltung zeigte sich auch auf Sektionsebene, so stimmte die Kreissektion 5 der Vorlage zu, die Kreissektion 1 lehnte sie dagegen ab. In der Versammlung der Freisinnigen des Kreises 1 (bis zur Stadtvereinigung Stadt Zürich) sprachen sich zwei Drittel der Anwesenden gegen die Vorlagen aus, wobei der Schutz der Gesundheit im Zentrum stand.[42]

Ein Arzt wies besonders auf die gesundheitlichen Folgen bei einer Aufhebung der Bordelle hin. Dann nämlich sei mit einer Ausweitung der gesundheitlich viel gefährlicheren Strassenprostitution und in der Folge mit einer Zunahme der Geschlechtskrankheiten zu rechnen.[43] Dieses Votum versuchten zwei Mitunterzeichner des Initiativbegehrens, Conrad Escher und Hirzel-Burckardt, zu entkräften, indem sie auf die Stellungnahme der 16 Zürcher Ärzte hinwiesen, die die Möglichkeit der Hygienisierung der Prostitution in Zweifel zogen und daher jede Form der Prostitution, auch die Bordellprostitution, als eigentliche Gefahr für die Gesundheit einschätzten. Die beiden Initianten versuchten erfolglos, die Diskussion von der umstrittenen Frage der Gesundheitssicherung wegzulenken und auf «das traurige und in vielen Fällen nicht selbstverschuldete Los der Mädchen» hinzuweisen, das aus «Menschlichkeit» nicht ignoriert werden dürfe.[44]

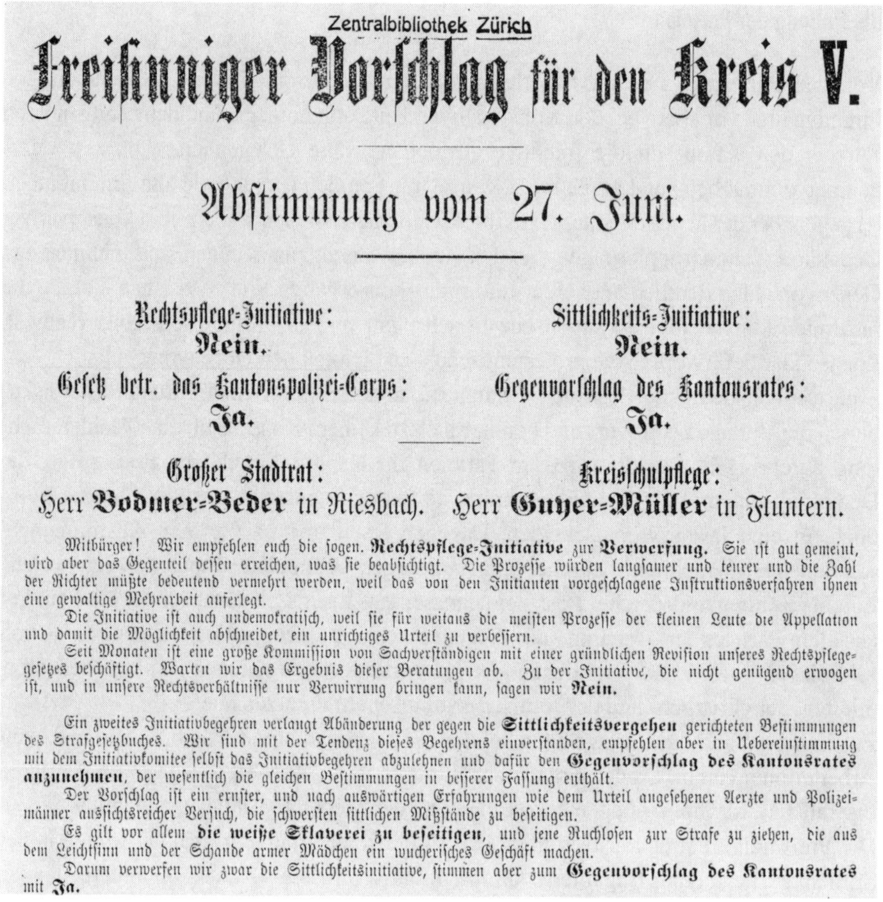

Zentralbibliothek Zürich

Freisinniger Vorschlag für den Kreis V.

Abstimmung vom 27. Juni.

Rechtspflege-Initiative:	Sittlichkeits-Initiative:
Nein.	**Nein.**
Gesetz betr. das Kantonspolizei-Corps:	Gegenvorschlag des Kantonsrates:
Ja.	**Ja.**

Grosser Stadtrat:
Herr **Bodmer-Beder** in Riesbach.

Kreisschulpflege:
Herr **Guyer-Müller** in Fluntern.

Mitbürger! Wir empfehlen euch die sogen. **Rechtspflege-Initiative** zur **Verwerfung**. Sie ist gut gemeint, wird aber das Gegenteil dessen erreichen, was sie beabsichtigt. Die Prozesse würden langsamer und teurer und die Zahl der Richter müsste bedeutend vermehrt werden, weil das von den Initianten vorgeschlagene Instruktionsverfahren ihnen eine gewaltige Mehrarbeit auferlegt.

Die Initiative ist auch undemokratisch, weil sie für weitaus die meisten Prozesse der kleinen Leute die Appellation und damit die Möglichkeit abschneidet, ein unrichtiges Urteil zu verbessern.

Seit Monaten ist eine grosse Kommission von Sachverständigen mit einer gründlichen Revision unseres Rechtspflege-gesetzes beschäftigt. Warten wir das Ergebnis dieser Beratungen ab. Zu der Initiative, die nicht genügend erwogen ist, und in unsere Rechtsverhältnisse nur Verwirrung bringen kann, sagen wir **Nein**.

Ein zweites Initiativbegehren verlangt Abänderung der gegen die **Sittlichkeitsvergehen** gerichteten Bestimmungen des Strafgesetzbuches. Wir sind mit der Tendenz dieses Begehrens einverstanden, empfehlen aber in Uebereinstimmung mit dem Initiativkomitee selbst das Initiativbegehren abzulehnen und dafür den **Gegenvorschlag des Kantonsrates anzunehmen**, der wesentlich die gleichen Bestimmungen in besserer Fassung enthält.

Der Vorschlag ist ein ernster, und nach auswärtigen Erfahrungen wie dem Urteil angesehener Aerzte und Polizei-männer aussichtsreicher Versuch, die schwersten sittlichen Missstände zu beseitigen.

Es gilt vor allem **die weisse Sklaverei zu beseitigen**, und jene Ruchlosen zur Strafe zu ziehen, die aus dem Leichtsinn und der Schande armer Mädchen ein wucherisches Geschäft machen.

Darum verwerfen wir zwar die Sittlichkeitsinitiative, stimmen aber zum **Gegenvorschlag des Kantonsrates** mit **Ja**.

Abb. 10: Ein Flugblatt der Freisinnigen mit den Abstimmungsempfehlungen. (Zentralbibliothek Zürich, LK 653)

Obwohl es in der Freisinnigen Partei viele Befürworter des Reglementarismus gab, dominierte nach aussen eine befürwortende Haltung. Die redaktionelle Stellungnahme der freisinnigen Neuen Zürcher Zeitung (NZZ) forderte zur Annahme des Gegenvorschlages auf und verteidigte die Argumente der Befürworter. Da die ärztlichen Autoritäten in der Frage gespalten waren, wurde dem Stimmbürger von der NZZ empfohlen, sich beim Entscheid zur Vorlage auf sein sittliches Gefühl zu verlassen. In Übereinstimmung mit den Sittlichkeitsvereinen sah die NZZ im Gegenvorschlag den ernsten Versuch, «die schlimmsten Auswüchse unseres sexuellen und sozialen Lebens, die schändliche Ausbeutung des Lasters zur Bereicherung einzelner ehrloser Persönlichkeiten, zu beseitigen».[45]

Die Demokraten waren in der Sittlichkeitsfrage ebenfalls gespalten. Prominente Demokraten wie Curti und Nationalrat Furrer sprachen sich gegen die Vorlagen aus, der

Zürcher Professor für Strafrecht Emil Zürcher hingegen dafür. Die gegensätzlichen Meinungen widerspiegeln sich im redaktionellen Beitrag der Zürcher Post, der zwar keine Stellung bezog, aber die Hintergründe des Initiativbegehrens aufzuzeigen versuchte. Die Zeitung wehrte sich entschieden gegen eine konservative Deutung der Probleme. Nach der Zürcher Post war die von den Initianten behauptete Zunahme der Prostitution nicht erwiesen: «Unsere Zeit leidet nicht an grösserer Unsittlichkeit als früher».[46] Die Verschlechterung der sittlichen Zustände Zürichs liege weniger in der effektiven Zunahme der Prostitution als im Aufkommen einer gesellschaftspolitischen Strömung, die eine neue Staatsauffassung vertrete, wonach vom Staat als sittlicher Institution die Durchsetzung auch von moralischen Postulaten gefordert werde.

Die Demokraten fassten die Prostitution als Kulturbegleiterin der Menschheit auf und führten sie weniger auf soziale Probleme als auf individuelle Verhaltensweisen zurück. Es werde sie so lange geben, als «es noch Männer gibt, die ihre rein tierischen Triebe nicht zu zügeln vermögen und Frauen, die in der Preisgabe ihres Körpers die bequeme Lebensart sehen».[47] Die Prostitution war damit auch für die Demokraten moralisch verwerflich, wobei sowohl Prostituierte wie Freier beschuldigt wurden. Obwohl sich diese Bewertung nicht wesentlich von derjenigen der Sittlichkeitsvereine abhob, verurteilten sie deren Lösungsstrategie. Durch die Aufhebung der Bordelle sah die Zürcher Post das Problem genausowenig gelöst, wie «wenn der menschliche Hunger durch ein Verbot des Hungerns» zu stillen versucht würde.[48] Mit der Aufhebung werde in Kauf genommen, dass sich die Prostitution auf die Strasse und in die Häuser bewege und sich die gesundheitlichen Zustände verschlimmerten. Die Annahme der Initiative werde «deshalb unter allen Umständen ein folgenschweres Experiment sein», das nur dann Erfolg haben könne, wenn auch die Ursachen der Prostitution angegangen würden. Die Demokraten betrachteten die Prostitution vage und unbestimmt auch als soziale Frage: «Die Männer und Frauen, an deren guten Willen wir nicht zweifeln, mögen nach Annahme der Initiative in die Geschäfte und Fabriken gehen und sich dort erkundigen, was die Hauptursache der sittlichen und körperlichen Korruption der Mädchen ist; es trägt so manches seidene Kleid die Thräne des ersten Fehltritts.»[49]

Die Haltung der Demokraten zur Sittlichkeitsinitiative war grundsätzlich skeptisch und sehr distanziert. Problemlösungskonzepte, zu deren Durchsetzung die Polizei eingesetzt werden musste, erachteten sie als wenig erfolgversprechend. Sie unterstützten insofern die Argumentation der Sittlichkeitsvereine, als sie die Prostitution nicht nur als soziale Frage, sondern auch als moralische betrachteten.

Die Arbeiterbewegung verwarf die Vorlage mehrheitlich, rang sich aber auch nicht zu einer einheitlichen Stellungnahme durch. In der kantonalen Delegiertenversammlung der Arbeiter- und Grütlivereine sprachen sich die Versammelten mit einem knappen Mehr (27:21) gegen die Änderung des Strafgesetzes aus. Unter den Befürwortern des Initiativbegehrens befanden sich neben den Delegierten der Arbeiterunion und des Grütlivereins Neumünster auch der Redaktor der Arbeiterstimme, Robert Seidel. In einer Artikelserie sprach er sich wiederholt für die Annahme der Gesetzesänderung aus. Für die Gegner der Gesetzesinitiative war die Vorlage ein falsches Lösungskonzept. Sie fassten die Prostitution hauptsächlich als soziales Problem auf, welches primär durch soziale Reformen angegangen werden musste. Erst wenn die Arbeiterin ökonomisch und sozial bessergestellt sei, werde deren Hauptmotiv für die Prostitution, die soziale Not, hinfällig. Indirekt kritisierten die Gegner der Initiative die Sittlichkeitsvereine, die ihre moralischen Ansprüche zwar gegenüber der Arbeiterin formulierten, nicht aber gegenüber Unternehmern, die die Arbeiterin schlecht bezahlten. In der kantonalen Delegiertenversammlung der Arbeiter- und der Grütlivereine meinte Kantonsrat Bertschinger provokativ: Verpflichteten «sich die hohen Damen, welche die Sittlichkeit so sehr befürworten, in den Geschäften nichts mehr zu kaufen, welche Hungerlöhne bezahlen», dann würde es besser aussehen.[50]

Die Gegner sahen die Prostitution in erster Linie als Klassenfrage, da Frauen sich aus materieller Not reichen Herren hingaben, um überleben zu können. Opfer der Prostitution waren daher Töchter und Schwestern der Arbeiter, Täter die Männer aus der besitzenden Klasse. Hinter den ablehnenden Voten zeigte sich die Furcht der Arbeiter, dass Unterschichtsfrauen, die bei Herren in Dienstverhältnissen standen, vermehrt missbraucht würden. In einem Flugblatt, von einigen Arbeitern verfasst, wurde dies unverblümt ausgesprochen: «Was wollen junge Herren machen, nach Aufhebung der öffentlichen Häuser? Das ist ganz einfach, dafür hat man ja Dienstmädchen.»[51] Insofern sahen die Gegner der Sittlichkeitsinitiative die Bordelle als harmonisierende Institution an, in der «gefallene Mädchen» die Bedürfnisse der Herren befriedigen würden. Sie versprachen sich durch die Bordelle einen gewissen Schutz vor sexuellen Übergriffen auf andere Frauen ihrer Klasse. Sosehr sich die Männer verbal für die Interessen der Frau aussprachen, so wenig beschäftigte sie das Los der Prostituierten. Fragen nach deren persönlicher Integrität und Gesundheit wurden nicht angeschnitten.

Ein anderer Teil der Männer aus der Arbeiterbewegung strich die Schutzbestimmungen der Vorlage heraus und betonte, dass durch die Annahme der Gesetzesrevision die geschlechtliche Integrität der Arbeiterfrauen besser geschützt werden könne. Deshalb forderten sie ihre Klassengenossen zur Solidarität auf: «Diese Abänderung bietet den Gerichten endlich eine feste Handhabe, um Kinderschänder, Frauenvergewaltiger, Kuppler, Mädchenhändler gebührend zu bestrafen, gestattet auch, die Bordellsklaverei, der grösste Schandfleck der heutigen Gesellschaft, abzuschaffen. Arbeiter! Es sind eure Klassengenossinnen, die man als sittliche Opfer reicher Wüstlinge zum Verderben preisgibt!»[52]

Neben klassenkämpferischen Tönen waren innerhalb der organisierten Arbeiterschaft auch Stimmen der Moral zu hören. Seine Stellungnahme zur Prostitution in der Arbeiterstimme betitelte der prominente Robert Seidel mit «Moral und Frauenknechtschaft». Nach Seidel war die Zahl der Prostituierten ein Indikator der sittlichen Verhältnisse einer Gesellschaft, die sozialen Verhältnisse miteinschlossen. Mit der Zunahme der sozialen Gegensätze nehme auch die Sittenlosigkeit und folglich die Prostitution zu. In der gegenwärtigen Gesellschaft habe die Prostitution eine soziale und eine moralische Seite. Die soziale Seite des Problems werde gelöst durch «gründliche demokratische Sozialreformen» wie bessere Löhne für Arbeiter und Arbeiterinnen, Verbesserung der Volks-

Zentralbibliothek Zürich

An die
Stimmberechtigten Arbeiter
des Kantons Zürich.

Werthe Mitbürger!

Der nächste Sonntag ruft Euch wiederum zur Urne, Ihr seid berufen über einige Gesetzesvorlagen Euer Ja oder Nein abzugeben. Die Initiative betreffend die **Rechtspflege** bedarf wohl kaum einer weitläufigen Besprechung, sie ist so abgefaßt, daß es wohl nie einfallen wird, für diese zu stimmen. Was die **Polizei** anbelangt, so kann man da getheilter Meinung sein, die Delegirtenversammlung der kantonalen Grütli- und Arbeitervereine hat bekanntlich die Annahme beschlossen. Wir denken, es soll Jeder nach seiner eigenen Ueberzeugung stimmen, einen Polizeistaat möchten wir gerade auch nicht befürworten. Die dritte Vorlage, die sogen. **Sittlichkeitsinitiative** ist nun wohl diejenige, die am meisten Interesse bietet. Sie ist in's Leben gerufen worden von einer Anzahl Damen und Herren, die es sich zur Lebensaufgabe gemacht haben, nachdem sie bereits die Freuden des irdischen Daseins in Hülle und Fülle genossen und für nichts mehr empfänglich sind, nun die Welt und speziell unsere Stadt Zürich zu einer frommen, sittenreinen und tugendhaften zu machen. Dabei denken sie allerdings nicht an ihre Söhne. Was wollen die jungen Herren anfangen nach Aufhebung der öffentlichen Häuser. Das ist ja ganz einfach, dafür hat man ja Dienstmädchen! Illustration hiezu braucht es wohl nicht. Was sind das für Mädchen? Das sind unsere Arbeiterinnen, die mit ihren Hungerlöhnen eben nicht auskommen können. Wollen wir unsere Töchter solchem preisgeben, wir denken **Nein.**

Der Präsident der kantonalen Grütli- und Arbeitervereine, Herr Kantonsrath Bertschinger-Hug, sagte mit Recht in der Delegirtenversammlung in Thalweil:

„Besser wäre es, wenn diese Sittenverbesserer dafür „sorgen würden, daß dem weiblichen Geschlecht ein richtiger „Minimallohn ausbezahlt und ihm Gelegenheit gegeben würde, „sich jeder Berufsart zu widmen. Wer sind denn die Sünder, „die die Bordelle besuchen, doch sicherlich nicht die Arbeiter, „die haben kein Geld.

Advokat Dr. Curti spricht sich im demokratischen Bezirksverein Winterthur über das ärztliche Gutachten aus. Nicht etwa vom Jahre 1874, sondern vom Jahre **1891** lautete dieses Gutachten. Und es lautet dahin, daß der gegenwärtige Zustand beibehalten werden möchte. Auch das Gericht in seiner großen Mehrheit spricht sich ebenfalls für Beibehaltung des status quo aus. Man wähle von zwei Uebeln das kleinere. Nach Annahme des Gesetzes wird die Unsittlichkeit weiter ausgebreitet und die Zahl der Kranken und der unehelichen Kinder wird sich vermehren. Das letztere wird ganz sicherlich zur Folge haben, daß sich die **Kindsmorde** vermehren.

Die armen verführten Mädchen werden bestraft und der Wüstling geht leer aus und macht sich noch breit, daß es ihm gelungen sei, ein braves Mädchen zu erwischen. Sind das richtige Zustände? **Nein!**

Vom Mädchenhandel sprechen diese frommen Seelen; und behaupten ganz dreist, Zürich sei der Stapelplatz des internationalen Mädchenhandels. Das ist denn doch zu stark aufgetragen. Wir gönnen den Frömmlern einige Unwahrheiten aber solch krasse Behauptungen können wir nicht dulden. Da muß sich jeder Einwohner von Zürich, der noch einen Funken von Ehre hat, dagegen entschieden verwahren. Trotz den haarsträubenden Geschichten, — es ist eine neue hinzugekommen letzter Tage, wonach eine Tochter aus **achtbarer** Zürcherfamilie in Mailand in ein verrufenes Haus gekommen sein soll! Daß das eine Erdichtung ist, das wird wohl Jedermann einsehen, denn richtige Eltern erkundigen sich genau, wenn ihre Tochter ins Ausland geht, hiezu braucht's wohl keinen Kommentar, — das ist eine Täuschung des Publikums; — hatten sich die Gerichte seit Jahrzehnten noch **nie** mit einem Falle von **Mädchenhandel** zu befassen. Das spricht auch deutlich. Alle angeführten Fälle dieser Sittlichkeitsapostel beziehen sich nicht auf Zürich, sind in auswärtigen Städten passirt, zum größten Theil aber ersonnen. Die Sittlichkeitsvereine exempliren auch mit verschiedenen Städten, wie Bern, Chaux-de-fonds, Colmar und Mülhausen, wo diese Häuser aufgehoben wurden. Wir sind nun im Falle, über die Stadt Mülhausen vom Polizeipräsidenten, Herrn Sommer, eine Statistik zu besitzen. Es geht aus derselben hervor, daß sich seit Aufhebung der Häuser die Sittlichkeitsverbrechen um nicht **weniger als 62 Prozent vermehrt haben.** Bern, da ist alles längst wieder im Alten, nur daß die Sache etwas im Geheimen betrieben wird; das wäre auch sicherlich der Fall bei uns.

Die Zustände auf der Straße, die heute schon keine glänzenden sind, werden sich derart verschlimmern, daß anständige Frauen und Töchter vor Zumuthungen aller Art nicht mehr sicher sind. Man schaffe die Straßenprostitution ab, denn da werden die Arbeiter mitgelockt, nicht in die Häuser. Nach Aufhebung derselben werden sich aber diese Zustände verschlimmern, und daß die Polizei ohnmächtig ist gegen dieses Treiben, das wissen wir schon längst.

Wir folgen den Gutachten der Aerzte und der Richter und schreiben darum ein doppeltes

Nein.

Eine große Anzahl Arbeiter.

Abb. 11: *Flugblatt zur Abstimmung über die Sittlichkeitsinitiative, das sich speziell an die Arbeiter wandte. (Zentralbibliothek Zürich, LK 653)*

bildung und Ausgleichung der sozialen Gegensätze. Daneben sei die das Individuum betreffende moralische Seite nicht zu vernachlässigen. Die Frauen und Männer, die sich am Prostitutionshandel beteiligten, bezeichnete Seidel als unmoralisch. Sie wiesen «antisoziale» menschliche Eigenschaften auf wie Egoismus, Faulheit, arbeitsscheue Genussucht, Mangel an Ehr- und Pflichtgefühl und Gewissenlosigkeit. Es sei oft nicht die Not die Frauen in die Prostitution treibe, sondern «fehlende moralische Kraft und Bequemlichkeit». Auch den Jünglingen und Männern, welche die Prostituierten aufsuchten, mangle es an der nötigen Moral.[53]

Nach Seidel gab es keine moralische Legitimation für die Prostitution, denn diese entwürdige die einen Menschen auf Kosten der Bedürfnisbefriedigung anderer. Dies sei immer unmoralisch und unsozialistisch, da sie den Grundsatz der Gleichheit, der Gerechtigkeit und der Freiheit verletze.[54]

Wie der Redaktor der Zürcher Post ging auch Seidel auf die Aufgabe des Staates ein. Er lehnte es eindeutig ab, dass sich der Staat zum Garanten der Gesundheit von unmoralischen Individuen mache. Auch die Sozialdemokraten betrachteten den Staat im Sinne von Marx, Lassalle, Lange und Fichte als eine sittliche Gemeinschaft, dem die Aufgabe zukomme, die Unsittlichkeit zu bekämpfen. Für Seidel war dieses sozialdemokratische Staatsverständnis ausschlaggebend, um den Gegenvorschlag zu empfehlen. Wie sollte die Sozialdemokratie weiterhin glaubwürdig sein, wenn sie sich gegen die Gesetzesrevision ausspreche, fragte Seidel an der kantonalen Delegiertenversammlung. Ihr könnte berechtigterweise der Vorwurf gemacht werden, dass die Sozialdemokraten «Verächter der Familie und Befürworter der freien Liebe, resp. der käuflichen Liebe seien».[55] Das Argument einer Verbreitung der Geschlechtskrankheiten, welche die Reglementierung aufhalten sollte, liess Seidel nicht gelten. Die «Lasterhöhlen» seien nicht das kleinere, sondern das grössere Übel, auch in sanitarischer Hinsicht.[56] Um dies zu beweisen, schloss er sich der Argumentationsweise der Sittlichkeitsvereine an und zitierte die Stellungnahme der sechzehn Zürcher Ärzte, die den Nutzen der Reglementierung widerlegten. Für Seidel gab es in der Sittlichkeitsfrage kein Zögern. Er ging davon aus, dass ein in seinen Grundsätzen treuer Sozialdemokrat für den Gegenvorschlag sein Ja in die Urne lege.

In der Prostitutionsfrage spaltete sich die Zürcher Arbeiterschaft in zwei Lager: Das eine sah die Prostitution einzig als soziales Phänomen, das nur durch soziale Reformen zu lösen war. Das andere Lager berücksichtigte mehr die moralische Komponente des Problems und unterstützte das konservative Postulat. Beide Positionen vertraten ihre Postulate jedoch nicht besonders kämpferisch.

In der Abstimmung vom 27. Juni 1897 wurde der Gegenvorschlag mit 40 751 Ja gegen 14 710 Nein und bei 13 631 Leerstimmen angenommen. Auf die Initiative der Sittlichkeitsvereine fielen 10 273 Ja- und 13 751 Neinstimmen, bei 39 996 Enthaltungen. Am grössten war die Ablehnung in den beiden Städten Zürich und Winterthur, die jedoch beide den Gegenvorschlag annahmen. In Winterthur fiel der Entscheid mit 1828 Ja zu 1405 Nein, in Zürich 10 513 Ja zu 6096 Nein; in allen fünf Stadtkreisen wurde der Gegenvorschlag von den stimmberechtigten Männern angenommen.[57]

Das deutliche Abstimmungsergebnis zeigt, dass diejenige Position dominierte, welche Prostitution als sittliche Frage behandelte. Dies war nicht nur auf dem Land der Fall, sondern auch in den Städten Zürich und Winterthur. Klare Sieger der Abstimmung waren die Sittlichkeitsvereine. Nach einem über neun Jahre langen Kampf gegen die reglementierte Prostitution gelang es ihnen, ihre Grundsätze im kantonalen Strafgesetzbuch zu verankern.

Der Diskussionsverlauf in den wichtigsten politischen Lagern im Kanton Zürich zeigt, dass sich ausser den Konservativen keine andere politische Richtung zu einer eindeutigen Wahlempfehlung durchringen konnte. In dieser Frage schieden sich die Geister quer durch die Parteien. Zu den Befürwortern der Sittlichkeitsinitiative gehörten neben den Konservativen auch sozialdemokratische, demokratische und freisinnige Politiker, deren Argumentation sich erstaunlich mit derjenigen der Konservativen deckte. Das in verschiedenen Tageszeitungen erschienene Inserat, in dem prominente Politiker aller Parteien gemeinsam für die Annahme der Vorlage auftraten, zeigt, wie sich die Prostitutionsfrage als sittliche Frage über die Parteigrenzen hinweg immer mehr durchsetzen konnte. In einer Zeit, in der sich die politischen Kräfte zunehmend polarisierten, war dieser Konsens beachtlich.

Die Durchsetzung des moralischen Diskurses wirkte sich auf die Thematisierung der Geschlechtskrankheiten aus. In der Argumentation der Befürworter der Initiative schlossen sich Geschlechtskrankheiten und ein sittlicher Lebenswandel aus. Massnahmen, die die Gefahr einer Übertragung von Geschlechtskrankheiten zu mindern versprachen, wurden vorschnell als Unterstützung zu einem unsittlichen Lebenswandel interpretiert. Diese Sichtweise verunmöglichte einen rationalen Zugang zur Krankheit. Brennende sozial- und gesundheitspolitische Fragen wie die medizinische Behandlung der Geschlechtskrankheiten, die Kostenübernahme der Behandlung durch Krankenkassen wurden in der Diskussion völlig ausgeblendet. Dadurch wurde die Stigmatisierung von Geschlechtskranken erheblich gefördert. Geschlechtskrank zu sein hiess in dem moralisch geprägten Klima, für ein ausschweifendes Sexualverhalten büssen zu müssen.

5. Die Dramatisierung der Geschlechtskrankheiten

Die Sittlichkeitsinitiative hatte auf die Abstimmung hin hitzige und emotionale Auseinandersetzungen geschürt. Dass deren Ausgang zu Gunsten der Sittlichkeitsvereine ausfiel, war für den weiteren Verlauf des Diskurses über Geschlechtskrankheiten bedeutend. Der Abstimmungskampf brachte nicht nur Klärung in einer lang umstrittenen Frage, sondern bot sich als ideale Plattform an, in einer breiteren Öffentlichkeit über Prostitution und Geschlechtskrankheiten zu diskutieren. Das schon fast zum Stereotyp erstarrte Deutungsmuster, Prostitution und Geschlechtskrankheiten als Zeichen eines physischen und sittlichen Unterganges zu interpretieren, fand Anklang.

Die zunehmende Moralisierung von Prostitution und Geschlechtskrankheiten hatte einschneidende und vor allem langfristige Folgen. Es ging längst nicht mehr nur um die Vermeidung der Krankheiten Syphilis und Gonorrhöe, sondern in zunehmendem Masse um die Moral im Volk, um den Zerfall der scheinbar ewig gültigen Sitten, um die angebliche Zersetzung der bürgerlichen Familie. Geschlechtskrankheiten und Prostitution wurden zu Indikatoren der sich auflösenden sittlichen Normen und Werte. Sie symbolisierten das sozial und physisch Krankhafte, an dem Verunsicherungen und Ängste dingfest gemacht werden konnten. Auf der Suche nach Sinndeutung für Krankheit und Leiden wurden Erklärungen aufgegriffen, die mit der gegenwärtigen sozialen Empfindlichkeit korrespondierten. Diese Sinndeutungen sind nicht spezifisch für diesen Diskurs, sondern gehören zur Seuchengeschichte generell. Ihren Grund finden sie nach Göckenjan in einem Ordnungs- und Sicherheitsbedürfnis, das Seuchen nach sich ziehen.[1] Der Diskurs über die Geschlechtskrankheiten zeigt nicht nur den gesellschaftlichen Umgang mit der Krankheit und die Strategien, die zur Bekämpfung gewählt wurden. In verdichteter Form transportiert er auch gesellschaftliche Bilder, Ängste und Wünsche. Diese wollen wir in diesem Kapitel thematisieren und sichtbar machen. Vor dem Hintergrund des gesellschaftlichen Wandels, der sich verschärfenden Klassenfrage, der Geschlechterfrage und der Manifestation der Krise der bürgerlichen Familie, sind die Geschlechtskrankheiten bildhafter Ausdruck eines als zerstörerisch empfundenen Prozesses.

Indikatoren für den Zerfall der bürgerlichen Ordnung

Die Dramatisierung der Geschlechtskrankheiten wurde begünstigt durch die vielen offenen medizinischen Fragen. Die Diagnose war ungenau, die Therapie ungenügend, und für die Syphilis war der Erreger noch immer nicht gefunden worden. Diese Situation liess Raum für Spekulationen. Krankheitsbilder konnten enorm ausgeweitet und der Gefahrenherd vergrössert werden. Diese Ausgangslage hatten sich die Sittlichkeitsvereine im Abstimmungskampf zunutze gemacht.

Die Sittlichkeitsvereine sahen in der blossen Existenz der Prostitution gesundheitliche und sittliche Gefahren für die Gesellschaft. Die Prostituierte verkörperte den physischen wie sittlichen Zerfall. Damit eignete sie sich als Metapher, um der als Zerfall wahrgenommenen Krise der bürgerlichen Gesellschaft eine Gestalt zu geben.

Viele im gesellschaftlichen Umbruch entstandene soziale Probleme wurden als Folge eines moralischen Bankrotts und Ergebnis «sexueller Ausschweifungen» gesehen. Es ist auffallend, wie sich die Zerfallsmetaphern um den Normbruch im Bereich der Sexualität drehten. Selbst der politische Zerfall wurde in den Metaphern von Sexualität umschrieben: «Gottlosigkeit, Aufstand, Zügellosigkeit, Not und Elend – das Ergebnis der Unzucht und der Trunksucht, die den politischen Anarchismus zugleich mit dem sittlichen erzeugen und befestigen und der mit dem Zertreten der heiligen Gebote Gottes beginnt.»[2] Unzucht und Trunksucht trugen den grössten Anteil am gesellschaftlichen Elend. Entsprechend waren Mässigkeit, Zurückhaltung und Zucht die zentralen Botschaften der Sittlichkeitsvereine. Warum galten gerade Trunksucht und Unzucht als Hauptursachen einer zerstörerischen Haltlosigkeit? Sexualität und Alkohol vermögen beide einen Rausch auszulösen, beide haben mit Auflösung von Grenzen, mit Kontrollverlust zu tun. Geht man davon aus, dass die Vorstellungen von physischem und sozialem Körper korrespondieren,[3] verweist die Thematisierung von Trunksucht und Unzucht auf die Angst vor einem sozialen Grenzverlust, respektive auf den Verlust von Normen und Werten mit vermeintlich klaren Konturen. In einer Kultur, in der Triebkontrolle zentraler Wert war, durch den das soziale Leben gestaltet wurde, musste die Lockerung dieses Wertes als Orientierungsverlust gedeutet werden, der auch die Sozialordnung zu bedrohen schien.

Wir gehen also davon aus, dass die Verzichtsmoral im Aufweichen begriffen war. Damit wurde ein soziales Regulativ zerstört und musste re- oder neu definiert werden. Da Sexualität im Foucaultschen Sinn in der bürgerlichen Gesellschaft zum «öffentlichen Einsatz zwischen Staat und Individuum»[4] wurde, bot sich der Diskurs über Geschlechtskrankheiten an, um Normen und Werte zu transformieren. Damit kann die Fokussierung auf die Sexualität und die Intensität, mit der darüber geredet wurde, verstanden werden. Auslösender Faktor für diesen Prozess war der sozioökonomische Wandel, der räumliche und soziale Neuorientierung der Klassen und Geschlechter mit sich brachte, sowie gesellschaftliche Mobilität, Frauenarbeit, Freizeitkultur, um nur einige Aspekte zu nennen. Die menschlichen Körper rückten sich in den neu entstehenden Grossstädten näher. Sie begegneten sich in neuen Formen und in neuen Umgebungen. Nähe und Distanz mussten neu ausgelotet, neue soziale Verhaltensmuster erprobt werden.

Antworten auf diese Veränderungen gab es verschiedene. Als Lösungsansatz wählten die Sittlichkeitsvereine die Strategie der Individualisierung und Moralisierung. Gesellschaftliche Probleme wurden nicht als strukturell bedingt gesehen, sondern als Versagen des einzelnen Individuums, zurückzuführen auf die fehlende moralische Integrität der einzelnen. Diese Strategie übte Druck aus auf Menschen, die den moralischen Anforderungen nicht genügten, zumal wenn das Versagen auch noch sichtbar wurde wie bei den Geschlechtskrankheiten. Einzelne oder Gruppen konnten sanktioniert, verantwortlich gemacht oder stigmatisiert werden.

Die Krise der bürgerlichen Familie

Ein grosser Teil der Freier kam nach Aussagen der Sittlichkeitsvereine aus der bürgerlichen Elite, selbst «hochgestellte Persönlichkeiten» würden Bordelle besuchen.[5] Der Gang zur Prostituierten sei zur Selbstverständlichkeit geworden, gruppenweise würden Bordelle frequentiert, selbst in jungen Jahren. Der Frauenbund weist auf den Skandal hin, dass 15jährige Kantonsschüler gemeinsam Bordelle besucht hatten. Den Ernst der Lage illustrierte denn auch die Verbreitung der Geschlechtskrankheiten. Die Sittlichkeitsvereine nahmen an, dass gegen 20 Prozent der studierenden männlichen Jugend mit Geschlechtskrankheiten infiziert waren. Dieses schwarzmalerische Schreckensbild bezeugt die Klage der Sittlichkeitsvereine, dass die sittlichen Ideale selbst in höheren Kreisen zusammengebrochen seien und die Herrschaft der blossen Naturtriebe überhandgenommen habe. In ihren Augen fehlte es der zukünftigen Elite «eindeutig an der Kraft zur Selbstbemeisterung».[6]

Dass die Krise manifest wurde, hing damit zusammen, dass Prostitution und die damit verknüpfte Bedrohung durch die Geschlechtskrankheiten ein gesellschaftspolitisches Thema geworden waren und die Prostitution ein sichtbares Phänomen wurde. Die Prostituierten waren nicht mehr in Bordellen abgesondert, sondern im städtischen Bild präsent. Sie konnten nicht mehr übersehen noch geleugnet werden. Diese Umstände machten es schwer, die idealisierenden Bilder der Familie aufrechtzuerhalten.

Manifest wurde die Krise der bürgerlichen Familie und ihrer Sexualmoral. Zur sozialen Bedrohung der bürgerlichen Familie kam die physische; Frauen mussten befürchten, von den Ehemännern mit Geschlechtskrankheiten infiziert zu werden: «Eine trübe Flut des Verderbens ergiesst sich aus diesen Häusern in die Familien, in das ganze Volk hinein. Nicht nur, dass die Männer in den Bordellen ekelhafte Krankheiten auflesen und sie auf Frauen und Kinder übertragen, sondern das ganze Glück der Familie wird zerstört.»[7] Die Gefahr für die ledigen Bordellbesucher war nicht weniger gross, denn die Krankheit konnte jahrelang latent vorhanden sein und irgendwann wieder ausbrechen, wodurch die Frauen zu irgendeinem späteren Zeitpunkt in der Ehe angesteckt wurden. Wohlgemerkt, das Vorleben des Mannes war für die Frau tabu. Wenn eine latent vorhandene Geschlechtskrankheit später beim Mann wieder ausbrach oder er sie auf die Frau übertragen hatte, war nicht nur das Familienglück, sondern auch die physische Existenz der Familie bedroht; denn die Geschlechtskrankheiten bei der Frau konnten zu Sterilität führen oder «sieche» Kinder zur Folge haben.

Für diese Situation wurde die Prostituierte verantwortlich gemacht. In dieser Sichtweise war die durch den Reglementarismus «geduldete» Prostitution besonders schlimm. Die Prostituierte war es, die die bürgerliche Familie zerstörte und «Raub an der Volksgesundheit»[8] beging: «Viele, welche einen Hausstand gründen und der bürgerlichen Gesellschaft gut erzogene Mitglieder zuführen könnten, werden durch den ausserehelichen Geschlechtsverkehr, durch die unter staatlichem Schutz sich ungeniert bewegende Prostitution abgehalten, ihrem besseren Lebenszweck nachzugehen.»[9] Das Unverschämte war, dass die Staatsärzte die gesundheitlich untersuchten Prostituierten «dem allgemeinen Gebrauch der Bürger gewissermassen» empfahlen. Deshalb wandte sich auch der «Ehemann, besonders wenn er noch unter dem Einflusse alkoholischer Getränke steht, allzu sicher dem ausserehelichen Geschlechtsverkehr zu, der ihm durch den Staat und seine Diener so leicht gemacht» wurde.[10]

Vor dem Hintergrund der Krise der bürgerlichen Familie und der Angst vor Geschlechtskrankheiten, die mit einem Schlag das hochgehaltene Glück zerstören konnten, bekommt der Diskurs klarere Konturen. Da die Prostitution und die Krankheiten real vorhanden waren, war es leicht, diese für die nicht mehr intakte Familie verantwortlich zu machen. Das Bild der schuldigen Prostituierten, das sich festgesetzt hatte, wurde weiter verwendet und verfestigt, indem man den erbitterten Kampf gegen sie aufnahm.

Die Geschlechterfrage

In der zweiten Hälfte des 19. Jahrhunderts begannen sich die bürgerlichen Frauen in lokalen Gruppen zu organisieren, wobei sich Zielsetzung und Interesse sehr unterschiedlich gestalteten. Zu einer nationalen Organisierung der Frauen kam es erst gegen Ende des 19. Jahrhunderts.[11] Der Frauenbund z.H.d.S., der einen bedeutenden Teil der organisierten bürgerlichen Frauenbewegung ausmachte, war an dieser Organisierung massgeblich beteiligt.[12] Dies bestätigt ein Blick auf die Mitgliederzahlen. 1902 hatte der deutschschweizerische Frauenverein z.H.d.S. 25 000 Mitglieder; gleich viele Mitglieder hatte um 1900 der Bund Schweizerischer Frauenvereine (BSF). Die beiden Dachverbände zusammen stellten zahlenmässig die meisten Mitglieder der organisierten bürgerlichen Frauen.[13]

Ein sich veränderndes Selbstverständnis der Frau fand in der Frauenbewegung seinen Ausdruck. Die bürgerlichen Frauen, bis zu ihrer Heirat meist an das elterliche Haus gebunden waren, erhoben Anspruch auf ausserhäusliche Betätigung, bessere Ausbildungsmöglichkeiten und Einflussmöglichkeiten im öffentlichen Bereich. Dem dualen Geschlechterkonzept entsprechend, wollten sie ihre mütterlichen Eigenschaften in die Öffentlichkeit einbringen und so ihren Beitrag zum gemeinschaftlichen Wohl leisten. Ihre Präsenz in der Öffentlichkeit und ihr Anspruch auf einen grösseren Handlungsspielraum stiessen auf Widerstand. Zwar wurden die Frauen des Frauenbundes von den Männern aus der Sittlichkeitsbewegung akzeptiert, vielleicht auch, weil sie sich für eine gemeinsame Sache einsetzten. Die Frauen lehnten sich auch nicht gegen die ihnen zugeschriebenen Eigenschaften der sich unterordnenden, aufopfernden Frau auf, sondern wollten diese im ausserhäuslichen Bereich zur Geltung bringen. Doch ausserhalb der Bewegung stiessen sie mit ihren Aktivitäten trotz ihrer moderaten Einstellung nicht überall auf Wohlwollen. Sie mussten sich, weil sie öffentlich das Wort ergriffen und sich in die Männerdomäne begaben, Kritik von Frauen wie von Männern gefallen lassen. Diese galt oft weniger den Sachfragen, zu denen sie Stellung bezogen, als ihrem Geschlecht. Der Bezirksarzt Zehnder zum Beispiel sprach den Frauen ziemlich gehässig die Legitimation für ihre Aktivitäten ab. Er könne sich des Eindrucks «nicht erwehren, dass noch in unserm Jahrhundert wenigstens und bei der grossen Richtung, welche

Frauenbildung durch Erziehung und Leben gewonnen hat, das Frauenherz kaum berufen sein kann, entscheidend in soziale Fragen einzugreifen, welche das Wohl und Wehe der ganzen Bevölkerung tief berühren und deren Lösung neben einer sorgfältig prüfenden Abwägung aller öffentlichen Interessen auch eine Summe wissenschaftlicher Kenntnisse voraussetzt.»[14] Aufgrund fehlender wissenschaftlicher Bildung also sprach Zehnder den Frauen die Kompetenz ab, zu sozialen Fragen Stellung zu nehmen. Die Zeiten, wo sich Frauen im Hintergrund hielten und sich Männer ausschliesslich mit Männern in öffentlichen Debatten auseinandersetzten, waren jedoch vorbei. Die Geschlechterfrage war gestellt. Frauen drängten in bis anhin den Männern vorbehaltene Bereiche und kritisierten deren Vorrechte. Die Kritik der Frauen der Sittlichkeitsvereine konzentrierte sich auf die Vorrechte des Mannes in der Sexualität. Die Folge war eine Verunsicherung vieler Männer, wie dies die Reaktionen zeigen. Die männliche Sphäre musste neu abgesteckt und neu behauptet werden.

Die Klassenfrage

Ein weiterer Themenkreis, der sich im Diskurs widerspiegelt, war die Klassenfrage respektive die Bedrohung, die vom Arbeitermilieu auszugehen schien. Thematisiert wurde weniger die soziale Not, sondern die moralische Verkommenheit.

Nach der Ansicht der Sittlichkeitsvereine kamen die meisten Prostituierten aus der Arbeiterschicht, «aus derjenigen Mitte», die die jungen Frauen nicht genügend schützen konnte.[15] Es wurde ein Bild der Prostituierten und ihres Milieus konstruiert, das sich zu einem Stereotyp verfestigte: «[…] jämmerlich vernachlässigte Erziehung, Verwahrlosung, oft auch Verführung seitens derjenigen, welche dem Kinde die natürlichen Stützen im Leben sein sollten. Eine schlechte oder gleichgültige Mutter, ein lasterhafter und trunksüchtiger Vater, – das ist beinahe ausnahmslos des traurigen Rätsels einfache Lösung.»[16] Aus einer solchen fehlerhaften Erziehung sei die «Arbeitsscheu» und «Putzsüchtigkeit» der Prostituierten zu erklären.

Nicht nur die Erziehung der Unterschichtsfamilie war ungenügend und gefährdend, sondern das ganze Milieu war massgeblich an der Verführung der Frau beteiligt. Das Arbeitermilieu galt an sich als unmoralisch. Die jungen Frauen waren der Unzucht ausgeliefert; ihr Werdegang zur Prostitution vorgegeben. Das Kind «hat gleichgültige, lieblose Eltern, die seine Schritte nicht kontrollieren. Um und um befinden sich Wirtschaften geringster Sorte, mit Tingel-Tangel, deren Lärm bei Tag und Nacht an das gierige Ohr des Kindes tönt. Es wächst heran zu einem stattlichen Mädchen; Worte der Schmeichelei, der Versuchung werden ihm ins Ohr geflüstert. Nebenan ist ein Bordell, unten und oben sind zwei, drei, vier. Es beobachtet das Treiben; geputzte Mädchen, seine Herren gehen ein und aus. Ist es da verwunderlich, wenn es auf Abwege gerät, wenn es den bösen Einflüsterungen Gehör gibt in einem Momente, wo von ihm Arbeit gefordert wäre, und wo es lieber feiern möchte?»[17]

Dafür verantwortlich gemacht wurden auch die engen Wohnverhältnisse, dass mehrere Familienmitglieder in einem Zimmer schlafen mussten, und das Kostgängerwesen, auf das viele Arbeiterhaushalte angewiesen waren. Die Sittlichkeitsvereine geisselten diese sozialen Umstände, die eine Verführung erleichterten. Die Hauptursache für den Weg in die Prostitution sahen die Vereine jedoch in der «Untüchtigkeit zur Arbeit»[18]: «Weil in den meisten Familien unserer Verwahrlosten Trunksucht, Bettel und Liederlichkeit zu Hause sind und Beten und Arbeiten gar nicht in Frage kommt, gewöhnen sich die Kinder von klein auf ans Faulenzen, an Unordentlichkeit und allmälig ans Laster.»[19]

Das Arbeitermilieu wurde als grosser, unsittlicher Pfuhl beschrieben, als ein Sumpf, von dem die eigentliche Seuche auszugehen schien, als ein Ort, der sich der Kontrolle der Sittlichkeitsvereine entzog und deshalb bedrohlich war. Es war das Milieu, das die Prostitution produzierte und die bürgerlichen Männer verführte. War von Freiern die Rede, waren immer bürgerliche Männer gemeint. Da die Prostituierten mehrheitlich aus der Unterschicht stammten, symbolisierte das Prostitutionsverhältnis auch die Unordnung zwischen den Klassen.

Prostitution musste unterdrückt werden, da sonst ein «weibliches Proletariat» entstand, «das in kurzer Zeit zu einer förmlichen Landplage angewachsen sein wird».[20] Verkörperte das weibliche Proletariat die «physische und moralische Verseuchung», so das männliche Proletariat die politische; es wurde der Gottlosigkeit und des Materialismus bezichtigt und für den politischen Niedergang verantwortlich gemacht.

In einer Zeit, da sich die Arbeiterschaft zu organisieren begann und vermehrt politische Partizipation forderte, kann die Verteufelung dieser Klasse auch als Abwehr gedeutet werden.

Die Metaphern

Die amerikanische Publizistin Susan Sontag hat aufgezeigt, dass von Krankheiten Bilder entworfen werden, die mit der Krankheit selbst nichts zu tun haben, sondern reine Zuschreibungen sind.[21] Krankheiten, die via Sexualität übertragen werden, eignen sich zur Metapherbildung besonders. Eine der ältesten Metaphern für die Geschlechtskrankheiten, die sich seit der Frühzeit bis heute gehalten hat und im Zusammenhang mit Aids wieder präsent ist, ist die der Lustseuche. Dies zeigt, wie mächtig solche Zuschreibungen und wie bedeutend die Funktionen, die sie zu erfüllen haben, sind. Metaphern jedoch können nur im jeweiligen gesellschaftlichen Kontext interpretiert und verstanden werden.

Die Prostitution wurde als «Giftpflanze», «Giftmorchel», «verseuchender Ansteckungsherd», «Unwesen», «Trübe Flut des Verderbens», «Krebsübel des fin de siècle» und ähnliches mehr bezeichnet. Für die Geschlechtskrankheiten wurden die gleichen Metaphern verwendet. Die Begriffe Lues, Syphilis und Gonorrhöe, die Namen spezifischer Geschlechtskrankheiten, wurden, abgesehen von wissenschaftlichen Abhandlungen, selten gebraucht, statt dessen wurde von «ekelhaften», «ekelerregenden» oder «heimlichen» Krankheiten gesprochen. Nur im Kontext wird deutlich, um welche Krankheit es sich handelt. Weitaus häufiger rekurriert die Bezeichnung für Geschlechtskrankheiten auf die

Metaphorik der Prostitution, was ein klares Auseinanderhalten von Krankheit und Prostitution verunmöglichte und auf ein Konstrukt der Identifikation von Prostitution mit Geschlechtskrankheit hinweist. Diese Synonymität wurde durch die gleiche Metaphorik begrifflich verfestigt. Die Lokalisierung des Problems bei den Prostituierten und deren Gleichsetzung mit Geschlechtskrankheiten ermöglichte eine Personifizierung des Übels. Die Gleichsetzung stempelte die Prostituierte zur Kranken und zur Krankheitsträgerin. Jegliche Kontaktnahme zu ihr hatte in dieser Deutung eine Ansteckung zur Folge. Dieses Konstrukt stigmatisierte die Prostituierten in grossem Masse. Mit dem Vorwand, eine für die Bevölkerung gefährliche Krankheit zu bekämpfen, liess sich Stigmatisierung, die Bevormundung und jede polizeiliche, juristische oder fürsorgerische Massnahme gegenüber den Prostituierten legitimieren.

Die von den Sittlichkeitsvereinen für Geschlechtskrankheit und Prostitution verwendete Metaphorik widerspiegelt das Gefühl von Bedrohtsein und die Angst des Individuums sowie die Untergangsstimmung der Gesellschaft. Die Begriffe assoziieren anarchisch Wucherndes, aus der Kontrolle Geratenes, dem Einhalt geboten werden muss: «Die trübe Flut, die sich über das Volk ergiesst, wenn nicht Dämme gebaut werden», die «Schmarotzerpflanze, die am Volkskörper saugt, wenn man sie nicht mit der ganzen Wurzel ausreisst», der «Pesthauch, der die Stadt mit einem Gestank erfüllt und sie in eine Kloake verwandelt, werden nicht drastische Mittel zur Eindämmung eingesetzt» sind Metaphern, die die Wahrnehmung der Geschlechtskrankheit und der Prostitution charakterisieren. Die Verwendung dieser Metaphern erzeugte wiederum Angst und konnte zur Propaganda für das erwünschte Ziel wirksam eingesetzt werden. Sie legitimierte das Eingreifen, forderte auf zur Kontrolle, zur Überwachung.

Die Prostituierte, von der bürgerlichen Gesellschaft als sexuell deviant gestempelt, bot sich zur Personifizierung eines beschwörten gesellschaftlichen Zerfalls an. Diesen Prozess nennt der Ethnopsychoanalytiker Paul Parin «Verschiebungsersatz».[22] Er taucht auf in instabilen gesellschaftlichen Situationen, in denen Ängste nicht lokalisierbar und dadurch nicht bewältigbar sind. Deshalb wird eine Verschiebung auf ein Objekt vorgenommen, hier auf die Prostituierte, die eine solche Lokalisierung ermöglicht. Dieser Ersatz erlaubt sowohl die Projektion von Hass wie ein zielgerichtetes Agieren, womit Gefühle der Ohnmacht und der Hilflosigkeit überdeckt werden können.[23] Individuell dient dieser Mechanismus der psychischen Entlastung; gesellschaftlich der Stabilisierung innerer Spannungen oder politischer Verhältnisse.[24]

Die Sittlichkeitsvereine verwendeten nicht nur die Begriffe Geschlechtskrankheit und Prostitution synonym, sondern auch die Bezeichnungen physisch und sittlich. Wurde von einer Verseuchung gesprochen, war immer sowohl die physische wie die moralische gemeint. Die Begriffe waren völlig austauschbar: «Jede Stätte der geduldeten Unzucht ist nicht nur in gesundheitlicher, sondern in moralischer Hinsicht ein verseuchender Ansteckungsherd: auf alle, die damit in Berührung kommen, muss sich der Einfluss fühlbar machen [...]. Wer wollte behaupten, dass es einen Stand gäbe, dessen Angehörige vor dem korrumpierenden Einflusse des Giftes bewahrt bliebe? Vor dieser Ansteckung schützt keine Kontrolle der Welt.»[25]

Die «Stätten der Unzucht» wurden in ihrer Wirkung mit einem Sog oder einem magnetischen Feld verglichen, mit Kräften also, die Distanz verringern. Bereits im Einflussbereich war die Gefahr einer moralischen Verseuchung virulent.

Auch dieser Wortgebrauch erweiterte das Gefahrenpotential erheblich. Er konstruierte eine Bedrohlichkeit, die mit der Übertragung der Geschlechtskrankheiten nichts zu tun hatte. Diese Metaphorik war das Resultat einer Sichtweise, die Geschlechtskrankheiten auf ein moralisches Problem reduzierte.

Geschlechtskrankheiten wie Prostitution bedrohten in den Augen der Sittlichkeitsvereine nicht nur den individuellen physischen Körper, sondern auch den «Volkskörper».[26] Sie waren es, die am «Volkskörper nagten». Der Begriff suggerierte die Vorstellung, dass der gesellschaftliche Körper identisch funktioniere wie der individuelle und ebenfalls physisch und moralisch angegriffen werden und zerfallen könne. Er gab vor, die Gesamtheit aller individuellen Körper zu sein. Er stellte das Objekt der potentiellen Gefährdung plastisch dar und erhöhte damit das Verantwortlichkeitsgefühl, denn jede individuelle physische oder moralische Ansteckung trug direkt zum Verfall des Volkskörpers bei. Die Metapher des Volkskörpers implizierte weiter, dass einzelne oder Gruppen, die dem Ganzen schadeten, aus dem Volkskörper ausgestossen werden müssten, damit dieser genesen könne. Diese Metaphorik verdeutlicht, wie die physische Bedrohung des Körpers auf die gesellschaftliche Situation projiziert wurde.

Neue wissenschaftliche Entdeckungen

Der Medizinwissenschaft gelangen in der zweiten Hälfte des 19. Jahrhunderts einige Entdeckungen, die das Bedrohungsbild der beiden Geschlechtskrankheiten Syphilis und Gonorrhöe sowohl für das Individuum als auch für die Gesellschaft entschieden verschärften. Der Dramatisierungsprozess erhielt damit Nahrung seitens der Medizin.

Die Syphilis war durch die neuen Forschungserkenntnisse nicht mehr nur die Krankheit, die zur langsamen Verblödung des Erkrankten führte, sondern wurde zu einer vererbbaren Krankheit, die zu Tot- oder Missgeburten führen konnte. Die Gonorrhöe wurde von einer als harmlos eingeschätzten akuten Erkrankung zu einer chronischen Infektionskrankheit, mit der Infertilität bei Mann und Frau erklärt wurde. Diese neu entdeckten Zusammenhänge wurden zunächst von den Ärzten rezipiert. Durch den öffentlichen Diskurs über Prostitution und Geschlechtskrankheiten diffundierten die neuen Krankheitsbilder aber auch in breitere Gesellschaftsschichten. Die Forschungsergebnisse führten zu einer Neueinschätzung der beiden Krankheiten und liessen sie wesentlich bedrohlicher erscheinen.

Seit der klinischen Trennung der Gonorrhöe von der Syphilis durch den Syphilographen Ricord (1834) galt die Gonorrhöe unter den akademischen Ärzten als harmlose Krankheit, der sie wenig Beachtung schenkten.[27] Gemäss der Lehre Ricords war die Gonorrhöe eine unspezifische Schleimhautentzündung, an der vorwiegend Männer erkrankten. Statt einer spezifischen, krankheitsauslösenden Ansteckung führte Ricord die Gonorrhöe auf

Reizungen durch die Frau (wie Menstruationsblut, Ausscheidungen im Wochenbett) auf Diätfehler oder geschlechtliche Überreizung zurück.[28]

Dieses Krankheitsbild wurde durch die Forschungen des New Yorker Gynäkologen Emil Noeggerath[29] grundsätzlich in Frage gestellt. In seiner 1872 erschienenen Schrift «Die latente Gonorrhöe im weiblichen Geschlecht» beschrieb er die Gonorrhöe als eine Infektionskrankheit, die, ähnlich wie bei der Syphilis, auf einen spezifischen Ansteckungsstoff zurückgeführt werden könne. Nach Noeggerath blieb der spezifische Erreger der Gonorrhöe im Körper und rief immer wieder neue Erkrankungen hervor. Ein einmal infiziertes Individuum konnte somit ein ganzes Leben lang immer wieder an gonorrhoischen Erkrankungen leiden. Dies nannte man latente Gonorrhöe.[30] Die Optik des Gynäkologen prägte das Krankheitsbild der Gonorrhöe entscheidend. Das Schwergewicht von Noeggeraths Forschungen lag bei der Beeinträchtigung der generativen Fähigkeit der Frau, welche er weitgehend mit der Gonorrhöe erklärte. Dank seinen Forschungen wurde die bis anhin vernachlässigte gonorrhoische Erkrankung der Frau thematisiert. Gemäss seiner Lehre können die im Körper verbliebenen Krankheitskeime bei der Frau Entzündungen des Bauchfells, der Eileiter und der Ovarien hervorrufen, die schliesslich zur Unfruchtbarkeit führen. Noeggerath erklärte rund 90 Prozent aller Fälle von weiblicher Sterilität mit Gonorrhöe.[31] Würden Frauen gonorrhoischer Männer schwanger, sei ein Abort sehr wahrscheinlich. Ebenfalls brachte er die sogenannte Ein-Kind-Sterilität mit der Gonorrhöe in Verbindung.[32] Nach der ersten Geburt, so Noeggerath, könne der Krankheitskeim besonders gut bis zu den Eileitern vordringen. Die Einnistung eines befruchteten Eis werde durch die Entzündung der Eileiter weiterhin verunmöglicht, weshalb die Frau kein weiteres Kind mehr gebären könne.

In der Schweiz wurden die Arbeiten Noeggerath Ende der 1880er Jahre rezipiert. Im Correspondenzblatt für Schweizer Ärzte stellte der Privatdozent Dr. H. Meyer Noeggeraths Lehre in einem Artikel «Zur Verhütung der Ausbreitung der chronischen Gonorrhöe und ihrer Complicationen» vor und wies besonders auf die Implikationen einer gonorrhoischen Erkrankung für die Frau hin: «Durch ihn wissen wir, dass ein beträchtlicher Procentsatz aller weiblichen Unterleibsleiden auf gonorrhoische Infection zurückgeführt werden muss, und dass eine ganze Anzahl unserer kräftigsten Frauen in Folge gonorrhoischer Infection früh verblühen, in den besten Jahren invalide sind und unfruchtbar bleiben.»[33]

Im weiteren Verlauf der Forschertätigkeiten entdeckten Mediziner auch beim Mann entzündliche Erscheinungen, die zu Sterilität führten.[34] Dennoch wurde die Sterilität des Mannes niemals als so gravierend eingeschätzt wie diejenige der Frau. Eine unfruchtbare Frau konnte ihre Lebensaufgabe, die Mutterschaft, aus der ärztlichen Optik nicht erfüllen.

Noeggeraths Forschungen und seiner Annahme eines spezifischen Ansteckungsstoffs wurden zunächst wenig Beachtung geschenkt.[35] Von den Schweizer Ärzten wurden sie als «amerikanische Übertreibung» eingestuft.[36] Dies änderte sich 1879 mit der Entdeckung des Gonococcus-Bakteriums durch Neisser,[37] die Noggeraths Thesen bestätigte. Mit dieser Entdeckung gelang gleichzeitig eine der ersten Identifikationen eines Bakteriums mit einer spezifischen Krankheit.[38] Zum endgültigen Durchbruch von Noeggeraths These kam es dank dem deutschen Wissenschaftler Ernst Bumm, dem 1885 die erste Übertragung einer Gonococcuskultur auf Menschenserum gelang.

In seinem vielbeachteten Artikel, der 1889 im Correspondenzblatt für Schweizer Ärzte erschien, unterstützte der oben genannte Privatdozent Dr. H. Meyer aus Zürich Noeggeraths Forschungsresultate und wies auf die neuen Beweisverfahren hin, die jene belegen würden. Meyer erklärte die späte Rezeption Noeggeraths einerseits mit der späten Herausbildung der Gynäkologie als Spezialwissenschaft und andererseits mit der «steigende(n) Häufigkeit der gonorrhoischen Infection und ihrer Folgezustände».[39] Meyer führte die steigende Häufigkeit einer gonorrhoischen Infektion nicht nur auf eine differenzierte Diagnostik zurück, sondern betonte ausdrücklich die Vermehrung der Krankheit unter der Bevölkerung, die, falls sich dieser Trend fortsetze, in kurzer Zeit zur «volkswirtschaftlichen Calamität» führen werde.[40]

Wie das Krankheitsbild der Gonorrhöe veränderte sich im letzten Drittel des 19. Jahrhunderts mit neuen wissenschaftlichen Entdeckungen auch dasjenige der Syphilis. Entscheidenden Anteil daran hatten vor allem Kliniker der französischen Schulen von Paris und Lyon, besonders die Schüler Ricords und ihre Nachfolger und der Deutsche Neisser, die sich der weiteren Erforschung der Syphilis widmeten.[41]

Viel beachtet wurden die Arbeiten des Ricord-Schülers Alfred Fournier, der 1879 mit seinem Werk «Syphilis et mariage» (deutsch 1881) die Lehre der Vererbbarkeit der Syphilis begründete.[42] Fournier widmete sich hauptsächlich dem Studium der Auswirkungen der Syphilis auf die nächstfolgende Generation. Anhand ausgedehnter Studien an seinen Privatpatientinnen kam Fournier zum Schluss, dass die Syphilis nicht nur für Aborte und Frühgeburten, sondern auch für eine beträchtliche Anzahl von Missgeburten[43] verantwortlich gemacht werden konnte. Schon länger bekannt war die Tatsache, dass Neugeborene syphilitische Symptome aufweisen konnten und häufig kurz nach der Geburt an den Folgen der Syphilis starben. Fourniers Interesse galt vor allem der Frage der Beteiligung der Eltern an der Übertragung der Syphilis. Ihm zufolge konnten die Mutter oder der Vater die Syphilis vererben, am häufigsten sei jedoch die Übertragung durch die Mutter, da die meist jungen Ehefrauen von ihren Männern in den ersten Ehejahren angesteckt worden seien.[44]

In «Syphilis und Ehe» (1879) und in «Die Vererbung der Syphilis» (deutsch 1892) versuchte er, eine Systematik in die Übertragbarkeit der Krankheit zu bringen und die Wahrscheinlichkeit einer angeblichen Vererbung (manchmal auch als Heredosyphilis oder hereditäre Syphilis bezeichnet) vorauszubestimmen. Sein Ziel war es, Regeln für Ärzte aufzustellen, die es ihnen ermöglichten, das genaue Stadium der Syphilis zu erkennen, damit sie nicht mehr an die nächste Generation weitergegeben werde.

Fourniers Verständnis der Vererbungsfähigkeit der Syphilis stand in einem engen Verhältnis mit seiner Vorstellung über die Natur des «Contagiums». Er ging von einem «spezifischen Virus» aus, das schwächend auf den Organismus einwirke und beliebig seinen Sitz wechseln könne. Da das Virus über lange Zeit an verschiedenen Orten des Körpers immer wieder Krankheitssymptome produzieren könne, meinte er, dass das

Virus selbst fähig sei, die Keimzelle anzugreifen. Für ihn war es durchaus erklärbar, dass ein syphilitischer Vater bei einer gesunden Mutter die Syphilis auf das Kind weitergeben konnte[45]: «Wir sehen in jedem Augenblick und auf die mannigfaltigste Art eine hereditäre Einwirkung des Vaters auf das Kind sich in so und so viel Ähnlichkeiten documentieren; wir sehen, wie dieselbe sich nicht nur in physischen oder moralischen Eigenschaften zeigt, sondern – in einschneidendster Weise – auch auf pathologischem Gebiete: Und man könnte glauben, diese Heredität werde versagen, wenn es sich um eine Krankheit von dem Charakter der Syphilis handelt […].»[46] Eine väterliche Vererbung findet demnach statt, wenn das «Spermatozoon» vom Virus oder «Contagium» befallen ist. Durch den Geschlechtsverkehr dringt es in den mütterlichen Leib ein. Erfolgte eine Befruchtung, kann der Fötus so geschwächt werden, dass er sich nicht weiter entwickeln kann und schliesslich stirbt. Nach Fournier ist der syphilitisch infizierte Fötus selten überlebensfähig. Entweder kommt es zum Abort, oder das Neugeborene stirbt bald nach der Geburt.[47] In den wenigen Fällen, in denen der Säugling überlebt, lassen sich, so Fournier, konstitutionelle Gebrechen, eine Disposition zu gewissen Erkrankungen, angeborene Fehler, Schwächen oder Missbildungen, Hemmungen in der körperlich und geistigen Entwicklung feststellen.[48]

Die Erklärung angeborener Schwächen mit der Syphilis weist auf den ungeheuer weiten Spielraum dieser neuen Krankheitsdefinition hin. Abweichungen von den als «normal» definierten Entwicklungsphasen im menschlichen Heranwachsen konnten so schnell pathologisiert werden. Wie weit dieser Definitionsspielraum war, zeigt exemplarisch folgende Stelle bei Fournier: «Als eine Individualität, die nicht nur wirkt als specifische Intoxication, sondern auch wirkt als Allgemeinerkrankung und als solche auch alles das bewirken kann, was eben eine Allgemeinerkrankung bewirkt. In diesem Sinne ist die Syphilis eine Erkrankung, die neben den ihr eigenthümlichen Symptomen auch all das bewirken kann, was man als Störung der Gesundheit im vulgären Sinne bezeichnet, also die vitale Resistenzfähigkeit herabsetzen, die Entwicklung des Organismus hemmen, Verfall des Organismus und Prädisposition zu Krankheiten bedingen kann, also eine ganze Reihe von Zufällen zu schaffen vermag, die nicht mehr Syphilis sind, aber sich als deren Abkömmlinge darstellen und die ich deshalb als parasyphilitische Erkrankungen zu bezeichnen vorschlage.»[49] Der ungeheuer diffuse Begriff Parasyphilis ermöglichte den Ärzten, selbst einen Schnupfen der Syphilis zuzuordnen. Im Begriff zeigt sich zudem die wissenschaftlich formulierte Vorstellung, dass «sexuelle Ausschweifungen» ganz allgemein die menschliche Konstitution schwächten.

Diese der Syphilis zugeschriebenen Erscheinungen wurden gegen die Jahrhundertwende von einigen Ärzten noch stärker dramatisiert. Edmund Fournier, der Sohn Alfred Fourniers, behauptete, dass man eine von Generation zu Generation immer heftiger verlaufende, vererbte Syphilis beobachten könne. Die Syphilis wurde mit Hilfe dieses Krankheitsbildes zu einer Degenerationskrankheit gemacht, die selbst Keimzellen infizierte.[50]

6. Die Moralisierungsstrategie: Eine erfolgreiche Konsenspolitik

Der Diskurs, wie ihn die Sittlichkeitsvereine seit Ende der 1880er Jahre führten, war erfolgreich, konsens- und durchsetzungsfähig. Die oppositionelle Gruppe liess keine Gelegenheit aus, ihren Einfluss geltend zu machen. Sie hatte sowohl Erfolg im Kampf gegen den Reglementarismus wie bei der Lancierung der Sittlichkeitsinitiative. Die Moralisierungsstrategie war auf fruchtbaren Boden gefallen und hatte eine Ausgangslage geschaffen, die die Sittlichkeitsvereine anspornte, weiter in dieser Richtung vorzudringen.

Um die Frage befriedigend beantworten zu können, warum sich die Sittlichkeitsvereine mit ihrer Strategie zu diesem Zeitpunkt so erfolgreich durchsetzen konnten, müssen sie im gesellschaftspolitischen Kontext analysiert werden. Wer waren diese Frauen und Männer? Was waren ihre formulierten Ziele, ihre Motive für das Engagement? Was machte ihre Forderungen so attraktiv? Gab es zeitgenössische Bewegungen, die für ihre Ziele synergetisch wirkten?

Die Moralisierungsstrategie war keine Erfindung der Sittlichkeitsvereine. Bereits in der Pauperismus-Debatte der ersten Hälfte des 19. Jahrhunderts, als die soziale Frage in der bürgerlichen Gesellschaft erstmals mit aller Vehemenz auftauchte, wurde die Armut von breiten Kreisen als eine moralische Frage abgehandelt. Für die Zeit nach 1878, der Zeit der beginnenden Wirtschaftskrise, stellt Thomas Widmer in «Krise und moralische Restauration» ebenfalls einen Moralisierungsdiskurs fest.[1] Widmer deutet die Strategie als Krisenmittel mit stabilisierender Funktion. Eine verunsicherte Elite, zu der konservative wie liberale Kreise zählten, habe die Rückkehr zu Moral und Disziplin gefordert. Eine obsessive Beschäftigung mit Sittlichkeit – Moralisierung und Individualisierung ökonomischer Probleme – sei der Versuch gewesen, die ökonomische Krise in den Griff zu bekommen.[2]

Die Moralisierungsstrategie ist eine machtvolle, von sozialen, politischen und ökonomischen Problemen ablenkende Strategie. Die Lösungen setzen beim Individuum an, das allein für die unbefriedigenden Zustände verantwortlich gemacht wird. Die Anstrengungen müssen nur gross genug sein, um die gewünschten Veränderungen herbeiführen zu können, wogegen jedes Versagen im moralisch-sittlichen Unvermögen des einzelnen gesucht wird.

Die Betrachtungsweise der Sittlichkeitsvereine, Prostitution und Geschlechtskrankheiten als Indikatoren eines sittlichen Wertezerfalls zu interpretieren, zog entsprechende Antworten nach sich. Sollten nicht Symptome bekämpft, sondern sollte nach Lösungen gesucht werden, die die Probleme an der Wurzel zu fassen vermochten, schien eine sittliche Erneuerung die einzig richtige Antwort zu sein. Diese Lösungsstrategie war so angelegt, dass Prostitution und Geschlechtskrankheiten von selbst verschwanden. Sittlichkeit wurde zum handlungsleitenden Prinzip der Sittlichkeitsvereine und legte dadurch fest, dass die Lösung des Problems an individuelle normative Vorgaben gebunden war.

Die Gründergeneration der Sittlichkeitsvereine in Zürich

1888 erfolgten die Gründungen der beiden grössten zürcherischen Sittlichkeitsvereine. Dass die Gründungen zeitlich zusammenfielen, ist kein Zufall. Das Thema Prostitution muss in einigen Zürcher Familien längere Zeit Diskussionsthema gewesen sein, bis es schliesslich zu den Vereinsgründungen kam. Hinweis darauf ist die Petition an den Stadtrat von 1874, die aktiv von Männern unterstützt wurde, die auch in den 1880er Jahren in den Sittlichkeitsvereinen aktiv waren.[3] Die englische abolitionistische Bewegung um Josephine Butler, aus der sich die Sittlichkeitsvereine entwickelten, wurde in diesen Kreisen aufmerksam verfolgt. Am ersten internationalen abolitionistischen Kongress 1877 in Genf, wo die Grundsteine für die Gründungen der Sittlichkeitsvereine in der Schweiz gelegt wurden, nahmen auch spätere Initiantinnen und Initianten der zürcherischen Sittlichkeitsvereine teil. [4] Dass die Vereine nach Geschlecht getrennt gegründet wurden, war durch die traditionellen Arbeitsbereiche und Organisationsstrukturen der Frauen und Männer begünstigt.

Die Wegbereiterinnen für den Frauenbund z.H.d.S. waren die Kollektevereine und die auf Wohltätigkeit ausgerichteten «Hilfsvereine»,[5] die ab Mitte des 19. Jahrhunderts bestanden und sich für weibliche Strafgefangene einsetzten. Auf dieser Struktur konnten die Initiantinnen ihr neues Tätigkeitsfeld aufbauen. Ein Teil der Frauen hatte bereits in den schon bestehenden Rettungs- und Bewahrungsanstalten aktiv mitgearbeitet.[6] Trotz der Kontinuität durch die Wohltätigkeitsvereine und der Thematisierung der Prostitution seit Genf fällt die grosse Zeitspanne zwischen dem internationalen abolitionistischen Kongress 1877 und der Gründung der Sittlichkeitsvereine in Zürich auf. Warum die Konstituierung in Zürich so spät erfolgte, war aufgrund der Quellen nicht zu entschlüsseln. In Zürich war Emma Hess stark an der Verbreitung der abolitionistischen Ideen beteiligt. Sie besuchte den ersten Kongress in Genf und hielt im Anschluss daran Vorträge über Sittlichkeitsfragen in Zürich und Umgebung. Im November 1887 trafen sich 16 Frauen und schlossen sich zum Frauenbund zur Hebung der Sittlichkeit zusammen. Die eigentliche Gründungsversammlung fand am 8. Februar 1888 statt.[7] Elise Rahn-Bährlocher übernahm das Präsidium, das sie bis 1907 innehatte. Zu den Mitgründerinnen gehörte die Pionierin der Frauenbewegung Emma Boos-Jegher, die Präsidentin des Marthavereins Zürich, Emma Schneeli-Berry, mehrere Ehefrauen von Pfarrherren wie Frau Finsler, Frau Knecht, Frau Lavater, Frau Kupferschmid und im weiteren Frau Garnaus-Locher, Frau Schmid-Gysin, Frau Villot, Margareta Waser, Elise Huber, Cleopha Bremi, Frau Frey-Usteri, Frau Gödecke und Emilie Ith.[8] Trotz aufwendigen Recherchen sind nur von vereinzelten Frauen der Gründergeneration biographische Angaben aufzufinden, obwohl sie in ihrer Aktivität und ihren Leistungen den Männern nicht nachstanden. Diese Ausgangslage ist Ausdruck der gesellschaftlichen Stellung der Frau und der traditionellen Geschichtsschreibung, in der die gesellschaftliche Arbeit der Frau zum grössten Teil unsichtbar blieb. Eine soziale Einschätzung der Frauen wird zudem erschwert, da sie meist weder einen Beruf ausübten noch politischen Organisationen angehörten. Eine Auffälligkeit ist die starke Vertretung von Pfarrersfrauen.

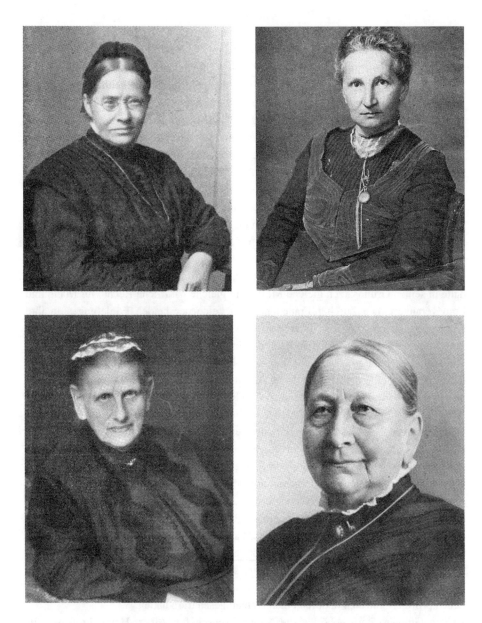

Abb. 12: Gründerinnen des Zürcherischen Frauenbundes zur Hebung der Sittlichkeit. Oben links Emma Hess, oben rechts Emma Boos-Jegher, unten links Elise Rahn-Bärlocher, unten rechts Emma Schneeli-Berry. (50 Jahre Zürcher Frauenbund, Frauenzeitung Berna, 29. September 1928)

Der Frauenbund z.H.d.S. legte den Grundstein der Evangelischen Frauenbewegung, obwohl die Frauen dies nicht explizit formulierten. Die Nachfolgeorganisation jedoch – 1929 erfolgte die Namensänderung in Zürcher Frauenbund – setzt den Beginn der Evangelischen Frauenbewegung bei den Gründungen der Sittlichkeitsvereine an. Als Evangelischer Frauenbund Zürich taucht er erst 1957 auf.[9]

Um den neuen Verein zu initiieren, verfassten die Gründerfrauen einen «Aufruf an unsere Frauen», mit dem sie ihre Ziele, Ideen und Grundsätze vorstellten und möglichst viele Frauen zu einem Beitritt zu animieren versuchten: «Der zürcherische Frauenbund zur Hebung der Sittlichkeit hat die Absicht, gestützt auf die vorgedruckten Grundsätze, mit Gottes Hülfe seine Arbeit zu beginnen. Alle Mütter, welchen das Wohl der heranwachsenden Jugend am Herzen liegt, alle Frauen, die der herrschenden und überhandnehmenden Unsittlichkeit einen Damm entgegen zu setzen wünschen, sind freundlich zum Beitritt eingeladen.»[10] Auf diesen Aufruf folgten 1200 Beitrittserklärungen, was als wirklicher Erfolg bezeichnet werden kann.[11] Die Grundsätze unterschieden sich in einigen Punkten von denen des abolitionistischen Britisch-Continentalen Bundes. Dieser hatte in seinen Grundsätzen gleiche Moral und gleiche natürliche Rechte für Mann und Frau verankert. Die Zürcher Frauen nahmen keine der beiden Forderungen in ihre Grundsätze auf, obwohl sie in ihren Schriften vehement eine gleiche Moral für Mann und Frau forderten.[12] Die «natürlichen Rechte»[13] jedoch waren für sie kein Thema.

Die Gründergeneration des Frauenbundes z.H.d.S. entschloss sich für eine moderate Richtung und stellte die fürsorgerische Arbeit in den Vordergrund. Den Frauen ging es primär darum, Einfluss auf die sittlichen Zustände auszuüben, wobei die Gewichtung der Arbeit in der Veränderung individueller Verhaltensweisen und weniger in strukturellen Veränderungen des Geschlechterverhältnisses lag. Neben den fürsorgerischen Hilfeleistungen war das Aufspüren «unsittlicher Orte und Handlungen» zentral. Die Mitglieder wurden laut Statuten dazu verpflichtet, diese denunziatorische Arbeit zu übernehmen. Die Frauen der Gründergeneration stützten sich stark auf religiöse Motive. Ihre religiöse Ausrichtung zeigte sich auch in der Gestaltung ihrer Sitzungen. Die «Waffen», mit denen die Frauen «kämpften», waren «Liebe und Glauben».[14] Mit Gott, den sie «Gott der Ordnung» nannten, wollten sie «die Fahne der Sittlichkeit und der Zucht und Ordnung» in den Mauern von Zürich wieder hissen.[15]

In der Gründergeneration des Männervereins stossen wir auf einige noch heute bekannte Namen. Es sind Persönlichkeiten, die sich durch ihre aktive Teilnahme am politischen Leben profiliert und sich dadurch einen Namen geschaffen hatten.

Zu den Gründervätern gehörten die Naturwissenschafter Albert Heim, Professor für Geologie an der ETH, und Chr. Beyel, Mathematiker und Privatdozent an der Universität Zürich. Aus der Ärzteschaft waren vertreten: August Forel, langjähriger Leiter der psychiatrischen Anstalt Burghölzli und zentrale Figur in der Anti-Alkoholbewegung. Forel wandte sich vor allem nach seinem beruflichen Rückzug sozialpolitischen Fragen zu, im speziellen der sexuellen Frage. Der zweite Arzt war Dr. med. Emil Pestalozzi-Pfyffer, der zum Katholizismus konvertierte und später Präsident des 1905 gegründeten Schweizerischen katholischen Volksvereins wurde. Beteiligt waren auch Geistliche:

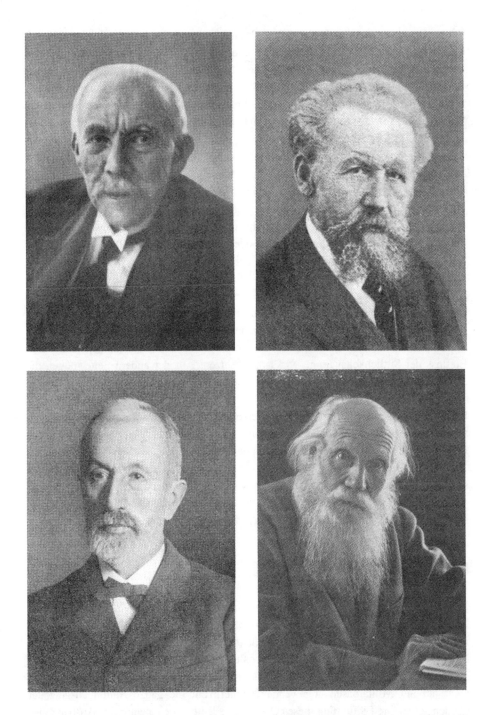

Abb. 13: Gründer des Männervereins zur Hebung der Sittlichkeit. Oben links Dr. Ch. Beyel, oben rechts Ed. Boos-Jegher, unten links R. Rahn-Bärlocher, unten rechts Prof. Dr. A. Heim. (50 Jahre Kantonal Zürcher Vereinigung für sittliches Volkswohl 1988–1938)

Pfarrer Bion, von dem die Initiative zur Gründung des Sittlichkeitsvereins ausging, der Erziehungsrat Heinrich Hirzel, 1872 als Pfarrer an der Predigerkirche aktiv an der Petition an den Stadtrat beteiligt, der Aussersihler Pfarrer Paul Pflüger, ein Vertreter der Grütlianer mit einer erfolgreichen politischen Laufbahn, Kaplan K. Wismer und Pfarrer Adolf Bolliger. Weiter waren vertreten: Stadtrat Hans Konrad Pestalozzi, der prominente konservative Professor für Recht Aloys von Orelli, Oberst Vögeli-Bodmer und Ed. Boos-Jegher.

Die Liste zeigt deutlich, dass die Mitglieder der Sittlichkeitsvereine aus der bildungsbürgerlichen zürcherischen Elite stammten. Viele von ihnen waren nicht nur in der Sittlichkeitsbewegung aktiv, sondern auch in andern gesundheits- und sozialpolitischen Projekten wie der Anti-Alkoholbewegung (Forel, Heim, Bion). Von zentraler Bedeutung waren die berufliche Stellung und die politischen Funktionen, die die Männer einnahmen: sie waren Politiker aus der Exekutive oder Legislative, Universitätsprofessoren und Geistliche sowohl der protestantischen wie der katholischen Kirche. Die diesen Männern durch ihr Prestige und ihren Status innewohnende Macht dürfte für die Wirkung der Sittlichkeitsbewegung bedeutsam gewesen sein. Die Mitgliedschaft eines Regierungsrates, des Präsidenten der Stadtpolizei und eines Stadtrates in der Gründerphase der Sittlichkeitsvereine zeigt die engen Verflechtungen zwischen der Bewegung und den Stadtzürcher Behörden. Diese personelle Konstellation liess sich für den politischen Einfluss der Sittlichkeitsvereine wirksam einsetzen. Auf der andern Seite mögen die Sittlichkeitsvereine dem Stadtrat eine willkommene Unterstützung gewesen sein, da er in die gleiche Richtung tendierte.

Bei einer umfassenderen Betrachtung der personellen Zusammensetzung der Sittlichkeitsvereine springt die Heterogenität ins Auge, was eine Einschätzung der politischen Richtung erschwert. Es überwogen aber eindeutig evangelisch-konservative Kreise.

1916 erfolgte die erste Namensänderung zur Kantonal Zürcherischen Vereinigung für sittliches Volkswohl. Erst 1971 schien das sittlich antiquiert, und der Name wurde nochmals geändert in Kantonal Zürcher Vereinigung für Sozialberatung. Im Herbst 1978 stellte die Organisation wegen finanziellen Schwierigkeiten ihre Arbeit ein.[16]

Die abolitionistische Bewegung

Der Kampf gegen Prostitution und Geschlechtskrankheiten war nicht auf die Schweiz beschränkt. In den 70er Jahren des 19. Jahrhunderts formierte sich in England eine Bewegung, die sich von dort in andere industrialisierten Staaten ausbreitete. Unter dem Namen Abolitionismus entstand eine Opposition gegen ein Gesetz, den dritten Contagious Deseases Act von 1867, mit dem das hygienische Konzept der Reglementierung nicht nur auf Militärbasen angewendet, sondern auf die ganze Nation ausgeweitet werden sollte. Die Einführung dieses Gesetzes bedeutete gleichzeitig den Ausbau eines zentralisierten Gesundheits- und Fürsorgesystems, das die Grundlage für neue Interventionsmöglichkeiten des Staates zur Lösung sozialer Probleme legte.[17] Die englische

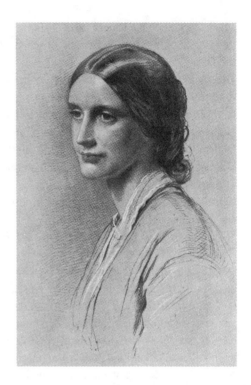

Abb. 14: Josephine Butler, 1828–1906, Mit-begründerin der Fédération abolitioniste britannique et continentale. (G. Richmond um 1852, Postkarte Ala Verlag, Zürich)

Historikerin Judith Walkowitz beschreibt dieses Gesetz als Teil eines grossen Plans, einer «moralischen und sanitarischen Utopie».[18]

Die Kritik der Opposition richtete sich sowohl gegen die Einführung der Reglementierung der Prostitution wie gegen eine Zentralisierung der gesundheitspolitischen und fürsorgerischen Massnahmen.[19] In Anlehnung an die amerikanische Anti-Sklaverei-bewegung nannte sich diese Bewegung abolitionistisch. Dieser Begriff weist auf die zentrale Bedeutung des Kampfes hin: Befreiung der Frauen aus der sexuellen Versklavung durch die Männer. Die Frauen gründeten 1869 die «Ladies National Association for the Repeal of the C. D. Acts» (LNA). Die LNA kritisierte in ihren Manifesten die Gesetze als klassen- und geschlechtsdiskriminierend. Sie warf den «Extensionisten», den Befürwortern der Ausweitung der Gesetze auf die Zivilbevölkerung, vor, dass sie die individuellen Rechte von Frauen missachteten und die männlichen Laster sanktionierten.[20]

Mit Josephine Butler, einer charismatischen Führerin, gewann die Bewegung rasch an Bedeutung. Die LNA war keine ausschliessliche Frauengruppe. Mit dabei waren Männer, die sich in verschiedenen sozial- und gesundheitspolitischen Gruppen engagierten und somit ihren Einfluss in der LNA geltend machen konnten.[21] Charakteristisches Merkmal der englischen Bewegung war, dass Mittelschichtsfrauen eine Allianz mit Arbeiterinnen und Arbeitern eingingen.[22] Deren Interesse an der antireglementaristi-

111

schen Opposition lag hauptsächlich in ihrer Kritik gegen den zentralistischen Ausbau der gesundheitspolitischen und fürsorgerischen Massnahmen, die sich vornehmlich gegen die Unterschicht richteten.

Die abolitionistische Bewegung breitete sich durch die Gründung vieler lokaler Gruppierungen sehr schnell in ganz England aus und konnte 1886, nach fast 20jährigem Kampf, die Aufhebung aller Contagious Diseases Acts durchsetzen.[23] Dass sich die Bewegung auch ausserhalb von England sehr schnell verbreitete, ist vor allem Josephine Butler zuzuschreiben. Sie strebte früh eine Internationalisierung der abolitionistischen Bewegung an und suchte Kontakte zu Kontinentaleuropa und Amerika.

Die englische abolitionistische Bewegung unter der Führung von Josephine Butler setzte sich zuerst in der französischen Schweiz durch. Josephine Butler hatte verwandtschaftliche Beziehungen zur welschen Schweiz,[24] was ihr den Zugang zur Waadtländer und Neuenburger Aristokratie ermöglichte, die für die Entstehung der Bewegung in der französischen Schweiz entscheidend war.[25] Mesmer führt die rasche Verbreitung des abolitionistischen Gedankenguts auf die seit jeher guten Beziehungen zwischen der englischen Reformbewegung und der Westschweiz zurück.[26]

Am 25. Juni 1874 fand in York (England) eine von Josephine Butler einberufene Konferenz statt, die das Ziel hatte, den internationalen Austausch zu fördern. An dieser Konferenz nahm auch Aimé Humbert-Droz aus Neuenburg teil, der spätere Sekretär der internationalen abolitionistischen Vereinigung. Um die Gründung einer internationalen Assoziation voranzutreiben, unternahm Butler im folgenden Winter eine Agitationsreise, die sie nach Paris und von da nach Lyon, Marseille und in die Schweiz führte. Nach der Rückkehr gründete sie am 19. März 1875 in Liverpool die internationale Vereinigung, die «Fédération britannique, continentale et générale pour l'abolition de la prostitution»[27], die wenig später in «Fédération abolitionniste internationale» (FAI) umbenannt wurde.[28]

Das nächste Ziel der Bewegung war die Durchführung eines internationalen abolitionistischen Kongresses. Es sollten nicht nur Persönlichkeiten aus Politik und Wirtschaft der verschiedenen Länder gewonnen werden, sondern Josephine Butler versuchte eine möglichst breite Basis zu mobilisieren. Für die Schweiz kamen ihr die Kontakte, die sie als Mitglied der von Marie Goegg 1868 gegründeten «Association internationale des femmes» hatte, zugute. Diese Pionierin der Frauenbewegung der französischen Schweiz gab seit 1875 die Zeitschrift «Solidarité» heraus, welche die Propagierung der abolitionistischen Ideen übernahm und bedeutend war für das rasche Anwachsen der Bewegung.[29]

Seit Beginn der sich ausbreitenden abolitionistischen Bewegung entwickelten sich unterschiedliche Strömungen: Die einen betonten mehr das egalitäre Verhältnis zwischen den Geschlechtern, andere die praktische, wohltätige Arbeit. Das mag daran liegen, dass Butler bei ihren Vortragstourneen sowohl egalitäre Forderungen formulierte wie auch zu konkreter, wohltätiger Arbeit aufforderte, speziell zur Errichtung von Refugien für gefallene Frauen. Die Frauen konnten so, je nach individuellen Ausrichtung, die eine oder andere Richtung stärker aufnehmen. In der französischen Schweiz führte dies zu Vereinsgründungen mit unterschiedlichen Zielsetzungen. Die zuerst entstandenen Orts-

Die Mädchenschutzdame

Gb. Stiefel

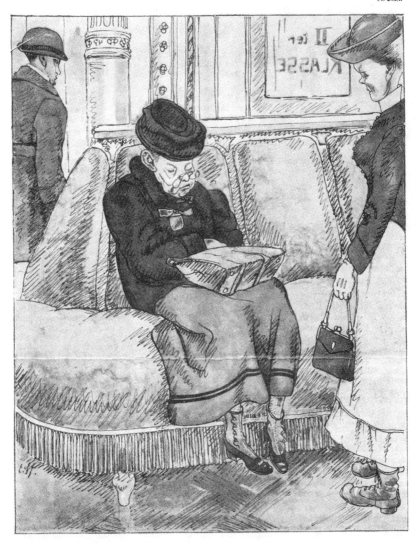

Oft treffen Mädchen ein vom Lande
Mit mangelhaftem Weltverstande.
Sie brauchen eines Engels Schutz,
Denn groß ist in der Stadt der „Schmutz".

Drum steht am Bahnhof stets die Brave,
Zu sammeln ihre guten Schafe,
Daß nicht ein Wolf in Manneskleid
Sich stürze auf die fremde Maid.

Doch wenn die Füßchen in den Schuhen
Zu heftig brennen, muß sie ruhen.
Wer sie zu finden ist gewillt,
Der kann es, denn: sie trägt ein Schild!

So wirkt sie selbst im Wartsaal weiter
Als Töchterhort und Mädchenleiter,
Hält treulich im Berufe stand,
Nur von dem Schlafgott — übermannt.

K. R.

Abb. 15: Bahnhofhilfe der Freundinnen junger Mädchen. (Medizinhistorisches Institut Zürich)

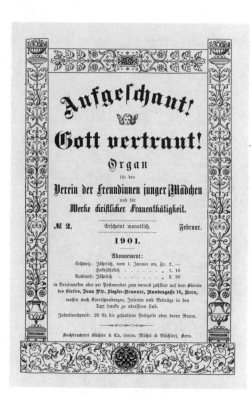

Abb. 16: Das Organ der verschiedenen Sittlichkeitsvereine der Deutschschweizer Frauen.

gruppen, die «Œuvres du secours», orientierten sich stärker an der Wohltätigkeitsarbeit, während die «Dames de la Fédération», zu denen auch Marie Goegg gehörte, neben den moralisch-sittlichen Aspekten auch die Gleichheitspostulate betonten. Trotz der unterschiedlichen Zielvorstellungen schlossen sich die beiden Organisationsgruppen 1875 in einem Dachverband, dem «Comité intercantonal de dames de la suisse», zusammen.[30] Dieser Dachverband übernahm schliesslich den grössten Teil der Vorbereitungen für den ersten internationalen abolitionistischen Kongress, der in Genf vom 17. bis 22. September 1877 stattfand und von etwa 600 bis 700 Personen aus verschiedensten Ländern besucht wurde.[31] Das war zehn Jahre nach dem internationalen medizinischen Kongress, an dem das reglementaristische System diskutiert und als moderne Lösung propagiert worden war.

Der abolitionistische Kongress hatte für die Konsolidierung der internationalen Bewegung grosse Bedeutung. In mehreren Arbeitsgruppen wurden verschiedene Themenbereiche diskutiert, Ideen ausgetauscht und Strategien für die Arbeit mit abolitionistischer Zielsetzung entwickelt.[32] Im Vordergrund stand die Kritik am reglementaristischen System – und die Aufgabe, Strategien zu finden, wie dieses in den verschiedenen Ländern am effizientesten abgeschafft werden konnte. Einige Strategien und Postulate wurden im Correspondenzblatt für Schweizer Ärzte abgedruckt.[33] Das zeigt einerseits das Interesse des Ärztestandes an den Informationen des abolitionistischen Kongresses und weist andererseits darauf hin, dass die abolitionistischen Ideen zu diesem Zeitpunkt in der Deutschschweiz diskutiert wurden.

Am internationalen Kongress in Genf 1877 wurde die «Vereinigung der Freundinnen junger Mädchen» gegründet. Diese Vereinigung hatte zum Ziel, junge Mädchen, die neu in die Stadt zogen, zu unterstützen, um sie vor sexuellen Gefahren zu schützen.[34] Die Umsetzung der Idee wurde dem «Comité intercantonal de dames» übertragen. Marie Humbert-Droz übernahm das Präsidium. Die Vereinigung der Freundinnen junger Mädchen breitete sich im Anschluss an den internationalen Kongress als erste Organisation der abolitionistischen Bewegung in der Deutschschweiz aus, während Gründungen von Sektionen der internationalen abolitionistischen Bewegung ausblieben.

Bis zu den Gründungen der organisatorisch von der abolitionistischen Bewegung unabhängigen Sittlichkeitsvereine in der deutschen Schweiz dauerte es noch längere Zeit. Die Anfänge einer Organisierung gingen von den Städten Bern und Zürich aus. In Bern leisteten die Dames de la Fédération seit 1875 «Rettungsarbeit» und beschäftigten sich seit 1886 auch mit der Prostitutionsfrage.[35] In Zürich fanden die Gründungen wie bereits genannt 1888 statt, in Basel 1892.[36] Dass sich die Formierung einer Opposition gegen die reglementierte Prostitution in der deutschen Schweiz länger hinauszögerte, interpretierten die Frauen des Zürcherischen Frauenbundes wie folgt: «[...] zum Theil mag das an den geordneteren Verhältnissen unserer kleinen Städte liegen, zum Theil auch fällt es der Eigenart der deutsch-schweizerischen Frau schwerer, aus dem eng begrenzten Rahmen ihres häuslichen Lebens herauszutreten und in die Angelegenheiten des öffentlichen Lebens einzugreifen.»[37]

Die Deutschschweizer Vereine besassen ab 1890 ein Organ, Aufgeschaut! Gott vertraut!, und schlossen sich 1901 zu einem Verband zusammen.[38] Zu einem gesamtschweizerischen Zusammenschluss kam es wegen der unterschiedlichen Entwicklungen in der französischen und der deutschen Schweiz nie. Die einzige Verbindung zwischen der welschen und der deutschen Schweiz waren die zwischen 1878 und 1901 bestehenden Kollektevereine.[39] Die Vereine in der französischen Schweiz verstanden sich als Sektionen der internationalen abolitionistischen Vereinigung, während sich in der Deutschschweiz fast durchweg die Sittlichkeitsvereine durchsetzten, die der abolitionistischen Organisation nahestanden, aber nicht als deren Sektionen organisiert waren. Sie übernahmen zwar die Grundforderungen des Abolitionismus: die Abschaffung der Prostitution und die Hebung der sittlichen Moral, vertraten im übrigen aber eine viel gemässigtere Linie.

Zu einem eigentlichen Bruch zwischen den Vereinen der französischen und der deutschen Schweiz kam es 1901: Die Fédération gab sich neue Statuten, in denen sie ihre Position gegenüber der Prostitution neu formulierte. Sie definierte die Prostitution nun als ein Laster und nicht als ein Vergehen im strafrechtlichen Sinne, wodurch der Staat nur in beschränkten Tatbeständen das Recht zum Eingreifen habe. Das Statut «zur Hebung zur Sittlichkeit» wurde ganz gestrichen.[40] Während die Vereine der Westschweiz diese Ansicht mit den Abolitionisten teilten, konnten sich die deutschsprachigen Vereine dem nicht anschliessen.

Die Motive der Frauen und Männer für das Engagement

Was motivierte die Frauen und Männer, sich für eine solche Arbeit einzusetzen? Es dürfte klar sein, dass dieses Engagement für die Männer und die Frauen je etwas anderes bedeutete. Für die Frauen war es ein emanzipatorischer Akt, denn die Artikulation einer organisierten Gruppe von Frauen in der Öffentlichkeit war Ende des 19. Jahrhunderts ein Novum. Bislang war die einzig mögliche ausserhäusliche Betätigung der bürgerlichen Frauen die ehrenamtliche Wohltätigkeitsarbeit. Diese praktische Arbeit scheint für die Organisierung der Frauen von nicht zu unterschätzendem Wert gewesen zu sein. Sie ermöglichte neue Erkenntnisse gesellschaftlicher Zusammenhänge, aus denen sich politische Forderungen ableiten liessen.

Diese Situation galt im besonderen für die Sittlichkeitsvereine. Über die Arbeit in den Hilfsvereinen wurde das Bewusstsein für die Problematik von Prostitution geschärft, was zu einer Reflexion über die Stellung der Frau in der Gesellschaft führte: «Nichts war so geeignet, den Mitgliedern dieser Verbände die soziale, wirtschaftliche und rechtliche Gebundenheit des weiblichen Geschlechtes zum Bewusstsein zu bringen, als der auf der soliden Basis sozialer Hilfsthätigkeit ruhende Kampf gegen die doppelte Moral.»[41]

Die Beschäftigung mit der Prostitutionsfrage brachte den Mann als Freier ins Blickfeld und damit die unterschiedlichen Normen sexuellen Verhaltens. Die Auflehnung gegen diese Doppelmoral machte die Frauen zu «Kampfgefährtinnen» gegenüber dem anderen Geschlecht.

Die Frauen dieser ersten Generation standen unter hohem Legitimationsdruck, besonders da es sich um ein bislang tabuisiertes Thema handelte. Aus diesem Grunde mussten sie immer wieder die Notwendigkeit ihres Eingreifens und Handelns betonen. Anders als die Männer waren die Frauen weder Funktionsträgerinnen in Politik und Gesellschaft noch Amtsträgerinnen, wodurch ihnen eine direkte Beeinflussung politischer Entscheidungen verwehrt war. Die Frauen argumentierten aus ihrer gesellschaftlichen Stellung als Mütter, ledige Frauen und Ehefrauen. Damit waren die politischen Agitationsmöglichkeiten beschränkt. Das mag mit ein Grund sein, warum sie sich im Laufe ihrer Arbeit immer stärker auf die fürsorgerische Tätigkeit konzentrierten. Diese bot die Möglichkeit, einen von den Männern unabhängigen Kompetenzraum zu besetzen und entsprach ihrem Selbstverständnis. Sie wollten ihre Meinung und ihre Forderungen in der Öffentlichkeit kundtun, ohne die Stellung der Männer anzutasten. Es erstaunt daher nicht, dass sich die Männer und Frauen der Sittlichkeitsvereine in der Bewältigung ihrer Aufgaben an der bestehenden geschlechtlichen Arbeitsteilung orientierten, denn die Geschlechterpolarität war ein unbestrittenes Axiom. Die Frauen des Zürcherischen Frauenbundes z.H.d.S. definierten ihre gesellschaftliche Rolle gegenüber dem Männerverein dementsprechend: «Ein Verein edler Männer steht uns zur Seite, an den wir uns anlehnen, in dessen Hände wir ruhig alle äussern Angelegenheiten legen können.»[42] Die Zweiteilung der «Ministerien des Innern und des Äussern» diente den Vereinen als Richtschnur. Vor allem die Verhandlungspolitik wurde den Männern überlassen. Die Frauen machten ihren Einfluss neben Eingaben, Vorträgen und Briefen vor allem über die Wohltätigkeitsarbeit und über die Familie geltend, wo sie ihre Männer und Söhne von der Sache überzeugen konnten: «Wir können nicht öffentlich auftreten und in die Gesetzgebung eingreifen: wir haben aber alle Gatten, Brüder, Söhne, die wir auf ihre Menschen- und Bürgerpflicht aufmerksam machen können.»[43] Die Anerkennung einer männlichen Führung zeigte sich auch im gemeinsamen Sekretariat seit 1895, welches mit Unterstützung des Marthavereins, des Zürcherischen Frauenbundes z.H.d.S., des nationalen Komitees gegen Frauen- und Kinderhandel und des Bundes vom Weissen Kreuz eingerichtet worden war, jedoch vom Männerverein respektive von einem Sekretär geleitet wurde.[44] Das Auftreten der Frauen in der Öffentlichkeit sicherte ihnen eine Ausdehnung ihres Kompetenz- und Machtbereichs, ohne die Dualität der Geschlechter in Frage zu stellen, und durch die klare Arbeitsteilung zementierten sie diese zugleich: Männer als Strategen, Planer, Ordner – Frauen im Wohltätigkeitsbereich, einer erweiterten häuslichen Arbeit.

Als die Frauen 1888 mit ihrer Petition an die Öffentlichkeit gingen, meinten sie, dies sei nichts «Ungeheuerliches» oder Noch-nie-Dagewesenes[45] und verwiesen auf die englische Bewegung. Damit verschafften sie sich Referenzen und schwächten zugleich die eigene offensive Haltung ab, nicht sie waren es, die diese Ungeheuerlichkeit vollbrachten, sondern die Frauen in England. Die zweite Schwierigkeit war das Thema, mit dem sich die Frauen beschäftigten, denn das Reden über Prostitution, Sexualität und Geschlechtskrankheiten war in der bürgerlichen Gesellschaft tabuisiert. Viele konnten nicht verstehen, warum sich «ehrbare Frauen» mit dem «ekelhaften Laster, mit dem [...] eine Frau sich nicht befassen sollte»[46] beschäftigten. Die Frauen des Vereins dazu: «Wohl ist es ekelhaft, dass die Sache besteht, nicht aber, dass wir uns damit befassen.»[47] Um Vorurteilen gegen ihre Arbeit entgegenzuwirken, knüpften die Frauen an Metaphern ihres Alltags an. Diese sollten vermitteln, wie wichtig und notwendig ihr Einschreiten in der Öffentlichkeit war: «Wenn eine Hausfrau in ihrer Wohnung einen Winkel entdeckt, der lange Zeit vergessen und vernachlässigt war, und sie tritt an ihn heran und sieht den Schmutz und die Spinnweben, wird sie da fortlaufen und rufen: ‹Pfui wie schmutzig, das rühre ich nicht an?› – Nein, eine reinliche Frau wird sagen: ‹Da muss sauber und gründlich aufgeräumt werden.› [...] Sie duldet in ihrem Haushalt keinen Schmutz, von welchem sie Kenntnis hat.»[48]

Die der bürgerlichen Norm entsprechenden alltäglichen Verhaltensweisen einer Hausfrau waren handlungsleitend für ihre Arbeit in der Öffentlichkeit. Schweigen oder den Kopf in den Sand stecken beurteilten die Frauen des Frauenbundes als viel schlimmer. Sie appellierten aber auch an die Pflichten der Mütter: «Es gibt eine Grenze, wo das Schweigen zum Unrecht wird, wo das Wohl der heranwachsenden Söhne und Töchter der Mutter das Hervortreten an die Öffentlichkeit zur Pflicht macht.»[49] Bei den Müttern lag die Verantwortung für die Jugend, und diese machte es erforderlich, dass da öffentlich eingegriffen wurde, wo Gefahren für die Jugend lauerten. Gegenüber Frauen, die sich ihnen nicht anschlossen, gingen sie in die Offensive und warfen ihnen vor, die Augen zu verschliessen und sich vor der Verantwortung für die gegenwärtigen Verhältnisse zu drücken.[50]

Die Situation der Frauen der Sittlichkeitsvereine war widersprüchlich. Ohne ihre soziale Stellung zu hinterfragen, hatten sie sich zwischen zugeschriebenen Normen und eigenen Ansprüchen zurechtzufinden. Dies liess ihr Tun und Handeln zwischen der Einforderung ihrer Rechte und der traditionellen Unterwerfung nicht unbeeinflusst. Die bürgerlichen Frauen grenzten sich von einer sogenannt materialistisch ausgerichteten Emanzipation der Frau ab, die sich nur für die eigenen Interessen einsetze. Sie «streben nicht nach der Emanzipation der Frau in dem Sinne, wie die es tun, die Gottes Gebet nicht als höchstes anerkennen».[51] Vor dem Hintergrund der religiösen Weltanschauung, des dualen Geschlechtermodells und der Einsicht einer notwendig gewordenen sittlichen Erneuerung forderten sie ihr Recht auf Mitsprache in der Öffentlichkeit.[52] Im Sinne der «organisierten Mütterlichkeit»[53] sollte das «ewig Weibliche» in der Gesellschaft zur Geltung gebracht und in den Dienst der gesellschaftlichen Erneuerung gestellt werden.[54]

Was aber war das Motiv der Männer für diese Arbeit? In gewissem Sinne stand es im Gegensatz zu dem der Frauen, die sich sowohl gegen die sexuellen Vorrechte der Männer wehrten wie für sich einen grösseren Handlungsspielraum erkämpften. Kämpften denn die Männer gegen ihre eigenen Interessen? Die Männer der Sittlichkeitsvereine forderten zwar die Einschränkung sexueller Freiheit für den Mann genauso wie die Frauen, was aber keineswegs gegen ihre Interessen geschah, sondern aus ihrem Selbstverständnis zu erklären ist. Für die Männer bestand die Schwierigkeit, sich für die Artikulation in der Öffentlichkeit legitimieren zu müssen, nicht. Im Gegenteil, Mannsein definierte sich durch die aktive Teilnahme am politischen Geschehen und durch die Profilierung in der Öffentlichkeit. Die Männer mussten den Gegenstand ihrer Anliegen und Forderungen höchstens plausibel darstellen. Bei den Männern des kantonal zürcherischen Vereins lassen sich deshalb andere explizit formulierte Beweggründe zu ihrem Handeln finden.

Die Männer gingen wie die Frauen davon aus, dass ein Eingreifen erforderlich geworden sei, um die Menschheit vor dem moralischen Zerfall zu retten, denn Bordelle, Prostitution und Geschlechtskrankheiten schienen ihnen Symptome dieses Zerfalls. Die Bordelle nannten sie «äusserst gefährliche Institutionen»,[55] es waren «teuflische Einrichtungen», die «den leichtsinnigen unter den Männern nicht nur ihr Geld, sondern auch ihre Gesundheit, Mannesehre und alle guten und edlen Gefühle»[56] raubten. Die Prostitution war in ihren Augen «Anleitung und Wegweiser zu übertriebenem und unsittlichem Geschlechtsgenuss».[57] Die Prostituierte war es, die die Unzucht förderte, die Männer zu unsittlichem Handeln verführte und die übelsten Krankheiten in die heilen Familien brachte. In dieser Optik betrachteten sich die Männer durchaus als Opfer. Sie empfanden es als ihre gesellschaftliche Aufgabe, diese «Krankheit von unserem sozialen Körper»[58] fernzuhalten. Es war in ihren Augen eine politische Notwendigkeit, gegen einen Staat zu opponieren, der Prostitution duldete. Für sie erfüllte der Staat seinen Auftrag nicht mehr, wenn er diese Unsittlichkeit zuliess, ja sogar schützte. Sie gingen davon aus, dass «kein Staatswesen auf die Dauer gedeihen kann, wenn es die Unzucht öffentlich sanktioniert».[59] «Sittenreine Männer» sollten sich daher mit aller Kraft gegen die «grenzenlose Sittenverderbnis» einsetzen, sei es auf dem politischen Parkett oder durch die Einflussnahme auf die Gesetzgebung.

Dass sich die Männer in der Sittlichkeitsbewegung engagierten, entsprach also durchaus ihrem Selbstverständnis. Männer hätten in der Gesellschaft «höhere Aufgaben» zu erfüllen, als körperliche Funktionen zu befriedigen.[60] Ein Mann, der sexuellem Begehren nicht widerstehen konnte, war für sie kein Mann, sondern ein «Schwächling». Selbst diejenigen, die bezüglich der geforderten Gesetzesrevision nicht auf ihrer Seite standen, bezichtigten sie der «Weichlichkeit». Ein Schwächling oder ein Weichling konnte aber keine staatspolitischen Aufgaben wahrnehmen. Er erfüllte die wichtigste Bedingung nicht, ihm fehlte die Zucht. Ein Mann, der die gesellschaftliche Ordnung repräsentierte, war verantwortlich dafür, dass diese «äussere Ordnung» aufrechterhalten wurde. Dies setzte in ihrem Selbstverständnis die «innere Ordnung» voraus, die Herrschaft über die eigene «Triebkraft», die nur durch Zucht beherrscht werden konnte. Erst die absolute «Triebkontrolle» versprach dem Mann die Fähigkeit zu «objektiver rationaler Urteils-fähigkeit» und zur Übernahme von ordnenden Funktionen. Der Gegensatz von Zucht war die Weichlichkeit, und die war für staatspolitische, sprich männliche Aufgaben nicht geeignet. In diesen Warnungen vor Kontrollverlust, drückt sich die Angst vor einer Verweichlichung und einer Entmännlichung aus. Durch die neuen und vermehrten Versuchungen der Stadt könnten dem Mann die Kräfte abhanden kommen, die er für die Wissenschaft, Technik und Politik als Repräsentant der Öffentlichkeit brauchte. Dieses Selbstverständnis zeigt, dass die Männer die Fähigkeit zur Körperkontrolle identifizierten mit der Fähigkeit zur Kontrolle des Gesellschaftskörpers. Mit dem Verlust der Selbst-kontrolle sahen sie die gesellschaftliche Ordnung gefährdet.

Die Männer der Sittlichkeitsvereine propagierten ein Männerbild, das den idealen Mann als verkörperten Geist darstellt, der den Körper unter Kontrolle hat. Als gelungene Sozialisation des Mannes galt, wenn alle körperlichen Vorgänge, die an das Naturhafte erinnerten, erfolgreich unterdrückt, verleugnet und bekämpft werden konnten. Die Unterwerfung und Beherrschung der inneren Natur garantierte die soziale Ordnung. Nur der stählerne, sich jeglicher sinnlicher Bedürfnisse enthaltende Mann konnte diese Ordnung bewirken und Frau und Vaterland verteidigen. Dieser Vorgang macht das Konstrukt der inneren Natur sichtbar und zeigt, wie dieses an die soziale Norm gebunden war (Foucault). Gleichzeitig verdeutlicht es die Macht dieses Konstrukts.

Sittlichkeit als handlungsleitendes Motiv

Sittlichkeit als zentrales handlungsleitendes Motiv der Frauen und Männer der Sittlichkeits-vereine war gleichzeitig Programm und Ziel. Sie schien die Formel zu sein, die gegen alle gesellschaftlichen Missstände eingesetzt werden konnte, gegen Prostitution und Geschlechtskrankheiten genausogut wie gegen Alkoholismus, «Zügellosigkeit, Not und Elend».[61]

Der Sittlichkeitsdiskurs war nicht nur auf die Vereine beschränkt. Er war ein Diskurs jener Kreise, die einen Damm gegen das vermeintlich immer stärker werdende materiali-stische Denken errichten wollten. Die Befürchtung war gross, dieses würde überhand-nehmen und dabei das sittliche Denken untergraben.

Die Jahrhundertwende war gekennzeichnet von dualistischen Strömungen. Auf der einen Seite ein vom Positivismus gestützter unbändiger Fortschrittsglaube, vor allem auf technischem Gebiet, auf der andern Seite die kulturkritischen Strömungen, die in dieser Entwicklung den Verlust alter Werte sahen. In diesem Zusammenhang ist der sittliche Diskurs zu verstehen, der sowohl in der theoretisch-philosophischen Reflexion wie in verschiedenen gesellschaftspolitischen Bewegungen seine Hochblüte erlebte. Institutionen und Organisationen mit dem Ziel, sich konkret für das sittliche Wohl der Menschen einzusetzen, schossen wie Pilze aus dem Boden. Ein Teil dieser kulturkritischen Reformbewegungen, die sich im besonderen für eine sittliche Reform einsetzten, war die Sittlichkeitsbewegung. Diese umfasste viele Gruppierungen, die sich in ihren Zielsetzungen, Gewichtungen und Arbeitsweisen jedoch durchaus unterschieden. Dazu gehörten die ethische Bewegung,[62] die evangelisch-sozialen Vereine,[63] die evangelischen Arbeitervereine,[64] die bürgerliche Frauenbewegung,[65] die Anti-Alkoholbewegung,[66] der Verein gegen die unsittliche Literatur, diverse Männervereinigungen[67] und viele andere grössere und kleinere Gruppen und Organisationen.

Was steht hinter dem Sittlichkeitsdiskurs der Sittlichkeitsvereine? Warum hatte er ein solches Gewicht und eine solche Attraktivität vor allem auch im Diskurs über Geschlechtskrankheiten; was vermittelte er, und welche Funktionen hatte er? Wie kann Sittlichkeit – ein antiquierter Begriff, ohne Selbstverständnis – heute überhaupt gelesen werden? Kann Sittlichkeit auch als Metapher gedeutet werden? Ist sie diffuser Verhaltensanweisung, oder steht sie für ein normativ sehr klares Regelsystem?

Der Jahresbericht des Frauenbundes z.H.d.S. von 1892 befand, dass das öffentliche Gewissen «verdunkelt» und «vergiftet»[68] sei. Auch Paul Christ, Verfasser von philosophischen und sexualaufklärerischen Schriften, beobachtete, wie bei einigen Zeitgenossen «sittliche Begriffe in Verwirrung, ins Wanken geraten» waren.[69]

Nach dem Verständnis der Zeit mussten die Begriffe der Moral «im Gewissen des Volkes eingegraben sein».[70] Der «Keim» des richtigen Verhaltens, so die Vorstellung, befand sich mehr oder weniger entwickelt im Innern eines jeden Menschen und wurde als etwas Essentielles angesehen.[71] Das zeitgenössische Problem lag darin, dass dieser Keim, das Gewissen, verschüttet war. Die sittlichen Normen waren also bloss verdunkelt und mussten wieder in Erinnerung gerufen und neu verfestigt werden. Es brauchte das rechte Wort zur rechten Zeit, um sie wieder aufzuwecken.[72] Durch äussere Einflüsse – so glaubte man – müsste es möglich sein, die Menschen wieder zu den wahren Werten zurückzuführen. Diese Aufgabe hatten sich die Sittlichkeitsvereine gestellt. Als «wirklich sittliche Handlungsweise» galt die, die als «allgemeine Verhaltensregel» aufgestellt werden konnte.[73] Sittliches Handeln hiess für den einzelnen Menschen, «überall, zu jeder Zeit und um jeden Preis seiner innersten Überzeugung gemäss zu handeln, so zu handeln, wie es ihm sein Gewissen» vorschrieb.[74] Das individuelle Gewissen war jedoch unzuverlässig, weil es zu sehr «emotionalen Schwankungen» unterlag. Es bedurfte eines Korrektivs, des Kollektivgewissens, das sich nach dem «Wohl der andern und dasjenige der ganzen Gemeinschaft»[75] auszurichten hatte.

Die Schriften des Ethikers Paul Christ, die für die Mehrheit der Mitglieder der Sittlichkeits-

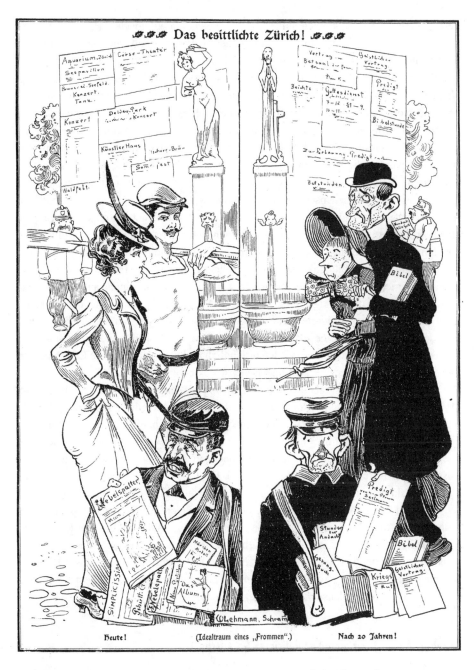

Abb. 17: Die Utopie der Sittlichkeitsvereine, wie sie vom Nebelspalter wahrgenommen wur-
de. (Der Nebelspalter Nr. 28, 1901)

vereine Geltung hatten, können aufzeigen, auf welchen ideologischen Hintergrund sich das Normensystem stützte. Im Zentrum seiner Schriften stand eine dem Idealismus verpflichtete Moral, die er durch die stärker werdende materialistische Ethik bedroht sah und die deshalb verteidigt werden musste. Als Vertreter der idealistischen Moral bezog sich Christ auf eine sittliche Weltordnung, die er als unabänderliche Ordnung, als «unendliche Norm», erkannte und die universelle Gültigkeit hatte.[76] Diese Weltordnung basierte auf ewig gültigen Sittengesetzen. Im Gegensatz dazu standen die endlichen, veränderlichen Gesetze und Normen, die die gesellschaftliche Ordnung zu regeln hatten. Abgeleitet werden die sittlichen Gesetze aus dem «wahren Wesen» des Menschen als eines vernünftigen Wesens. Dieses wahre Wesen liegt in der Geistwerdung: Sie ist gleichzeitig die höchste menschliche Bestimmung. Sie ist es, die den Menschen vom Tier unterscheidet. Diese Geistwerdung ist das «Axiom», aus dem sich die allgemeingültigen ethischen Forderungen, die Sittengesetze, ableiten lassen.[77] Im Zentrum dieser Ethik steht die Herrschaft des Geistes über die Sinnlichkeit[78] – und diese Norm war Ausgangspunkt und Hauptanliegen der Sittlichkeitsvereine. Sinnlichkeit hatte nur da Existenzberechtigung, wo sie zielgerichtet und kontrolliert eingesetzt war. Um die Sittenordnung aufrechterhalten zu können, musste die geistige Natur den natürlichen Trieb zügeln und ihn der Vernunft unterwerfen. Daraus resultierte das Sittengesetz, das Ehe und Familie als heilig und unverletzlich erklärte, als eine «dauernde, Seele und Leib umfassende und so das Sinnliche verklärende Lebensgemeinschaft»,[79] lebenslänglich und monogam, die die Erhaltung der menschlichen Gattung bezweckte und das Geschlechterverhältnis regelte.

Die sittliche Weltordnung als unendliche Ordnung, das heisst als zeitlich ewig gültige Ordnung, besitzt auch unendliche Macht. Schliesslich braucht jede Gesetzgebung Mittel, um sich gegen den «widerstreitenden Einzelwillen» durchzusetzen. Die Vergeltung vollzieht sich zum einen im Innern: in einem unreinen Gewissen, das ein Gefühl von Leere, Verödung, Verbitterung und Zerrissenheit hinterlässt,[80] zum andern durch Einflüsse, die der Naturordnung unterworfen sind. Ein treffliches Beispiel dafür waren die Geschlechtskrankheiten, die als Folge von sinnlichen Ausschweifungen körperlich schwach und krank machten. Vernünftige Arbeit hingegen und Mässigkeit garantierten Gesundheit. Aus diesem philosophischen Verständnis resultierte die Forderung der Sittlichkeitsvereine, «dass ein sittliches Leben zugleich auch ein hygienisches sei».[81] Es macht aber auch deutlich, warum Geschlechtskrankheiten zur Strafe einer ausserhalb des Sittengesetzes gelebten Sexualität wurden, zu einer «letzten entsetzlichen Warnung, einer Warnung an die Menschheit in letzter Stunde».[82]

Moral als Antwort auf eine destabilisierte Gesellschaft

Die Gründungen der Sittlichkeitsvereine und ihre Antwort auf Prostitution und Geschlechtskrankheiten müssen im Kontext des gesellschaftlichen Wandels im letzten Viertel des 19. Jahrhunderts gesehen werden. Industrialisierung und Verstädterung, vor allem ab den 1890er Jahren, sind hierzu Stichworte. Zürich war eine der entstehenden

Grossstädte, charakterisiert durch hohe geographische und soziale Mobilität, Freizeit- und Vergnügungskultur, einen hohen Anonymitätsgrad und grosse soziale Differenz. Dieser Modernisierungsprozess liess bis anhin geltende allgemein verbindliche Normen und Werte obsolet werden und löste Verunsicherung aus, so dass von einer Orientierungskrise gesprochen werden kann. Aus dieser Wahrnehmung sind die vielen Versuche zu verstehen, anstehende soziale Probleme mit Reformen lösen zu wollen.

Die Gründungen der Sittlichkeitsvereine fallen in eine politisch-kulturelle Schnittstelle. Sie finden zwei Jahre vor Gottfried Kellers Tod 1890 statt, den Jost «zum Sinnbild eines wichtigen politischen Umbruchs in der Geschichte der Schweiz»[83] macht: die Zeit der beginnenden Krise des Liberalismus. Der Verlust der Perspektive einer bürgerlich-liberalen Ideologie begünstigte in den 1890er Jahren die Entwicklung eines «modernen Konservatismus».[84] Gleichzeitig fand eine zunehmende Polarisierung zwischen den bürgerlichen Parteien und der Arbeiterbewegung statt.

Die konservativen Gruppierungen gerieten zwar zunehmend in eine Krise,[85] woraus laut Zurlinden, Redaktor der konservativen protestantischen «Zürcher Freitagszeitung», jedoch nicht auf abnehmendes konservatives Gedankengut im Volke geschlossen werden konnte, im Gegenteil war dies Ausdruck eines «hinlänglichen Überschuss von Konservativismus bei den übrigen bürgerlichen Parteien».[86] Die Durchdringung konservativen Gedankenguts ist eine mögliche Erklärung für die Durchsetzungskraft der Sittlichkeitsvereine. Sie, die selbst eine konservative Stossrichtung verfolgten, profitierten gleichzeitig vom konservativen Überhang, der ihnen auch zum Durchbruch verhalf. Die Bedeutung und Stärke dieses Kreises zeigte sich deutlich in der Abstimmung von 1897.

Die konservative Partei war die einzige Partei, die eindeutig und ungebrochen für die Initiative kämpfte. «Die Gelegenheit, statt steter Verneinung einmal bejahend aufzutreten, wurde mit Freuden benutzt, die alte Sittenreinheit (!) gegenüber der heutigen Sittenverderbnis wiederherzustellen, war ein echt konservativer Gedanke.»[87] Nach Zürcher war diese Partei aber auch die der «kirchlichen Orthodoxie und des Pietismus». Da bei den Sittlichkeitsvereinen die Pfarrer und deren Gattinnen stark vertreten waren und sich sowohl die Männer wie die Frauen auf die Religion beriefen, soll dieser Punkt erläutert werden. Die Landeskirche machte nämlich eine ähnliche Entwicklung durch wie die politischen Parteien, und es ist anzunehmen, dass diese Prozesse einen synergetischen Effekt auf die Sittlichkeitsvereine ausübten. In den 90er Jahren des 19. Jahrhunderts konnten die lang anhaltenden Richtungskämpfe des rechten[88] und des linken[89] Flügels und der Vermittler[90] beendet werden, was eine Annäherung der Landeskirche an die Innere Mission[91] zur Folge hatte. In Zürich war diese ein Produkt der Positiven, das heisst des rechten Flügels der Protestanten, und wurde von der Evangelischen Gesellschaft getragen.[92] Christian Beyel war wichtiger Vermittler zwischen der Evangelischen Gesellschaft und den Sittlichkeitsvereinen. Die Strategie der Inneren Mission galt seit ihrem Bestehen der Moralisierung. Das Gedankengut der Inneren Mission, die soziale Frage zu individualisieren, ist in den Sittlichkeitsvereinen wiederzufinden.

1895 fasste die Landeskirche den Beschluss, die Innere Mission zu unterstützen. Als Bindeglied wurde die Schweizerische Kommission für kirchliche Liebestätigkeit gegründet und damit gleichzeitig der erste nationale Zusammenschluss.[93] Die Annäherung der Landeskirche an die Innere Mission brachte einen konservativen Trend in der Kirche mit sich, der demjenigen im politischen Bereich entsprach.

Die Sittlichkeitsvereine vermochten weit über die konservativen Lager hinaus zu mobilisieren. Die mit den Geschlechtskrankheiten in Verbindung gebrachte Prostitutionsfrage gewann bis in die gemässigten sozialdemokratischen Kreise Aufmerksamkeit und Bestätigung. Unsere These lautet, dass die Moralisierungsstrategie in dieser Umbruchphase eine integrative Funktion erfüllte. Für die sozialen Spannungen, Unsicherheiten und Ängste konnte der angenommene Zerfall von Moral und Sitte verantwortlich gemacht werden. Die Individualisierung sozialer Probleme ist bis heute ein bekanntes Mittel, von politischen und ökonomischen Problemen abzulenken. Nicht strukturelle Veränderungen, sondern individuelle Verhaltensänderungen sollten die empfundene Zerrissenheit und Orientierungslosigkeit überbrücken helfen.

Die Einschätzung der Sittlichkeitsbewegung ist schwierig, da sie über kein einheitliches politisches Programm verfügt. Die Bewegung hatte aber eine klare konservative Stossrichtung, die gegen die Modernität, gegen Materialismus, gegen den Verlust alter Normen und Werte und des christlichen Glaubens kämpfte. Es ist das Gedankengut, das Jost ab 1890 in den neu entstehenden konservativen Bewegungen ausmacht. Eine ähnliche Entwicklung in Deutschland bezeichnet Stern als «konservative Revolution».[94]

III. Auf der Suche nach neuen Strategien

1. Internationaler Ausblick:
Die internationalen Konferenzen in Brüssel 1899 und 1902

Gegen Ende des 19. Jahrhunderts zeichnete sich innerhalb der medizinischen Konzeptionen zur Bekämpfung der Geschlechtskrankheiten ein Paradigmawechsel ab. Immer mehr Ärzte hielten die bisher getroffenen Massnahmen, die sich auf die sozial stigmatisierte Gruppe der Prostituierten beschränkten, als unzureichend und verlangten nach neuen Massnahmen, die eine Ausweitung der Geschlechtskrankheiten auf die Gesamtbevölkerung verhindern sollten. Ein Teil der Ärzte, meist im staatlichen Gesundheitswesen tätig, verteidigten die Reglementierung jedoch weiterhin.

Während dieser Krise des reglementaristischen Systems wurde von der belgischen Académie de Médecine 1899 die erste internationale Konferenz zur Bekämpfung der Syphilis und der venerischen Krankheiten einberufen, welche die Problematik der Geschlechtskrankheiten gründlich erörtern und in den umstrittenen Punkten Klarheit schaffen sollte. Eine zweite Konferenz folgte 1902. Die vorbereitenden Arbeiten für die Konferenz in den teilnehmenden Ländern illustrieren, welche Bedeutung der Frage beigemessen wurde. Die Abgeordneten der einzelnen Länder hatten einen Bericht zur nationalen Lage zu verfassen, der über den Diskussionsstand zur Prostitutionsfrage sowie über die Verbreitung der Geschlechtskrankheiten im jeweiligen Land informieren sollte.[1] Ausser Österreich sollen nach Blaschko alle «Culturländer Europas» dieser Aufforderung nachgekommen sein. Die Berichte wurden von den Organisatoren gedruckt und den Teilnehmenden in wöchentlichen Raten zugesandt, um sie vor der Konferenz eingehend zu studieren. Allein diese Berichte füllen einen 900seitigen Band.[2] Für die Konferenz beschäftigte sich das relativ junge schweizerische Gesundheitsamt, unterstützt vom einzigen Professor für Haut- und Geschlechtskrankheiten in der Deutschschweiz, Prof. Dr. Joseph Jadassohn, erstmals mit dieser Problematik. Der Bericht des schweizerischen Gesundheitsamtes enthielt keine neuen Ideen oder gar Strategien, wes-

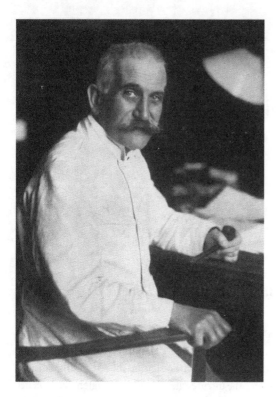

Abb. 18: Der Berner Spezialarzt Prof.
Dr. Joseph Jadassohn, 1863–1936.
(Medizinhistorisches Institut Zürich)

halb er dem Diskurs auch keine neuen Impulse zu geben vermochte. Der erste, umfangreiche Teil war eine Bestandessaufnahme des behördlichen Umgangs mit der Prostitution in den einzelnen Kantonen. Aufgelistet wurden die Kantonalen Strafgesetze und die
Antworten auf die Frage, ob und an welchem Ort Prostituierte auf Geschlechtskrankheiten hin untersucht würden.[3] Im zweiten Teil des Berichts versuchte Jadassohn die
effektive Verbreitung der Geschlechtskrankheiten in der Schweiz festzustellen, wofür er
erstmals eine gesamtschweizerische Enquete bei den Ärzten durchführen liess. Die
Rücklaufquote aus der Befragung war jedoch so gering,[4] dass sie keine Aussagen über
die Verbreitung der Geschlechtskrankheiten in der Schweiz zuliess. Im Bericht an die
internationale Konferenz verglich Jadassohn die schweizerischen Verhältnisse mit denen
in Frankreich und Deutschland: «Die Art der Verbreitung der venerischen Krankheiten
ist in den Städten keine wesentlich andere als überall. Die Prostitution in ihren verschiedenen Formen und Abstufungen spielt dabei die Hauptrolle […].»[5]
Zur Konferenz wurden nicht nur Ärzte, Juristen und Verwaltungsbeamte eingeladen,
sondern auch einzelne Vertreter und Vertreterinnen der antireglementaristischen Bewegung.[6] Die Teilnahme vor allem der Frauen löste bei der Mehrheit der Ärzte heftige
Kritik aus, da sie deren Kompetenz, mehr noch als diejenige männlicher Laien, in
Zweifel zogen. Die Tatsache, dass sich die Organisatoren nicht nur auf die Einladung

von Experten beschränkten, weist auf die Bereitschaft hin, für die neuen Lösungsstrategien die Opposition gegenüber dem Reglementarismus miteinzubeziehen. Damit
verbunden war gewiss die Hoffnung, dass die so entstandenen Konzepte leichter
durchzusetzen waren. Blaschko, ein engagierter Vertreter der reformfreudigen deutschen
Ärzte, betonte die Notwendigkeit der interdisziplinären Zusammenarbeit in der Bekämpfung der Geschlechtskrankheiten: «Wenn schon andere Fragen der öffentlichen Hygiene
oft in Gebiete des öffentlichen Lebens hinübergreifen, wo nicht der Mediciner allein das
entscheidende Wort hat, so gilt das in viel höherem Grade von der Hygiene der venerischen Krankheiten, wo bei fast jeder Frage ethische, sociale, ökonomische, religiöse und
politische Interessen neben den hygienischen in Frage kommen, so dass nur ein vorsich-
tiges Abwägen aller dieser Interessen zu vernünftigen Massnahmen führen kann. Und da
den wenigsten von uns Kenntnisse auf allen diesen Gebieten zu Gebote stehen, so scheint
mir gerade hier das Zusammenwirken von Vertretern verschiedenartiger Kreise zweck-
dienlich, ja nothwendig.»[7]
Den Einfluss der Laien respektive der abolitionistischen Ideen an der ersten Konferenz in
Brüssel darf man allerdings nicht überschätzen. Diese Gruppe war auf Ärzte angewiesen,
die in der Diskussion den antireglementaristischen Standpunkt einbrachten und wissenschaftlich legitimierten. An der fünf Tage dauernden Konferenz wurde vor allem über
die Fragen debattiert, die sich auf die Praxis der Reglementierung bezogen.[8] Einleitende
Referate von prominenten Wissenschaftlern sollten dabei garantieren, dass nach «streng
medizinischen Standpunkten» argumentiert und nicht voreilig Stellung für oder gegen
den Reglementarismus bezogen wurde. Wie im Zürcher Expertenstreit wurden auch hier
Statistiken zitiert, die zu keinen eindeutigen Aussagen führten. Um so mehr versuchten
die Ärzte, ihre Gegner argumentativ zu überzeugen. Die unterschiedlichen Standpunkte
führten zu dem einzigen Konsens, dass sich das reglementaristische System in einer
Krise befinde, die bewältigt werden müsse. Die Vorschläge dazu lassen sich in drei
Lösungskonzeptionen idealtypisch darstellen.
Zu den Vertretern der ersten Gruppe, die wir als Hyperreglementaristen bezeichnen,
gehörten hauptsächlich die französischen Ärzte der Dispensarien und des Gefängnis-
spitals für geschlechtskranke Prostituierte, St-Lazare, in Paris. Weiter sind einzelne
Spezialisten wie der seit 1896 in Bern lehrende Jadassohn und der Wiener Professor
Finger zu dieser Gruppe zu zählen. Die Hyperreglementaristen führten die unzureichenden
Kontrollen der Prostituierten auf die mangelhafte Durchführung der postulierten
Massnahmen zurück; nicht das Konzept, einzig der Vollzug sei mangelhaft. Sie waren
überzeugt, dass sich die Effizienz der Reglementierung steigern lasse. Barthélemy, Arzt
in St-Lazare, schlug vor, häufigere und sorfältigere Kontrollen durchzuführen, damit die
Diagnose verbessert und eine raschere Isolation erkrankter Prostituierter gewährleistet
werden könne. Die Isolierung der infektiösen Kranken war für Barthélemy der zentrale
Punkt des Reglementarismus. Er vertrat die Ansicht, dass eine Prostituierte beim gering-
sten Anzeichen einer Erkrankung für die ganze Zeit der infektiösen Phase der Syphilis
isoliert werden müsse. Dadurch, so Barthélemy, könnten täglich mehrere Männer vor der
Ansteckung geschützt werden.[9]

In diesem Sinne äusserten sich auch Jadassohn und Finger, die vorschlugen, für die Dauer der ansteckenden Phasen oder bei Komplikationen ein spezielles Asyl für geschlechtskranke Prostituierte einzurichten. «In diesen Asylen fänden Aufnahme: sämtliche sekundär syphilitische Prostituierten bis zum Ablauf des contagiösen [ansteckenden, d.V.] Stadiums der Erkrankung, Prostituierte mit schweren internen Formen der Blennorrhoe, gravide [schwangere, d.V.] Prostituierte.»[10]

In scharfer Opposition zu den Hyperreglementaristen trat die zweite Gruppe auf, die Antireglementaristen, zu denen die beiden Franzosen Fiaux und Augagneur und der bekannte deutsche Arzt Blaschko zählten. Sie kritisierten das hyperreglementaristische Lösungskonzept in verschiedener Hinsicht. Für Blaschko widerspiegelte es den weltfremden Zugang der Spezialisten zu sozialen Problemen, da es das gesellschaftliche Umfeld ausblendete.[11] Blaschkos Hauptkritik zielte dahin, dass diese Massnahmen weder realisierbar noch sozial verträglich seien. Die lückenlose Kontrolle der Prostitution setze ein «Heer von bewaffneten Aufsehern» voraus, wofür sich weder politische Parteien, die die gesetzlichen Grundlagen für solche Anstalten schafften, noch Stadtverwaltungen, die die finanziellen Mittel bewilligten, finden liessen.[12]

Augagneur, der dieses Lösungskonzept ebenfalls verwarf, vertrat die Ansicht, dass die bisher getroffenen Massnahmen ohne Einfluss auf die Verbreitung der Geschlechtskrankheiten geblieben seien. Er betonte insbesondere zwei schwerwiegende Nachteile der ärztlichen Kontrollen: «Einerseits gibt es den Clienten der Prostituierten eine trügerische Sicherheit, andererseits führt die Angst vor einer Internierung die Prostituierten dazu, sich im Falle einer Erkrankung der Controlle zu entziehen.»[13] Der französische Arzt Fiaux unterstützte Augagneurs Kritik und lehnte den Vorschlag, die Polizei zur Gesundheitssicherung beizuziehen, vehement ab. Als Alternative zum Reglementarismus schlug er eine Verbesserung des Zugangs zu medizinischen Einrichtungen vor. Nicht nur erkrankte Prostituierte, sondern auch erkrankte Männer sollten in den zu erstellenden Polikliniken und Spitälern kostenlose Behandlung und freie Medikation erhalten.[14]

Ein weiterer Vorstoss der Antireglementaristen zielte auf soziale Reformen. Damit bezweckten sie «die Hebung des allgemeinen intellectuellen und ethischen Niveaus der Bevölkerung, das wachsende Verantwortlichkeitsgefühl der männlichen Jugend, den zunehmenden Respect vor dem weiblichen Geschlecht, [...] bessere Vorbildung der Ärzte und die zunehmende hygienische Erkenntnis im Volke». Der englische Arzt Hutchinson versprach sich von solchen «indirekten, langsam, aber sicher wirkenden Mitteln mehr als von Polizeimassregeln, die in ihrer Wirkung oft unberechenbar» seien.[15]

Zur dritten Gruppe gehörten diejenigen Ärzte, welche die reglementierte Prostitution nach wie vor als notwendig erachteten, sie aber von der polizeilichen in eine rein medizinische Kontrolle überführen wollten. Diese Position bezeichnen wir den Quellen entsprechend als neoreglementaristisch. Neu für diese Gruppe war, dass sie ähnlich den Antireglementaristen davon überzeugt waren, dass die ärztliche Überwachung der Prostituierten durch zusätzliche Massnahmen ergänzt werden sollte. Sie unterschieden sich deshalb, von ihrer Haltung zur reglementierten Prostitution abgesehen, kaum von den Antireglementaristen. An der Konferenz traten die Neoreglementaristen, angeführt von den bekannten Spezialärzten Alfred Fournier und Albert Neisser, als Mittler zwischen den beiden Lagern auf, was in der Berichterstattung gebührend gewürdigt wurde. Attraktivität dürfte die neoreglementaristische Position dadurch gefunden haben, dass sie Forderungen der Oppositionsbewegung aufzunehmen und in ihr Konzept zu integrieren vermochte. Im Unterschied zu den Hyperreglementaristen, die vor allem die Isolation der geschlechtskranken Prostituierten im Auge hatten, thematisierten Fournier und Neisser auch die Krankheit des Mannes. Diese Perspektive war begründet, da immer häufiger auch die Familie als Ort der Infektion auftauchte, in die der infizierte Mann die Syphilis und die Gonorrhöe hineingetragen und die Ehefrau angesteckt hatte. Dieser neue Aspekt wurde besonders vom französischen Wissenschafter Alfred Fournier hervorgehoben, der mit seinen Forschungen den Bevölkerungsrückgang in Frankreich seit den 1870er Jahren mit der Ausbreitung der Geschlechtskrankheiten in Verbindung brachte.[16] Fournier machte damit die gesellschaftliche Bewältigung der Geschlechtskrankheiten zur Überlebensfrage der Nation.

Durch diese Akzentverschiebung rückte der Mann stärker ins Blickfeld. Problematisiert wurde nun das Sexualverhalten speziell des jugendlichen Mannes, der durch seine Nachfrage nach vorehelichem Geschlechtsverkehr zur Vergrösserung des Angebots an Prostituierten beitrug und bei einer Eheschliessung die Infektion in die Familie hineintragen konnte. Diese Optik machte die Bekämpfung der Geschlechtskrankheiten plötzlich zu einer «Männerfrage», wie Neisser formulierte: «Die Prostitutionsfrage ist aber weniger eine Frauenfrage, sondern *wesentlich und in erster Reihe eine Männerfrage*. Das in einem gegebenen Moment vorhandene Frauenmaterial entspricht nur der seitens der Männer zur Befriedigung des sexuellen Bedürfnisses gestellten Nachfrage.»[17]

Die von beiden Seiten betonte Verantwortlichkeit des jugendlichen Freiers verdeutlichte, dass künftig auch der Mann in die Lösungskonzepte miteinbezogen werden musste. Neisser schlug an der ersten Konferenz ein umfangreiches Massnahmenpaket vor. Zentral schien ihm, dem Mann die Gefahren des ausserehelichen Geschlechtsverkehrs bewusst zu machen und das als pathogen wahrgenommene städtische Leben zu «assanieren». Dies zeigt, dass die Geschlechtskrankheiten nun als Problem betrachtet wurden, welches nur mit umfangreichen Gesellschaftsreformen zu bewältigen war. Die Vorschläge Neissers zielten alle auf das Individuum ab. Durch «richtiges Verhalten» sollte eine Person die ihr drohenden Gefahren umgehen können. War sie bereits infiziert worden, sollte sie lernen, sich so zu verhalten, dass sich die Krankheit nicht weiter verbreitete.[18] Das Neissersche Massnahmenpaket, das an der Konferenz breite Zustimmung fand, ist Ausdruck eines tendenziellen Umdenkens der Ärzte. Die Geschlechtskrankheiten wurden nicht länger als begrenzbares medizinisches Problem wahrgenommen, sondern als ein Problem, das die sozialen Dimensionen ebenso zu berücksichtigen hatte. Präventionskonzepte, die Geschlechtskrankheiten nur durch Isolierung der Prostituierten eindämmen wollten, schienen überholt zu sein.

1902 wurde in Brüssel erneut eine Konferenz zur Bekämpfung der Geschlechtskrankheiten abgehalten. In den drei dazwischenliegenden Jahren hatte sich laut Berichterstatter Blaschko einiges verändert: «Nicht nur, dass fast in allen europäischen Kulturstaaten

Fachleute und Regierungen dieser Frage die eingehendste Aufmerksamkeit zugewandt haben; hier und da haben diese Studien schon zu wirklichen Reformen auf diesem Gebiet der Gesundheitspflege geführt – und auch das öffentliche Interesse an der Prophylaxe der Geschlechtskrankheiten ist ohne Zweifel im Wachsen begriffen.»[19] Diese vermehrte Aufmerksamkeit kann zum Teil auf die an der ersten Konferenz gegründete «Société internationale pour la prophylaxie sanitaire et morale de la Syphilis et des maladies vénériennes» zurückgeführt werden, die mit der Absicht gegründet worden ist, die Öffentlichkeit über die Gefahren der Geschlechtskrankheiten aufzuklären und gezielt auf die Regierungen der einzelnen Länder einzuwirken.[20]

In Frankreich hatte sich auf die Initiative des Neoreglementaristen Alfred Fournier eine nationale Sektion dieser Gesellschaft gebildet, die er «Ligue contre la Syphilis» nannte. Corbin bezeichnet diese Vereinigung als Pressure-group im Diskurs über Geschlechtskrankheiten. Durch geschickte Einbindung von Militärs, hohen Staatsbeamten und Industriellen konnte die von Medizinern dominierte Gesellschaft an wichtigen Stellen Einfluss nehmen und die Aufklärung in Frankreich wesentlich vorantreiben.[21] Im Unterschied zu den aus Laien bestehenden Vereinen war die Zahl der Frauen in dieser Gesellschaft minim. 1901 waren von 406 Mitgliedern nur elf Frauen.[22]

Zu Beginn des 20. Jahrhunderts entwickelte diese Gesellschaft in Frankreich eine rege Aktivität.[23] Sie organisierte nicht nur öffentliche Vorträge und Debatten, sondern führte auch Spezialenqueten über das Sexualverhalten spezifischer Gruppen durch.[24] Diese Entwicklung deutet darauf hin, dass sich der Interessenschwerpunkt verschoben hatte. Die Stimmen, die vom Reglementarismus als einziger hygienischer Massnahme überzeugt waren, hatten an der zweiten Konferenz zur Bekämpfung der Geschlechtskrankheiten deutlich abgenommen. Hingegen wuchs Interesse an der allgemeinen Prävention und damit an einer Öffentlichkeitsarbeit, die sich an Frauen und Männer richtete.

Die Verunsicherung der Mehrheit der Ärzte gegenüber dem Reglementarismus nahm deutlich zu. Auch unter den Neoreglementaristen zeichnete sich eine zunehmende Skepsis ab. Die zentrale Frage, ob der Reglementarismus überhaupt reformierbar sei, stellte sich unumgänglich. In seinem Referat meinte Albert Neisser: «Ich halte unser heutiges System für so schlecht und eine Reform für so nothwendig, dass ich mich sogar zu dem Standpunkte bekenne: wenn nicht eine wesentliche Umänderung des Systems eintritt, ist es besser, das ganze System der Überwachung fallen zu lassen.»[25] Durch die allgemeine Abwendung vom Reglementarismus alter Prägung gewannen an der zweiten Konferenz neue Konzepte, die die individuelle Verantwortung für die Gesundheitssicherung in den Vordergrund stellten, grosse Attraktivität.

Als wichtige präventive Massnahme wurde die Aufklärung erachtet, die vor allem «gefährdete» Individuen erreichen sollte. Unklarheit bestand unter den Ärzten, «welches die Mittel seien, welche man benützen kann, um die Jugend und das Publikum im allgemeinen über die individuellen und socialen Gefahren der Syphilis und Gonorrhoe […] aufzuklären».[26] Diskutiert wurde die Informationsvermittlung durch Theaterstücke,[27] öffentliche Vorträge, Informationen in Form von Anschlägen oder Aufklärungsbroschüren.[28] Die beiden Konferenzen zur Bekämpfung der Geschlechtskrankheiten in Brüssel von

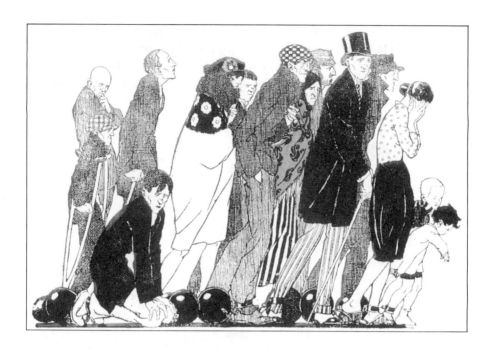

Abb. 19: Die Illustration «Les Avariés» (die Schiffbrüchigen) von René Vincent zum gleichnamigen Theaterstück von Brieux stellt eindrücklich dar, wie Geschlechtskranke aus dem gesellschaftlichen Rahmen fallen. (Sozialarchiv Zürich)

1899 und 1902 zeigen, dass um die Jahrhundertwende das hygienische Konzept des Reglementarismus von immer breiteren Kreisen der Ärzteschaft als unzureichend erachtet oder sogar als Fehlkonzept eingeschätzt wurde. Die Krise des Reglementarismus resultierte nicht allein aus der Ineffizienz des Systems, sondern es waren vielfältige Faktoren, die es ins Wanken brachten. Entscheidend waren die oppositionellen Gruppen, die mit unerbittlicher Hartnäckigkeit auf dessen Schwachpunkte hinwiesen. Die Konferenz veranschaulicht die Bereitschaft und die Einsicht in die Notwendigkeit, umfassendere präventive Strategien zu entwickeln. Ansätze, die bisher von der stark von Laien getragenen Oppositionsbewegung formuliert worden waren, fanden nun Eingang in die hygienischen Konzepte. Sprachen die Antireglementaristen und auch die Neoreglementaristen von der «Männerfrage» oder der «Pathogenität» der Stadt, wird diese Beeinflussung sehr deutlich.

Eine neue Strategie der Krankheitsbewältigung, in der die Aufklärung des Individuums eine zentrale Rolle spielen sollte, begann sich abzuzeichnen. «Prüdes Totschweigen» und «Indifferenz», so Blaschko in seinem Bericht zur zweiten Konferenz, sei bisher «der Hauptfeind aller Bestrebungen auf unserem Gebiete gewesen».[29] Es wurden klare Verhaltensweisen formuliert, die das Individuum vor der Krankheit und die Gesellschaft vor dem erkrankten Individuum schützen sollten. Repressive Massnahmen sollten nur eingesetzt werden, wenn sich das erkrankte Individuum den postulierten Massnahmen widersetzte. Das Präventionskonzept, bisher auf eine Randgruppe fixiert, wurde gesprengt und machte einem umfassenderen Konzept Platz.

2. Die Aufklärungskampagne: Sexualabstinenz als oberstes Ziel

In Zürich war die Absage an das reglementaristische System mit der Abstimmung von 1897 besiegelt. Die Sittlichkeitsvereine konnten sich nun verstärkt neuen Aufgaben zuwenden. Der neue Schwerpunkt war – ganz im internationalen Trend – die «Aufklärung». In Zürich wurde zwar bereits während der Diskussionen rund um den Abstimmungskampf nicht mit normativem Wissen gespart; das gezielte Einwirken auf einzelne Gruppen setzte aber erst nach der Abstimmung ein. Ermutigt durch den Abstimmungserfolg sollten nun Jugendliche, Männer und Mütter über die Gefahren des «Geschlechtslebens» aufgeklärt werden, um der Unsittlichkeit und damit den Geschlechtskrankheiten einen Damm entgegenzusetzen.

Wenn wir von Aufklärungskampagne sprechen, darf man sich darunter keine Kampagne im heutigen Stil vorstellen. Es war keine koordinierte oder sogar zielgerichtete Strategie, dazu fehlten die Mittel und die Strukturen. Genauso wenig darf die Aufklärung als emanzipatorische Strategie verstanden werden. Die Männer und Frauen der Sittlichkeitsvereine waren bemüht, ihr Wissen an möglichst vielen Orten durch Vorträge und Schriften zur Geltung zu bringen, und bauten auf das Schneeballprinzip. Trotz der Lückenhaftigkeit und der fehlenden Professionalität darf die Wirkung nicht unterschätzt werden, vor allem, weil die Kampagne von gesellschaftlich angesehenen Personen getragen wurde.

Etwa ab 1900 setzte diese umfassende Aufklärung ein. Broschüren, Vorträge und Zeitungsartikel vermittelten Informationen, wie man sich vor sexuellen Gefahren schützen konnte. Da im Verständnis der Sittlichkeitsvereine eine sexuelle Gefahr gleichbedeutend mit abweichendem sexuellem Verhalten war, ging es primär um die Einforderung der Norm: Sexualität nur in der Ehe respektive Sexualabstinenz ausserhalb der Ehe. Der Grundsatz, dass ein sittliches Leben immer auch ein hygienisches sei, war für die Aufklärung wegleitend; es ging um eine sittliche Lebensweise, die Geschlechtskrankheiten ausschloss. Zur Durchsetzung der eingeforderten Norm konnten die Geschlechtskrankheiten als Strafe für eine Normverletzung instrumentalisiert werden.

In der Aufklärung zentral waren Ratschläge, wie eine sittliche Lebensführung zu erreichen war, die genügend Schutz vor Versuchungen liefern konnte. Es wurde davon ausgegangen, dass eine Person ein bestimmtes Mass an sittlicher Standfestigkeit aufweisen musste, um gegen diese Gefahren gefeit zu sein. Da man die grössten Erfolge durch die Erziehung zu erreichen hoffte, galten Mütter und Jugendliche als bevorzugte Zielgruppen.

Die Aufklärung, oder die «Aufklärung im grossen Massstab», wie sie sich die Sittlichkeitsvereine zum Ziele setzten, sollte eine möglichst breite Bevölkerung auf die Gefahren des «Geschlechtslebens» aufmerksam machen. Dass eine Aufklärung überhaupt notwendig geworden war, bewirkte in den Augen der Sittlichkeitsvereine die moderne städtische Lebensweise, die an die Individuen neue Anforderungen stellte. Das hektische Leben in der Stadt und die permanente Reizüberflutung machten die Menschen sexuell verführbarer. Immer zahlreicher seien die «verborgenen Felsen und Riffe in der Neuzeit geworden»,[1] schrieb der Zürcher Arzt Hoppeler in seinen Ratschlägen. Er erachtete die Vermittlung eines umfangreichen Wissens und einer bestimmten Lebensführung als notwendig, um den Menschen zu helfen, den neu entstandenen Gefahren zu widerstehen. Die Individuen hatten sich also der Gefahren erst bewusst zu werden, damit sie diesen begegnen konnten. Es wurde ein Katalog von Verhaltensweisen aufgestellt, medizinisch-wissenschaftlich begründet, die als richtiges Verhalten vermittelt und gleichzeitig an die soziale Verantwortung geknüpft wurden. Nur wer sich erwartungsgemäss verhielt, handelte gesellschaftlich verantwortungsvoll und half mit, die sittliche und physische Zerstörung der Individuen wie der Gesellschaft abzuwenden. Das ständig vor Augen geführte Bedrohungsbild der Geschlechtskrankheiten erhöhte die Bereitschaft, sich den geforderten Verhaltensweisen zu unterziehen.

Der Kampf gegen die sexuelle Unordnung und die Geschlechtskrankheiten benötigte ein Wissen und ein Reden über Sexualität. Sexualität durfte nicht länger eine geheime Sache bleiben und dem Zufall überlassen werden, sondern, wie der spätere Stadtrat Häberlin formulierte, weil «aus dem Geschlechtsleben dem einzelnen und der Gesamtheit furchtbare Gefahren» drohten, die die Menschheit «geradezu in ihrer Existenz» bedrohten, wurde es erforderlich, das «Geschlechtsleben» und die damit verbundenen Gefahren öffentlich zu thematisieren. Häberlin forderte, dass «den Gesetzen, Regeln und Bestimmungen [...], unter welchen dieser mächtige Naturtrieb auf unser Lebensschicksal» einwirke, nachgeforscht werde, damit diese «zu unsern Gunsten» beeinflusst werden könnten.[2] Sollten die Erkenntnisse in einem positiven Sinne für die Gesellschaft nutzbar gemacht werden, musste regulativ eingegriffen werden. Dieses Regulativ war die Aufklärung, durch die man das Unglück zumindest zu beschränken hoffte.[3]

Der gesellschaftliche Differenzierungsprozess der Jahrhundertwende, der nach neuen Orientierungsmustern und Leitbildern im Bereich der Sexualität verlangte, sollte «durch die Macht des Wissens» aufgefangen werden.[4] Vermittelt wurde dieses Wissen vom «richtigen, sexuellen Verhalten» durch den öffentlichen Diskurs. Das Wissen sollte in der Bevölkerung ein Risikobewusstsein über die Gefahren des «Geschlechtslebens» entwickeln respektive die Verantwortlichkeit im sexuellen Verhalten erhöhen, um das von den Experten als richtig erachtete zu verinnerlichen. Es ging also um Vermittlung von rationalem Wissen und um die Internalisierung dieses Wissens. Es war jedoch kein objektives, wertfreies Wissen, von welcher Gruppe es auch vertreten wurde, sondern ein normatives, das an ideologische Wertmuster geknüpft war.

Die Quellen dieser Aufklärungskampagne, die vielen handlichen, in populärer Sprache geschriebenen Broschüren und Vorträge stammten ausschliesslich aus akademischen Händen: die meisten wurden von Ärzten, vereinzelte von Pädagogen, Ethikern, Naturwissenschaftern und Theologen verfasst.

Die Broschüren waren inhaltlich geschlechtsspezifisch aufbereitet. Beiträge in Form von Broschüren, Vorträgen und Artikeln lieferten unter anderen die bereits genannten Professoren Albert Heim und Dr. Christen, die Ärzte Oskar Wyss, H. Häberlin und Hans Hoppeler. Auf grosses Echo stiessen in Zürich die Schriften von Alexander Herzen,

134

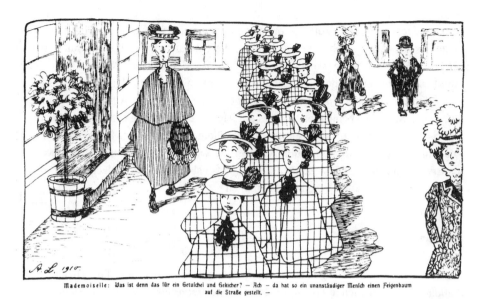

Mademoiselle: Was ist denn das für ein Getuschel und Gekicher? – Ach – da hat so ein unanständiger Mensch einen Feigenbaum auf die Straße gestellt. –

Abb. 20: «Mademoiselle: Was ist denn das für ein Getuschel und Gekicher? – Ach, da hat so ein unanständiger Mensch einen Feigenbaum auf die Strasse gestellt.» (Der Nebelspalter Nr. 14, 1910)

Professor für Physiologie in Lausanne, und der Amerikanerin Mary Wood-Allen, die ein Vorwort von Marie Heim-Vögtlin enthielten. Wissenschaftlich stützte man sich auf den in Zürich lehrenden Professor für Pädagogik, Friedrich W. Foerster, der umfassende wissenschaftliche Arbeiten zu Fragen der Sexualpädagogik schrieb, und auf die ausländischen Fachkräfte Seved Ribbing, William Acton und Krafft-Ebing. Mehrheitlich waren es Männer, die sich zu diesen Fragen äusserten; nur vereinzelt beteiligten sich auch Frauen an der Aufklärung. Vor allem die beiden engagierten Ärztinnen Marie Heim-Vögtlin und Ida Hilfiker versuchten dem Übergewicht der Männer Abhilfe zu verschaffen. Marie Heim-Vögtlin beklagte, dass «die öffentlichen Belehrungen und Warnungen» nur an «das männliche Geschlecht» gerichtet seien. Deshalb hielt sie es für ihre Pflicht, «diese Schranke» zu brechen und «ein rückhaltloses Wort über die ansteckenden Geschlechtskrankheiten» zu sprechen.[5]

Für Frauen war es ein viel grösserer Schritt als für Männer, in der Öffentlichkeit über Sexualität und Geschlechtskrankheiten zu reden. War der Ehemann infiziert, konnte die Frau nicht erwarten, von ihm über die latente Syphilis aufgeklärt zu werden. Selbst wenn sie durch ihren Ehemann infiziert wurde und einen Arzt aufsuchte, musste sie damit rechnen, nicht über die Krankheit informiert zu werden.[6] Da es sich für eine bürgerliche Frau nicht geziemte, über sexuelle Dinge zu reden, musste sie diese Norm, aber auch Vorurteile und Ängste zuerst überwinden.

Die Verfasser und Verfasserinnen der Aufklärungsschriften waren entweder Mitglieder der Sittlichkeitsvereine, oder sie standen der Bewegung nahe, zumindest waren die angebotenen Broschüren und Vorträge praktisch ausnahmslos im sittlichen Diskurs eingebettet. Es bleibt offen, ob diejenigen Ärzte, die eine andere Position vertraten, nicht öffentlich Stellung bezogen oder ob tatsächlich die Mehrheit der Ärzte hinter diesen Aufklärungsinhalten standen. Die Zahl dieser Schriften war ziemlich gross. Die Sittlichkeitsvereine erstellten deshalb Listen und bauten einen Vertrieb für Aufklärungsschriften auf. Diese Schriften beinhalteten je nach Zielgruppe Verhaltensvorschriften für eine sittliche Lebensführung, Beschreibungen über die geschlechtlichen Vorgänge von der Zeugung bis zur Geburt, Abhandlungen über die sexuelle Entwicklung des Kindes bis ins Erwachsenenalter, Darstellungen der Krankheitsbilder der Geschlechtskrankheiten und ihres Verlaufes sowie Schutzvorkehrungen.

Die Zielgruppen

Nicht erst im Zeitalter von Aids hat man sich mit Methoden, die die Effizienz von Aufklärungskampagnen erhöhen sollen, auseinandergesetzt. Bereits zu Beginn des 20. Jahrhunderts erkannte man den Wert und die Notwendigkeit einer gezielt eingesetzten Propaganda. Es sollten sowohl besonders gefährdete Gruppen als auch Personen, die das Wissen um die Gefahren in erzieherischen Funktionen weitergeben konnten, heute Multiplikatorinnen und Multiplikatoren genannt, angesprochen werden. Die zeitgenössischen Sexualpädagogen betonten, dass durch eine zielgruppenspezifische Aufklärung, die Verhaltensanforderungen direkter und «eindringlicher» und geschlechtsspezifische Unterschiede deutlicher hervorgehoben werden konnten.[7]

Die Studierenden

Zu einer ersten wichtigen Zielgruppe gehörten nach Ansicht der Sittlichkeitsvereine jugendliche Männer aus dem Bürgertum, speziell Studenten und Gymnasiasten. Sie standen im Ruf einer «lockeren Sexualmoral», weil immer wieder Skandale an die Öffentlichkeit drangen. Marie Heim-Vögtlin schrieb, dass «Gymnasiasten sogar wiederholt in schlechten Häusern angetroffen wurden».[8] Es sei sogar «mit wenigen Ausnahmen die Regel, dass der erwachsene junge Mann vornehmlich der besser situierten Kreise, seinem sinnlichen Triebe» folge und Bordelle besuche.[9]
Die Dringlichkeit einer Aufklärung der Studierenden ist evident, wurden sie doch als «zukünftige Elite» und «Blüte der Nation»[10] verstanden. Infizierte diese sich mit Geschlechtskrankheiten, bedrohte dies nicht nur den bürgerlichen Nachwuchs, sondern förderte den «sittlichen Zerfall» und die physische «Degeneration» der Elite. Zur Verdeutlichung der Gefährdung dieser Gruppe wurde eine von Blaschko erstellte Statistik, die rund 20 Prozent der deutschen Studenten als geschlechtskrank einschätzte, übernommen und verbreitet. Diese Zahlen schreckten die akademische Welt auf und liessen an den Universitäten eine rege Aktivität entstehen. In Deutschland verfassten Professoren der Hygiene sämtlicher Universitäten ein Schreiben, das die Studierenden nicht nur vor

den sexuellen Gefahren warnen, sondern sie auch an ihre Pflichten für das Vaterland erinnern sollte. So endet das Schreiben: «Darum hütet Euch und widersteht der Versuchung, indem Ihr zuletzt, aber nicht am wenigsten, auch der Forderung eingedenk seid, die Euer Vaterland an Euch richtet. Ihr seid die edelste und kostbarste Jugendblüte unserer Natur, auf Euch beruht die Hoffnung unserer Zukunft. Die hohe Sendung aber, zu der unser Volk vor andern berufen erscheint, bedarf ganzer Männer, bedarf eines Nachwuchses, der gesund und fest sei an Leib und Seele.»[11] Professor Wyss aus Zürich, der dieses Schreiben ebenfalls unterzeichnet hatte, empfahl ein solches auch für Zürich. Ob er diese Idee realisierte, konnten wir nicht in Erfahrung bringen. Ab 1900 wurden auch in Zürich entsprechende Vorträge an der Universität abgehalten, die eine grosse Anzahl Studierender besuchte.[12] In diesem Zusammenhang entstand 1901 die studentische Vereinigung Ethos, die es übernahm, die Vorträge zu Broschüren zu verarbeiten, diese möglichst breit zu verteilen[13] und die Enthaltsamkeitsforderung an der Universität zu propagieren.[14]

Die Mütter

Die andere grosse Zielgruppe waren die Mütter als «Bildnerinnen des kommenden Geschlechts».[15] Sie waren für den Sozialisationsort Familie, der grosse Möglichkeiten bot, die individuellen Verhaltensweisen zu beinflussen, zentral.[16] Dies musste ihnen jedoch zuerst nahegebracht werden.[17] In einem weiteren Schritt mussten die Mütter über die Bedeutung und die Gefahren des «Geschlechtslebens» aufgeklärt werden. Es musste ihnen zur Pflicht gemacht werden, sich mit den Gefahren, die ihren Kindern drohten, auseinanderzusetzen; erst dann konnten sie die neue Aufgabe, ihre Söhne und Töchter aufzuklären, richtig erfüllen.[18] Marie Heim-Vögtlin war überzeugt, dass nur die Kenntnis der den Kindern drohenden Gefahren dem «Mutterherzen Mut und Kraft zum Handeln, zum tatkräftigen und weisen Handeln»[19] gab.

Als weitere Schwierigkeit erforderte die Vermittlung des Wissens über Sexualität eine sprachliche Bewältigung. Vorstellungen von Sexualität und Sexualverhalten waren in der bürgerlichen Familie bisher sehr verschlüsselt und über codierte Konventionen vermittelt worden. Mit der Forderung nach einer rationalen Aufklärung veränderte sich auch die Form dieser Übermittlung. Das Schweigen musste gebrochen werden, die Mütter mussten lernen, bisher schamhaft Verschwiegenes zu thematisieren. Beispielhaft für diesen Vorgang ist der Begriff Unschuld. Er hatte bis anhin nicht nur die Vermeidung von vorehelichen sexuellen Kontakten bedeutet, sondern auch, sich gedanklich und sprachlich der Sexualität zu enthalten. Unschuld war also mit Unwissenheit gleichgesetzt. Unter den neuen Verhältnissen durfte dieser Begriff kaum mehr dasselbe bedeuten. Marie Heim-Vögtlin führte aus, dass diese Unschuld heute zur Schuld führe, weil Unkenntnis nicht mehr genügend vor den Gefahren schütze.[20] Unschuld bedeutete also neu, die Gefahren zu benennen, ihnen ins Auge zu schauen und zu widerstehen. Hatte früher der Schutz vor Verführung im Verschweigen gelegen, so sollte nun das Reden darüber Schutz vermitteln. Dieser Begriffswandel ist Ausdruck eines Veränderungsprozesses im Bereich der Sexualität, der besonders die Frauen und Mütter enorm

herausforderte. Sie mussten sich nicht nur mit neuen Begrifflichkeiten und Verhaltensanforderungen auseinandersetzen, sondern diese zum Schutz der Söhne und Töchter
weitervermitteln.

Ab 1901 organisierte der Frauenbund zur Hebung der Sittlichkeit Mütterversammlungen.[21] Wo diese Veranstaltungen anfänglich stattfanden, bleibt unklar. Als 1910 das
Volkshaus eröffnet wurde,[22] fanden die Versammlungen dort statt, und es nahmen
regelmässig zirka zweihundert Frauen teil. Es ist anzunehmen, dass die Versammlungen
schon vorher im Kreis 4 stattfanden, da die Sittlichkeitsvereine zu Beginn vornehmlich
Arbeiterfrauen erreichen wollten. Später weiteten sich diese Veranstaltungen auf andere
Stadtkreise und auf die Landschaft aus. Die eingeladenen Frauen wurden im Volkshaus
mit Gratistee und -weggli empfangen. Die Frauen der Sittlichkeitsvereine wollten die
Mütter als «liebe Gäste» begrüssen, und da gehörte es «doch so zur rechten Frauenart,
den Besuch mit einem Tässchen Tee oder Kaffee zu bewirten, um es ihnen so recht
heimelig und gemütlich zu machen».[23] Zudem wollten sie es auch der «ärmsten Mutter
möglich machen», an diesen Versammlungen teilzunehmen, denn Mütterversammlungen
erschienen ihnen die «wirksamste Methode, im Publikum Propaganda für die Sittlichkeit
zu machen».[24] Nicht zuletzt wollten sie über die Frauen auch Einfluss auf die Männer
gewinnen.

Die Versammlungen wurden mit einem Gebet, einem Lied oder einem biblischen Vers
eröffnet, um den «alten, bewährten Christusglauben, der in so vielen Familien gänzlich
abhanden gekommen» war, in den «Sinn zurückzurufen»,[25] da mit der Aufklärung über
die Gefahren der Prostitution und der Geschlechtskrankheiten die sittliche Lebensführung verknüpft war. Die Vereinsfrauen versuchten bei den Müttern den «Sinn für das
Schöne, Edle und Wahre» zu wecken, sie zu «edlen frommen Müttern» zu erziehen, die
das Volk in ihren Augen so notwendig brauchte.[26] Dazu gehörte auch die Pflicht, eine
gute Ehe zu führen, wie der Titel einer Veranstaltung, «Wie wir unseren Männern gute
Frauen werden», zeigt.[27]

Im Zentrum der Mütterversammlungen stand jedoch die Aufklärung der Jugend. An
diesem Ort sollte die Gelegenheit benützt werden, den Müttern all das neue notwendige
Wissen zu vermitteln. Die Frauen redeten in einfacher und «praktischer Art» mit den
Müttern und versuchten deren «Herzen» zu gewinnen. Um die Anforderungen zu veran-
schaulichen, wurden scheinbar aus dem Leben gegriffene Begebenheiten von «gefallenen» Mädchen und von Jungen, die «den Pfad der Tugend verloren» hatten, erzählt.[28]
Die Geschichten vermittelten in höchst konzentrierter und emotionalisierter Form die
erstrebenswerten Verhaltensweisen und appellierten an das Verantwortungsgefühl der
Mütter.[29] Das Geschlechtsspezifische ist augenfällig. Den Mädchen wurde die Reinheit,
der Schutz vor sexuellen Kontakten, die in letzter Konsequenz zur Prostitution führen
konnten, anempfohlen. Die Jungen sollten ein ehrliches, arbeitsames und den sinnlichen
Genüssen entsagendes Leben anstreben.

Die Sprache in den Aufklärungsschriften

Die Aufklärung über das Geschlechtsleben und seine Gefahren, mit der sich ein öffentlicher, rationaler Diskurs über Sexualität entwickelte, erforderte eine entsprechende Sprache. Die Sittlichkeitsvereine waren seit Beginn ihres Bestehens mit dem Problem konfrontiert, das Thema Prostitution und Sexualmoral öffentlich zur Sprache zu bringen, ohne in Gefahr zu geraten, anstössig zu wirken. Wie konnte über Sexualität gesprochen werden, ohne sie dabei in den Vordergrund zu stellen oder gar sexuelle Phantasien anzuregen? Es war eine zentrale und gleichzeitig kontroverse Frage, ob das Reden oder Schreiben darüber sexuelles Begehren eher vergrösserte oder dämpfte. Die Aufklärer glaubten dieses Dilemma gelöst zu haben, indem sie die Sexualität begrifflich auf einen biologisch-technischen Vorgang reduzieren wollten. Nach Heim-Vögtlin war die biologische Sprache die «richtige und zugleich die einzige unverfängliche» Form, über Sexualität zu reden, weil damit die Gefahr einer Aufreizung des Sinnlichen gebannt sei.[30] Trotz dieses Konsenses fiel die Vermittlung des Wissens über Sexualität sprachlich sehr unterschiedlich aus. Heim-Vögtlin forderte, dass neben einer naturwissenschaftlichen Sprache gleichzeitig die «Heiligkeit» des Geschlechtslebens betont werden müsse. Nur so könne vermittelt werden, «welch heilige Gedanken dem Wesen der Zeugung und der Mutterschaft zu Grunde liegen». Erst die Verknüpfung der biologischen Sprache mit der Betonung der Heiligkeit verdränge «den Begriff der Sinnlichkeit, der dem Geschlechtsverkehr sonst als dessen Hauptbedeutung beigelegt»[31] werde. Die «Heiligkeit» zeigte sich darin, dass die Sprache meist so stark metaphorisiert wurde, dass die Inhalte, entgegen dem Anspruch auf Direktheit, nur sehr verschlüsselt dargestellt wurden.

In den Vorträgen an der Universität wurde eine direktere und wissenschaftlichere Sprache verwendet als in den Broschüren, die sich an die Jugendlichen direkt richteten. Zwei kurze ausgewählte Texte, die je an die Mädchen und an die Jungen gerichtet waren, sollen dies illustrieren. Im Aufklärungsbuch für die Mädchen wurden zarte Töne angeschlagen. Um Intimität entstehen zu lassen, richtete sich der Arzt Hoppeler in Briefen an die Mädchen: «Wird sie verschont bleiben von dem Rauhreif, der auf so manche junge Mädchenblüte schon sich legte, um dauernd ihr zu schaden?»[32] «Gleich herrlichen Blumen blühen alle diese göttlichen Triebe im Garten unserer Seele; wenn aber der Pesthauch des Satans sie trifft, dann fangen sie an, sich hässlich zu blähen; giftige Wurzeln breiten sie weithin in das Erdreich, hässliche Dornen wachsen hervor aus Stengeln und Blättern, und bald erfüllt ihr scheusslich wucherndes Gestrüpp den ganzen Garten, jeden gesunden Keim erstickend, jeden edlen Trieb ertötend.»[33] «Mit zwei hohen Zäunen hat er [der Schöpfer, d.V.] das heilige Flämmlein in unserer Seele eingefriedigt, und es ist unsere eigene Wache, in diese Schutzwehr keine Bresche zu legen. Der erste Zaun heisst: Schamgefühl; der zweite: Gesetz der Ehe.»[34]

Als erstes fällt die bildreiche Sprache auf. Die Metaphern stammen alle aus dem Bereich der Natur. Das Mädchen wird als Blüte dargestellt, die sich schützen muss vor den ungezähmten «Natureinflüssen». Ist das Mädchen nicht immer auf der Hut, können schlechte Einflüsse bald alles überwuchern und die Blüte zerstören. Eine Blüte erfordert einen überaus sorgfältigen Umgang, denn der Vorgang des Welkens oder ihre Zerstörung ist irreversibel.

Die Metaphern entsprechen den sozialen Zuschreibungen der Frau. Sie ist die Hegende, Pflegende und Nährende, die nicht nur den Blumengarten vor Unkraut und Rauhreif bewahrt, sondern menschliches Leben gebärt und pflegt. Weil die Frau gebärt, wird ihr eine grössere Nähe zur Natur zugeschrieben als dem Mann. Der Schutz der Frau, Schamgefühl und Zurückhaltung, musste umsorgt und gepflegt werden. Jede Handlung, die dieses Schamgefühl verletzte, nannte Hoppeler deshalb eine «teuflische Tat».[35]

Für die Jungen wurde eine ganz andere Sprache verwendet: «Nun hat aber der junge Mann einen ganz besonderen Krieg zu führen, einen Krieg gegen sein eigenes Fleisch und Blut.»[36] «Es gibt keinen Stillstand auf diesem Wege, kein Mittel, dieser Sklaverei, der ärgsten, die es gibt, zu entgehen, als unerbittlicher Kampf dagegen. [...] Kämpft auf diesem Gebiet mit ganzer Kraft unablässig, so werdet Ihr Männer werden, die auch in andern Lebensgebieten leicht überwinden. [...] Nur wer ganz über sich Herr wird, wird ein freier, glücklicher Mensch. Darum bitte, ja ich beschwöre Euch, kämpft unablässig den guten Kampf.»[37]

Die verwendeten Metaphern entstammen dem Kampf und der Wehrhaftigkeit, wofür der Junge eine «Waffenrüstung» und «Kampfwaffen» benötigte. Die Metaphern implizieren ein bedrohliches brodelndes Inneres, das nur mit unablässig angewendeter Kraft unter Kontrolle gehalten werden kann. Körper und Geist scheinen in unablässiger Feindschaft zu stehen; dem Körper ist ständiger Kampf angesagt. Geht man davon aus, dass die Sprache das Fenster ist, durch das wir Sexualität betrachten und wahrnehmen,[38] kann ein ständig von sinnlichen Erregungen bedrohter Körper nur in einer Abwehrhaltung wahrgenommen werden. Der Schutz des Mannes war nicht die Scham wie bei der Frau, sondern die immer wieder erneuerte Stählung des Körpers, der dadurch befähigt werden sollte, jeder sinnlichen Versuchung zu widerstehen.

Dieser Sexualitätsdiskurs, der in so starkem Masse zum erstenmal öffentlich geführt wurde und dazu entweder eine stark metaphorisierte Sprache oder eine biologisch-wissenschaftliche verwendete, beeinflusst bis heute das Reden über Sexualität. Die Sprache blieb metaphorisch, vulgär oder wissenschaftlich beschränkt, eine neue, der Sexualität angemessene Sprache, die die soziale wie emotionale Ebene miteinschliessen würde, konnte sich nicht entwickeln. Die biologische Sprache setzte sich hauptsächlich deshalb durch, weil Sexualität seit Ende des 19. Jahrhunderts bis heute einem medikalisierenden Prozess unterworfen ist, das heisst, primär unter biomedizinischen und nicht sozialen Aspekten analysiert und begriffen wird.

Weibliche Ehre – männliche Ehre

In den Aufklärungsbroschüren ist die Ehre, die weibliche und die männliche, ein zentraler Begriff. Er zeigt, dass das von den Sittlichkeitsvereinen geforderte männliche und weibliche Sexualverhalten an den Ehrenkodex geknüpft war, wobei nicht zu übersehen ist, dass der Begriff der Ehre um 1900 selbst einem Wandel unterlag. Auf der einen Seite löste der Modernisierungsschub, der traditionelle Bindungen lockerte, den Ehrbegriff auf, auf der andern Seite erlebte er in bestimmten Kreisen eine Verfestigung und Erweiterung und erhielt eine antimoderne Stossrichtung.[39] Die Sittlichkeitsvereine dehnten den Ehrbegriff insofern aus, als sie sexuelle Kontakte ausserhalb der Ehe nicht nur für die Frau, sondern auch für den Mann als unehrenhaft bezeichneten. Die Begriffe der weiblichen und männlichen Ehre zeigen sehr deutlich, wie die Forderung nach gleicher Sexualmoral für Mann und Frau das hierarchische Geschlechterverhältnis nicht abbaute, sondern verstärkte und somit als Versuch gedeutet werden muss, die Institution Ehe zu verfestigen, die im Übergang zur Moderne vom gesellschaftlichen Wandel nicht verschont blieb.

Weibliche Ehre

In der bürgerlichen Gesellschaft war die weibliche Ehre an die Geschlechtsehre gebunden. Gegen Ende des 19. Jahrhunderts verengten sich die an den Ehrbegriff gekoppelten Verhaltensweisen zunehmend und reduzierten ihn immer mehr auf Keuschheit. Die Ehre der Frau bedeutete somit einzig und allein ihre Jungfräulichkeit bis zur Heirat und die absolute Treue zum Ehemann. Dass der Ehrbegriff gerade in der Zeit eine solche Bedeutung erlangte, als sich die Bewegungsfreiheit für die Frauen erweiterte, ist kein Widerspruch, denn es war gerade der als bedrohlich erlebte gesellschaftliche Wandel, der als Gegentrend eine konservative Stossrichtung verstärkte.

In den Aufklärungsbroschüren kommt dies deutlich zum Vorschein. Es ging darum, dass die jungen Mädchen den Ehrenkodex trotz veränderter Lebensweise aufrechterhielten, wozu die Normen noch enger gesteckt und mit grösserem Nachdruck verlangt werden mussten. Als zentraler Wert des Ehrenkodex galt die Scham, die als weibliche «Schutzwehr» gepriesen wurde. Sie war es, die die Unschuld und die Reinheit der Frauen und Mädchen bewahrte. Von frühester Kindheit an musste diese Scham gehegt und gepflegt werden. Die Mutter, die für den Schutz des Mädchens sorgen musste, «pflanzt die ersten Regungen der Scham in des Mädchens Herz; sie lehrt es Anstand und Sitte».[40] Nach Hoppeler war das Schamgefühl angeboren und nicht erst «durch Vererbung im Laufe der Jahrtausende allmählich entstanden».[41] Er entdeckt es schon «beim ersten Menschenpaare». Wer das Schamgefühl als ein anzuerkennendes «Naturgesetz» missachtete, lief Gefahr, in den Abgrund zu stürzen.

Was als schamhaftes Verhalten betrachtet wurde, war genau definiert und basierte auf dem polaren Geschlechterbild, das in «Genügsamkeit, Bescheidenheit, Pflichttreue und häuslicher Sinn» die idealen Voraussetzungen eines weiblichen Lebensentwurfs sah. Die Frauen durften in keiner Weise die Aufmerksamkeit der Männer auf sich ziehen, sei es durch Benehmen oder die Kleidung. Wenn sich bürgerliche Mädchen gedankenlos über diese Vorschriften hinwegsetzten, richteten sie grossen Schaden an: «Sie ahnen nicht, wie sehr sie damit manchem jungen Mann den Kampf um die Reinheit der Seele erschweren, ahnen nicht, wie sie gleichsam die Summe der auf der Welt vorhandenen

Schamgefühle vermindern helfen und so selber das Fundament untergraben, auf dem allein sie einst eine glückliche Ehe aufbauen könnten.»[42]

Die Frauen hatten eine doppelte Aufgabe. Sie mussten nicht nur ihr eigenes Begehren zügeln, sondern sich so verhalten, dass auch der Mann sein Begehren leichter kontrollieren konnte. Erregte die Frau den Mann, musste sie sich schuldig fühlen, sich nicht schamhaft genug verhalten zu haben. Die Unterstützung der Triebkontrolle des Mannes war eine zentrale Aufgabe der Frau.

Diese Schamhaftigkeit, die es mit allen Mitteln zu erhalten galt, war gleichzeitig «die grösste Ehre der Frau».[43] Verlor ein Mädchen oder eine Frau die Scham, war sie auf dem besten Weg, die Ehre zu verlieren, weil diese an die sexuelle Unversehrtheit gebunden war. Eine Frau ohne Ehre verlor aber ihren Platz in der bürgerlichen Gesellschaft, in der das Idealbild die mütterliche, hingebungsvolle Frau war, bar jeder erotischen Anziehungskraft. Die Prostituierte, das Gegenbild der verklärten, jeglicher Sinnlichkeit beraubten Frau und Mutter, war sowohl die geheimnisumwitterte Verführerin und ein «ehrloses, verworfenes und heimatloses Geschöpf».[44] Die Prostituierte verkörperte eine Sinnlichkeit, die die bürgerliche Frau von sich abspalten musste. Im Kampf gegen die personifizierte sexuelle Sinnlichkeit konnten die bürgerlichen Frau somit auch ihre eigenen sinnlichen Wünsche erfolgreich abwehren.

Die an die weibliche Ehre gebundende Norm verschwand mit der Auflösung des Begriffs der Ehre nicht. Die Normen, Vorstellungen und Bilder der schamhaften Frau fanden in etwas modernisierter Form erneut Eingang in den modernen Konzepten des Rechts und der Fürsorge, die ihre Ausläufer bis heute bewahrt haben.

Männliche Ehre

Die Ehre des Mannes bedeutete etwas vollkommen anderes. Sie umschrieb einen umfassenden komplexen Verhaltenskodex, der individuelle wie gesellschaftliche Sozialbeziehungen regelte. Die Ehre des Mannes war somit an soziale Beziehungen und nicht an das Geschlecht geknüpft. Zudem war sie klassenspezifisch und diente gleichzeitig der Klassenkonstituierung.[45]

Die Ehre des bürgerlichen Mannes basierte auf ritterlichen Männlichkeitsidealen,[46] die sich auf die Eigenschaften Mut, Unabhängigkeit und Wahrhaftigkeit stützten.[47] Seine männliche Ehre oder seinen guten Ruf verlor er, wenn er die sozialen Regeln verletzte.[48] Die bürgerliche Frau kannte keine solche Ehre, weil ihre Ehre ans Geschlecht gebunden war. Als soziale Person war sie dem Ehegatten zur Seite gestellt respektive untergeordnet. Das Verhältnis zwischen Mann und Mann und das zwischen Frau und Mann gestaltete sich entsprechend unterschiedlich.

Uns interessiert, wie das Konzept der Ehre das Verhältnis von Frau und Mann regulierte und wie die Forderungen nach gleicher Sexualmoral in diesen Kodex eingeführt wurden. Das für die Frau bestimmende Wesensmerkmal in der Geschlechterbeziehung war, wie wir aufgezeigt haben, die Scham. Analog dazu war es beim Mann die Ritterlichkeit. Sich gegenüber einer Frau ritterlich benehmen hiess, dass er sie beschützen und achten

142

musste, wie es in einem Studentenlied heisst: «Wer des Weibes weiblichen Sinn nicht ehrt, der hält auch Freiheit und Freundschaft nicht wert!» Da der Ehrenkodex klassen-spezifisch war, regelte er nur das Verhältnis zur bürgerlichen Frau, nicht aber das zu den Unterschichtsfrauen. Die sexuellen Verhältnisse zu Prostituierten betrafen den Ehrenkodex in keiner Weise.

Die Sittlichkeitsvereine versuchten die Sexualabstinenz ausserhalb der Ehe auch für die Männer durchzusetzen, indem sie den bestehenden Ehrenkodex erweiterten und ritterli-ches Verhalten gegenüber allen Frauen verlangten. Dieser Appell, der den Mann von den Prostituierten abhalten sollte, kommt in den Aufklärungsbroschüren deutlich zum Aus-druck: «Deine Mutter ist auch ein Weib, deine Schwester ein Mädchen; wie dürftest du ihnen in die Augen sehen, nachdem du ihr Geschlecht in einer Anderen entehrt hast?»[49] «Drum sei dir jedes Mädchen, jede Frau ein Heiligtum, das du achtest um seiner selbst willen, um derentwillen, denen es gehört, und um deiner selbst willen, damit du gleiches Recht für die Deinen erwerbest.»[50] Immer wieder wurde betont, dass Keuschheit auch zur Ehre des Mannes gehöre, dass er mit all seiner Kraft und seinem Willen den Trieb unterdrücke,[51] und dass jeder ausserehliche Sexualkontakt einen Ehrverlust bedeute.

Den Männern wurde also vermittelt, dass nicht nur bürgerliche Frauen, sondern die Frauen als Geschlecht geehrt, geschützt und ritterlich behandelt werden müssten. Führte dieser ausgeweitete Ehrenkodex zwar zu einer gleichen Sexualmoral für Frau und Mann, verfestigte er gleichzeitig die hierarchische Struktur des Geschlechterverhältnisses. Denn das Konstrukt der Ritterlichkeit setzt ein ungleiches Verhältnis voraus und machte den Mann zum Überlegenen. Nur der Stärkere, Mächtigere kann die Schwächeren schützen. Ein ritterliches Benehmen kann in der Überlegenheit gegen die zu Beschützenden ausgelebt werden.[52] Im Konstrukt der Ritterlichkeit liegt das Mittel für die Trieb-kontrolle, denn ein wirklich ritterlicher Mensch nutzt die Schwächeren nie aus, und noch weniger entehrt er sie. Die Ausweitung des Ehrenkodex der bürgerlichen Männer gegen-über den Frauen als Geschlecht war ein Versuch, den Mann vom ausserehelichen Geschlechtsverkehr abzuhalten. Dies konnte aber in keinem Fall funktionieren, weil für die Frau die Ehre weiterhin allein in der an den Mann gebundenen Geschlechtsehre bestand, während im Zentrum des Mannes der Ehrenkodex der Klasse stand.

Die Willens- und Charakterbildung

Am 3. Kongress der Deutschen Gesellschaft zur Bekämpfung der Geschlechtskrank-heiten 1907, dem Thema Sexualpädagogik gewidmet, warnten Ärzte und Pädagogen vor einer Überschätzung der reinen «Wissensaufklärung». Unter dem Einfluss des modernen kulturellen städtischen Lebens habe man es «bei der heranwachsenden Jugend vielfach schon von vornherein nicht mehr mit einer normalen, gesunden und natürlichen, sondern mit einer in anomaler Weise überreizten, überhasteten und verfrühten geschlechtlichen Entwicklung, einer demnach künstlich gezüchteten Steigerung des sexuellen Trieblebens zu tun».[53] Die Ansicht setzte sich durch, dass das Wissen um die Gefahren der «sexuellen

Ausschweifungen» zur Einhaltung der geforderten Sexualabstinenz nicht genügte. Die Jugendlichen, die im urbanen, sexuell «hypertrophen» Milieu aufwuchsen, mussten konkrete Unterstützung bekommen, das heisst Handlungsanleitungen, die sie vor Versuchungen schützten.

Friedrich Wilhelm Foerster, Sexualpädagoge in Zürich, von den Frauen der Sittlichkeitsvereine sehr geschätzt,[54] war an diesem Kongress mit einem Referat vertreten. Er gehörte zu den Vertretern einer Sexualpädagogik, die eine Willens- und Charakterbildung ins Zentrum stellten. Nach ihm war die «geistige Bemeisterung der Naturkräfte im menschlichen Innern» wichtiger als «alles Wissen von den äusseren Dingen, wichtiger als alle Bemeisterung der äusseren Naturkräfte». Voraussetzung dazu aber war «eine Technik der Selbstbeherrschung» und eine «Befestigung des persönlichen Charakters».[55] Bei Foerster war Sexualpädagogik identisch mit Willenspädagogik.[56] Er beklagte, dass die heutige Erziehungspraxis zu wenig wirksame Mittel besitze und dass an die Stelle der groben Zuchtmittel von früher noch keine oder nur ungenügende «innere Zuchtmittel» getreten seien, eine «Selbstdisziplin» anstelle der «Zwangsdisziplin» also noch weitgehend fehle.[57] Die von ihm geforderte Selbstdisziplin ging von einem starken «Ich» aus, das gestützt und gestärkt werden musste.

Foerster vertrat eine «von rationellen Grundanschauungen ausgehende und mit bewährten Erfahrungsmitteln arbeitende sexuelle Diätetik»,[58] die die Jugend festigen, stärken und «wehrhaft» machen sollte.[59] Sie enthielt Vorschriften, die einer gesunden sexuellen Entwicklung dienlich waren und vor allem sexuellen Frühentwicklungen vorbeugen sollten.[60] Die so verstandene Sexualerziehung konnte als planmässiges, ethisch-hygienisches Willenstraining betrachtet werden und bedeutete nichts anderes als die Verinnerlichung der von den Ärzten und Pädagogen formulierten Normen.[61]

Die Domestizierung des Mannes

Das Wissen um die Gefahren des «Geschlechtslebens» und wie man sich davor schützen konnte, schien für eine erfolgreiche Aufklärung nicht zu genügen. Es musste vermittelt werden, wie dieser Schutz, die Sexualabstinenz, zu erreichen war. Dem Mann forderte dieses Ziel harte Arbeit ab. Jede sexuelle Erregung musste unterdrückt und bekämpft werden. Ein einziges «Sich-gehen-lassen» barg die Möglichkeit einer Erkrankung in sich, weshalb totale Triebkontrolle gefordert wurde. Nur sie machte den Mann gesund und kräftig.[62] Die immer grössere Fähigkeit zur Triebkontrolle wurde identisch mit dem Mannwerdungsprozess. Es hiess, den «Kampf gegen den Reizzustand im Bereich der Genitalsphäre» aufzunehmen mit dem Ziel, als «Sieger» daraus hervorzugehen, was laut O. Wyss hiess, die «Höhen der Mannesreife» zu erreichen.[63] Diese hatte erreicht, wer Herr über seine Triebe, über die Natur, über das Sinnliche wurde, kurz: wer sich aus der fleischlichen Sklaverei befreien konnte.[64] Die Triebkontrolle musste aus einem inneren Beweggrund motiviert sein – erst dann entsprach er dem Ideal der Moral – und nicht aus Angst vor Geschlechtskrankheiten. «Wir kämpfen, weil wir das Böse hassen. Wir ringen, weil wir nach Freiheit dürsten, nach Sieg über alles, was Leidenschaft heisst.»[65] Das Idealbild des vollendeten Mannes, das die Aufklärungsschriften der Sittlichkeitsbewegung vermittelten, war reiner Geist, frei und unabhängig von fleischlichen Begierden, der das erreicht hatte, was Foerster die «sittliche Freiheit» nannte. Der Mann als handelndes, von Geist durchdrungenes Subjekt, das herrscht, urteilt, richtet, ordnet und erschafft.

Den Jugendlichen wurde empfohlen, die «heiligen» Organe gesund und rein zu erhalten. Geschlechtsverkehr ohne Zweck der Fortpflanzung und ohne Liebe erniedrige den Mann und lasse seine Kraft verkümmern.[66] Das eheliche Glück, welches in der Ferne lockte, war nur durch Reinheit zu erlangen. Hoppeler hatte für den Weg zu dieser «sittlichen Freiheit» «Waffen» entwickelt, die dem Jüngling den Kampf gegen die Versuchung erleichtern sollten. Die erste Waffe war das «Reinhalten von Gedanken», denn aus den Gedanken erwachse die Tat: «Kommt dir ein unreiner Gedanke und will sich breit machen, so weise ihm sofort die Türe! Sage rasch ein Gedicht, ein Lied auf; rechne aus 12x12, 13x13, 14x14 usw; spring zum Bett hinaus und ziehe dich an; nimm eine kalte Dusche, wasche dich rasch kalt ab, hole ein gutes Buch und fang an zu lesen, begib dich in die Stube an den Familientisch oder sonst zu guten Menschen, tue alles, um den Gedanken sofort wieder los zu werden!»[67] Die zweite Waffe war «Augen und Ohren zu bewahren», was hiess, bei unsittlichen Anblicken wegzuschauen oder beim Zotenreissen wegzulaufen. Die Jünglinge sollten sich wie Krieger ständig bereithalten, um das Feindliche, das Unsittliche sofort erkennen und wegweisen zu können. Auf dieser Wache dürfe ein Jüngling niemals einschlafen.[68] Die dritte Waffe war die «Vermeidung von Mussestunden». Die Zeit sollte immer mit nützlichen Tätigkeiten angefüllt sein. Selbst die Freizeit durfte nicht ziellos sein. Hoppeler gab für Spaziergänge den Ratschlag: «Nicht schlendern und bummeln, sondern Wandern mit einem bestimmten Ziel.»[69]

Foerster riet, die Selbstüberwindung nicht erst am Sexualtrieb, sondern zum Beispiel am Nahrungstrieb durch die Überwindung von Hunger- und Durstgefühlen zu üben.[70] Diese Versuche nannte Foerster «Willensgymnastik», die auf allen möglichen Gebieten geübt werden konnten, so «im Schweigen, in körperlicher Gymnastik, im Frühaufstehen, im Fasten, in der Überwindung unangenehmer Dinge, in der absoluten Wahrhaftigkeit, in der exakten Ausführung reizloser Arbeiten».[71] Diese Übungen hatten zum Ziel, Geist, Willen und Körper zu stählen, damit sie der grössten Versuchung, der sexuellen, widerstehen konnten. Diese «Willensgymnastik» musste dauernd geübt werden. Hoppeler führt in seinen Aufklärungsschriften konkrete Beispiele an: «Wir sitzen abends im Vortrage oder an unserm Arbeitstische nach einer Aufgabe, und die Augen fallen uns zu; da ermannen wir uns, reissen die trägen Lider mit einem Ruck in die Höhe und zwingen unsern müden Leib unter die Herrschaft des noch hellwachen Geistes.»[72] Wenn diese Übungen als «unerschöpfliche Kraft des Geistes» wahrgenommen würden, hätte die Jugend eine hohe «Immunität» gegen sexuelle Versuchungen.[73] So erzogene Jugendliche würden, sobald sexuelle Regungen erwachten, «zu den Waffen greifen», und jeder wüsste, «dass ihm der Kampf gegeben sei, um seine Kraft zu reifen und zu stählen».[74]

Eine weitere Anforderung an die jugendlichen Männer galt der körperlichen Ertüchtigung, der Abhärtung und Stählung des Körpers. Marie Heim-Vögtlin empfahl den Knaben «regelmässige kalte Waschungen des morgens, fleissiges kaltes Baden im Sommer, Schlafen bei offenem Fenster und in harten Betten, Kühlhalten des Kopfes und Warmhalten der Füsse, einfache, reizlose, namentlich abends nicht zu reichliche Nahrung, geduldiges Aushalten von Hunger, Durst und Hitze bei Ausmärschen, Übung in allem vernünftigen Sommer- und Wintersport».[75] Solche Massnahmen finden sich in jeder Aufklärungsbroschüre. Die wichtigste Vorschrift war, dass die Kinder und Jugendlichen immer beschäftigt sein sollten. Müssiggang galt als die grösste Gefahr zur Verweichlichung.[76] Auf sexuell aufreizende Kleider, Nahrung und Spiele sollte verzichtet werden. Hoppeler empfahl weite Beinkleider und als Nachtbekleidung Hemd statt Hose. Beim Einschlafen sollte die Mutter darauf achten, dass die Hände auf der Decke lagen. Ebenso seien Reiten auf Zaunlatten und Steckenpferden, Kletter- und Turnübungen «sorgfältig zu überwachen». Auch eine Kontrolle im Schlafzimmer wurde empfohlen, die jedoch als zufälliges Eintreten erscheinen sollte, da die Kinder sonst auf die Überwachung aufmerksam würden.[77]

Die Triebkontrolle hatte ohne Repression zu geschehen. Theoretisch hat Foerster diesen Aspekt am eingehendsten beschrieben. Er ging davon aus, dass der Erzieher fähig sein müsse, die «sexuelle Triebunterdrückung» positiv zu besetzen und sie mit «Heroismus», «Wachstum», «Kraft» und «Freiheit» in Zusammenhang zu bringen.[78] Das eine war möglich mit Sport, der als «Betätigung höherer Ordnung» bezeichnet wurde. Die dadurch hervorgerufenen «starken Erregungen» vermochten eine überhandnehmende sinnliche Erregung zu verdrängen, womit «das Vorwalten sinnlicher Reize im Innenleben»[79] verhindert würde. Die zweite Möglichkeit war die Pflege einer guten Gesellschaft und kameradschaftlicher Freundschaften. «Dadurch, dass die sexuellen Erregungen sich dann mit den reicheren sozialen Gefühlen der Hingebung, der Ritterlichkeit und der Karitas ausgleichen und vereinigen», konnten sie am «sichersten ihrer blinden Naturgewalt beraubt und mit den höheren Forderungen der sozialen Kultur in Einklang»[80] gebracht werden.

Ritterlichkeit konnte vor allem in Beziehungen zu Frauen geübt werden. Jede Grobheit sollte als Feigheit, als «Entwürdigung ihrer Männlichkeit», auf die sie so stolz seien, aufgefasst werden.[81] Diese Anforderung an die Männer sollte nach Heim-Vögtlin verdeutlichen, «dass das Recht des Stärkeren gleichbedeutend ist mit der Pflicht, die Schwächeren zu schützen und sie zu unterstützen».[82]

Die Frau als Sittenwächterin

Die Frau wurde in der Aufklärungskampagne als die «reine Frau» in ihrer sittlichen Aufgabe angesprochen, die sie gegenüber dem Mann und der Gesellschaft zu erfüllen hatte. Diese sittliche Aufgabe musste dem gesellschaftlichen Wandel angepasst und erweitert werden. Marie Heim-Vögtlin sprach den Frauen nicht nur das Recht zu, über die Gefahren des Geschlechtslebens aufgeklärt zu werden, sondern wies sie auf ihr Recht hin, Anforderungen an die Männer stellen zu können. So soll die Braut von ihrem zukünftigen Ehemann Rechenschaft über sein sexuelles Vorleben verlangen, damit sie sich nicht einem Gatten, «dessen Reinheit zweifelhaft» war, hingeben musste.[83] Ida Hilfiker wies falschen Vorstellungen vieler Frauen über die Sexualität und deren Gefahren hin, etwa dass «ein Übermass an geschlechtlichem Genuss» und «Ausschweifung» die Ursache der Geschlechtskrankheiten sei. Diese Irrlehre sei endgültig aufzugeben und auch die Ansicht vieler ehrbarer Frauen sei zu korrigieren, dass sie sich «ihrerseits vor Ansteckung mit den Krankheiten» schützen könnten, wenn sie sich «liederlichen Männern» fernhielten.[84] Die Frauen müssten lernen, dass ihre Gesundheit mit dem Geschlechtsleben ihres Mannes eng verknüpft sei und dass ihre eigene Sittsamkeit sie nicht vor der Gefahr einer Ansteckung schütze. Auch einige Autoren forderten die Frauen auf, ihre zukünftigen Männer zu konfrontieren und von ihnen ein keusches Leben zu verlangen. Der Naturheiler Fellenberg-Egli zum Beispiel hoffte, dass die zukünftige Ehefrau von ihrem Mann Keuschheit bis zur Ehe verlangte, so wie es der Bräutigam von der Braut tat. Sie sicherte sich dadurch nicht nur ihr individuelles Glück, sondern könne «die Liebe und Ehe, die Familie, den Staat und die Menschheit retten». Nach Fellenberg-Egli lag der Sinn der Frauenfrage darin, dass die Frauen vermehrt die sittliche Führung übernähmen, um die «moralische Qualität der Männer» zu heben.[85]

In einer Aufklärungsbroschüre von M. Heinz wird die Geschichte Vilmas lehrstückartig dargestellt. Vilma ist mit einem Mann verlobt, von dem man munkelt, dass er ein unrühmliches Vorleben gehabt habe. Sie wird aufgefordert, sich zu vergewissern, ob ihr Verlobter gesund sei. Am Schluss der Geschichte heisst es: «Du wirst Dich entschliessen, liebe Vilma, Deinen Verlobten die Frage beantworten zu lassen, ob er frei von einer übertragbaren Krankheit sei. Und Du willst, wenn er diese Frage nicht mit aller Bestimmtheit bejahen kann, ihm sagen, dass das Eheversprechen durch die Krankheit gelöst sei.»[86] – Nicht der Mann wird angehalten, die zukünftige Frau über eine allenfalls latente Syphilis aufzuklären, sondern der Mann muss durch die Frau zu einem verantwortungsvollen Handeln gezwungen werden. Der Arzt Häberlin hob hervor, dass «die Rückwirkung auf die männliche Jugend» durch die steten Forderungen der Frauen nicht ausbleiben werde. Hoffnungsvoll schrieb er, wenn «das weibliche Element dem Manne zu Hilfe kommt und ihm im Namen der Achtung und Würde in seinen Verirrungen Halt bietet, dann wird das männliche Geschlecht von der Knechtschaft befreit».[87] Die Frau, moralisch als höher stehend gepriesen, bezahlte dies mit dem Preis, sich dem Diktat einer strengeren Norm zu unterziehen. Der moralisch Schwächere durfte sich Fehltritte leisten. Die Verhaltensregeln für den Mann waren auf den Kampf gegen den Geschlechtstrieb ausgerichtet. Ein durch Zucht gestählter Körper verlieh ihm Schutz und garantierte ihm innere und äussere Ordnung. Die Norm für die Frau basierte auf ihrer Schamhaftigkeit und ihrer Zurückhaltung. Die Frauen wurden aufgefordert, ihre Aufgabe als sittliche Instanz verstärkt wahrzunehmen, indem sie dem Mann die Ehe verweigerten, wenn der Bräutigam kein einwandfreies enthaltsames Leben nachweisen konnte. Die Aufklärungsinhalte zeigen, als wie notwendig und zentral die Triebregulierung für den Mann betrachtet wurde. Die Frau, der sittliche und moralische Überlegenheit zugesprochen wurde, konnte über ihre Rolle als sittliche Führerin instrumentalisiert werden.

Die Geschlechtskrankheiten als Erziehungsmittel

Mit der Aufklärung wurde versucht, die Sexualität von Mann und Frau ausschliesslich auf die Ehe zu kanalisieren. Zur Durchsetzung dieser Norm wurden geschlechtsspezifische, als natürlich geltende Verhaltensweisen hervorgehoben und eindringlich gefordert. Eine noch stärkere Wirksamkeit erhoffte man sich von den Geschlechtskrankheiten, die als Strafe für normverletzende Sexualität gedeutet wurden. Die Aufklärungsbroschüren beschreiben die möglichen Folgen einer Infektion detailliert, und gezielt wurden die schlimmstmöglichen Krankheitsverläufe dargestellt. Es ist überdeutlich, dass die Bedrohungsbilder der Geschlechtskrankheiten als Erziehungsmittel eingesetzt wurden, die der Abschreckung dienen sollten. Bei der Gonorrhöe, die als «Tripperchen» verharmlost worden war, musste die bis anhin unterschätzte Gefahr der Sterilität und der Latenz betont werden, dass die Krankheit «nach Jahren oder gar nach Jahrzehnten» und selbst bei vermeintlicher Gesundheit wieder aktiv werden konnte.[88]

Der Mediziner, Prof. Dr. Wyss, beschrieb die Folgen einer ungeheilten Gonorrhöe eines Mannes wie folgt: «Lebenslängliches Siechtum, Tod der Gattin sind persönliche Konsequenzen, Sterilität, Kinderlosigkeit, Untergang des Geschlechts sichere Perspektive».[89]

Häufig wurden in den Broschüren Geschichten dargestellt, die auf Schuldgefühle abzielten. Ein einziger Fehltritt genügte, um das ganze Lebensglück zu zerstören: «Der neunzehnjährige Feinmechaniker H., der eben seine Lehre vollendet hatte, spann ein Verhältnis an mit der gleichaltrigen leichtsinnigen Tochter R. eines benachbarten Wirtes, und zwar kam es bald zu unerlaubtem intimem Verkehr. Die Folge war, dass die Tochter nach neun Monaten einem Kinde das Leben schenkte, H. jedoch von ihr mit Gonorrhöe (einer Geschlechtskrankheit) angesteckt wurde und lange sich behandeln lassen musste. Mit 27 Jahren verheiratet sich R., der unterdessen in eine andere Gegend gezogen war, mit einem dortigen braven Mädchen. Bald nach der Hochzeit flammt seine Geschlechtskrankheit, die er geheilt geglaubt hatte, die aber in Wirklichkeit nur in einen chronisch schlummernden Zustand übergegangen war, von neuem auf, und die junge Frau erbte das Leiden. Als das erste Kindlein nach Jahresfrist zur Welt kam, da entzündeten sich schon am dritten Tage seine Äuglein, weil aus den Geburtswehen der Mutter Krankheitskeime desselben Leidens hineingelangt waren. Trotz sorgfältigster Behandlung trat vollständige Erblindung ein! So sind durch den einen Fehltritt des jungen H. fünf Menschen unglücklich geworden.»[90]

In den Beschreibungen der Gefahr der Gonorrhöe wurde die drohende Sterilität besonders hervorgehoben und damit der Rückgang der Geburtenzahl erklärt; die Gonorrhöe sei an 30 Prozent der sterilen Ehen und bei 38 Prozent der Einkinder-Familien ursächlich beteiligt. Immer wieder wurde erwähnt, dass die ganze Rasse in Gefahr sei.[91] Am gefährlichsten waren die Folgen jeweils für die Frauen dargestellt, die nach Ida Hilfiker mit «Entzündungen von Gebärmutter, Eileiter, Eierstöcken, vom Beckenbindegewebe» rechnen mussten, die «zu jahrelangem Leiden führen, oft überhaupt nicht heilbar sind und Veranlassung geben zu verstümmelnden Operationen».[92]

Die Folgen der Syphilis wurden noch schauriger dargestellt. Sie galt als die noch schlimmere Krankheit, die den ganzen Körper zu durchseuchen vermochte. Auch bei dieser Krankheit, so die Vorstellung, trat «früher oder später, manchmal erst nach Jahrzehnten [...] das alte Leiden wieder auf, befiel dann mit Vorliebe die Knochen, die Nerven, Gehirn und Rückenmark. Auf diese Weise bevölkert die Syphilis die Nerven- und Irrenanstalten.»[93] Syphilis konnte auf die Nachkommen übertragen werden, «in der Weise, dass ein Teil der Kinder direkt syphilitische Erscheinungen» zeigte, «ein anderer Teil aber sonst schwächlich und minderwertig» war.[94] Auch die Ansteckungsgefahr bei nicht sexueller Übertragung wurde übertrieben dargestellt: «Ein unreiner Kuss, die Benützung eines durch einen Kranken verunreinigten Glases, einer Serviette, eines Rasiermessers in der Barbierstube etc., kann zur Infektion Veranlassung geben, indem Speichel oder Blut die Träger des Giftes waren. Ist das nicht schrecklich? Sie sehen, jeder Syphilitische ist ein gemeingefährliches Subjekt.»[95] Diese Darstellungen unterstützten einen Prozess, der Syphiliskranke als «gemeingefährliche» Individuen ausgrenzte. Das Rezept, wie man sich vor den beschriebenen Gefahren schützen konnte, war vergleichsweise einfach: In der Keuschheit bis zur Ehe lag nicht nur die Kraft, sondern auch Gesundheit und Glück, kurz, eine verheissungsvolle Zukunft.

3. Die Moderne kündigt sich an: Der Disput um Sexualabstinenz

Zu Beginn der Aufklärungskampagne ab 1900, herrschte über die Aufklärungsinhalte mehrheitlich Einigkeit. Wer sich nach den propagierten sittlichen Normen richte, lebe gesund und sei vor Geschlechtskrankheiten sicher. Sexualabstinenz setzte sich durch als *das* Mittel im Kampf gegen Geschlechtskrankheiten. Auch die Ärzte schienen sich diesem Konsens angeschlossen zu haben.

An der zweiten internationalen Konferenz zur Bekämpfung der Geschlechtskrankheiten in Brüssel 1902 wurde diese Doktrin erstmals mit Misstrauen kommentiert: «Geschlechtliche Enthaltsamkeit wurde von allen Seiten als das wirksamste prophylaktische Mittel angepriesen, obwohl ich den Eindruck hatte, als ob den Medizinern bei dieser Empfehlung selber nicht recht geheuer war. Aber das Axiom von der Zuträglichkeit der geschlechtlichen Enthaltsamkeit scheint auch unter den Medizinern jetzt ebenso Mode zu sein, wie vor nicht langer Zeit das Axiom von deren Schädlichkeit, während doch beide Ansichten bisher weder bewiesen, noch überhaupt einer ernsthaften wissenschaftlichen Prüfung unterzogen worden sind.»[1] Blaschko

Es war Blaschko, der zum erstenmal auf die Brüchigkeit des Konsenses hinwies. Die Einschätzung erwies sich als richtig. Im Anschluss an den Kongress nahmen die Stimmen zu, die sich gegen die Enthaltsamkeitsformel wandten. Die anfänglich von der Mehrheit der Ärzte vertretene Ansicht, dass Abstinenz für den Mann nicht gesundheitsschädigend sei, begann zu wanken. Ein neuer Medizindisput zeichnete sich ab, der in kurzer Zeit zwei unversöhnliche Lager entstehen liess: Befürworter und Gegner der Sexualabstinenz.

War es um die Jahrhundertwende zu einer Annäherung zwischen den zerstrittenen Positionen der Reglementaristen und der Sittlichkeitsbewegung gekommen, so drohte erneut eine Spaltung. Hinter dem Disput verbirgt sich aber mehr als ein Streit um die physischen Folgen der Sexualabstinenz; die Auseinandersetzungen sind vielmehr Ausdruck eines tiefgreifenden Wandels der Sexualitätsvorstellungen. Die sich Anfang des 20. Jahrhunderts neu formierende Position stellte das Konzept der Triebrestriktion in Frage, weil es den gesellschaftlichen Verhältnissen nicht mehr angepasst sei, und plädierte statt dessen zur Bekämpfung der Geschlechtskrankheiten für Sexualreformen. Dies war der Beginn einer Entwicklung, in der die Enthaltsamkeitsformel sehr langsam einem neuen Sexualitätsverständnis wich.

Die Debatte um die Sexualabstinenz stellte einen bedeutenden Schritt in der Medikalisierung männlicher Sexualität dar,[2] die eng mit der Verwissenschaftlichung der Sexualität und der Professionalisierung der Ärzte zusammenhängt, die beide seit Ende des 19. Jahrhunderts rasante Fortschritte machten. Sexualverhalten, medizinisch-wissenschaftlich analysiert, wurde folglich nicht mehr an den moralischen Kategorien, sondern an den medizinischen gemessen. Dabei ist zu beobachten, dass nicht einfach Normen ersetzt wurden, sondern dass ein Teil des von der Morallehre propagierten Sexualverhaltens neu in einem wissenschaftlich-argumentativen Zusammenhang erscheint.

Der Paradigmawechsel in der Sexualabstinenzfrage

Die Meinungen über die Sexualabstinenz unterliegen einem Wandel, da sie von sozio-kulturellen Denkmustern, von medizinischem Wissen und den jeweiligen Sexualitäts-vorstellungen abhängen. Die Fragen um die Sexualabstinenz haben bis anhin in der historischen Forschung kaum Eingang gefunden.[3] Die Darstellung des Paradigmawechsels in der Sexualabstinenz kann deshalb nicht mehr als ein fragmentarischer Abriss sein. Die Verfechter des Konzeptes, das Sexualabstinenz als krankmachenden Faktor betrach-tete, suchten Anschluss an die Theorien der ersten Hälfte des 19. Jahrhunderts. Lallemand, nach Marcuse der Begründer der wissenschaftlichen Sexualmedizin,[4] war Ende des 19. Jahrhunderts der häufigst genannte Vertreter, auf den sich die Sexualabstinenzgegner stützten.[5] Lallemand ging von der Vorstellung aus, dass der Mann für sein körperliches Wohlbefinden eine minimale sexuelle Betätigung brauche. Er behauptete, dass eine absolute Keuschheit früher oder später selbst für jene schädlich sei, die sie leicht ertragen würden.[6] Eine zu lange und problemlos ertragene Enthaltsamkeit schien der männlichen Potenz abträglich zu sein, denn, so argumentierte Lallemand weiter, wenn es auch einfach sei, sich «lange Zeit gut aufzuführen», so sei dies «stets ein schlimmes Zeichen für die männliche Potenz».[7] Lallemand stiess in seinen Untersuchungen in den 1830er und 1840er Jahren auf verschiedene Krankheiten, die er auf Sexualabstinenz zurückführ-te. Er beschrieb Männer, die aus verschiedenen Gründen auf Geschlechtsverkehr ver-zichten mussten und als Folge sexuelle Überreiztheit (Hyperästhesie) aufwiesen, welche sich in schmerzhafter Dauererektion (Priapismus)[8] zeigte.[9] Dieses Sexualitätsverständnis ging davon aus, dass Männer regelmässige sexuelle Betätigung brauchten, wobei nichts darüber gesagt wurde, wie dieses sogenannte natürliche Bedürfnis für den Mann sozial geregelt werden sollte.

Basis der Sexualitätsvorstellung der ersten Hälfte des 19. Jahrhunderts war ein ökonomi-sches Modell, das Barker-Benfield[10] als «spermatische Ökonomie» bezeichnet. Dieses Modell begreift den Körper als Produktionssystem, dem eine bestimmte Menge «Ener-gie» zur Verfügung steht.[11] Wird ein Organ zu sehr beansprucht, fehlt die Energie an andern Orten.[12] Dieses Energiesystem diente auch zur Erklärung geschlechtlicher Vor-gänge.[13] Ein lang andauerndes Zurückhalten des Spermas verursachte diesem Verständ-nis zufolge einen Energiestau, der sich als Krankheit manifestierte. Auf der anderen Seite war eine zu grosse Produktion von Sperma durch häufigen Geschlechtsverkehr oder Onanie gesundheitsschädigend, da die dabei benötigte Energie für die Produktion von anderen Stoffen fehlte. Da das Sperma «konzentrierte Kraft» darstellte, erforderte die Produktion sehr viel Energie. Als lebenspendender Saft musste die Produktion von Sperma in eine Körperökonomie eingebunden werden, in der ein haushälterischer Um-gang, der weder Zurückhaltung noch Verschwendung des Spermas vorsah, zur natürli-chen Bestimmung wurde. Dieses Sexualitätsverständnis war darauf angelegt, den kost-baren Samen für gesunde Nachkommen aufzuheben und erklärt, warum Onanie, bei der eine «Verschwendung» krass zutage trat, in der ersten Hälfte des 19. Jahrhunderts als besonders schädlich galt.[14] Im Modell der Spermaökonomie stand der Mann als Erzeuger im Zentrum. Er verfügte über den lebenspendenden Saft, den er als kostbare Flüssigkeit der Frau «schenken» konnte, den er aber auch nach ökonomischen Grundsätzen zu verwalten hatte. Selbst in der Sprache fand dieses Verständnis seinen Niederschlag. Sperma wurde häufig synonym für Geld verwendet,[15] im Englischen wurde der Geschlechtsakt mit «to spend» umschrieben.[16]

Wie sich eine solche Sexualitätsvorstellung gesellschaftlich regeln lässt, zeigt der Hygieniker Oesterlen, der in den 60er Jahren des 19. Jahrhunderts seine Familienideologie in diese Vorstellungen einband. Oesterlen plädierte für die monogame Ehe und ein Geschlechtsleben einzig innerhalb dieser Ehe. Er ging davon aus, dass nach erreichter geschlechtlicher Reife das Eheleben das körperlich zuträglichste sei, weil es «das Gleichgewicht zwischen allen Strebungen und Thätigkeitsrichtungen des Menschen» erhalte und «ein Verirren der Sinnlichkeit auf andere Wege verhütet».[17] So wurde die Ehe für ihn zur Institution, die die «geistig-sittliche Wohlfahrt» gewährleistete, indem sowohl Geschlechtskrankheiten wie auch geschlechtliche Exzesse vermieden werden konnten.[18] Er schätzte eine Enthaltung als gesünder ein als eine «frühzeitige und übermässige» Ausübung von Sexualität.[19] Da für ihn «beständiges keusch bleiben» aber ein «naturwidriger und gesundheitsschädigender Zustand» war, empfahl er, dass möglichst viele die Ehe eingehen sollten.[20] Diese wurde nun zur sittlichen Institution sowohl für das Individuum als auch für die Gesellschaft erklärt, da sie der Moral wie der Hygiene dienlich war. Bei der Durchsetzung dieser Norm stand das bürgerliche «Recht auf Heirat» Pate. Die Vorstellung der versittlichenden Kraft der Ehe untersützte die Aufhebung der Heiratsbeschränkungen im Verlauf der ersten Hälfte des 19. Jahrhunderts. In der Folge wurde die Ehe zu einem bürgerlichen Prinzip erklärt.[21]

Diese Norm barg Widersprüchlichkeiten in sich. Einerseits galt eine völlige Enthaltsamkeit als unnatürlich und krankheitsverursachend, andererseits wurde die Beschränkung der sexuellen Aktivität auf die Ehe empfohlen. In dieser Botschaft wurde die Ehe zur naturnotwendigen Institution. Sexuelle Aktivität ausserhalb der Ehe wurde tabuisiert, ebenso tabu war das Problem der sexuellen Abstinenz bei Nichtverheirateten. Die bürgerliche Doppelmoral war der logische Schluss dieser Entwicklung. Dem nicht-verheirateten Mann blieb die Wahl zwischen einer lebenslangen sexuellen Abstinenz und dem Gang zu Prostituierten, der ihm unter dem Zwang zur Heimlichkeit zugestanden wurde. Ob die Zunahme der Bordelle seit den 1860er Jahren, wie es Ulrich für Zürich beschreibt, auf diese Sexualitätsvorstellung zurückgeführt werden kann, muss offen bleiben.[22]

Die medizinische Meinung, dass langandauernde Sexualabstinenz für den Mann gesundheitsschädigend sei, blieb bis in die zweite Hälfte des 19. Jahrhunderts vorherrschend. Wie aus den Diskussionen der 1880er Jahre über Sexualabstinenz zu entnehmen ist, begannen Ärzte der Sittlichkeitsvereine ihre Kollegen anzugreifen, die den Klienten aus therapeutischen Gründen den Gang zu einer Prostituierten empfahlen.

Das hygienische Konzept der Reglementierung baute auf diesem Sexualitätskonzept auf, das Prostitution als gesellschaftsnotwendige Institution verstand.

Zentral für die Durchsetzung der Vorstellung, dass Sexualabstinenz für die Gesundheit

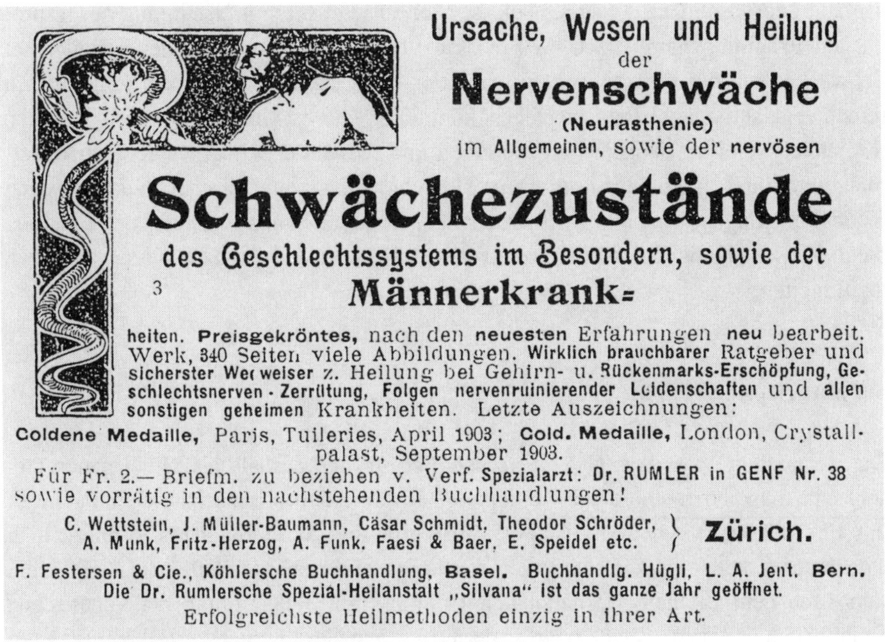

Ursache, Wesen und Heilung
der
Nervenschwäche
(Neurasthenie)
im Allgemeinen, sowie der nervösen

Schwächezustände
des Geschlechtssystems im Besondern, sowie der
3
Männerkrank=

heiten. **Preisgekröntes**, nach den neuesten Erfahrungen neu bearbeit. Werk, 340 Seiten viele Abbildungen. Wirklich brauchbarer Ratgeber und sicherster Wegweiser z. Heilung bei Gehirn- u. Rückenmarks-Erschöpfung, Geschlechtsnerven-Zerrüttung, Folgen nervenruinierender Leidenschaften und allen sonstigen geheimen Krankheiten. Letzte Auszeichnungen:

Coldene Medaille, Paris, Tuileries, April 1903; **Cold. Medaille**, London, Crystallpalast, September 1903.

Für Fr. 2.— Briefm. zu beziehen v. Verf. Spezialarzt: Dr. RUMLER in GENF Nr. 38 sowie vorrätig in den nachstehenden Buchhandlungen!

C. Wettstein, J. Müller-Baumann, Cäsar Schmidt, Theodor Schröder, } **Zürich.**
A. Munk, Fritz-Herzog, A. Funk, Faesi & Baer, E. Speidel etc. }

F. Festersen & Cie., Köhlersche Buchhandlung, **Basel.** Buchhandlg. Hügli, L. A. **Jent, Bern.**
Die Dr. Rumlersche Spezial-Heilanstalt „Silvana" ist das ganze Jahr geöffnet.
Erfolgreichste Heilmethoden einzig in ihrer Art.

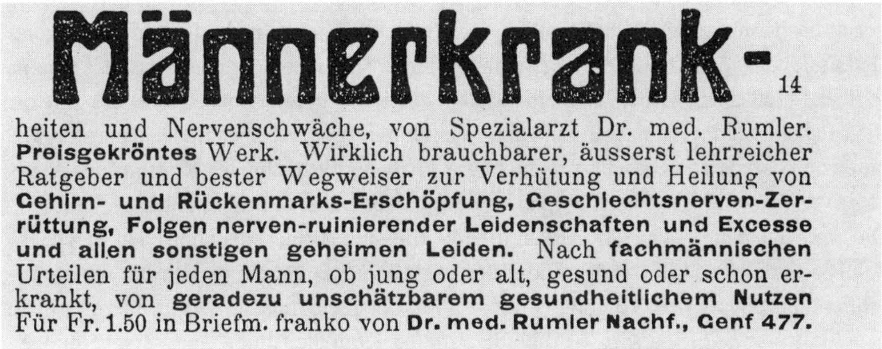

Männerkrank-
14
heiten und Nervenschwäche, von Spezialarzt Dr. med. Rumler. **Preisgekröntes** Werk. Wirklich brauchbarer, äusserst lehrreicher Ratgeber und bester Wegweiser zur Verhütung und Heilung von **Gehirn- und Rückenmarks-Erschöpfung, Geschlechtsnerven-Zerrüttung, Folgen nerven-ruinierender Leidenschaften und Excesse und allen sonstigen geheimen Leiden.** Nach **fachmännischen** Urteilen für jeden Mann, ob jung oder alt, gesund oder schon erkrankt, von **geradezu unschätzbarem gesundheitlichem Nutzen** Für Fr. 1.50 in Briefm. franko von **Dr. med. Rumler Nachf., Genf 477.**

Abb. 21: Die Nervenschwäche (Neurasthenie) wurde von den Ärzten als moderne (Männer-) Krankheit diagnostiziert. Dieses Leiden sahen die Befürworter der Sexualabstinenz als Folge von sexuellen Exzessen; für die Gegner hingegen war sie ein Symptom der Unterdrückung des Sexualtriebes. (Der Nebelspalter Nr. 7, 1905 und Nr. 17, 1910)

absolut unschädlich sei, war ein vom Medizinalkollegium der Universität Christiania in Kopenhagen verfasstes Gutachten. Dieses wurde 1887 auf Anfrage des Vereins für öffentliche Sittlichkeit von Schweden mit folgendem Inhalt ausgestellt: «Die kürzlich von verschiedenen Personen gemachte und in öffentlichen Blättern und Versammlungen wiederholte Behauptung, dass ein sittlicher Lebenswandel und geschlechtliche Enthaltsamkeit der Gesundheit schädlich sei, ist nach unserer hiermit einstimmig ausgesprochenen Erfahrung ganz falsch. Wir wissen von keiner Krankheit oder irgend einer Schwäche, von der man behaupten darf oder kann, dass sie aus einem vollkommen reinen und sittlichen Leben entstehen könnte.»[23] Dieses Gutachten wurde von den Sittlichkeitsvereinen dankbar aufgenommen und diente der wissenschaftlichen Untermauerung ihrer Argumentation. Dem Gutachten des schwedischen medizinischen Kollegiums folgten weitere Veröffentlichungen von Ärzten aus verschiedenen Ländern, die die Unschädlichkeit der sexuellen Abstinenz bekräftigten und diese wissenschaftlich legitimierten.[24]

Der Sexualabstinenzstreit

Die Behauptung, dass Sexualabstinenz möglich sei und deshalb als Mittel gegen Geschlechtskrankheiten empfohlen werden könne, war in der wissenschaftlichen Fachwelt um 1900 für kurze Zeit konsensfähig. Zu Beginn des 20. Jahrhunderts formierte sich jedoch eine Opposition, die sich gegen dieses Präventionsmodell auflehnte.[25] 1903, ein Jahr nach dem zweiten internationalen Kongress zur Bekämpfung der venerischen Krankheiten und dem ersten Kongress der Deutschen Gesellschaft zur Bekämpfung der Geschlechtskrankheiten (DGBG), bezog Erb als erster Mediziner öffentlich Stellung gegen das Konzept der Enthaltsamkeit, was in Deutschland eine breite und kontroverse Diskussion auslöste. Nach Aussagen einiger Ärzte soll selten ein medizinisches Thema so viel Staub aufgewirbelt und eigentliche «Orgien» gefeiert haben wie das um die Sexualabstinenz.[26] Erb, nach Iwan Bloch ein «berühmter, viel erfahrener Neurologe»,[27] brach den bereits von Blaschko als nicht ganz geheuer bezeichneten Konsens der Ärzte, indem er die physische Folgelosigkeit der Sexualabstinenz in Frage stellte.

Die Sexualabstinenz, von den Ärzten mehrheitlich unter einer medizinischen Perspektive diskutiert, erweckte vordergründig den Anschein, als handle es sich um einen ausschliesslich physischen Vorgang. Zudem glich der medizinische Disput häufig einem babylonischen Sprachgewirr, weil beide Parteien Krankheitsbilder und -erscheinungen beschrieben, ohne dass Einigkeit darüber herrschte, wie nun Sexualabstinenz definiert werden sollte. Die einen behaupteten, dass es Sexualabstinenz überhaupt nicht geben könne, da sie alle Sexualpraktiken, inklusive die «rein geistigen sexuellen Ausschreitungen»,[28] miteinbezogen. Nach dieser Definition gab es weder Abstinenz noch irgendwelche Krankheiten, die sich auf Sexualabstinenz zurückführen liessen. Andere wiederum vertraten, dass nur von Sexualabstinenz gesprochen werden könne, wenn das erwünschte Sexualziel, der heterosexuelle Geschlechtsverkehr, nicht erreicht werde.[29]

Als Erb die Diskussion im DGBG entfachte, definierte er die Abstinenzfrage als eine «Männerfrage», da die Männer ein aktiveres Geschlechtsleben führten und das «werbende, angreifende, überwältigende Geschlecht»[30] seien. Bezüglich der Frauen sei die Abstinenzfrage zwar zu erörtern, aber bei ihnen müsse von ganz anderen Grundbedingungen ausgegangen werden, weil die Frau einen weitaus geringeren Sexualtrieb aufweise als der Mann und ihr sexuelle Enthaltsamkeit deshalb leichter falle. Ausgehend von dieser Auffassung, versteht sich von selbst, dass die weibliche Sexualität in der Sexualabstinenzfrage eine unbedeutende Rolle spielte.

Die Befürworter der Sexualabstinenz

Die Ärzte und Wissenschafter, auf die sich die Sittlichkeitsvereine in Zürich bezogen, propagierten Sexualabstinenz als probates Präventionsmittel gegen die Gefahren der Geschlechtskrankheiten. Sie versuchten medizinisch zu begründen, warum Männer mit normaler Konstitution ohne Schaden sexuell abstinent leben können. Der englische Arzt Acton behauptete, dass junge Männer die These der krankmachenden Abstinenz als Entschuldigung für ihre «fleischlichen Gelüste» benutzten, statt «den Versuch» zu machen, «wie sie diese Regeln beherrschen könnten». Acton schien klar, «dass die sogenannten sexuellen Beschwerden stark übertrieben, wenn nicht gar zu diesem Zweck ganz erfunden» worden waren.[31]

Ribbing gab zwar zu, dass es Störungen in Form von Empfindungen über Blutfülle, Spannungen im Bauch und den Unterleibsorganen geben könne, dass aber die Folgen des ausserehelichen Geschlechtsverkehrs um einiges grösser und schwerwiegender seien als diejenigen der Sexualabstinenz.[32] Die von den Abstinenzgegnern aufgeführten Krankheiten schrieben die Befürworter Exzessen und erblicher Veranlagung, nicht aber der Sexualabstinenz zu.[33] Geschlechtliche Enthaltsamkeit hatte nach Krafft-Ebing und den meisten andern Befürwortern nur bei Männern mit einer krankhaften Nervenanlage oder einem abnormen geschlechtlichen Bedürfnis üble Folgen.[34] Den Wissenschaftern gemeinsam war, dass sie medizinisch zu beweisen versuchten, dass Sexualabstinenz ausser in pathologischen Fällen medizinisch kein Problem darstellte und leicht einzuhalten war, falls die Männer über die notwendige Selbstdisziplin verfügten.

Sinn und Zweck der Sexualität lag nach Ansicht der Befürworter der Sexualabstinenz ausschliesslich in der Zeugung von Kindern in der monogamen, lebenslänglichen Ehe. Sexualität war für sie keine «Genussform», sondern verknüpft mit der «ganzen Pflicht der Pflege und Aufzucht der Nachkommen».[35] Damit erschien Ehe und Familie neu in einem naturwissenschaftlichen Begründungszusammenhang. Die monogame Ehe wurde zu einem Naturgesetz erhoben, es wurde sogar von einem von der Natur gezüchteten, monogamischen Instinkt gesprochen. Diese Annahme verankerte Ehe und Familie als natürliche Institutionen und betonte dadurch ihre Unerschütterlichkeit. Eine Infragestellung dieser Annahme kam einer Entthronung der von Gott geschaffenen Natur gleich. Mit der gleichen Argumentation wurde auch jegliche ausereheliche Form der Sexualität abgelehnt und als Verstoss gegen die Natur begründet. Nach Heim war der «ausereheliche Geschlechtsverkehr [...] in der Natur gar nicht vorgesehen», er war für ihn nur «eine unglückliche Abirrung der Zivilisation, ein Irrtum!»[36] Selbst «bei höheren Tieren» lasse die Natur diese Freiheit nicht zu, denn sie «würden bei Geschlechtsfreiheit rasch zu Grunde gehen».[37] Die Enthaltsamkeit wurde als Naturgesetz dargestellt, aus dem es kein

Entrinnen geben könne.[38] Wer sich dem entgegenstelle, der werde bestraft, weil die Natur «unnatürliches» Verhalten sanktioniere. Die Geschlechtskrankheiten galten als der vitalste Ausdruck dafür, dass die natürlichen Regelungs- und Ausscheidungsmechanismen funktionierten.[39] Albert Heim formulierte dies sehr deutlich: «Wenn eine Artengruppe von ihrer natürlichen Entwicklung abirrt und es fast unmöglich wird, sie wieder ins richtige Geleise zu bringen, dann schafft die Natur eine Krankheit, die Verirrten zu verderben. Abgeirrte Zweige vom Stammbaum der organischen Natur sind, paläontologisch nachweisbar, auf diese Weise verdorben. Die Natur ist unerbittlich, sie ist hart.»[40] Die venerischen Krankheiten wurden als «letzte Warnung der Natur» betrachtet, die sogar imstande seien, die «unkeusche Menschheit auszurotten».[41]

Das von den Sexualabstinenzbefürwortern vertretene Sexualitätskonzept erhielt seine Verfestigung also durch biologisch-naturwissenschaftliche Begründungen. Die Ehe hatte einen zentralen Stellenwert, weil ihr eine versittlichende Wirkung zugesprochen wurde, indem sie Sexualität eindämmte und kanalisierte. Nur die lebenslange, monogame Ehe genügte als Kontrollinstanz und Gegenkraft zum «Sexualtrieb».

Auch die christliche Sexualethik, auf die sich die Befürworter der Sexualabstinenz stützten, wurde naturwissenschaftlich begründet und die Schöpfungsgeschichte durch eine natürliche Schöpfung ersetzt.[42] Der Moraltheologe Christ stellte sich nicht gegen eine Deszendenztheorie,[43] sondern fand Erklärungsmuster, wie sich der Mensch im Verlaufe der Evolution von den Tieren abgehoben und sich über diese gestellt hatten. Der Geist ist es, der den Menschen vom Tier unterscheidet, so die neuere christliche Ehtik, und das legitmierte den Mann nicht nur, über die Natur zu herrschen, sondern machte die Unterwerfung der Natur, auch der inneren Natur, der Triebe, zu seiner Aufgabe. Die Fähigkeit zu Keuschheit, Enthaltsamkeit und Selbstkontrolle wurde zu einem Indiz zivilisatorischer Entwicklung.[44]

Dieser Betrachtungsweise liegt die Dichotomie von Geist und Körper zugrunde, die den Körper dem Geist unterordnete. Dieses hierarchische Prinzip ist laut Kambli, einem liberalen Pfarrer, dem Christentum zu verdanken. Erst dieses habe den «Kampf zwischen Fleisch und Geist als eine Notwendigkeit erkannt und mit vollem Ernste darnach gestrebt […] dem Geiste zum Sieg über das Fleisch zu verhelfen».[45] In dieser Ethik ist der Geist das Prinzip, das den Körper durchdringen, respektive diesen kontrollieren und beherrschen muss.[46] Das Gelingen dieser Entwicklung führte zur «sittlichen Freiheit», die den Menschen von den «Erregungen und Illusionen», die ihn nicht «objektiv und wahrheitsgetreu» denken und handeln liessen, und von «Selbsttäuschung und Selbstbetäubung» befreite.[47] Diese Stufe erreichten nach Foerster nur wenige Menschen. Er ging davon aus, dass die Triebe und Leidenschaften «bei den meisten Menschen bewusst und unbewusst die Herren im Hause» seien, «mindestens aber einen ausserordentlichen Einfluss auf das Denken» ausübten. Aus dieser Annahme leitete er die «völlige Inkompetenz der grossen Masse der Menschen» ab.[48] Diese Inkompetenz aber machte eine «höhere Führung auf ethischem» Gebiete und gesellschaftliche Institutionen wie etwa die Ehe notwendig, die einer schwankenden Haltung gegensteuerte.

Die Befürworter der Abstinenz erklärten die spezifischen Probleme Prostitution und

Geschlechtskrankheiten im Zusammenhang mit der sich in Auflösung befindenden Kulturentwicklung. Für die «sexuelle Hypertrophie»[49] der Zeit wurde das moderne städtische Leben verantwortlich erklärt, das den «nervösen Menschen» produziere. Dieser war laut Foerster innerlich zu wenig gefestigt, um den Versuchungen zu widerstehen. Die Gefahr war für jeden einzelnen vorhanden, da die moderne Zivilisation mit starken Reizen an den Menschen herantrat. Die sogenannte «Auslebetheorie», die nach Foerster die Sexualabstinenzgegner vertraten, sah er als Zeichen einer Krankheits- und Zerfallserscheinung.[50] Foerster nannte das Übel «Subjektivismus», was hiess, dass eine zunehmende Zahl von Menschen den sinnlichen Versuchungen unterliegen werden.[51] Das Subjektive sei identisch mit dem Weiblichen und dieses Subjektive drohe das Objektive, das Männliche, zu überfluten.[52] Die von ihm formulierte Bedrohung schrieb er Frauen zu, denjenigen, die für eine freiheitlichere Vorstellung der Sexualität eintraten.[53] Bisher war nur der Mann als Gesetzgeber und Hüter der öffentlichen Ordnung fähig gewesen, eine solche «Überflutung» aufhalten zu können: «Männlichkeit heisst Zucht, und solche Zucht war es, die von der alten Ethik gegenüber allem weiblichen Gefühlsüberschwang und gegenüber allem jungenhaften Triebkultus verteidigt wurde – in solcher Zucht allein gedeiht der Wille, das Rückgrat allen persönlichen Lebens».[54] Der Subjektivismus, das weibliche Prinzip, schien den Mann und damit auch die gesellschaftliche Ordnung zu bedrohen. In einer Zeit, in der sich das Kulturmuster der Triebrestriktion aus der gesellschaftlichen Ordnung des 19. Jahrhunderts und der dazugehörige Sozialcharakter der Zucht aufzulösen begannen, während sich Frauen immer mehr Freiräume erkämpften und in der Öffentlichkeit präsent waren, sahen Foerster und seine Zeitgenossen das Übel in der Feminisierung, zumal Weichheit und Schwäche den Frauen zugeschriebene Eigenschaften waren, die als unmännlich galten.[55]

Die Vertreter dieser Position sahen im sozialen Wandel der Zeit Auflösung und Zerfall der Sitten. Diese Einschätzung ermöglichte ihnen nur den einen Weg: die alten bürgerlichen Normen, Werte und Vorstellungen sollten wieder Gültigkeit erlangen und, wie das Foerster in seiner «alten Ethik» formulierte, reformiert werden. Ihre Forderungen waren Verzicht, Enthaltung, damit der Niedergang aufgehalten werden konnte.

Die Gegner der Sexualabstinenz

Für die Darstellung der Position der Abstinenzgegner stützen wir uns hauptsächlich auf die Arbeiten von August Forel, Iwan Bloch und Havelock Ellis, aber auch von Ärzten wie Max Marcuse, Anton Nyström und W. Erb, die sich in der Zeitschrift der Deutschen Gesellschaft zur Bekämpfung der Geschlechtskrankheiten zur Sexualabstinenz äusserten. Die Werke von Forel, Bloch und Ellis wurden bereits zu deren Lebzeit zu Klassikern.[56] Die jeweils bis zu 800 Seiten umfassenden Werke sind die ersten Bücher, die sich in einem umfassenden Sinne mit Sexualkunde befassen, und repräsentieren gleichzeitig die Anfänge der neueren Sexualwissenschaft. Ihre Resonanz weist darauf hin, wie virulent die sexuelle Frage zu Beginn des 20. Jahrhunderts war. Innerhalb dieser Sichtweise ist

Forel der einzige namhafte theoretische Vertreter in der Schweiz. Einst prominentes Mitglied der Zürcher Sittlichkeitsvereine, entfernte er sich durch die intensive Beschäftigung mit der sexuellen Frage immer mehr von deren Sichtweisen. In seinem 1905 erschienenen Standardwerk «Die sexuelle Frage» legte er seine neuen Anschauungen dar und vertrat darin eine «neue Ethik», die derjenigen der Sittlichkeitsvereine entgegengesetzt war. Auch wenn die Abstinenzgegner respektive die Sexualreformer innerhalb unseres Untersuchungszeitraumes in Zürich kaum Widerhall fanden, so wurde diese neue Position auch hier diskutiert und vor allem heftig bekämpft. Forel bedeutete für die Sittlichkeitsvereine eine Herausforderung. Die Frauen der Sittlichkeitsvereine brachen nach der Veröffentlichung seines Buches sogar offen mit ihm. In ihrem Jahresbericht von 1905 schreiben sie: «Ein Buch von Prof. Forel, das viel von sich reden gemacht hat, ist auch für unsern Verein eine grosse Sorge gewesen, die grösste, die wir dieses Jahr erfahren haben. Von vielen Seiten wurden wir angefragt, ob wir nichts dagegen zu tun vermögen. Leider, leider haben wir schweren Herzens ‹nein› antworten müssen, obwohl wir glauben, dass in den letzten 20 Jahren kein schlimmerer Feind gegen das, was wir Sittlichkeit nennen, zu bekämpfen gewesen wäre, als eben dieses gefährliche Buch.»[57]
Nicht nur die Sittlichkeitsvereine, sondern verschiedenste Kreise übten an Forel Kritik. Es gab Entgegnungsschriften, wie diejenige des Theologen C. W. Kambli, der sich mit Forels Gedankengut auseinandersetzte und seine Thesen und Annahmen zu widerlegen versuchte. In Form einer gedruckten Bettagspredigt griff auch der Pfarrer Adolf Ritter von der Fraumünsterkirche Forels Buch an: «Erst kürzlich ist ein Buch eines hervorragenden schweizerischen Psychiaters herausgegeben worden, von den Tagesblättern in himmelhohen Worten empfohlen, das wie ein Faustschlag wirkt für jeden, dem die christliche Religion und die christliche Sittlichkeit auch nur noch den Schatten eines Gutes bedeutet. Mit einer fast naiven, aber zielbewussten Unverfrorenheit wird hier der Mensch als entwickeltes Tier behandelt, dem freie Willensentscheidung und sittliche Verantwortlichkeit völlig abgeht, das nicht böse, sondern nur verkehrt handeln kann. […] Aller persönlicher Ehrenhaftigkeit des Verfassers ungeachtet, stehe ich keinen Augenblick an, das Erscheinen des Buches aufs tiefste zu beklagen. Denn solche Denkweise ist nicht bloss Sache der Ansicht, nicht bloss ein Irrtum des Kopfes […] sie ist eine sittliche Verirrung, ein Nebeldunst, aufgestiegen aus der Sumpfniederung des Fleisches.»[58] Der Aufruhr, den Forel mit seinem Werk verursachte, war erstaunlich gross; in Lausanne und im Kanton Thurgau erhielt er faktisch Redeverbot.[59] Diese Reaktionen auf Forels Buch zeigen, mit welcher Vehemenz gegen neuere Ansichten bezüglich Sexualität vorgegangen wurde. Sie zeigen auch, dass in Zürich respektive in der Schweiz der moralische Diskurs dermassen dominant war, dass kaum eine andere Meinung formuliert werden konnte. Dieses geistige Klima wirkte sich hemmend auf die sich neu entwickelnde Sexualwissenschaft aus, die sich hier im Gegensatz zu Deutschland nicht etablieren konnte.
Die Gegner der Sexualabstinenz lehnten Enthaltsamkeit als Mittel im Kampf gegen die Geschlechtskrankheiten als untauglich ab und propagierten statt dessen Sexualreformen. Ausgehend von den Theorien Lallemands entwickelten sie die Hypothese weiter, dass

*Abb. 22: Der Nebelspalter zur Veröffent-
lichung des heftig umstrittenen Werkes «Die
sexuelle Frage» von August Forel: «Dänk,
Hans, my Vatter het gseit, d'r Storch syg
nume e fuule Hung. Das b'sorge mer alles
sälber.» (Der Nebelspalter Nr. 22, 1907)*

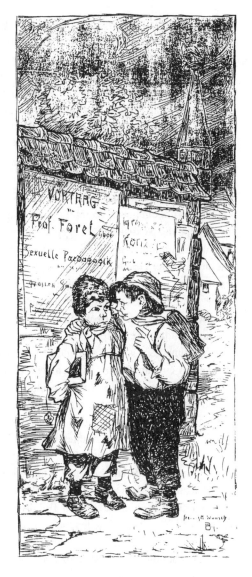

Sexualabstinenz gesundheitsschädigend sei. Sie erklärten eine breite Palette von Krank-
heitsbildern wie Hodenentzündung, Spermatorrhöe,[60] allzu häufige Pollutionen, Impo-
tenz, Neurasthenie, Melancholie und selbst psychische Störungen, die noch nicht nach
einer pathologischen Nomenklatur benannt werden konnten, als Folgen der Sexualabstinenz.[61] Als Seitenhieb auf seine Gegner bezeichnete Max Marcuse auch die «Ve-
nerophobie» als eine Krankheit, die unter dem Einfluss der vielen übertriebenen Auf-
klärungsvorträge und -schriften in den letzten Jahren zugenommen habe und geradezu
als «Abstinenz-Psychose» bezeichnet werden könne.[62]

Die riesige Auflistung der Krankheiten als Folge der Sexualabstinenz wirft die Frage auf, warum diese derart dramatisiert wurde. Ein Grund liegt darin, dass die Gegner der Sexualabstinenz Gesundheit und Krankheit anders definierten als deren Befürworter, da sie psychologisches und psychoanalytisches Wissen in ihre Überlegungen miteinbezogen. Nach Marcuse war bereits krank, wer in der «Lebenslust eingeschränkt» war: «Der Leidende ist nicht gesund, das genügt schon, um ihn krank zu nennen. Die Arbeitskraft und die Lebenslust sind eingeschränkt, er hat schlaflose Nächte, ist unruhig und nervös, ist beständig von sexuellen Begierden und Phantasien verfolgt.»[63] Diese Neudefinition von Gesundheit und Krankheit erklärt teilweise die vielen «neuen Störungen», die als Folge der Sexualabstinenz beobachtet wurden. Weit entscheidender war aber das Sexualitätsverständnis, das die Triebrestriktion ablehnte. Den Vertretern der neuen Position ging es um ein neues Wertgefüge und eine neue Sexualethik.[64]

Die Gruppe der Sexualabstinenzgegner lehnte die Enthaltsamkeit als Prävention gegen Geschlechtskrankheiten ab. 1903 meinte Erb, dass sexuelle Enthaltsamkeit zwar die absolute Zahl der Geschlechtskranken mindern könne, dass sie jedoch «bei den heutigen sozialen Zuständen, bei der erschwerten, verspäteten, oft ganz unmöglichen Eheschliessung»[65] nicht mehr gefordert werden könne.

Die «Bekämpfung und Ausrottung der Geschlechtskrankheiten», die die Vertreter dieser Posititon als das «Zentralproblem der ganzen sexuellen Frage»[66] betrachteten, musste ihrer Meinung nach anders angegangen werden. Ihr angestrebtes Ziel, ein «hygienisch und ethisch einwandfreier»[67] Geschlechtsverkehr für alle, konnte nur durch Sexualreformen erreicht werden. Sexualität sollte nicht mehr nach moralischen, sondern nach gesundheitlichen Aspekten geregelt werden. Diese Verlagerung des Blickwinkels verschaffte der Sexualität individuell wie gesellschaftlich eine grundsätzlich andere Bedeutung. Bloch schildert diese in seinem Standardwerk sehr eindrücklich: «Es gilt jetzt, dem Geschlechtssinn seinen rechten Platz und seine natürliche Würde wieder zu verschaffen. Er spielt im menschlichen Leben eine ausserordentlich wichtige Rolle, und nicht nur die Fortpflanzung, sondern auch die Gesundheit und das Glück des einzelnen sind in hohem Grade davon abhängig, da er einen Teil der Liebe bildet. Die Liebe soll ein Ziel für alle sein, und es ist daher für jeden, sobald die Reife eintritt, Bestimmung, ein normales Geschlechtsleben zu führen.»[68] In dieser Vorstellung stellt Sexualität eine grosse persönliche Bereicherung dar, an der teilzuhaben jedes Individuum das Recht hatte: «Man hat andernteils gefunden, dass der Mensch durch die normale Ausübung des Geschlechtstriebes befähigter wird, ein nützliches und edles Leben zu führen, da sie ihn von geschlechtlichen Plagen und erotischen Phantasien freihält, welche die Enthaltsamkeit so häufig mit sich bringt, trotz des ehrlichsten Willens, den geschlechtlichen Regungen zu widerstehen. [...] Glück und Freude, Gesundheit und Arbeitskraft beruhen in so hohem Grade auf der normalen Befriedigung des Geschlechtstriebes, dass es unfassbar erscheint, wie eine Meinungsverschiedenheit über sexuelle Enthaltsamkeit unter denkenden Menschen überhaupt jemals hat entstehen können.»[69]

Diese neue Sichtweise umschreibt die Bedeutung, die der Sexualität in der Moderne zukommt. Sie wurde nicht mehr als bedrohend wahrgenommen und mit Triebkontrolle belastet, sondern zum Motor des tätigen und kreativen Lebens, zur treibenden Kraft des Lebens überhaupt, da sie Glück und Freude ermöglichte. Sexualität wurde zu den Grundrechten des Menschen erklärt; eine dauernde Unterdrückung dieser Energie kam einer Kastration gleich, einer Beraubung der eigenen energetischen Grundlagen, der Gesundheit und des Glücks.[70] Das neue Verständnis von Sexualität betonte den kommunikativen Vorgang einer individuellen Lebensäusserung und stand in krassem Gegensatz zur Auffassung, die die zerstörende Kraft der Sexualität herausstrich. Von den Zeitgenossinnen und Zeitgenossen wurde dieses neue Sexualitätskonzept als «revolutionär» aufgefasst, und es rief eine starke Gegnerschaft hervor. Die bitteren Vorwürfe an Forel, etwa von den scharf gegen «freie Liebe» polemisierenden Sittlichkeitsvereinen, die diese als dekadent, als Ausdruck eines sittlichen Niederganges verdammten, sind vor diesem Hintergrund zu sehen.

Der freiheitliche Aspekt dieser Konzeption darf nicht darüber hinwegtäuschen, dass nicht freiheitliche Sexualität proklamiert wurde. Die Regelung der Sexualität stand nur unter einer anderen Prämisse. Der Sexualtrieb musste soweit in Grenzen gehalten und in Bahnen gelenkt werden, dass weder für das Individuum noch für die Gesellschaft Schaden entstand, was dem Ziel eines hygienisch einwandfreien Geschlechtsverkehrs entsprach. Wie aber sollte Sexualität geregelt werden? Zentral war die «Idealisierung der Sexualität»: Berechtigung hatte Sexualität nur, wenn sie an Liebe gebunden war. Ideal war dabei die Verbindung von Körper und Geist. Dadurch wurde das Geistige miteinbezogen und konnte gleichzeitig den biologischen Vorgang des Geschlechtsverkehrs veredeln. Die Untrennbarkeit von Liebe und Sexualität wird zur neuen Norm. In einer Entwicklung, welche die Sinnlichkeit vergeistigte und idealisierte, sahen die Gegner der Sexualabstinenz einen Kulturfortschritt.[71] Für Iwan Bloch war die Idealisierung der Sexualität adäquater Ausdruck der fortschreitenden Individualisierung, die den Geschlechtsverkehr mit dem Liebesobjekt zu einem individuell geprägten Vorgang werden liess.[72] Der Haupteffekt dieser neuen Norm war, dass die an Liebe geknüpfte Sexualität eine «Entfesselung» ausschloss. Nicht im exzessiven Ausleben der Sinne lag das Glück, sondern in der Vereinigung mit einem geliebten Menschen, der zu einer einmaligen Person stilisiert wurde. Nicht der Sinnlichkeit zu frönen, sondern diese durch Liebe zu domestizieren war Inhalt des Konzepts.[73] Damit wurden auch nichtideale Sexualverhältnisse ausgeschlossen: Prostitution und die «wilde Liebe»[74] oder die «Verhältnisse». Sie wurden nicht mehr aus moralischen Gründen verurteilt, sondern weil sie als unhygienisch und als Ursache für die Geschlechtskrankheiten galten. Diese neue, die Sexualität regulierende Prämisse der Gesundheit lag auch der Eugenik zugrunde. Ungesundes, unhygienisches Sexualverhalten musste zugunsten einer höheren Entwicklung der Kultur ausgerottet werden.

Damit diese Idealvorstellung der Sexualität sich realisieren liesse, schlugen Forel, Bloch und Ellis konkrete Reformen vor. Sie gingen davon aus, dass die heutige Zivilehe einem freien «Vertrag zum Zweck des sexuellen Zusammenlebens» weichen solle.[75] Anstelle der alten Form der Ehe sollten nach Bloch die aus Liebe und Verantwortlichkeit geschlossenen Ehen treten.[76] Um die sexuellen Bedürfnisse in einem

«Liebesverhältnis» zu befriedigen, empfahlen Bloch, Nyström und auch Forel frühe Heiraten. Etwas weitergehende Reformer und Reformerinnen plädierten für «Ehen auf Zeit», auch ohne Trauschein. Diese Form der «freien Liebe» wurde als brennendes Thema der Zeit heftig diskutiert. Freie Liebe bedeutete nicht Aufhebung der Ehe und «Organisation des ausserehelichen Geschlechtsverkehrs», im Gegenteil, die freie Liebe schränke den «wahl- und regellosen ausserehelichen Geschlechtsverkehr» bedeutend mehr ein als die Zwangsehe, betonte Bloch.[77] Nicht die freie Liebe, sondern die alte Form der Ehe sei Ursache «wilder geschlechtlicher Promiskuität und der Geschlechtskrankheiten».[78]

Dieses neue Verständnis löste die Sexualität von ihrem ausschliesslichen Zweck der Fortpflanzung und erklärte sie als einen eigenständigen Wert und Teil eines glücklichen und gesunden Lebens. Die neue Norm verlangte, dass Geschlechtsverkehr mit Liebe verknüpft sei, denn ein monogames Liebesverhältnis, wenn auch auf Zeit, forderte von den Individuen Verbindlichkeit und Verantwortlichkeit. Erst diese Normsetzung ermöglichte laut Ellis eine «Befreiung der Sexualität»: «Die heute sich abspielende Bewegung, die auf die Befreiung sexueller Beziehungen von einer übertriebenen Fesselung an feste und willkürliche Vorschriften ausgeht, wäre unmöglich gewesen, ja verderblich, wenn sich nicht in ihrem Gebiet ständig ein Sinn für persönliche Verantwortlichkeit in den Mitgliedern der Gemeinschaft entwickelt hätte.»[79] Die individuelle Verantwortlichkeit war die Hauptträgerin der neuen Struktur. Nur stärkere Eigenkontrolle und grössere Eigenverantwortlichkeit machten überhaupt eine Liberalisierung der Sexualität möglich, das heisst, vergrösserte die Entscheidungs- und Wahlmöglichkeiten.

Mit diesem neuen Konzept schien das Hauptproblem der «Geschlechtsnot» gelöst, denn nun musste nicht mehr auf Prostitution zurückgegriffen werden. Die Veredelung des Geschlechtstriebes durch neue Formen und Bedeutungen von Sexualität und grössere Eigenverantwortung sollten den erzielten «hygienisch und ethisch einwandfreien Geschlechtsverkehr» ermöglichen. In diesem Sexualitätskonzept sahen die Gegner der Sexualabstinenz einen bedeutsamen Beitrag zur Bekämpfung der Geschlechtskrankheiten.

Der ethische Hintergrund der neuen Sexualethiker: Der Monismus

Viele der Sexualabstinenzgegner gehörten einer Bewegung an, die eine neue Sexualethik auf einer materialistischen Grundlage zu entwickeln beabsichtigte. Diese «neue Ethik» wurde in verschiedenen Kreisen diskutiert, fand aber besonders bei den Medizinern und den Sexologen, die sich mit Fragen der Geschlechtskrankheiten befassten, Anklang. Begründet war diese Sexualethik auf einem von darwinistischem Gedankengut geprägten Monismus.[80] Der Monismus kennzeichnet eine breite Kulturbewegung zu Beginn des 20. Jahrhunderts, die alle aus dem kulturellen und sozialen Leben entstandenen Probleme auf naturwissenschaftlicher Grundlage zu lösen anstrebte, ein Ziel, dem sich die Sexualwissenschafter verpflichteten.[81] Auf dieser Grundlage wollten sie eine neue Geschlechtsmoral entwickeln. Die «kirchlich-asketische Moral» sollte durch eine Sexualethik der persönlichen Verantwortung ersetzt werden. Nur eine Sexualethik auf naturwissenschaftlicher Basis ermöglichte in den Augen der Monisten eine Entwicklung der Persönlichkeit und «eine Veredelung der Rasse».

Für Bloch, aber auch für Forel und Ellis, war ein monistisches Weltbild für die neue Ethik unumgänglich. Eine ganze Generation von Sexualwissenschaftern, Pädagogen und Ärzten war von diesen Ideen überzeugt. Die Anhänger der neuen Ethik organisierten sich 1906 in dem von Ernst Haeckel gegründeten Monistenbund.[82] Zu den Unterzeichnern des Gründungsaufrufes gehörten die beiden Schweizer August Forel und Arnold Dodel und viele andere angesehene Persönlichkeiten aus der Medizin- und der Sozialwissenschaft[83] und der Frauenbewegung. Viele der neuen Ethiker waren auch im deutschen Bund für Mutterschutz[84] organisiert.

Diese geistige Strömung der Jahrhundertwende kann als Versuch gewertet werden, die soziale Frage durch eine gewaltlose Revolution mit Hilfe der Wissenschaft zu lösen.[85] Die Monisten wählten nicht die Flucht in einen Kulturpessimismus oder in heile Welten mittels Lebensreform, sondern knüpften ihren Optimismus an den zivilisatorischen Fortschritt, der durch die Macht von Wissenschaft und Technik verbürgt war, dem Glauben an eine Weiterentwicklung der Naturbeherrschung durch den Menschen.[86] Der Monismus galt als Kampfparole der Naturwissenschaften gegen die Theologie, als die «Feierparole» des Fortschritts bis zum Ersten Weltkrieg.[87]

Haeckel erkannte, wie viele seiner Zeitgenossen, das Ungleichgewicht zwischen der Entwicklung in Technik, Industrie und Verkehr und den vergleichsweise stagnierenden Entwicklungen im gesellschaftlichen und politischen Bereich. Dieses Ungleichgewicht erachteten die Monisten als aufhebbar, indem die naturwissenschaftliche Methode auf alle Lebensbereiche ausgedehnt würde.[88] Die Problemlösung beruhte auf der Basis eines wissenschaftlich-technischen Know-hows und der Durchrationalisierung aller Lebensvorgänge.[89] Die Monisten setzten an die Stelle einer sozialpolitischen Revolution die wissenschaftliche, die vor dem Hintergrund eines technokratisch-utopischen Modells errichtet werden sollte.[90]

Ist der Monismus als Bewegung inzwischen nur noch von historischem Interesse,[91] so ist seine Geisteshaltung nicht zu unterschätzen. Es war ein technokratisches Denken, das den Eugenikern zugrunde lag und das bis heute, trotz Wissenschafts- und Fortschrittskritik breiter Kreise, weiterexistiert.

Forel entwickelte in seinem Werk «Die sexuelle Frage» in Anlehnung an Haeckel eine auf monistischer Weltlehre basierende Sexualethik. Diese Ethik war auch Grundlage, um Eingriffe in die menschliche Reproduktion, die zum Wohl der Gesellschaft vorangetrieben werde sollte, legitimieren zu können.[92] Forel sah im Monismus die Grundlage einer «wahren Religion», die mit einer Ethik der Wissenschaft vereinbar war.[93] Voraussetzung dafür war die Erkenntnis der Einheit der Materie und die Überzeugung, dass alle nichtmateriellen Erscheinungsformen eine materielle Basis aufwiesen. Für Forel gab es keine «Energie ohne Stoff oder einen Stoff ohne Energie».[94]

In «Die sexuelle Frage» wertete Forel den Sexualtrieb als ethisch indifferent.[95] Erst wenn andere Menschen zu Schaden kämen, falle der Sexualtrieb in eine moralische Kategorie.

Dieser Ansatz ermöglichte eine neue Betrachtungsweise des geschlechtlichen Lebens. Laut Forel konnte sich das sexuelle Leben erst höher gestalten, wenn es «den normalen Bedürfnissen der Menschheit Rechnung trägt und dabei vor allem das Glück unserer Nachkommen ins Auge fasst».[96] Bestimmend für seine Ethik war, dass sich das Geschlechtsleben Regeln zu unterwerfen habe, die einzig dem Ziel einer gesunden Nachkommenschaft dienen sollten.[97]

Im Unterschied zu den Befürwortern nahmen die Gegner der Sexualabstinenz die Gegenwart nicht als Untergang und Dekadenz wahr, sondern, wie Bloch beschreibt, als gesellschaftliche Umbruchzeit: «Wir befinden uns gegenwärtig, trotz aller gegenteiligen Behauptungen und Jeremiaden verblendeter Sittlichkeitsapostel, nicht in einer Periode des Niederganges und der Dekadenz in bezug auf das Liebesleben, sondern wir stehen bereits unmittelbar vor einer Neuordnung und Reform desselben, im Sinne einer Veredelung.»[98] Die wirtschaftlichen Umwälzungen und der zunehmende Individualismus hatten laut Bloch völlig neue Grundlagen für das sexuelle Leben geschaffen.[99] Diese Veränderungen bedingten eine neue Sexualmoral, die es dem Individuum ermöglichen sollte, mit den neuen Gefahren umgehen zu können. Die Hauptgefahren für das Individuum lagen jedoch auch in der Lebensweise der Grossstadt: «Die Stadt ist die typische Trägerin jenes Sinnen- und Nervenzustandes der Reizsamkeit, der unsere Generation historisch charakterisiert, der Städter als der typische Repräsentant der Nervosität in ihrer modernen Gestalt.»[100]

Diese Reizzunahme der Städte förderte die «erotischen Begierden» wie auch die Prostitution, die Bloch vom hygienischen Standpunkt aus als «Krebsschaden der Zeit» bezeichnete.[101] «Die Signatur der Zeit» sei «das ‹sich Amüsieren›», gleichbedeutend mit einer «Aufeinanderfolge oberflächlichster sinnlicher Genüsse als präparatorische Reizung für einen ebenso flüchtigen, unedlen Geschlechtsakt».[102] Auch Forel vertrat die Auffassung, die Kultur sei massgeblich beteiligt, dass sich die sexuellen Verhältnisse ins Pathologische entwickelt hätten. Als Beispiel nannte er die Reglementierung der Prostitution. Der Geschlechtstrieb sei als künstlicher Genuss gefördert worden, damit dem Individuum Abwechslung verschafft werden könne.[103]

Gesundheit als massgebliche Prämisse des neuen Sexualitätskonzeptes

Die Abstinenzbefürworter stützten sich auf ein Sexualitätskonzept, das auf einer christlichen Ethik basierte und die Sexualität durch Ehe und Familie regeln wollte. Auf den gesellschaftlichen Wandel im letzten Viertel des 19. Jahrhunderts antworteten sie mit Forderungen nach einer restriktiven Sexualmoral für Mann und Frau. Die Schwierigkeiten, ein sexuell enthaltsames Leben zu führen, wurden auf den Zerfall der äusseren Ordnung zurückgeführt, die mit dem Verfall der «Willens- und Charakterkultur» einherging. In ihren Augen gewann das Sinnliche die Oberhand und überflutete den Geist und damit auch die von ihm hervorgebrachten Institutionen, Gesetze und Normen. Aus dieser Situation gab es für sie nur einen Ausweg: eine sittliche Reform, die die Norm der totalen Triebkontrolle festigen sollte. Durch «Willensgymnastik» sollte der Körper in Schach gehalten und der Geist gestärkt werden, damit die alte Ordnung, die Unterordnung des Körpers unter den Geist, wieder hergestellt werden konnte.

Ihnen gegenüber standen die «neuen Ethiker», die Materialisten, die die geforderte Triebkontrolle als Repression verstanden. Die Forderung nach Enthaltsamkeit trug in ihrer Sicht der gesellschaftlichen Situation nicht Rechnung. Als Antwort auf die neuen städtischen Lebensverhältnisse verlangten sie umfassende Sexualreformen auf einer materialistisch wissenschaftlich-medizinischen Grundlage. Nicht Moral, sondern Gesundheit war neu die Prämisse, die die Normen für das Sexualverhalten prägen sollte und auf Rationalität, Individualität und Selbstverantwortlichkeit gründete. Es war eine Ordnung, die wiederum stark die männliche Sexualität berücksichtigte. Von ihrer eigenen Lebensrealität ausgehend argumentierten sie, ein gesunder Mann habe ein starkes Verlangen nach sexuellen Erfahrungen und darin zeige sich sein Tatendrang, seine Zielstrebigkeit und die kreative Umsetzung seiner Ideen. Nicht nur Männer, auch Frauen organisierten sich innerhalb dieser Bewegung. Der 1905 gegründete Bund für Mutterschutz und Sexualreform versammelte unter dem Vorsitz von Helene Stöcker den linken Flügel der bürgerlichen Frauenbewegung.

Die Entwicklung dieses neuen Sexualitätskonzeptes zeigt die Verschiebung von einer Norm, die an die Institution Ehe gebunden war, hin zu Lebensformen, die auf Verantwortlichkeit bauten und den gesellschaftlichen Erfordernissen der Zeit angepasster waren. Die Sexualabstinenzgegner bauten nicht auf eine Drosselung der sexuellen Aktivität, indem sie sie auf die Fortpflanzung reduzierten, sondern indem sie sie über die Prämisse der Gesundheit und des Glücks in neue Bahnen zu lenken versuchten. Die Trennung von Sexualität und Fortpflanzung ermöglichte eine Liberalisierung, abgesichert durch verstärkt wahrgenommene Eigenverantwortlichkeit und Verinnerlichung von Normen. Mit dem neuen Sexualitätskonzept sollten zwei Bedingungen erfüllt werden: Erstens wurde das Recht auf geschlechtliche Liebe proklamiert, Voraussetzung für individuelles Glück, und zweitens wurde die Vision einer Gesellschaft von «gesunden» und «hochwertigen» Menschen formuliert. Die Gesundheitssicherung, zu der auch die Verhinderung von Geschlechtskrankheiten gehörte, lag in der Verantwortlichkeit jedes einzelnen und war verknüpft mit einem wissenschaftlich begründeten rationalen Verhalten. Das künftige Glück lag in einer Gesellschaft von gesunden Menschen. Dieses Konzept stützte sich nicht mehr auf Triebrestriktionen, auf dem heroischen Kampf gegen den eigenen Körper, sondern instrumentalisierte diesen. Eigenverantwortlichkeit und Verinnerlichung der Normen liessen einen Zwang überflüssig erscheinen.

Die Kontroverse um die Schutzmittel

Die Debatte um die Sexualabstinenz wurde besonders heftig, wenn es um Schutzmittel ging. Von den Enthaltsamkeitsvertretern wurden jegliche Schutzmittel abgelehnt, sei es zur Verhinderung der Konzeption oder zum Schutz vor Geschlechtskrankheiten. Vor dem Hintergrund ihrer Sexualethik waren Schutzmittel auch nicht nötig. Ihr Hauptkritik-

Abb. 23: Bestellung via Inserat: ein Weg zur Beschaffung der verpönten Präservative. (Der Nebelspalter Nr. 8, 1907, Nr. 2, 1921 und Nr. 43, 1921)

Gummi - Artikel!

Spezialmarke mit Reservoir
$^1/_2$ Dtzd. Fr. 3.50 1 Dtzd 6.50

Marke „Neverrip" Ia Qualität
$^1/_2$ Dtzd. Fr. 3.—. 1 Dtzd. 5.50

Marke „Ideal" Ia Qualität
$^1/_2$ Dtzd Fr. 2.—, 1 Dtzd. 3 80
3 verschiedene Muster Fr. 2.—.
Nur sauber gerollte und gut
verpackte, frische Ware wird
versendet nebst Gebrauchsanw.

Préseratifs „Fischblasen"
sehr angenehm im Gebrauch!
$^1/_2$ Dtzd. Fr. 5.—, 1 Dtzd. 9.50
$^1/_2$ Dtzd. Fr. 3.30, 1 Dtzd. 6.—
Vertrauenswürdiger, diskreter
Versand franko p. Nachn., auch
poste restante. — Briefmarken
werden in Zahlung genommen.

R. N. Vogt, Basel I
Hyg. Spezialitäten. 2075

Préservatifs-Fischblasen

mit Seidenband, bestes Fabri-
kat. Angenehmer und sicherer
als Gummiblasen. Qualität I
tz. Fr. 6.50, $^1/_2$ Dtz. Fr. 3.60,
Qualität II Dtz. Fr. 5 50, $^1/_2$ Dtz.
3 20 Neverrip-Handmarke
per Dtz. Fr. 6.20 in Holzdosen.
Versand : Nachnahme. Voraus-
bezahlung, Briefmarken. Postcheck V 4107. Diskret, auch
poste restante. **Tell-Partümerie, Basel 1.**

Emil Bücheli, Chur.
Versand=Geschäft. 24

SPEZIALITAT:
Hygienischer Artikel
Frauenschutz,
Aeltestes Haus.
*Preis-Courant
in nur den becor-
zugtesten u. besten
Qualitäten gratis
und franko ver-
schlossen.*

punkt war, dass durch die Anwendung von Schutzmitteln die natürlichen Funktionen des Körpers unterbrochen würden. Die Mittel würden nicht den Sexualtrieb, sondern nur dessen Folgen – Geschlechtskrankheit oder unerwünschte Schwangerschaft – unter Kontrolle bringen. Die künstliche Verhinderung der Folgen, so Foerster, fördere die Sinnlichkeit der Menschen.[104] Ribbing sah durch die Anwendung von Schutzmitteln die Gesundheit der Frau bedroht, da ihr die notwendigen Ruhepausen geraubt würden. Laut Foerster brauchten nicht nur die Frauen, sondern auch die Männer, die sonst genusssüchtig würden, einen Zwang zur sexuellen Enthaltsamkeit. Ausserdem könne der Mann Widerwillen gegen eine Frau entwickeln, die sich mit Techniken des Geschlechtslebens beschäftige.[105] Foerster kritisierte, dass durch die Anwendung von Schutzmitteln das Intimste des Lebens ans «Licht gezerrt» und die Sexualität unter eine «berechnende Technik» gestellt würde.[106] Hinzu kam, dass jegliches Schutzmittel als unzuverlässig und gesundheitsschädigend beurteilt wurde. Die Argumente waren dieselben wie heute: die Angst vor dem «Freipass», die Anreizung zum Geschlechtsverkehr, der Zusammenbruch des Normengefüges.[107] Die Angst oder Unsicherheit resultierte aus dem Sexualitätskonzept, das von einem starken Sexualtrieb ausging und das die notwendige Kontrolle an den institutionellen Rahmen von Ehe und Familie gebunden hatte.

Vertrieb und Verkauf von Schutzmitteln wurden von den Sittlichkeitsvereinen stark bekämpft, da sie diese Mittel als direkte Aufforderung zum ausserehelichen Geschlechtsverkehr auffassten, die das Problem nicht grundsätzlich löse. Ihr Ziel war es hingegen, Mechanismen für die Triebkontrolle zu fördern. Die Anwendung von Schutzmitteln als individuelle Prävention lehnten sie ab, da diese einen Kompromiss an die «Schwäche» der Männer bedeute. Die Sexualabstinenzgegner hatten Schutzmittel zur Antikonzeption und als Schutz vor Geschlechtskrankheiten im Konzept vorgesehen, und in den sexualkundlichen Büchern wurden die Anwendungsmöglichkeiten der Schutzmittel aufgeführt und ihre Sicherheit bestimmt.[108] Sie zu empfehlen gehörte zur Aufklärungsarbeit und war Bestandteil eines verantwortungsvollen Handelns.

Als das älteste und zugleich zuverlässigste Schutzmittel wurde das Condom beschrieben.[109] Um 1900 standen zwei Modelle zur Verfügung: das Gummicondom aus Kautschuk und das Coecal, auch Fischblasencondom genannt, das aus der Coecalschleimhaut der Ziegen oder Schafe hergestellt wurde. Das Coecalcondom war qualitativ besser, das heisst feiner, gleichzeitig jedoch weniger stabil. Die Schutzwirkung dieser Condome wurde als relativ hoch eingeschätzt.[110] In den Augen Blochs schützten diese Mittel, wenn auch nicht vollumfänglich, so doch zu einem grossen Teil vor Gonorrhöe und Syphilis.[111] Als weitere Schutzmassnahmen waren antiseptische Waschungen und Fetteinreibungen aufgeführt, die allerdings von Bloch und Forel als weit weniger sicher eingeschätzt wurden.[112] Empfohlen wurde dem Mann auch das Urinieren, besonders als Schutz vor Gonorrhöe. Durch das Urinieren direkt nach dem Geschlechtsverkehr, so nahm man an, würden Bakterien (Gonokokken) ausgeschwemmt, bevor sie sich ansetzen konnten.[113]

Die Offenheit, mit der die Schutzmassnahmen in den medizinischen sexualkundlichen Büchern besprochen wurden, darf nicht mit dem realen Umgang verwechselt werden, besonders in der Schweiz. Schutzmittel waren teuer und umständlich zu erhalten, allenfalls über Inserate. Zudem war ihr Gebrauch moralisch verpönt. Es kann davon ausgegangen werden, dass es sich nur wenige leisten konnten, sich sowohl über die Moral wie auch über die widrigen Bedingungen der Beschaffung hinwegzusetzen.

IV. Die Fürsorge: Eine präventive Strategie gegen Prostitution und Geschlechtskrankheiten

1. Internationaler Ausblick: Die Geschlechtskrankheiten am medizinischen Kongress in London 1913

Vor dem Ersten Weltkrieg wurden die Geschlechtskrankheiten vermehrt als Gefahr für das Volk wahrgenommen. Immer häufiger wurde von einer «Volksseuche», oder von «Krankheiten, die am Volke saugen» gesprochen. Die Geschlechtskrankheiten nahmen nun als «Geissel der Menschheit» neben Tuberkulose und Alkoholismus ihren Platz ein. Dass die Geschlechtskrankheiten als Volkskrankheit definiert wurden, heisst, dass sich inzwischen nicht mehr nur bestimmte Gruppen, sondern breite Teile der Bevölkerung damit konfrontiert sahen. Die Bedrohung verschärfte sich durch die seit den 1910er Jahren auch von den Sozialhygienikern thematisierte Bevölkerungspolitik. Bei der Suche nach Erklärungen für den Geburtenrückgang geriet der Zusammenhang mit den Geschlechtskrankheiten in den Blick. Die Deutsche Gesellschaft zur Bekämpfung der Geschlechtskrankheiten hatte an ihrer 11. Jahresversammlung den Einfluss der Geschlechtskrankheiten auf die Nachkommenschaft sowohl in quantitativer wie in qualitativer Hinsicht erörtert.[1] Damit überschnitt sich der Diskurs über Geschlechtskrankheiten mit demjenigen über Rassenhygiene. Unter diesem Blickwinkel gehörten die Geschlechtskrankheiten künftig zu den Krankheiten, die die «Qualität» der «Rasse» verminderten.

Die qualitative und quantitative Bedrohung durch die Geschlechtskrankheiten versuchten verschiedene Seiten statistisch zu belegen. Der Wunsch, den «Durchseuchungsgrad» der gesamten Bevölkerung zu bestimmen, stellte die Statistik jedoch vor Probleme. Bisher waren statistische Erhebungen auf bestimmte Personengruppen oder Institutionen beschränkt gewesen: Armeeangehörige, die in Massenuntersuchungen auch auf Geschlechtskrankheiten hin untersucht worden waren, Prostituierte, die über die Polizei-

ärzte erfasst wurden, und Spitäler und Polikliniken, die Statistiken über Geschlechtskrankheiten führten. Um Aufschluss über die Verbreitung der Geschlechtskrankheiten in
der Gesamtbevölkerung zu erhalten, genügten diese begrenzten Statistiken jedoch nicht
mehr. Zur Verbesserung der Datenlage wurde deshalb von verschiedenen Seiten versucht, unter der Ärzteschaft Erhebungen durchzuführen. Diese waren aber aufgrund der
fehlenden Kooperation der Ärzte unzulänglich.[2]
Eine zusätzliche Schwierigkeit ergab die Berücksichtigung des chronischen Charakters
der Krankheiten. Erfasst werden konnten nur Menschen, die Symptome aufwiesen und
sich in eine Behandlung begaben. Unerfasst blieben sowohl latent vorhandene als auch
unbehandelte Krankheiten. In dieser Situation griff man trotz aller Kritik auf die wenigen, als unzureichend kritisierten Statistiken zurück und versuchte diese durch Extra-
polation und Wahrscheinlichkeitsrechnungen zu optimieren. Blaschko empfahl zum
Beispiel, die Zahl der jährlichen Erkrankungen mit der Zahl der Jahre, in denen eine
Infektion möglich war, zu multiplizieren.[3] Auf diese Weise glaubte er das persönliche
Infektionsrisiko berechnen zu können. Mit dieser waghalsigen Methode präsentierte
Blaschko ein Krankheitsrisiko, nach dem jeder Mann im Verlaufe seines Lebens mit
mehrmaligen Infektionen rechnen musste. Die ungenügenden epidemiologischen Daten
trugen ihren Teil dazu bei, dass Geschlechtskrankheiten überschätzt und stark dramatisiert wurden.

Im Rahmen des 17. internationalen medizinischen Kongresses 1913 in London debat-
tierten Spezialärzte aus verschiedenen Ländern erneut über Massnahmen zur Bekämpfung der Geschlechtskrankheiten. In der Diskussion zeichnete sich ab, dass der Aufklärung der Bevölkerung über die Gefahren der Geschlechtskrankheiten in praktisch
allen Ländern grosse Bedeutung beigemessen worden war und noch weitere Länder
von der Reglementierung als Präventionskonzept zur Bekämpfung der Geschlechtskrankheiten abgerückt waren. In Frankreich, Deutschland, Russland und Österreich-
Ungarn blieb der Reglementarismus zwar weiterhin bestehen, doch auch dort machte
sich die Opposition zunehmend bemerkbar. Dass sich immer mehr Staaten gegen die
Reglementierung stellten, war laut dem dänischen Arzt Pontoppidan auf die sich
strukturell verändernde Prostitution und technische Schwierigkeiten zurückzuführen.[4]
Mit den reglementaristischen Massnahmen habe die Mehrheit der Prostituierten gar
nicht erfasst werden können. Man habe in den letzten Jahren immer mehr bemerkt,
dass der «alte Typ der gewerbsmässigen Prostituierten» im Aussterben begriffen sei
und die Polizei nur «ein paar hundert, meistens alte und venerische Prostituierte in ihrer
Liste hatte».[5]
Auch für den deutschen Spezialarzt Blaschko war es offensichtlich, dass sich die
Prostitution durch den gesellschaftlichen Wandel besonders in den Grossstädten verän-
dert hatte. Das reglementaristische Konzept basierte seiner Ansicht nach auf dem alten
Typ der Prostitution, die einer ständisch verfassten Gesellschaft entsprach und der
modernen dynamischen Gesellschaft nicht mehr gerecht wurde. Für ihn war der
Reglementarismus inzwischen ein «Bastardgebilde», das den modernen Gedanken der
Hygiene auf Formen der antik-mittelalterlichen Prostitutionspolitik aufzupfropfen ver-

sucht hatte und scheitern musste, weil die Verhältnisse anders geworden waren.[6] Laut Blaschko hatten sich die Beziehungen zwischen den Geschlechtern besonders in den Grossstädten verändert. Sie seien lockerer geworden und hätten zu neuen Formen von ausserehelichem Geschlechtsverkehr geführt. Blaschko meinte, vom «regellosen Geschlechtsverkehr» bis zur gewerbsmässigen Prostitution gebe es «tausend Übergänge», die so fein und schwankend seien, dass es häufig gar nicht möglich sei festzustellen, ob eine Frau Prostituierte sei oder nicht.[7] Diese neuen grossstädtischen sexuellen Verhaltensweisen, über die man noch wenig Kenntnisse hatte und über die deshalb keine Kontrolle ausgeübt werden konnte, wurden von Blaschko und anderen als grösste Gefahr für die öffentliche Gesundheit eingeschätzt. Trotz dieser Einsicht sprach Blaschko weiterhin von einer «Prostituiertenklasse». Er schloss Frauen, die in irgendeiner Form «regellosen» Geschlechtsverkehr lebten, im Begriff der Prostitution mit ein, womit dieser stark ausgeweitet wurde. Blaschko stützte sich in seinem Referat auf neue empirische Sozialstudien über Prostitution in verschiedenen Städten Europas, so in Petersburg, Stockholm, Berlin, Stuttgart, Paris und Zürich.[8] Die Studien untersuchten die von der Polizei wegen Prostitution aufgegriffenen Frauen und berücksichtigten die soziale und geographische Herkunft sowie die Altersgruppe und den Gesundheitszustand. Sie zeigten, dass die ansteckendsten Fälle von Geschlechtskrankheiten bei jungen, frisch infizierten, meist noch minderjährigen Prostituierten gefunden worden waren; ältere Prostituierte dagegen waren tendenziell weniger «gefährlich», weil sie sich nicht mehr in einer infektiösen Phase befanden.

Nach Blaschko zeigte diese Tatsache eine weitere Schwachstelle des Reglementarismus. Durch diesen würden vor allem die nicht mehr ansteckungsfähigen Prostituierten erfasst, nicht aber die viel gefährlicheren frisch infizierten jugendlichen Prostituierten, die in dem schwer definierbaren Bereich ausserehelicher Sexualität agierten. Die Gefahr, die von den minderjährigen Prostituierten ausging, war für den Spezialarzt Blaschko enorm. Nach seinen Berechnungen erkrankte jede «Anfängerin» mit Sicherheit innerhalb der ersten zwei Jahre an einer der beiden Geschlechtskrankheiten.[9] Diesen frisch Infizierten, die im Fall einer Syphilis für etwa ein Jahr höchst ansteckend waren, musste nach Blaschko in der Bekämpfung der Geschlechtskrankheiten besondere Beachtung geschenkt werden. Für eine Kontrolle dieser Frauen ergaben sich jedoch besondere Probleme. In den meisten Ländern wurden jugendliche Frauen durch Minderjährigen-Schutzbestimmungen von vornherein von der polizeilichen Registrierung als Prostituierte ausgeschlossen. Eine europaweite Strafrechtsreform hatte die Jugendlichen aus dem Erwachsenenstrafvollzug ausgeschieden und die Haftstrafen durch die Einweisung in Erziehungsanstalten ersetzt. Blaschko plädierte aus diesem Grund für ein neues Präventionskonzept, das das gesellschaftliche Interesse an einem verminderten Krankheitsrisiko mit demjenigen des Jugendschutzes verband. Dies war nach Blaschko möglich mit der Fürsorge, das heisst durch das Einweisen von jugendlichen Prostituierten in Erziehungsanstalten.

Neben der Thematisierung der jugendlichen Prostituierten konzentrierte sich die Konferenz auf den Ausbau von medizinischen Einrichtungen und die Ausweitung der medizinischen Behandlung. Wie schon an den internationalen Konferenzen 1899 und 1902 forderten die in London versammelten Spezialärzte die Gesundheitsämter erneut auf, die Behandlung der Geschlechtskrankheiten als wichtigen Beitrag in der Bekämpfung der Krankheiten anzuerkennen. Verschiedene Referenten beanstandeten, dass sowohl auf kommunaler wie auf staatlicher Ebene die medizinische Behandlung der Kranken bis anhin ausgeklammert oder vernachlässigt worden sei. Es wurde hervorgehoben, dass jeder Kranke, der durch die spezialärztliche Behandlung geheilt werden könne, die Zahl von Neuinfektionen vermindere.[10]

Um möglichst alle Geschlechtskranken einer Behandlung zuzuführen, waren jedoch auf verschiedenen Ebenen besondere Anstrengungen notwendig. Der Wiener Spezialarzt Finger forderte den Ausbau des Behandlungsangebots und die Erhöhung der Bettenzahl für Geschlechtskranke in den Krankenhäusern, die auch dem Mittelstand zugänglich gemacht werden sollten. Als weitere Notwendigkeit wurden ambulatorische Einrichtungen vorgeschlagen, die den Bedürfnissen möglichst vieler Kranker gerecht werden sollten. Finger wies darauf hin, dass für viele Kranke zum einen die Kosten, zum andern die Angst vor Stigmatisierung und fehlender Diskretion die Gründe seien, keinen Arzt aufzusuchen. Ambulatorische Behandlungen, so forderte Finger, sollten ausserhalb der Arbeitszeiten und in den Quartieren angeboten, die ärztliche Behandlung und auch die zum Teil sehr teuren Medikamente kostenlos verabreicht werden.[11] In diesem Punkt verwiesen die Ärzte auf Dänemark, wo eine kostenlose Behandlung durch ein Gesetz zur Bekämpfung der Geschlechtskrankheiten garantiert war. Um der Diskriminierung entgegenzuwirken, wurde vorgeschlagen, in der Öffentlichkeit vermehrt über die Geschlechtskrankheiten zu sprechen und dabei die Chancen und Möglichkeiten einer Behandlung besonders hervorzuheben. Finger plädierte für einen rationalen Umgang mit den Geschlechtskranken. Prüderie und Totschweigen betrachtete er als Feind jeder Besserung auf diesem Gebiet.[12]

In der medizinischen Behandlung waren die Ärzte noch mit anderen Problemen konfrontiert, die mit dem chronischen Krankheitsverlauf der Syphilis und der Gonorrhöe zusammenhingen. Bei beiden Krankheiten war die infizierte Person wie «bei allen endemisch kontagiösen Erkrankungen mit chronischem Verlauf»[13] nicht zwingend arbeitsunfähig und leidend, jedoch infektiös und kamen «mit den Gesunden täglich vielfältig in Berührung». Um Ansteckungen zu vermeiden, mussten daher nicht nur Gesunde, sondern auch Kranke aufgeklärt werden, wie sie sich zu verhalten hatten. «Gerade bei den Geschlechtskrankheiten können wir mit Sicherheit behaupten, dass, wenn jeder Kranke alles dasjenige vermeiden würde, was eine Übertragung seiner Erkrankung zu bedingen vermag, der Gesunde anderseits jenen Momenten aus dem Wege gehen würde, die die Infektion begünstigen, die Ausbreitung der Geschlechtskrankheiten rasch und rapide abnehmen würde.»[14]

Die Ärzte empfahlen aus diesem Grunde verstärkte Aufklärung auch der Kranken. Vorgeschlagen wurden «Belehrungen» durch den behandelnden Arzt, der sicherstellen sollte, dass Kranke sich der lang andauernden Behandlung unterzogen und sich gegenüber der Gesellschaft verantwortlich zeigten.

Bestand über die Zielsetzungen der Behandlung an der Konferenz Einigkeit, so gab es in bezug auf die Durchsetzung dieser Ziele Differenzen. Zentral waren Verfahrensfragen, wie beispielsweise vorzugehen war, wenn sich eine Person der Behandlung entzog oder wenn sie wissentlich eine andere Person ansteckte. Viele der versammelten Ärzte forderten eine anonyme Meldepflicht, mit der das Recht verbunden werden sollte, «unverantwortliche» Kranke zu melden und sie im Extremfall einer Zwangsbehandlung zuzuführen. Die Forderung nach der Meldepflicht wurde besonders von den Ärzten aus Italien, Deutschland und Frankreich mit dem Hinweis auf die ärztliche Schweigepflicht und das Vertrauensverhältnisses zwischen Arzt und Patient abgelehnt. Andere Ärzte vertraten die Ansicht, dass dem behandelnden Arzt lediglich ein Melderecht zugebilligt werden sollte, das ihm erlaube, besonders «gefährliche» Kranke zu melden.

Soweit war man sich einig: Für die breite Masse der Kranken sollte die Behandlung auf Freiwilligkeit beruhen. Solange Patientinnen und Patienten mit ihrer Krankheit verantwortungsvoll im Sinne der Ärzte umgingen, konnten sie mit Diskretion rechnen. Zwang und Repression sollten Ärzte nur bei speziellen Fällen anwenden, beispielsweise bei «leichtsinnigen», «arbeitsscheuen» Patientinnen und Patienten, bei «Halbprostituierten» und Zuhältern oder bei Personen, die die Verhaltensvorschriften der Ärzte nicht berücksichtigten. In der Schlussresolution stimmte jedoch die Mehrheit der am internationalen medizinischen Kongress in London versammelten Spezialisten der Meldepflicht zu.

Am Kongress zeigte sich auch, dass das Gesetzespaket zur Bekämpfung der Geschlechtskrankheiten in Dänemark für viele Referenten Vorbildcharakter hatte. Dieses war am 30. März 1906 erlassen worden und ersetzte reglementaristische Bestimmungen. Das Gesetz mass der Behandlung einen grossen Stellenwert bei. Schulmedizinische Behandlung war für alle, unabhängig von ihrem Einkommen, kostenlos. Das Gesetz erteilte den Ärzten die Kompetenz, Patientinnen und Patienten, die sich über ärztliche Anordnungen hinwegsetzten, einer Zwangsbehandlung im Spital zuzuführen. Weiter wurde eine allgemeine anonyme Meldepflicht eingeführt.[15]

Die ersten sieben Jahre Praxis in Dänemark verdeutlichen, dass die neuen, repressiven Bestimmungen bezüglich der Fürsorge und der medizinischen Behandlung vor allem auf jugendliche Frauen angewendet wurden. Der dänische Arzt Pontoppidan führte aus, dass seit der Einführung des Gesetzes zur Bekämpfung der Geschlechtskrankheiten Verurteilungen gegen sich prostituierende Frauen enorm zugenommen hätten.[16]

Die Diskussionen am internationalen Medizinkongress 1913 zeigen deutlich, dass das alte reglementaristische Konzept nicht mehr griff. Veränderte Beziehungsformen, die zu neuen Formen von Sexualkontakten führten, wurden als neue Gefahrenquellen definiert und riefen nach neuen staatlichen Eingriffen. In der Fürsorge, die Jugendschutz und Gesundheitspolitik optimal verband, wurden die Kontrollmöglichkeiten gefunden.

In den neuen Strategien wurde der Behandlung aller Kranken grösste Priorität eingeräumt. Im Zentrum stand ein verantwortungsvolles krankes Individuum, das sich nach den ärztlichen Anweisungen verhielt. Gleichzeitig machte dieses Modell ein Sicherungssystem notwendig, das diejenigen Kranken, die gegen die Anweisungen verstiessen, als Unverantwortliche einer Zwangsbehandlung zuführte. Mit dem Recht auf kostenlose und diskrete Behandlung glaubte man die kollektive Stigmatisierung aller Kranken aufgehoben zu haben. Es entstand jedoch eine neue stigmatisierte Gruppe, die präventiv oder strafrechtlich wegen «Gemeingefährlichkeit» zwangstherapiert werden konnte. Zu dieser Gruppe gehörten einmal mehr die Prostituierten, die im neuen Konzept als besonders gefährliche Menschenklasse mit unverantwortlichem Krankheitsverhalten eingeschätzt wurden. Nur vereinzelt dachte man an Männer, etwa an Zuhälter.

2. Das Fürsorgekonzept der Sittlichkeitsvereine: Die Sorge für «sittlich gefährdete» junge Frauen

Der internationale Kongress zeigte das Malaise in der Strategie der Bekämpfung der Geschlechtskrankheiten überdeutlich. Das klassische reglementaristische System, auf das so viele Hoffnungen gesetzt worden war, erwies sich, bevor es durchgesetzt werden konnte, als überholt. Und in Zürich, wo der Widerstand gegen das Konzept besonders gross war, brachten es die Sittlichkeitsvereine zu Fall, bevor es jemals richtig erprobt werden konnte. Da sich in der Zwischenzeit die Prostitutionsverhältnisse verändert hatten, mussten selbst die harten Vertreter des Reglementarismus zugeben, dass zumindest das klassische reglementaristische System der Zeit nicht mehr angemessen war. Die bereits an den internationalen Kongressen aufgezeigten neuen Möglichkeiten in der Bekämpfung der Geschlechtskrankheiten sind auch in Zürich zu finden. Die Fürsorge erlebte einen Aufschwung, da nun auch Sozialhygieniker und Juristen auf sie setzten. Dass die Fürsorge ins Zentrum rückte, darf nicht darüber hinwegtäuschen, dass über die Motive und Ziele durchaus unterschiedliche Vorstellungen bestanden. Die von pietistischem Gedankengut geprägten Frauen der Sittlichkeitsvereine, die nach wie vor Prostitution grundsätzlich ablehnten, wollten möglichst viele junge Prostituierte «retten» und sie in ein sittsames Leben zurückzuführen. Die Neoreglementaristen hingegen erachteten Prostitution nach wie vor als eine gesellschaftlich notwendige Institution, die bestimmten Regeln unterworfen werden musste. Die Fürsorge schien den Neoreglementaristen das geeignete Instrument, um die jugendlichen Frauen, die sie für die öffentliche Gesundheit als besonders gefährlich einschätzten, zu kontrollieren. Nicht der Rettungsgedanke stand bei ihnen im Vordergrund, sondern ein auf wissenschaftlicher Basis entstandenes Modell, das gesellschaftlich deviantes Verhalten untersuchte mit dem Ziel, Randständige in die Gesellschaft zu integrieren.

Wenn sich die Fürsorgekonzepte und deren Hintergründe auch unterschieden, so wirkte sich der Konsens in verschiedener Hinsicht auf die Praxis der Fürsorge aus. Zum einen trieb er den institutionellen Ausbau voran, zum andern verstärkte er den Zugriff vor allem auf die als sexuell deviant bezeichneten jugendlichen Frauen.

Die medizinische Behandlung wurde zunehmend als zentraler Teil präventiver Strategien anerkannt. Seit Beginn des 20. Jahrhunderts erweiterte sich das ambulante und stationäre Behandlungsangebot Geschlechtskranker, für die ein immer professionalisierterer Medizinstab zur Verfügung stand. Mit der Betonung der Behandlung rückten zunehmend auch die Männer als Freier ins Blickfeld. Diese Gruppe, die zur medizinischen Behandlung aufgefordert wurde, musste auch angehalten werden, sich verantwortungsvoll zu verhalten, das hiess, auf Geschlechtsverkehr zu verzichten, um die Krankheit nicht weiterzugeben. In der Folge wurde auch in Zürich die Frage aufgeworfen, was zu unternehmen sei, wenn sich jemand mit Wissen des Arztes nicht an die von ihm empfohlenen Verhaltensweisen hielt. Die Frauen der Sittlichkeitsvereine bemühten sich seit den Vereinsgründungen um die «Rettung» der «gefallenen» Frauen.

Ihr Ziel war, die Frauen aus den «unsittlichen» Zuständen herauszuholen und ihnen den Wiedereinstieg in «geordnete Verhältnisse» zu ermöglichen. Dafür gründeten sie Heime, die die «Gefallenen» aufnehmen und zu «ehrbaren» Frauen erziehen sollten. Bereits im Gründungsjahr der Sittlichkeitsvereine, 1888, wurde das Vorasyl zum Pilgerbrunnen zur Aufnahme «gefährdeter und gefallener Mädchen» eröffnet. Zwei Jahre später, 1890, folgte ein zweites, das Versorgungshaus oder Maternité für «erstgefallene, uneheliche Mütter» mit einem dazugehörigen Kinderheim. Diese beiden Heime wurden in den folgenden Jahren stetig ausgebaut, und weitere wurden geplant. 1913 wurde das Mädchenheim zum Tannenhof errichtet für auf «der Strasse aufgegriffene» junge Frauen, die «arbeitslos und ohne Heim» waren.[1] Ein Nachtasyl für obdachlose Frauen konnte von den Frauen des Frauenbundes jedoch wegen fehlender Finanzen nicht verwirklicht werden. Dieses schliesslich von der Heilsarmee realisierte Projekt unterstützten sie mit einer ansehnlichen Geldsumme.[2]

Die Arbeit mit Prostituierten und «sittlich gefährdeten» Frauen war neu. In diesem Bereich der Fürsorge leisteten die Vereinsfrauen Pionierarbeit, die schnell Nachahmung fand und zu weiteren Heimgründungen führte.[3] Bis 1912 blieb dieser Bereich in der Konzeption, Planung und Durchführung eine Domäne der Frauen und der privaten Wohltätigkeit. Mit dem Inkrafttreten des schweizerischen Zivilgesetzbuches 1912 folgten auch staatliche Institutionen.

Der zunehmende Bedarf nach Fürsorgeeinrichtungen ist im Zusammenhang mit dem gesellschaftlichen Differenzierungsprozess zu verstehen, der Integrationstechniken und neue Formen sozialer Disziplinierung forderte.[4] Mit diesem Prozess dehnte sich die fürsorgerische Arbeit nicht nur innerhalb der bereits bestehenden Bereiche aus, sondern es entstanden auch neue Arbeitsfelder. Der Schub an Fürsorgeeinrichtungen bedeutete gleichzeitig den Anfang einer Professionalisierung der Fürsorgearbeit. Die Arbeit mit den Prostituierten war Teil der im Entstehen begriffenen sozialen Arbeit. Anfänglich eine Domäne der Philanthropen, übernahmen immer mehr bürgerliche Frauen diese Tätigkeiten, die Ende des 19. Jahrhunderts ihr typisches Arbeitsfeld darstellten. Diese Arbeit war für die bürgerlichen Frauen, die bisher von der Erwerbstätigkeit ausgeschlossen gewesen waren, «wesensgeeignet».[5] Damit hatten sie nicht nur die Möglichkeit, eine ausserhäusliche Arbeit zu übernehmen, die ihren Normvorstellungen entsprach, sondern konnten gleichzeitig ihren Macht- und Kompetenzbereich erweitern.

Die fürsorgerische Bewältigung des Erziehungsdefizits

Die Gründung von Heimen hing eng mit den Vorstellungen der Sittlichkeitsvereine über die Ursache der Prostitution zusammen. Die meist jugendlichen Frauen waren in ihren Augen Opfer einer ungenügenden oder falschen Erziehung und von ihren Eltern entweder «grob vernachlässigt» oder «blind geliebt» worden, was sie auf die «Strasse des Verderbens» geführt habe.[6] Dem Unheil, dass sich Frauen Männern zur Lustbefriedigung

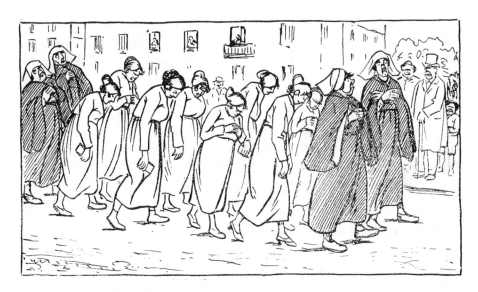

Abb. 24: In der Zürcher Satirezeitschrift «Der Scheinwerfer» ist dieses Bild untertitelt mit «Der Zug der Pilgerinnen nach der Stündlerkapelle St. Lukas». Die Zeitschrift empörte sich über den kollektiven sonntäglichen Kirchgang, bei dem die «sittlich gefährdeten» Frauen den Blicken zahlreicher Neugieriger preisgegeben würden. (Der Scheinwerfer 1920, Nr. 21)

hingaben, wollten sie entgegenwirken. Als mütterliche Helferinnen sahen sie sich berufen, den jungen Frauen die Möglichkeit der Integration in die bürgerliche Gesellschaft zu bieten und sie vor ihrem Schicksal zu retten.[7] Was die Vereinsfrauen den «gefallenen» und «gefährdeten» Frauen bereitstellten, war in erster Linie eine Nacherziehung, die die Mängel der elterlichen Erziehung korrigieren sollte. Die Anstalten hatten laut den Sittlichkeitsvereinen den weiteren Vorteil, dass die sittlich gefährdeten Frauen aus ihrem Umfeld weggeholt und in eine gesunde Atmosphäre gebracht werden konnten. Das Erziehungsziel bestand darin, die jungen Frauen zu arbeitsamen und sittsamen Frauen zu erziehen, die ihren Lebensunterhalt mit einer ihrer Klasse angemessenen Arbeit verdienten.

Die «rettende Hand», die die Frauen der Sittlichkeitsvereine den im «Sumpf» versinkenden jungen Frauen anboten, wurde von diesen nicht immer bereitwillig angenommen. Daraus ergaben sich zwei Kategorien von «hilfsbedürftigen» Frauen: diejenigen, die freiwillig vom «Lasterpfad» abrücken wollten, und diejenigen, die sich ihrem Angebot widersetzten. Für die Frauen des Vereins waren die ersteren attraktiv, denn bei ihnen war die Chance einer Integration ins bürgerliche Leben am grössten. Es waren häufig Frauen, die durch eine Notlage zur Prostitution gezwungen waren.[8] Den Frauen, die sich nicht freiwillig helfen lassen wollten, musste aus der Sicht der Sittlichkeitsvereine mit Zwang nachgeholfen werden. Wie bei den schulentlassenen männlichen Verbrechern schlugen sie vor, «Mädchen unter 20 Jahren und über 16 Jahren, welche trotz Ermahnungen und Zwang von Seiten der Eltern oder Vormünder

177

sich in ein unsittliches Leben stürzen» wollten, in Arbeits- oder Rettungsanstalten unterzubringen.[9] Auch mit Frauen, die schon mehrere Jahre Prostitution hinter sich hatten, taten sich die Sittlichkeitsvereine schwer. Bei ihnen nütze selbst Zwangserziehung nichts mehr, da ihre inneren Kräfte zermürbt und sie nicht mehr imstande seien, die Anforderungen zu erfüllen, die ein Leben der Arbeit an sie stelle.[10] Die Frauen der Sittlichkeitsvereine forderten deshalb bereits Anfang der 1890er Jahre, «arbeitsscheues Gesindel», wie sie diese Prostituierten nannten, in Korrektionsanstalten einzuweisen.[11] In einer Eingabe an den Regierungsrat forderten sie 1892: «Rückfällige, volljährige Dirnen müssen gleich andern verbrecherischen oder gemeingefährlichen Personen behandelt, resp. bestraft werden.»[12]

Die Heime der Frauen der Sittlichkeitsvereine

Das Vorasyl zum Pilgerbrunnen für gefallene Mädchen wurde 1888 eröffnet und bot etwa zehn Frauen Platz.[13] Wegen der grossen Nachfrage entschloss man sich bald zu einem Neubau, der sechzehn Frauen aufnehmen sollte. 1908 und 1911 wurde der Pilgerbrunnen nochmals ausgebaut, so dass 25 Frauen aufzunehmen waren. Im Vorasyl wurden «gesunde» und besserungswillige «gefallene» Frauen im Alter von 14 bis 30 Jahren aufgenommen.[14] In der Regel blieben die jungen Frauen zwei Jahre in der Anstalt. 1913 wurde die Dauer für unter 17jährige auf drei Jahre verlängert. In dieser Zeit sollte das Mädchen «gebessert, geändert, erzogen werden».[15] Nach dem Austritt aus dem Mädchenheim wurden die jungen Frauen weiterhin von einer «Patronatsfrau» betreut.[16] Die meisten der im Pilgerbrunnen untergebrachten Frauen hatten bereits Kontakt mit der Polizei. Einige von ihnen waren aus der Strafanstalt oder dem Spital entlassen worden oder wurden von den Polizeibeamten zugewiesen;[17] das Prinzip der Freiwilligkeit schien nicht so bedeutend zu sein. Die meist jungen «Insassinnen» wurden in den Jahresberichten als sehr schwierig beschrieben: Sie hätten «einen gelähmten Willen zum Guten» und würden sich durch einen «Drang nach Freiheit und Selbstbestimmung» auszeichnen. Viele von ihnen hätten «Erinnerungen an gestillte Leidenschaften», einen «Hang zu Lüge und Diebstahl» sowie eine «Abneigung gegen eine fortgesetzte Arbeit».[18] Alle diese Eigenschaften versuchten die bürgerlichen Frauen mit einer strengen Anstaltserziehung zu korrigieren, die sich an das Prinzip ora et labora anlehnte und Zucht und Ordnung hochhielt. Wie schwierig sich die Erziehung manchmal gestaltete, mag folgendes Zitat zeigen: «Trotz und Starrsinn, der sich bei Widersetzlichkeit so zu steigern vermag, dass ein Mädchen lieber sich zu Boden wirft, als den verdienten Zurechtweisungen sich fügt».[19] Anfänglich wurde das Haus von einer «erfahrenen Hausmutter aus bürgerlichen Kreisen», später von Diakonissinnen von Riehen, Angehörigen einer pietistischen Gemeinschaft, geführt.[20] Zusätzlich zu den alltäglichen religiösen Andachten erteilte wöchentlich ein Pfarrer Unterricht. Was ein sittsames und arbeitsames Leben hiess, zeigt die Ausrichtung der Anstalt. Durch Hausarbeit, Nähen, Waschen und Anleitung

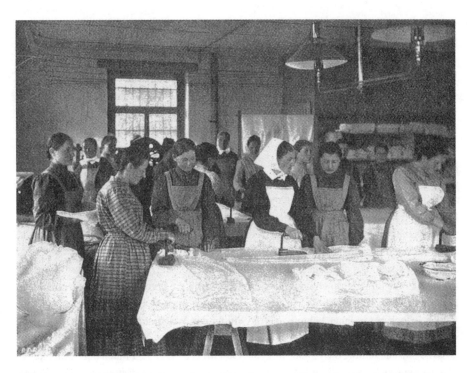

Abb. 25: *Wäsche bügeln im Vorasyl zum Pilgerbrunnen. (Jahresbericht des Zürcherischen Frauenbundes zur Hebung der Sittlichkeit 1910)*

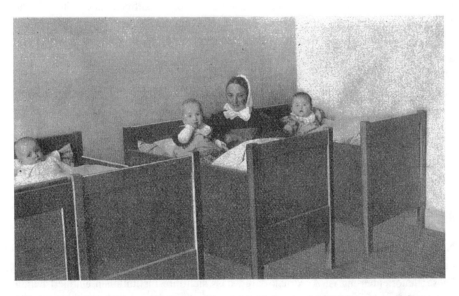

Abb. 26: *Nach dem Mittagsschlaf in der Maternité. (Jahresbericht des Zürcherischen Frauenbundes zur Hebung der Sittlichkeit 1910)*

in Gartenarbeit sollten die jungen Frauen auf ein Leben als Dienstmädchen vorbereitet oder zu guten Müttern erzogen werden. Das Erziehungsideal der Frauen orien-
tierte sich an einem bürgerlichen Gesellschaftsideal, das Frauen primär im häuslichen
Bereich, ledige Unterschichtsfrauen als Dienstboten vorsah.

Das Versorgungshaus, später Maternité genannt, wurde 1890 eröffnet. Es war das erste
Heim dieser Art in der Schweiz. Das Haus bot Platz für zwölf bis sechzehn Frauen und
zwanzig Kleinkinder. Auch dieses Haus wurde 1913 umgebaut und erweitert. Es richtete
sich ausschliesslich an «Erstgefallene», ledige schwangere Frauen, die ihr Kind dort
gebären konnten. Den jungen Frauen sollte die Möglichkeit gegeben werden, sich «unter
ernster Leitung zum künftigen Mutterberufe vorzubereiten».[21] Das Heim wurde nach
deutschem Vorbild geführt und stand unter der medizinischen Leitung der Ärztinnen
Dr. Heim-Vögtlin und Dr. Anna Heer. Nach der Geburt des Kindes sah das Reglement
vor, dass die Mütter einer geregelten Arbeit nachgingen. Sie konnten ihre Kinder jeweils
an ihren freien Sonntagnachmittagen besuchen.

Am liebsten sahen es die Leiterinnen der Anstalt, wenn ihre Zöglinge in einem Haushalt
auf dem Land aufgenommen wurden, was gleichzeitig die notwendige «Nacherziehung»
garantierte. Das Kleinkind blieb während dieser Zeit in der Obhut des Heimes, das die
Kinder jedoch nur so lange behielt, «als die Mutter den Weg treuer Pflichterfüllung» nicht
verliess, sich also wohlverhielt. Bei Verfehlungen mussten die Frauen damit rechnen,
dass die Anstaltsleitung die Kinder weggab. Geschickt bauten die Frauen der Sittlichkeitsvereine die Macht gegenüber den «Insassinnen» zum Erziehungsmittel aus: «Es fällt uns
schwer die liebgewonnenen Kinder um der Mutter Schuld willen fortzugeben und es
wäre fast nicht durchführbar, wüssten wir nicht, dass dies der einzige Weg ist, die
Disziplin unter den aus unsrem Hause entlassenen Mädchen aufrecht zu erhalten.»[22] Die
Kinder dienten somit als Pfand für das Wohlverhalten der Mutter. Ob es sich um ein
Vorasyl, eine Arbeits- oder Rettungsanstalt handelte, das Ziel blieb sich gleich. Ein streng
strukturierter Tagesablauf, bei dem Arbeit und Gebet die wichtigsten Beschäftigungen
waren, sowie der geschlossene Rahmen der Institution sollten den jungen Frauen ein
ordnungsgemässes, sittsames, bürgerliches Leben näherbringen.[23] Die Nacherziehung
galt als gelungen, wenn die von den Frauen der Sittlichkeitsvereine propagierten Normen
internalisiert worden waren und die Frauen eine Arbeitsstelle gefunden hatten.

Neue soziale Einrichtungen

Die Polizeiassistentin

Nach knapp zwanzig Jahren Erfahrung in stationären Einrichtungen, wandten sich die
Frauen des Frauenbundes in einer zweiten Phase auch der ambulanten Fürsorgearbeit zu.
Diese Neuorientierung ist Ausdruck dafür, dass sich ihre Institutionen etabliert hatten
und die Frauen ihren Einfluss ausbauen wollten. Sie ist gleichzeitig Teil der zunehmenden Professionalisierung dieser Arbeit.

1907 reichte der Frauenbund beim Justizdepartement des Kantons Zürich und beim städtischen Polizeivorstand ein Gesuch für die Stelle einer Polizeiassistentin ein. 1908 wurde diesem Begehren versuchsweise entsprochen und eine solche geschaffen, die von Dr. Lina Lüthy besetzt wurde. Die Stelle wurde bis 1913 von den Vereinsfrauen bezahlt, dann übernahm das Polizeidepartement die Entlöhnung.[24] Mit einer Polizeiassistentin sollte die Möglichkeit geschaffen werden, ein Gespräch mit den von der Polizei aufgegriffenen jungen Frauen zu führen. Diese wurden, wenn sie geschlechtskrank waren, üblicherweise ins Spital oder, wenn sie sich strafbar gemacht hatten, ins Gefängnis gebracht, in allen andern Fällen wurden sie wieder auf freien Fuss gesetzt, und hier hatte die Polizeiassistentin einzugreifen. Sie verstand sich als «wertvolles Bindeglied zwischen den Behörden und den wohltätigen Gesellschaften», da sie «alle Anstalten, alle Werke für Schutz, Bewahrung oder Rettung» kannte. Und da «alle die gescheiterten Existenzen ihr zugeführt werden, setzt sie sich sofort mit derjenigen Stiftung in Verbindung, welche dem vorliegenden Falle entspricht».[25] Sie hatte die Aufgabe, den Frauen den bestmöglichen Weg aufzuzeigen. Die Dienste der Polizeiassistentin wurden freiwillig in Anspruch genommen. Ausnahmen waren Verfügungen der Eltern, Vormünder oder Behörden.[26] Wichtiger Leitsatz war, wenn möglich eine Strafverfolgung von den jungen Frauen abzuwenden. Viele seien nämlich aus «Leichtsinn und Unerfahrenheit» in die Prostitution geraten. Auch wenn sie mit dem Gesetz in Konflikt gerieten, so sei doch eine Haftstrafe meist nicht angebracht. Da sehr viele der Frauen noch minderjährig seien, könne nur eine «Umwandlung von innen heraus zu einem befriedigenden Resultat» führen.[27]

Die Mehrzahl der Frauen, mit denen die Polizeiassistentin in Kontakt kam, waren Dienstmädchen, Kellnerinnen und Fabrikarbeiterinnen, meist mittel- und arbeitslos und ohne festen Wohnsitz. Konnte die Polizeiassistentin die Frauen zu einem Ausstieg motivieren, musste ihnen als erstes eine Unterkunft angeboten werden. Ideal schien Lina Lüthy, wenn ein Mädchen zu Menschen kam, «bei denen es nicht etwa Verachtung und Vorwürfe, sondern Güte und Entgegenkommen, aber auch feste und sichere Leitung»[28] fand. War eine längere Unterbringung angezeigt, übernahmen meist die Frauen des Frauenbundes z.H.d.S. diese Aufgabe. Ging es um die Regelung von Wohnung und Arbeit, musste für die Übergangszeit ein «Mädchenheim» gefunden werden. Diese waren laut der Polizeiassistentin nur bedingt geeignet, da die Frauen häufig wegliefen. Aus diesem Grund forderte die Polizeiassistentin ein Obdachlosenheim, in dem die Mädchen nicht nur in jeder Beziehung gut aufgehoben wären, sondern die nötige Aufsicht hätten.[29] Ein solches Heim, der «Tannenhof», wurde 1913 eröffnet. Laut einem Bericht der Männer der Sittlichkeitsvereine wurden «weitaus der grösste Teil» der jungen Frauen von der Polizeiassistentin zugewiesen.[30]

Die Kellnerinnenfürsorge

Nicht nur die Art der Intervention veränderte sich, sondern auch die Klientel. Mit zunehmender Praxis erkannten die Vereinsfrauen, dass ihr System der Hilfe noch viele Lücken aufwies, gerade bei sehr jungen Frauen, denen sie die grössten Resozialisierungschancen zusprachen. Die bürgerlichen Frauen wollten sich deshalb zu möglichst vielen neuen Orten Zugang verschaffen, um nicht nur in Kontakt mit «gefallenen» jungen Frauen zu kommen, sondern auch mit «gefährdeten». Die Frauen des Frauenbundes dehnten damit ihre Arbeit auf die Prävention aus.

In diese Kategorie gehörte die Kellnerinnenfürsorge. In der Literatur über Prostitution wurden einige Berufsgruppen vom sittlichen Standpunkt immer wieder als besonders gefährlich eingeschätzt. Zu dieser Gruppe gehörte in erster Linie die Kellnerin. Das Paradoxe an diesem Beruf war, dass die jungen Frauen entweder keinen oder nur einen schlechten Grundlohn bekamen und deshalb auf das Trinkgeld angewiesen waren. Da aber gewisse Zudringlichkeiten als selbstverständlich galten, mussten die Kellnerinnen - ob sie es wollten oder nicht - sich solche des Verdienstes wegen gefallen lassen. Der Kellnerinnenberuf war trotzdem attraktiv, da er für Unterschichtsfrauen grössere Vorteile versprach als die Fabrikarbeit oder das Dienstverhältnis. Für weitere Berufe hatten die Unterschichtsfrauen kaum eine Chance.[31]

Auch die Frauen des Frauenbundes schätzten die Kellnerinnen so ein: «Kellnerinnen. Ein buntes Durcheinander von Mädchen. Alle aber auf gleich gefährlichem Posten.»[32] Sie wollten ihnen Hilfestellung leisten und sie vor dem Verderben schützen. Sie wollten «für sie einen erfreulichen Raum schaffen mit Gelegenheit zu geselliger Vereinigung zu Handarbeit und vertrauensvollem Austausch, damit sie an ihrem Freinachmittag in geschützter Umgebung sich aufhalten können. Es werden vielleicht nur wenige die ruhigen Stunden in unserm Raum bei gemütlichem Abendbrot dem abwechslungsvollen Aussenleben mit seinen Reizen vorziehen, doch diesen wenigen wollen wir helfen, nicht in den Gefahren ihres Berufes unterzugehen.»[33] Mit einer besonderen Einrichtung versuchte der Frauenbund die Frauen des Gastgewerbes durch eine sinnvolle Freizeitgestaltung anzusprechen.[34] 1912 begann er mit der Kellnerinnenfürsorge, ein Jahr später war zusammen mit den Freundinnen junger Mädchen bereits ein Club für Gasthofgehilfinnen an der Stadelhofstrasse 29 eingerichtet.[35] Die Kellnerinnenfürsorge kam aber nie richtig in Gang, zumindest hatte sie nicht die Nachfrage, wie es sich die Vereinsfrauen vorgestellt hatten. Schon 1913 beklagten sich die Frauen, dass auf 1000 Einladungen nur gerade 60 Frauen gekommen seien. Den geringen Erfolg schrieben sie den Vorurteilen der «Gasthof- und Restaurationsinhaber, als auch von Angestellten» zu. «Jene meiden uns, weil wir ihnen unbequem werden möchten und durch die Angestellten verborgene Schäden aufdecken könnten, diese, weil wir ihnen die Interessen nicht genug vertreten und fördern.»[36]

Die Fürsorgestelle

Eine andere zentrale Sozialinstitution war die Fürsorgestelle für sittlich gefährdete Mädchen, die ab 1905 durch ein ehrenamtliches «Hilfskomitee» und ab 1917 durch eine von der Stadt bezahlte Angestellte geführt wurde. Auch dieses Amt hatte Pioniercharakter, denn sie war die erste schweizerische Fürsorgestelle dieser Art.[37] Zum Aufgabenbereich der freiwillig arbeitenden Frauen gehörte die fürsorgerische Betreuung von geschlechtskranken Frauen. Die Helferinnen, später die Fürsorgerin, machte im Spital fast «täglich ihre Besuche [...] ihnen beistehend und helfend in ihrer innern und äussern Not und Bekümmernis».[38] Ein bleibendes Problem war die Unterbringung nach dem Spitalaufenthalt. Die Frauen wollten «manche dauernd versorgen, unter geeignete Aufsicht bringen, sie in eine geregelte Lebensweise einführen können».[39] Häufig jedoch fehlte ein geeigneter Ort, oder es war in den passenden Heimen kein Platz. 1919 erwarb der Kanton auf Anregung des Vorstehers der Klinik für Haut- und Geschlechtskrankheiten, Bruno Bloch, die Liegenschaft zum Lindenbach, um dort junge Frauen unterzubringen, die noch infektiös waren, aber keinen Spitalaufenthalt mehr benötigten.[40]

Das Ziel der Arbeit der Vereinsfrauen kommt in ihren Projekten deutlich zum Vorschein. Keine Möglichkeit sollte ausser acht gelassen werden, junge gefährdete Mädchen zu einem anständigen, bürgerlichen Leben hinzuführen. Oftmals schienen ihnen ihr Einfluss oder ihre Machtmittel zu gering. Am liebsten hätten sie die jungen Frauen, wenn sie sich ihrem Angebot widersetzten, zwangsweise untergebracht. Im Zentrum der «Rettungsarbeit» stand der Solidaritätsgedanke. Zwischen Anspruch und konkreter Arbeit klaffte jedoch ein unüberbrückbarer Graben. Die Forderung nach gleicher Moral für Mann und Frau wurde zwar permanent formuliert, konnte jedoch in keiner Weise eingelöst werden. Die Sexualmoral, die sie von beiden Geschlechtern forderten, setzten sie nur bei Frauen durch – nämlich durch die Fürsorge. Diese Kontrollmöglichkeit bestand gegenüber den Männern nicht. Wer hätte schon eine Einrichtung für «sittlich gefährdete Männer» unterstützt? Für Frauen war dies selbstverständlich. Die Fürsorge stellte sich als Bereich dar, bei dem der geschlechtsspezifische Charakter der Kontrolle besonders krass zum Vorschein kam. Die Folgen davon waren, dass nicht nur Prostitution als Devianz, sondern auch die Doppelmoral zementiert wurde. Eine geradezu paradoxe Entwicklung: Dieselben Leute, die den Kampf gegen Prostitution und Doppelmoral aufgenommen hatten, verfestigten diese nun mit dem geschlechtsspezifisch ausgeformten Kontrollinstrument der Fürsorge.

«Kontrolle durch Schutz – Schutz durch Kontrolle»[41]

Die Argumentation der Frauen der Sittlichkeitsvereine im Kampfe gegen Prostitution und Geschlechtskrankheiten wie auch ihre fürsorgerische Praxis ist durch grosse Widersprüchlichkeit gekennzeichnet. Auf der argumentativen wie auf der konkreten Ebene sind sowohl emanzipatorische wie repressive Züge zu erkennen. Die Widersprüchlichkeit entstand dadurch, dass sie in ihren Aktivitäten verschiedene Interessen vereinten. Durch das öffentliche Engagement und das Schaffen eines Berufsfeldes vollzog eine Gruppe bürgerlicher Frauen ein Stück weit ihre eigene Emanzipation. Zum andern führte die Reduktion der Geschlechterfrage auf eine moralische Frage zwangsläufig zu Schlüssen, die dem emanzipatorischen Gehalt widersprachen. Der Kampf, den die Vereinsfrauen führten, galt einer Doppelmoral. Diese, so argumentierten die Frauen, traf «in ihren schlimmsten Konsequenzen hauptsächlich unser Geschlecht [...] wodurch unser Geschlecht auf so unverantwortliche Weise erniedrigt, zur Ware gestempelt und ausser das Recht gestellt» wurde.[42] Der gemeinsame Nenner der Frauen lag darin, Opfer dieser Doppelmoral zu sein. Der emanzipatorische Anspruch lag in dem Bestreben, das weibliche Geschlecht aus der (sexuellen) Sklaverei zu befreien. In dieser Optik, die Prostituierte als Geschlechtsgenossinnen betrachtete, kann die Forderung nach der Aufhebung der Prostitution durchaus als Solidaritätsgedanke verstanden werden. Dass dieser nicht durchgängig war, zeigt sich deutlich in der praktischen Arbeit der Vereinsfrauen. Dort galt ein anderer Blick. Die aus einer überzeugten Wohlanständigkeit handelnden Wohltäterinnen blickten auf die «sittlich gefallenen», auf die «unglücklichen Geschöpfe» herab, «deren Broterwerb es ist, den Leidenschaften der Männer zu dienen, und die sich dadurch zum Auswurf der menschlichen Gesellschaft herabgewürdigt haben».[43] Prostitution galt in den Augen der Vereinsfrauen als die grösste aller Sünden und die durch sie verbreiteten Krankheiten, als die ekelhaftesten. Sich selbst bezeichneten die Vereinsfrauen als «rein». Sie empfanden es als Gnade, dass sie «in Verhältnisse hinein geboren wurden, wo die Macht der Versuchung durch Elternliebe» ferngehalten wurde, während ihre «Mitschwestern» von frühester Jugend an sittenverderbenden Einflüssen ausgesetzt waren.[44]

Die Beziehung zwischen den bürgerlichen Frauen und den sittlich gefährdeten ist gekennzeichnet durch zwei Polaritäten, die beide ein Machtverhältnis widerspiegeln und über das die Referenz an die Gleichgeschlechtlichkeit nicht hinwegtäuschen kann. Es ist zum einen die Polarität zwischen der Helferin, Beschützerin und der Reinen auf der einen Seite und der Gefallenen und Befleckten auf der andern. Für ihre Arbeit mussten die bürgerlichen Frauen «Ekel» überwinden. Trotzdem wollten sie den «Opfern» helfen, sie «schützen» und «retten». Sie wollten nicht mit «Abscheu», sondern mit «tiefem Mitleiden auf die Gefallenen blicken».[45] In ihrer wohltätigen Arbeit ging es nicht um eine Solidarisierung in dem Sinne, allen Frauen gleiche Chancen und Möglichkeiten zu eröffnen, sondern in erster Linie sollten die «gefallenen Frauen» zu bürgerlicher Tugendhaftigkeit erzogen werden. Im Verständnis der Frauen der Sittlichkeitsvereine lag die Gleichheit des weiblichen Geschlechts in der moralischen Tugendhaftigkeit begründet. Die «Reinen» versprachen den «Gefallenen» Schutz, wenn sie sich ihrem Sittenkodex unterwarfen. Dahinter stand kein emanzipatorisches Konzept; es ging vielmehr um die Durchsetzung einer weiblichen Sittsamkeit, die von der Norm ausging, dass jede sexuelle Handlung von unverheirateten Frauen einer kriminellen Handlung entsprach. Die Helfende hatte insofern Macht über die Prostituierte, als ihre Hilfe vom erwünschten Verhalten abhängig gemacht wurde; bei Nichterfüllung erfolgte Verstossung.

In der praktischen Arbeit wurde zum andern die Geschlechterfrage von der Klassenfrage überlagert. Die jungen Frauen sollten zu «ehrbaren» Dienstboten erzogen werden. Die meisten Frauen, die in den Heimen der Sittlichkeitsvereine Aufnahme fanden, arbeiteten im Anschluss an den Heimaufenthalt als Dienstboten in einer Familie. Dies wurde für die Frauen als die bestmögliche Arbeit betrachtet, weil damit gleichzeitig eine Nacherziehung und ein grösstmöglicher Schutz, sprich Kontrolle, gewährleistet war.

In der praktischen Arbeit mit den Prostituierten lässt sich zudem das Interesse der bürgerlichen Frauen nach ausserhäuslicher Betätigung aufzeigen. Sie wollten aus ihrer Isolation heraustreten und sich durch die ‹soziale Mütterlichkeit› in der Öffentlichkeit Geltung verschaffen. Bei dieser Situation stellt sich die Frage, warum die bürgerlichen Frauen die Solidarität mit ihren Geschlechtsgenossinnen hervorhoben. Sie argumentierten mit der Schmach, die ihrem Geschlecht durch die Versklavung eines Teils der Frauen, der Prostituierten, auferlegt werde. Da die Prostitution als extremster Ausdruck der Doppelmoral betrachtet wurde, war ihr Schicksal mit dem der Prostituierten verbunden. Die Würde des weiblichen Geschlechts konnte aus ihrer Sicht nur durch die Aufhebung der Doppelmoral erlangt werden. In der Akzeptanz der Prostitution lag für sie die Anerkennung der bürgerlichen Sexualmoral, die Mann und Frau unterschiedliche Sexualnormen zuschrieb. Die Prostitution führte den bürgerlichen Frauen die Objekthaftigkeit vor Augen, ihre Unterwerfung und ihre Ohnmacht. Der Mann konnte die Prostituierten ohne das Wissen seiner Ehefrau besuchen, und im Extremfall konnte sie vom Ehemann angesteckt werden, ohne dass sie darüber hätte aufgeklärt werden müssen. Diese Ausgangslage zeigt, wie das Schicksal der bürgerlichen Frau mit dem der Prostituierten verknüpft war. Die Strategie der bürgerlichen Frau war letztlich, den Männern durch die Aufhebung der Prostitution die Angebotsseite zu entziehen und sie dadurch zu einem anderen Verhalten zu zwingen.

Die Arbeit mit den Prostituierten zeigt die verschiedenen Interessen der Frauen in ihrem Kampf. Sie konnten für sich einen Machtzuwachs verzeichnen: Professionalisierung der fürsorgerischen Tätigkeit und verstärkte Kontrolle des Sexualverhaltens innerhalb des eigenen Geschlechts – verbunden mit der Hoffnung, dass wenn sich alle Frauen den Männern entzögen, diese zu einem anderen Sexualverhalten gezwungen seien.

So gesehen wurden die Prostituierten für die Interessen der bürgerlichen Frauen instrumentalisiert. Die bürgerlichen Frauen versuchten nie, die Prostituierten aus ihrer Stigmatisierung herauszuholen, im Gegenteil, sie trugen kräftig zu deren Verschärfung bei. Das Vorgehen der Sittlichkeitsvereine zeigt letztlich auch, wie begrenzt ein auf die Moral beschränkter Kampf war.

3. Die Fürsorge als Sozialutopie

Die Rettungsarbeit der Frauen der Sittlichkeitsvereine wurde seit den 10er Jahren des 20. Jahrhunderts zunehmend kritisch beleuchtet. Zweifel bestanden keineswegs an der Fürsorgearbeit an sich, sondern an deren Effizienz und Methode. Die Herausforderung kam ausgerechnet von der Seite der Reglementaristen, die trotz des durchschlagenden Erfolges der Sittlichkeitsvereine weiterhin versucht hatten, ihre Vorstellungen der Bekämpfung von Geschlechtskrankheiten durchzusetzen. Die neuen Vertreter des Reglementarismus hatten das klassische reglementaristische Konzept weiterentwickelt – nicht zuletzt unter dem Druck der Sittlichkeitsvereine – und gewannen in Zürich unter dem Begriff Neoreglementarismus seit den 10er Jahren an Bedeutung. Sie waren nach wie vor überzeugt, dass die Prostitution gesellschaftlich notwendig sei, jedoch durch regelmässige medizinische Kontrollen überwacht werden müsse. Neu am Konzept war, dass sie ein ausgeklügeltes, auf wissenschaftlicher Basis begründetes Fürsorgekonzept ausarbeiteten, das sowohl langjährige wie potentielle Prostituierte sozial kontrollieren sollte. Damit meinten sie die zum Schutz der Volksgesundheit notwendigen Vorkehrungen optimal ausgeschöpft zu haben, um die Geschlechtskrankheiten auf ein Minimum zu reduzieren.

Die neoreglementaristischen Vorstösse

Ein wichtiger Kämpfer für das neoreglementaristische Konzept war der Stadtarztassistent Dr. med. Hermann Müller. Mit seinen Schriften und Vorstössen vermochte er den Diskurs über Prostitution und Geschlechtskrankheiten in den Jahren vor dem Ersten Weltkrieg nochmals anzuregen und ihn in Zürich auf einen erneuten Höhepunkt zu bringen. Müller, seit 1909 in der Stadtverwaltung als Assistent des Stadtarztes tätig, wies auf die hygienisch ungesunden Verhältnisse der Prostitution hin und forderte die politischen Behörden wiederholt zum Handeln auf. Im speziellen kritisierte er die durch die Sittlichkeitsvereine durchgesetzten strafrechtlichen Bestimmungen, die eine medizinische Kontrolle der Prostituierten verunmöglicht und zu einer Zunahme der Syphilis-Kranken geführt hätten.[1] Für die öffentliche Gesundheit bestand laut Müller eine grosse Gefahr, da die Prostituierten ihr Gewerbe – auch wenn sie hoch infektiös waren – nicht unterbrechen würden. Müllers Bemühungen wurden innerhalb der städtischen Verwaltung von Kriminalkommissär Otto Müller unterstützt. Dieser wies darauf hin, dass die Prostitution durch die neuen gesetzlichen Regelungen nicht verschwunden sei, sondern dass sie an neuen Orten in Erscheinung trete, so vermehrt auf der Strasse, in Wirtshäusern, in Taxametern und Zigarrenläden; zudem hätten sich neue Formen der Prostitution, namentlich das Zuhälterwesen, entwickelt. Leidtragende dieser Entwicklung waren nach Kriminalkommissär Müller vor allem die Prostituierten, die der Ausbeutung durch die Zuhälter schutzlos ausgeliefert waren.[2]

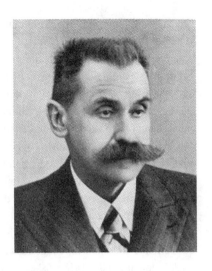

Abb. 27: Sozialhygieniker Hermann Müller-Schürch, 1882–1948. (Verhandlungen der Schweizerischen Naturforschenden Gesellschaft 1948)

Die Kritik am gesetzlichen Bordell- und Prostitutionsverbot von 1897, das einen höchst unbefriedigenden und für die Volksgesundheit geradzu gefährlichen Zustand hervorgebracht habe, war nicht neu. Bereits fünf Jahre nach der Annahme der Sittlichkeitsinitiative wurde eine Initiative eingereicht, die die Reglementierung in Zürich einführen und Bordelle staatlich patentieren und überwachen lassen wollte. Die Initiative verlangte auf je 10 000 Einwohner ein staatlich patentiertes Bordell, das in den jeweiligen Stadtkreisen in besonders gekennzeichneten Strassen liegen sollte. Dieser als Anti-Sittlichkeitsinitiative bezeichnete Vorstoss wurde von den Sittlichkeitsvereinen heftig bekämpft. Sie beschimpften die Initianten, die während des ganzen Abstimmungskampfes anonym blieben, als Bordellhalter und versuchten diese damit zu stigmatisieren. Auf die Abstimmung hin erschien eine Schrift,[3] die zur Verwerfung der Initiative aufrief und von zahlreichen Juristen, Geistlichen, Politikern und einigen Ärzten und Kaufleuten unterzeichnet worden war.[4] Die Schrift setzte sich für eine Beibehaltung der Sittlichkeitsgesetze von 1897 ein und zog eine erste Erfolgsbilanz. Nach den Autoren hatten sich die allgemeinen sittlichen Zustände seit Einführung der Gesetze eindeutig verbessert. Sie stützten sich dabei auf die Untersuchung des Juristen Sträuli, der die sittlichen Zustände Zürichs anhand der Sittlichkeitsdelikte beurteilt hatte und zu einem entsprechenden Schluss gekommen war.[5] Den Rückgang der unehelichen Geburten, der Konkubinate und der Strassenprostitution werteten sie ebenso als Indiz für die besser gewordenen sittlichen Zustände wie die Abnahme der Angriffe auf «ehrsame» Frauen und Mädchen auf den Strassen. Die positiven Auswirkungen der «Sittlichkeitsnovelle» zeigten sich zudem auch in der Zahl der Geschlechtskranken, die sowohl im Kantonsspital Zürich wie auch in Winterthur rückläufig seien.[6] Diese Entwicklung bestätigten im Vorfeld der Abstimmung 198 Ärzte, die in einem Artikel in der Neuen Zürcher Zeitung zur Beibehaltung des Bordellverbotes aufriefen.[7]

2. Ab-
stimmig!
Beibehal-
tung des
Bordell-
verbots

Die Abstimmung fand am 31. Januar 1904 statt und fand in der Presse weniger Beachtung als 1897. Die politischen Parteien zeigten ein ziemlich geschlossenes Bild, so trat diesmal beispielsweise auch die freisinnige Partei geschlossen für das Anliegen der Sittlichkeitsvereine ein. Ebenso ablehnend gegenüber dem Initiativbegehren verhielten sich auch alle anderen Parteien, der Kantonsrat und der Regierungsrat. Die Vorlage wurde in den beiden Städten Zürich und Winterthur klar verworfen. Es ist jedoch bemerkenswert, dass der Anteil der stimmenden Männer, die sich in den Städten für eine Reglementierung aussprachen, gegenüber 1897 zugenommen hatte. In Zürich stieg er von 31,1 Prozent auf 43,3 Prozent, in Winterthur von 37,5 Prozent auf 39 Prozent. In den Landbezirken dagegen war der Anteil gesunken, und zwar stärker.[8]

Der allgemeine Konsens im Vorfeld der Abstimmung von 1904, schien in den folgenden Jahren schnell zu zerbröckeln. 1910 mehrten sich wieder Stimmen, die die bestehende gesetzliche Behandlung der Prostituierten durch das Zürcher Strafgesetz kritisierten und eine erneute Revision ins Auge fassten. Diese Vorstösse sind vor dem Hintergrund der Diskussionen um das eidgenössische Strafgesetz zu sehen. Die 1908 durch die Expertenkommission[9] überarbeitete Fassung des Vorentwurfs von 1903 vermochte die Stimmung anzuheizen. Im Unterschied zu den bisherigen Fassungen[10] strich der Vorentwurf von 1908 in Artikel 130 die Passage, die das Führen von Bordellen unter Strafe stellte. Ausschlaggebend dafür war die Überlegung, dass das Bundesstrafrecht diese Materie nicht schematisieren, sondern die Details der Gesetzgebung den Kantonen überlassen wollte.[11] Diese grundsätzlich neue Ausgangslage gab den Zürcher Befürwortern der Reglementierung neuen Auftrieb und bestärkte sie in der Hoffnung, die Gesetzgebung des Kantons Zürich via Bundesgesetzgebung ändern zu können.[12] Innerhalb dieser Debatte war wiederum Dr. med. Müller eine zentrale Figur, der sich nicht nur auf Zürcher-, sondern auch auf Bundesebene engagierte und öffentlich exponierte. Müller wollte nicht nur die Verhältnisse in Zürich mittels einer Politik der kleinen Schritte verändern, sondern seinen Standpunkt als Mediziner auch in die Bundesgesetzgebung einbringen. Dazu publizierte er in verschiedenen Zeitschriften unter anderen in der Schweizerischen Rundschau für Medizin (1910), in der Schweizerischen Juristen-Zeitung (1910) und in der Zeitschrift für die Behandlung des jugendlichen Schwachsinns (1911). Müller arbeitete in dieser Frage eng mit dem Strafrechtsprofessor Emil Zürcher[13] zusammen, der seit 1893 Mitglied der eidgenössischen Expertenkommission war.[14]

Eine breite öffentliche Debatte löste jedoch erst die von Müller im Spätherbst 1911 im Blatt des statistischen Amtes der Stadt Zürich veröffentlichte Studie zu den Prostitutionsverhältnissen in Zürich aus. Müller war durch seine Tätigkeit als Stadtarztassistent mit der medizinischen Untersuchung der verhafteten Frauen beauftragt worden und hatte dadurch Einblick in die Prostitutionsverhältnisse in Zürich bekommen. Während seiner Tätigkeit hatte er statistische Daten erhoben und diese stetig ausgebaut; nun wollte er seine Erkenntnisse einer breiten Öffentlichkeit vermitteln. Müller hatte über die untersuchten Frauen genauestens Buch geführt und dazu einen neuen Erfassungsbogen entwickelt, worin er die geographische Herkunft, die Staatsangehörigkeit, Beruf, Zivilstand, Alter und Krankheiten der Prostituierten erfasste.[15] Müller zeichnete ein höchst unbefrie-

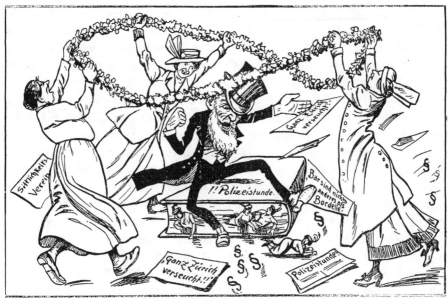

Die Huldigung für Pfarrer Hirzel.

Abb. 28: Die Sittlichkeitsvereine setzten sich schon früh für eine Einführung der Polizeistunde ein. Dies war ein zentrales Postulat in ihrem Engagement für ein sittliches Zürich. (Der Scheinwerfer Nr. 24, 1913)

digendes Bild der zürcherischen hygienischen Zustände. Besonders verheerend waren nach ihm die gesetzlichen Bestimmungen, die das Vermieten von Wohnungen oder Zimmer an Prostituierte als Kuppelei auffassten und als solche bestraften. Er vertrat die Meinung, den Prostituierten sei ein beschränktes Mietrecht zuzugestehen, das ihnen die Ausübung ihres «Gewerbes» in bestimmten Gebieten, jedoch nicht in der Nähe von Schulen, Kirchen und Familien ermöglichen sollte.

Im Unterschied zu den früheren Opponenten der Sittlichkeitsvereine, die meist anonym auftraten und dadurch einfach zu Bordellhaltern gestempelt werden konnten, war Müllers Kritik nicht so leicht vom Tisch zu wischen. Seine Argumentation, die selbst von seinem Kontrahenten F. O. Pestalozzi als sachlich und bar jeder Frivolität gewürdigt wurde,[16] war sogenannt streng wissenschaftlich und stützte sich auf «harte Fakten».

Die Reaktion der Sittlichkeitsvereine auf die neoreglementaristischen Vorstösse

Das Erscheinen von Müllers Studie läutete eine neue Runde in der Auseinandersetzung um die Reglementierung der Prostitution ein. Sie fiel auf einen fruchtbaren Boden, da die Prostitution auch im grossen Stadtrat als Thema aufgenommen worden war. Ende Januar 1912 wurde dort der Geschäftsbericht des kleinen Stadtrates von 1910 behandelt, der sich mit einer angeblichen Zunahme der Prostitution beschäftigt hatte. Im Anschluss an die Diskussion verpflichtete die Geschäftsprüfungskommission den kleinen Stadtrat, definitive Vorschläge für die «Sanierung» der Prostitution auszuarbeiten. Vorwiegend wurde dabei an eine von Müller in seiner Studie vorgeschlagene Revision des Paragraphen 123 (Wohnungsvermietung an Prostituierte) gedacht.[17] Im Anschluss an die Diskussion im Stadtrat avancierte die Prostitution zu einem Medienthema, wodurch Müllers Studie breit rezipiert wurde. Verschiedene Tageszeitungen gingen auf seine Untersuchungen und Lösungsvorschläge ein; einzelne publizierten sogar auf der Titelseite Auszüge aus Müllers Studie.[18] Seine Vorschläge stiessen bei der Sittlichkeitsbewegung auf heftigen Widerspruch. Mit Sorge nahm diese zur Kenntnis, dass Müllers Ideen auf breite Zustimmung stiessen und von der Geschäftsprüfungskommission aufgenommen worden waren. In der Folge versuchten sie die öffentliche Meinung wieder für sich zu gewinnen. 1912 erschienen zwei Broschüren, die eine stammte vom prominenten konservativen Kantonsrat F. O. Pestalozzi,[19] die andere vermutlich vom Männerverein z.H.d.S.[20] Beide griffen Müllers Vorschläge aufs heftigste an. Wie Müller gingen auch sie davon aus, dass sich die sittlichen und sanitären Verhältnisse Zürichs verschlechtert hätten, begründeten dies jedoch anders als Müller. Pestalozzi führte die Verschlechterung auf den Vorentwurf des schweizerischen Strafrechts von 1908 zurück, der die Reglementierung der Prostitution aus gesundheitlichen Erwägungen nicht ausschloss.[21] Die Aussicht auf eine baldige Änderung der Rechtsverhältnisse zeige bereits Auswirkungen in der Praxis. Pestalozzi konstatierte sowohl bei der Justiz wie bei den Oberbehörden eine zaghaftere Durchsetzung des geltenden Rechts und stellte auch bei der Polizei eine Verunsicherung fest. Weiter wittere «das Pack, welches aus der Unzucht weiblicher Wesen sich ein lukratives Gewerbe» mache, bereits Morgenluft.[22] Pestalozzi forderte statt einer Gesetzesrevision endlich eine konsequente und strenge Anwendung des kantonalen Strafgesetzes. Im speziellen sollte Paragraph 128 des Zürcher StGB[23] breiter und häufiger angewendet und aufgegriffene Ausländerinnen, die in Müllers Untersuchung fast die Hälfte aller Fälle ausgemacht hatten, ausgeschafft werden.[24] Die strikte Anwendung der Gesetze sollte mit dem Unterbinden grossstädtischer, als unsittlich eingeschätzter Unterhaltungsmöglichkeiten einhergehen. Eine weitere Verbesserung der sittlichen Verhältnisse versprach sich Pestalozzi von der bereits 1908 erfolglos postulierten Einführung der Polizeistunde.[25]

Die zweite Broschüre argumentierte, dass die Wiedereinführung der Reglementierung einer fortschrittlichen Demokratie unwürdig sei und eher zu einem Polizeistaat passe. Als beispielhaft galten den Autoren die gesetzlichen Bestimmungen in England, den USA und Skandinavien. Sie wiesen darauf hin, dass die Reglementierung in Zürich bereits zweimal abgelehnt worden war, und drohten mit dem Referendum, falls das Schweizer Strafrecht eine Reglementierung nicht ausschliesse.[26] Wie schon Pestalozzi warfen auch diese Autoren der Justiz und der Polizei vor, dem bestehenden Recht zuwenig Nachachtung zu verschaffen; weiter forderten auch sie eine Reihe obrigkeitlicher Massnahmen wie die Einführung der Polizeistunde, Nachtarbeitsverbot für Kellnerinnen, Überwachung der unsittlichen Literatur, Kontrolle der Inserate, konsequente

Der Zürcherische Frauenbund zur Hebung der Sittlichkeit

4500 Mitglieder zählend

(Sektion des Verbandes deutsch-schweizerischer Frauenvereine zur Hebung der Sittlichkeit, 20,000 Mitglieder zählend)

angesichts der gegenwärtigen Bewegung zur Wiedereinführung der staatlich geduldeten und reglementierten Prostitution, und in der vollen Zuversicht, dass die städtischen und kantonalen Behörden **ihre Zustimmung zu dieser Wiedereinführung des staatlich konzessionierten Lasters** nicht **geben werden,** fasst in seiner 24. Jahresversammlung folgende

RESOLUTION

1. Wir Frauen protestieren gegen die **grosse Ungerechtigkeit,** welche in der staatlichen Reglementation des Lasters unserm Geschlecht gegenüber zum Ausdruck kommt, aus folgenden Gründen :

   a) Weil sie **nur die Frau** als schuldig und hygienisch gemeingefährlich darstellt,

   b) Weil sie nur **die weiblichen Vertreterinnen** des Lasters kaserniert und ärztlich kontrolliert,

   c) Weil sie, um dem Laster des Mannes zu genügen, **eine Anzahl unseres Geschlechtes** von Staates wegen der Schande überliefert.

2. Wir Frauen protestieren gegen die Fälschung des **Rechtsbegriffes** durch die staatliche Sanktion des Lasters, gegen deren zersetzenden und entnervenden Einfluss sonderlich unter der **heranwachsenden Jugend.**

3. Wir Frauen protestieren gegen eine gesetzliche Massnahme, welche, anstatt das sittliche Niveau beider Geschlechter zu heben und **gleiche Moral** zu schaffen, notwendiger Weise **gleicher Unmoral** zu Recht verhilft.

4. Wir Frauen protestieren um unserer Töchter willen gegen die Wiedereinführung der öffentlichen Häuser unter irgend einer Form, weil dieselben erwiesener Massen den schrecklichen **Mädchenhandel** bedingen und fördern.

5. Wir Zürcherfrauen bedauern aufs Aeusserste, dass der Grosse Stadtrat seinerzeit die von allen Frauenvereinen Zürichs begehrte Einführung der Polizeistunde abgelehnt hat und erklären, dass wir die jetzt schon mögliche und richtige Abhülfe und Sanierung unserer sittlichen Notstände erblicken in **der strengen Handhabung** unserer **sehr guten Gesetze** und verlangen, dass darauf gestützt, dem schändlichen Nachttreiben ein Ende gemacht werde.

Zürich, den 2. Mai 1912.

Der Zürcherische
Frauenbund zur Hebung der Sittlichkeit.

Abb. 29: Eine Resolution des Zürcher Frauenbundes gegen die befürchtete Wiedereinführung der reglementierten Prostitution. (Zentralbibliothek Zürich, LK 653)

Bekämpfung des Alkoholkonsums und die Schaffung einer Wohnungsinspektion.[27] Zudem verlangten sie von ausländischen Prostituierten die Ausschaffung und für schweizerische eine Einweisung in Korrektionsanstalten, die im Kanton Zürich endlich geschaffen werden sollten.[28] Weiter forderten sie die garantierte Zwangsbehandlung erkrankter Prostituierter im Spital, da diese sonst – und damit teilten sie Müllers Einschätzung – verheiratete und unverheiratete Männer, und durch diese auch deren Familienangehörige, mit den gefürchteten Geschlechtskrankheiten ansteckten.[29]

Die Auseinandersetzung um die reglementaristischen Vorstösse spielte sich nicht nur in Broschüren und Zeitungsartikeln ab. Die Männer der Sittlichkeitsvereine organisierten im März und April 1912 vier ausserparlamentarische Verhandlungen, um die vermeintlich geplante Einführung der Reglementierung zu verhindern. Dazu waren verschiedene gemeinnützige und religiöse Vereinigungen sowie Schul- und Kirchenpfleger eingeladen, die ihre Haltung zu der Frage bekunden sollten. An einer der Sitzungen nahm auch Müller teil. Zu den ersten beiden Treffen im Zunfthaus zur Waag kamen rund fünfzig Personen, wobei das Gespräch von den versammelten Pfarrherren dominiert wurde.[30] An diesen Versammlungen wurden keine neuen Gedanken präsentiert, vielmehr wurden die in den Broschüren formulierten Forderungen bekräftigt. Verlangt wurden: zusätzliche Verbote, vermehrte Polizeipräsenz, ein verstärktes fürsorgerisches Engagement des Staates und eine rigorosere Ausschaffung der ausländischen Prostituierten.[31] Bezeichnend für die Verhandlungen war, dass die soziale Lage der Unterschichtsfrauen nur am Rande thematisiert wurde und Forderungen dazu unpräzise blieben und mehr appellativen Charakter hatten. So forderten die Teilnehmer beispielsweise eine «bessere Behandlung» der Dienstmächen, ohne an deren Arbeitgeberinnen und Arbeitgeber genaue Forderungen hinsichtlich Lohn, Arbeitszeit, Verpflegung etc. zu stellen.

Parallel zu den Verhandlungen der Männer trafen sich im April und Mai 1912 auch die Frauen. Bürgerliche Frauenvereine hatten zu einer Vortragsreihe im Schwurgerichtssaal eingeladen, an der jeweils 300 Frauen teilnahmen.[32] Die Frage der Reglementierung vermochte auch auswärtige Frauen zu mobilisieren. Eine Besucherin aus St. Gallen, Fräulein Zehnder, wies darauf hin, dass die Entscheidungen in Zürich Rückwirkungen auf sämtliche Städte der Schweiz hätten und daher der Kampf gegen die Einführung der Reglementierung mit aller Entschiedenheit geführt werden müsse. Ähnlich wie die Männer forderten auch die Frauen, die Fürsorge sei zu verstärken und besonders der Artikel 370[33] des neuen Zivilgesetzbuches vermehrt anzuwenden. Einen sonst eher selten geäusserten Gedanken brachte die religiös-sozial engagierte Clara Ragaz ein. Sie forderte, dass notleidende Frauen durch staatliche Finanzhilfen unterstützt werden sollten. Im Anschluss an die Vorträge im Mai 1912 richteten Frau Dr. med. Ida Hilfiker und Else Pinkus-Hatan im Namen der Union für Frauenbestrebungen[34] eine Resolution an den Stadtrat, in der sich die Frauen erneut gegen jegliche Formen der Reglementierung wandten.

Das sozialhygienische Konzept: Die Pathologisierung der Prostitution

In einem Rückblick auf die Zeit vor der Sittlichkeitsinitiative von 1897 anerkannte der engagierte neoreglementaristische Kämpfer Dr. med. Hermann Müller das Engagement der Sittlichkeitsvereine: «[...] so ist es nur gerecht unumwunden zuzugeben, dass die damalige Behandlung der Prostitution in Zürich weder den berechtigten sanitaren Anforderungen entsprach, noch den bordellierten Dirnen ausreichend ihre Individualrechte garantierte und dass es ein Verdienst war, diese Zustände zu vernichten».[35] In der Zwischenzeit sei jedoch sichtbar geworden, dass das von den Sittlichkeitsvereinen entwickelte Konzept zur Bekämpfung von Prostitution und Geschlechtskrankheiten die Situation nicht verbessert habe und als gescheitert zu betrachten sei. Müller strich heraus, dass sich die Verhältnisse in der Stadt Zürich grundlegend geändert hätten und neue Strategien gegen das sozial und gesundheitsgefährdende Problem notwendig geworden seien. Müller distanzierte sich auch vom Reglementarismus alten Stils, der «weder eine zuverlässige Schutzmassregel für die Männer», noch «etwas für die Dirnen»[36] gebracht habe. Dieser Zustand wollte Müller mit einem Programm verändern, das «reglementaristische und abolitionistische Anschauungen miteinander verquickt».

Das neue Fürsorgekonzept, das Müller mit Unterstützung des Strafrechtsexperten Prof. Dr. Emil Zürcher für die Prostitution ausarbeitete, schloss alle sich prostituierenden Frauen mit ein. Damit distanzierte er sich von den Forderungen der Reglementaristen alten Stils, die die Prostituierten in zwei Kategorien einteilten: die polizeilich registrierten und medizinisch überwachten und die nicht registrierten, polizeilich verfolgten. Sein Konzept sah auch für «vagabundierende» Prostituierte, «Gelegenheitsprostituierte» und besonders für die jungen Frauen, die in die Prostitution «abzusinken» drohten, eine fürsorgerische Behandlung mit vorgängiger medizinischer Abklärung vor. Ziel seines Konzepts war – und damit nahm er einen Kerngedanken der Sittlichkeitsvereine auf –, die Prostituierten wieder in die Gesellschaft zu integrieren, jedoch mit andern Mitteln als jene. Er wollte nicht nur die Zahl der Geschlechtskranken senken, sondern der beängstigenden Tendenz einer «Proletarisierung» der Prostituierten entgegenwirken. Müller hatte festgestellt, dass immer mehr von der Polizei wegen Verletzung des Paragraphen 128 verhaftete Frauen zu «den untersten Schichten der Prostituierten» gehörten.[37] Eine zentrale Ursache dafür sah Müller darin, dass Prostituierte zunehmend ohne festen Wohnsitz waren: «Bedeutend mehr aber haben keinen Ort, wo sie zu Hause sind, bald sind sie da, bald dort eingemietet, manche haben nicht einmal das, sondern drücken sich, wenn sie keiner ins Hotel oder auf sein Zimmer mitnimmt, während der Nacht durch Pinten, Strassen und Anlagen.»[38] Hatten 1904 noch 19,4 Prozent aller verhafteten Frauen keinen festen Wohnsitz, so war der Anteil bis 1909 auf 31,3 Prozent gestiegen. Diese Zunahme erklärte Müller mit der geringeren Bereitschaft der Wohnungsvermieter, ein Zimmer an Prostituierte zu vermieten und sich damit dem Risiko einer Anklage wegen Kuppelei auszusetzen. Den Preis dieser gesetzlichen Bestimmung habe allein die Prostituierte zu tragen. «Das arme Weib ist auf die Strasse gesetzt, nun ist es auf der untersten Stufe menschlichen Daseins angelangt, nur selten kann sie sich mehr aufarbeiten; wer einmal in der Gosse liegt, verendet in der Regel darin.»[39] Die Proletarisierung zeigte sich nach Müller auch in einem physisch völlig vernachlässigten Zustand. Nicht selten seien die Prostituierten so schmutzig und ihr Körper so von Krätzen zerfressen, dass es nicht möglich sei «festzustellen, ob syphilitische Roseolen da sind oder nicht».[40] «Schmutz und Verkommenheit, geistige und körperliche Inferiorität» charakterisiere die von ihm untersuchten Prostituierten.[41] In Müllers Schilderungen der Zürcher Verhältnisse halten sich Mitleid, vermischt mit Ekel gegenüber den Prostituierten und die Angst vor deren gesundheitsgefährdenden Auswirkungen die Waage. So streicht er besonders die Gefahr einer Infektion «für diejenigen, welche sich ihren Lüsten dienstbar machen, durch diese aber auch für die Gesellschaft» heraus. Nach Müller waren die Prostituierten potentiell «gemeingefährlich».

In seiner Studie stellte Müller fest, dass die Mehrheit der Frauen nicht in der Stadt Zürich aufgewachsen, sondern zugewandert waren. Zwei Drittel waren 16 bis 27 Jahre alt und drei Viertel ledig. Viele der Frauen hatten grosse Schwierigkeiten, sich in den städtischen Verhältnissen zurechtzufinden, einige waren ledige Mütter, die keine oder wenig Gelegenheiten fanden, sich und ihr Kind durchzubringen. Bei anderen Frauen war die Entlöhnung so niedrig, dass sie nicht zur Existenzsicherung ausreichte. Unter älteren Frauen befanden sich auch verarmte Hausfrauen und Witwen.[42]

Müller anerkannte die sozioökonomischen Faktoren, die Frauen in die Prostitution zwangen, erachtete diese jedoch nicht als ausschlaggebend. Wie liesse sich sonst erklären, dass «unter denselben sozialen Verhältnissen Individuen vollwertig bleiben, andere zu sozialen Schädlingen werden»?[43] Aufgrund der individuellen Lebensgeschichte von Prostituierten und einschlägiger Fachliteratur[44] kam Müller zum Schluss, dass es zwei Voraussetzungen brauche, damit eine Frau zur Prostituierten werde: erstens eine Notlage und zweitens eine individuelle Disposition, die in den «hereditär oder sekundär erworbenen psychologischen Konstitutionen» liege. Müller stützte sich auf zeitgenössische kriminalanthropologische Theorien, die soziale Devianz psychologisch zu erklären versuchten. Diese Theorien gingen davon aus, dass soziales Verhalten sowohl durch vererbte (hereditäre Konstitution) als auch erworbene Anlagen (sekundär erworbene Konstitution via Sozialisationsprozess) bestimmt werde. War ein Individuum psychisch gesund, so konnte es demnach trotz widrigen Umständen den gesellschaftlichen Normen nachkommen. Zeigte eine Person abweichendes Verhalten, kam zur Erklärung der Devianz nur die Anlage des Individuums in Frage. Unter diesem theoretischen Einfluss betrachtete Müller die Prostitution als Symptom einer tieferliegenden, psychischen Krankheit. Die Frage war nur, ob vererbte oder erworbene Anlagen dafür verantwortlich gemacht werden konnten. Waren sie erworben, so bestand die Möglichkeit, sie durch eine geeignete «Therapie» zu verbessern und eine «Genesung» des «psychisch kranken» Menschen herbeizuführen. Müller war überzeugt, dass sich der medizinische Ansatz in der Behandlung der Prostituierten ebenso durchsetzen werde, wie das bereits in der Trinkerfürsorge geschehen sei. Dort habe «die wissenschaftliche Erfassung des Menschen [...] im Laufe der Zeit die Anschauungen mit Bezug auf den Trinker völlig verändert: aus dem Lasterhaften ist er ein Heilbedürftiger geworden».[45]

Die Pathologisierung der Prostituierten, die der medizinische Ansatz beinhaltete, hatte im besonderen für die strafrechtliche Behandlung Konsequenzen. Müller plädierte dafür, Prostituierte nicht mehr als Täterinnen zu betrachten, über die Haftstrafen zu verhängen seien, sondern als kranke Individuen, die des Schutzes und der Fürsorge bedürften. Müller wollte die Prostitution der polizeilichen Gewalt entreissen und sie ganz der Medizin übergeben. «Die Polizei», so Müller, «kann die Leute fangen und einsperren; ihre Eingriffe veranlassen meistens zwischen ihr und dem Angeschuldigten eine Gegnerschaft, welche eine moralische Beeinflussung ausschliesst.»[46] Diese aber erachtete Müller als einziges Mittel, um die Chancen einer Wiedereingliederung in die Gesellschaft zu erhöhen. Er ging davon aus, dass die sekundär erworbene Konstitution durch eine moralische Beeinflussung geheilt werden könne.

Eine wirkungsvolle Behandlung setzte eine sichere Diagnose voraus. Müller verlangte daher eine gründliche individuelle Abklärung jeder Prostituierten, die die neusten wissenschaftlichen Erkenntnisse der Soziologie, Kriminologie und Psychologie miteinbezog. In den Abklärungen sollten im speziellen die einzelnen Faktoren, die zur Prostitution geführt hatten, eruiert werden, wobei besonderes Gewicht auf die familiären und sozialen Herkunftsverhältnisse zu legen war. Für die Abklärungen sah er eine neue Institution vor, die Fürsorgestelle für Prostituierte. Als Vorbild diente ihm die Fürsorgestelle für Trunksüchtige in Zürich, die 1890 vom Blauen Kreuz als Massnahme im Kampf gegen den Alkoholismus errichtet worden war.[47] Unschwer lassen sich auch Bezüge zum Aufgabenbereich der Polizeiassistentin herstellen. Müller stellte sich die medizinische Abklärung konkret wie folgt vor: «Die Fürsorgestelle stellt zunächst die Personalien fest; alsdann kommt das Mädchen nach einem Reinigungsbad zur Untersuchung durch den Arzt. Die Untersuchung erstreckt sich nicht nur auf den Nachweis einer eventuellen Geschlechtskrankheit, sondern soll auch die übrigen Organe inkl. die Psyche der Explorandin betreffen. Es ist eine Anamnese aufzunehmen, welche derartig vorzunehmen ist, dass aus ihr die Geschichte der Explorandin, das Milieu, in welchem sie aufwuchs und jetzt lebt, hervorgeht. Hat man das alles festgestellt, so kann man zu einer Beurteilung schreiten.»[48]

Ziel dieser Untersuchung war die Diagnose, ob eine ererbte oder eine erworbene psychische Konstitution vorlag. Diese gab schliesslich darüber Auskunft, ob die Krankheit Prostitution als heilbar oder unheilbar einzuschätzen sei.

Die Behandlung unterschied nach Altersgruppen. Da Jugendliche in der zeitgenössischen Strafrechtslehre als nicht straffähig aufgefasst wurden, trat anstelle der Strafe die erzieherische Massnahme. Erlaubte es das familiäre Umfeld, so konnte die Jugendliche in ihrer Familie bleiben, musste aber während einiger Monate sanitär überwacht werden, damit eine syphilitische Infektion früh erkannt und behandelt werden konnte. In der Mehrzahl der Fälle rechnete Müller jedoch nicht mit gesunden Familienverhältnissen. Da die jugendlichen Frauen durch die ständige «Intoxikation durch Suggestion ihres Milieus»[49] nachhaltig beeinflusst würden, sah Müller in einer Einweisung in eine Anstalt die beste Lösung. Im Vergleich zur Forderung nach einer qualifizierten Diagnose fielen die therapeutischen Möglichkeiten mager aus. In den meisten Fällen sah Müller eine

Besserung nur durch eine Anstaltsversorgung gewährleistet. In den Anstalten sollte ein ausgefeiltes Nacherziehungsprogramm fehlerhafte Prägungen korrigieren oder Lücken im Sozialisationsprozess schliessen. Voraussetzung für eine erfolgreiche fürsorgerische Behandlung war nach Müller die Zustimmung der betreffenden Frau. Deshalb waren die Anforderungen an den Arzt oder die Ärztin entsprechend hoch. In der ärztlichen Untersuchung hätten sie sich so zu verhalten, «dass die Untersuchte den völligen Eindruck erhält, [sich] einer ärztlichen Begutachtung in ihrem eigenen Interesse zu unterziehen».[50] Zur Realisierung seines Konzeptes forderte Müller auch eine Neuorientierung in der Anstaltsversorgung. Vorbild war ihm die Anstalt für sittlich gefährdete Knaben und Mädchen in Zehlendorf bei Berlin. Ihm schwebte eine Anstalt vor, die unter professioneller Führung die Jugendlichen für mindestens zwei Jahre aufnehmen würde. Neben einem Pädagogen war die Mitarbeit eines psychiatrisch gebildeten Arztes vorgesehen. Die Anstalt hatte zwei Funktionen zu erfüllen. Erstens hatte sie die bisherige negative Prägung der Jugendlichen durch eine positive zu ersetzen, zweitens sollte sie diese auf den Existenzkampf nach dem Anstaltsaustritt vorbereiten. Für letzteres sollte die jugendliche Frau «entsprechend ihren Wünschen und [...] ihrer Eigenart»[51] in der Anstalt eine Berufslehre absolvieren können. Eine gute Ausbildung war nach Müller zwingend, denn mit einer guten Erwerbsarbeit konnte einem Rückfall vorgebeugt werden. Der Lohn sollte so hoch sein, dass er zu mehr als der Existenzsicherung ausreichte, damit sich die ehemalige Prostituierte hin und wieder einen kleinen Luxus leisten konnte. Damit sollten die Frauen, die «in ihrem früheren Dasein in dieser oder jener Beziehung das Wohlleben kennen gelernt haben», vor der Versuchung bewahrt werden.[52] Das Angebot an Berufsbildungsmöglichkeiten zeigte sich entgegen Müllers hochtrabend formulierten Vorstellungen als äusserst dürftig. Es waren vor allem traditionelle Frauenberufe im Dienstleistungssektor: Dienstmädchen sollten in Übungsküchen auf ihren späteren Beruf vorbereitet und in moderner Haushaltsführung geschult werden. Dazu gehörte der Umgang mit verschiedenen Energieformen wie Gas, Kohle und Petrolium und das Kochen mit neuen Nahrungsmitteln, wie zum Beispiel den Surrogaten Margarine und Pflanzenfett. Weiter war von Müller der Unterricht in Reinigungsarbeiten, in der Wäscherei, Glätterei und Schneiderei vorgesehen.[53] Neben der Berufsbildung hatte die Anstalt die Aufgabe, den jugendlichen Frauen ein gesundes soziales Umfeld zu bieten. Dadurch glaubte Müller das Verhalten der Frauen, das in Widerspruch mit der sozialen Ordnung geraten war, ändern zu können. Die Überwachung des gesunden Geistes der Anstalt war Aufgabe des Erziehers. In der Vorstellung Müllers sollte die Anstalt die ideale Gesellschaft im Kleinen bilden. Die Anstalt mit 200 bis 300 «Zöglingen» hatte ein Anstaltsgericht, das die Vergehen bewertete. In einer solchen nachgebildeten kleinen Gemeinschaft, so die Hoffnungen Müllers, könnte das Ziel, den Zöglingen «feste Grundsätze» beizubringen, errreicht werden.[54]

Die volljährigen Frauen waren in Müllers Behandlungskonzept analog den jugendlichen Frauen in Anstalten zu versorgen. Gesetzliche Grundlage für eine Anstaltseinweisung war hier die «sichernde Massnahme», die im Entwurf des schweizerischen Strafgesetzbuches vorgesehen war. Diese gesetzliche Bestimmung sah für bestimmte Personengruppen anstelle einer Strafe eine Massnahme vor. Dieser als Fürsorgegedanke bezeichnete Ansatz war von der neuen kriminalanthropologischen Schule beeinflusst, die davon ausging, dass bestimmte Personengruppen aufgrund ihres psychischen Zustandes nicht straffähig seien.[55] Die Massnahme sollte dem krankhaften Zustand des einzelnen Individuums angepasst werden.[56] Im Vorentwurf von 1893 waren für die sichernden Massnahmen fünf Personengruppen vorgesehen: gefährliche Geisteskranke und vermindert Zurechnungsfähige, verwahrloste Jugendliche, Arbeitsscheue, Trunksüchtige und unverbesserliche Verbrecher oder Liederliche. Die Fassung der Expertenkommission vom April 1908[57] sah diese Massnahme auch für besserungsfähige Prostituierte vor.[58] Im Vordergrund der Behandlung stand die Besserung oder, wenn dies nicht mehr möglich war, die «Unschädlichmachung» der die Volksgesundheit gefährdenden Person. Die sichernde Massnahme wurde in der Zeit breit diskutiert[59] und fand im Vorentwurf von 1893 europaweit erstmals in eine Gesetzgebung Eingang.[60] Die Besserungsfähigkeit der volljährigen Prostituierten schätzte Müller als gering ein. «Im Allgemeinen muss man sagen, dass da die Erfolge kaum sehr glänzend sein werden; wer Jahr und Jahre als Dirne gelebt hat, wird nur noch selten für die Gesellschaft zurückzuerobern sein.»[61] Bei diesen Prostituierten zeige sich, dass deren «Anlagen» nicht mehr heilbar seien, wobei es keine Rolle mehr spiele, ob diese erworben oder vererbt seien. Der Befund war in jedem Fall «unheilbar». Was mit diesen sogenannt Unheilbaren zu geschehen habe, wurde in den Debatten um das neue schweizerische Strafgesetzbuch heftig diskutiert. Im ersten Vorentwurf von 1893 war für Unheilbare, da sie eine Gefahr für die Gesellschaft darstellten, eine permanente Anstaltseinweisung vorgesehen. Begründet wurde dies mit der fehlenden Fähigkeit dieser Personen, sich den gesellschaftlichen Anforderungen anzupassen. Weil sie sich von einer ehrlichen Lebensführung abgewendet hätten und auf Kosten anderer ein «Parasitendasein» führten, müsse die Gesellschaft vor ihnen geschützt werden, was nur durch dauernde Einsperrung möglich sei.[62]

Die Sittlichkeitsvereine traten dafür ein, dass wiederholt aufgegriffene, «unverbesserliche Dirnen» permanent in eine Korrektionsanstalt eingewiesen werden sollten.[63] Müller lehnte diesen Vorschlag ab. Stattdessen empfahl er, «Berufsprostituierte», wie er diese Gruppe nannte, in ihrem «Beruf» zu belassen, unter der Bedingung, dass sie sich regelmässig medizinisch untersuchen liessen. Ihm schwebte vor, dass sie sich zweimal pro Woche bei einer Fürsorgestelle zu einer Untersuchung zu melden hätten.[64] Dieser Vorschlag kam einer Reglementierung einer eng begrenzten Personengruppe gleich. Er argumentierte mit der gesellschaftlichen Notwendigkeit der Prostitution und mit dem Bedürfnis der «ganzen Frauenwelt jeden Standes», vor sexuellen Übergriffen der Männer geschützt zu werden.[65] Für Müller wie auch für den Zürcher Nationalrat und Strafrechtsexperten Prof. Emil Zürcher waren «Berufsprostituierte» nur in bestimmten Fällen als «gemeingefährlich» zu betrachten, nämlich durch «Verführung und Ausbeutung der männlichen Jugend, durch den Betrieb ihres Gewerbes in Milieus, in denen andere, namentlich Kinder, geschädigt werden, durch ihren Zusammenhang mit Verbrechern, durch Übertragung von Geschlechts- und anderen Krankheiten».[66] In diesen Fällen war eine sichernde Massnahme anzuordnen. Im Krankheitsfall, beziehungsweise bei positi-

wo bleibt der Einbezug der Therapiemöglichkeit mit
Schlossen nach 1913 ?

ven Testergebnissen, bedeutete dies eine Zwangsbehandlung im Spital. Müller empfahl
die Kasernierung der Prostitution, um besonders Kinder und Jugendliche vor den schlechten
Einflüssen zu bewahren. Er bezog sich in seinen Vorschlägen auf Strassburg, wo die
Häuser von der Polizei streng überwacht wurden. Beim Verstoss gegen die medizinischen «Gewerbekontrollen» müssten die Prostituierten als Kriminelle betrachtet und
entsprechend bestraft werden.

Die wissenschaftliche Abklärung der «sittlich gefährdeten» Frauen mit anschliessender
fürsorgerischer Behandlung reichte nach Müller nicht aus, um Prostitution und Geschlechtskrankheiten erfolgreich zu bekämpfen. Längerfristig sei die Prävention, wie in
der Krankheits- und Verbrechensbekämpfung allgemein, auch in der Prostitution zu
verstärken. Die in den Untersuchungen gewonnenen Erkenntnisse sollten in die Prävention einfliessen, um die Verhältnisse längerfristig so umzugestalten, dass sie weniger
kranke Individuen hervorbrachten. Diese Vorstellung löste eine Reihe von Reformvor-
schlägen aus, die als krankheitspräventive Strategie scheinbar wertneutral postuliert
werden konnten. Zu den präventiven Massnahmen äusserte sich Müller zusammen mit
dem Strafrechtler Zürcher 1913 in der Zeitschrift für die Bekämpfung der Geschlechtskrankheiten. Die von den Autoren vorgeschlagenen Massnahmen entsprachen den «Richtlinien […] des Kampfes gegen die Verwahrlosung und […] des Schutzes gegen die
durch körperliche und psychische Verwahrlosung gefährlich werdenden Menschen überhaupt» und waren eingebettet in den allgemeinen «Kampf gegen die Verkommenheit».[67]
Die propagierten Massnahmen betrafen vor allem gesetzliche Bestimmungen. Sie sollten
Rahmenbedingungen schaffen, die ein effektives Vorgehen gegen «verwahrloste, gefährliche Menschen» erleichterten, bevor diese mit dem Gesetz in Konflikt gerieten.
Dieses Vorgehen entsprach Müllers «glühender Überzeugung, dass der Gesetzgeber und
der Strafgesetzgeber im besonderen berufen sei, ein sozialer Therapeut grossen Stils zu
sein».[68] Da Minderjährige im Konzept von Müller und Zürcher die wichtigste Zielgruppe
waren, sollte ihr Schutz vor allem durch zwei Massnahmen erreicht werden: erstens
durch die Möglichkeit, sie dem «kranken Umfeld» zu entziehen, zweitens durch die
Bestrafung der Männer, die mit jugendlichen Frauen sexuelle Kontakte knüpften.

Die Umsetzung der ersten Massnahme war durch das 1912 in Kraft getretene schweizerische Zivilgesetzbuch (ZGB) in realistische Nähe gerückt. Nach einer Aussage des
Vorstehers und Gründers des gerichtsmedizinischen Instituts der Universität Zürich,
Prof. Dr. med. Heinrich Zangger, waren die rechtlichen Möglichkeiten beachtlich und
hatten Vorbildcharakter für ganz Europa. Die Fürsorge wurde im ZGB primär durch
die Schutzbedürftigkeit begründet und richtete sich im speziellen an Kinder und
Jugendliche bis zum 20. Altersjahr. Um diesen eine optimale Entwicklung zu
ermöglichen, sah das ZGB mit Artikel 284[69] vor, sie aus einer krankhaften in eine
gesunde Umgebung zu versetzen. Dr. med. Marguerite Pictet umschrieb 1912 den
Rahmen der Bestimmungen folgendermassen: «Das Zivilgesetzbuch will vor allem
eine Reihe von Schutzbestimmungen statuieren, deren Durchführung ganz spezielles
Interesse und Mitarbeit der Ärzte verlangt, weil es eben da schützend einsetzen will,
wo für einzelne Menschen durch Nachlässigkeit oder Unzulänglichkeit anderer, speziell

der Eltern, der Familienangehörigen, oder durch geringere Leistungsfähigkeit die Gefahr besteht, dass ohne Eingreifen des Gesetzes das Individuum nicht so ausgebildet werde, dass es mit seinen Eigenschaften sich sozial adaptieren und auf normale Weise sein Leben durchbringen kann.»[70]

Im Unterschied zu früheren, mehr an der Freiheit des einzelnen orientierten Gesetzen verfolgte das ZGB laut Einschätzung von Pictet das Ziel, Gefährdete zu schützen «und auf diese Weise Verbrechen, Not, Krankheit zu bekämpfen».[71] Müller und Zürcher propagierten die Anwendung von Art. 284 auch als präventive Strategie in der Bekämpfung der Prostitution. Gefährdete Jugendliche sollten vermehrt aus ihrem familiären und sozialen Umfeld herausgelöst werden, um zu vermeiden, dass sie später der Prostitution nachgingen.[72] Diese Forderung wurde bereits von den Frauen der Sittlichkeitsvereine gestellt.

Der zweite Punkt betraf das in Diskussion stehende schweizerische Strafgesetzbuch (StGB). Der Vorentwurf von 1908 sah vor, jeden Missbrauch eines Kindes unter Strafe zu stellen. Unter Missbrauch fielen Beischlaf, beischlafähnliche Handlungen an einem Kinde unter 16 Jahren sowie Handlungen, die die Erregung des Geschlechtstriebes zum Ziel hatten.[73] Der Grundgedanke hierzu war ähnlich wie beim Zivilgesetzbuch. Müller/Zürcher umschreiben ihn wie folgt: «Das Kind ist ein anderes Wesen als der Erwachsene, es darf nicht seinem eigenen Willen, der abhängig ist von den gefährlichen Eindrücken und Trieben, gehorchen, es darf nicht sein eigenes Unglück wollen, es darf nicht missbraucht werden, auch wenn es missbraucht werden möchte.»[74]

Müller/Zürcher begrüssten den Vorentwurf von 1908, stimmten ihm aber im Punkt des Schutzalters für jugendliche Frauen nicht zu.[75] «Erfahrungen und Überlegungen medizinischer und psychologischer Natur» habe sie dazu bewogen, die Altersgrenze auf das Alter der Ehefähigkeit, also auf 18, zu erhöhen.[76] Damit unterstützten sie die Forderungen der Frauen der Sittlichkeitsvereine, die ebenfalls das Schutzalter 18 forderten. Um der erwarteten Kritik vorzubeugen, sahen sie für Männer, die mit über 16jährigen sexuelle Kontakte knüpften, eine mildere Bestrafung vor.

Eine weitere präventive Massnahme im Kampf gegen die «gefahrbringende Prostitution» war die Reform der Sittenpolizei, deren Effizienz verbessert werden sollte. Ähnlich der Kriminalpolizei, die neue wissenschaftliche Methoden der Beweisführung (Bertillonage[77], Daktyloskopie[78] und Photographie) einführte, sollten gerichtsmedizinische Methoden bei der Sittenpolizei Aufnahme finden. Dadurch, so die Hoffnung, würde die Sittenpolizei von der Bevölkerung besser akzeptiert.[79]

Die Zanggersche sozialhygienische Schule

Das Konzept von Müller illustriert, dass zwischen den Reglementaristen und den Sittlichkeitsvereinen in den Jahren vor dem Ersten Weltkrieg eine Annäherung der Positionen stattfand. Insbesondere für die Fürsorge – wenn auch in qualitativ anderer Form – kann von einer grossen Übereinstimmung gesprochen werden. Dies hatte Auswirkungen auf die breite Akzeptanz von Fürsorgemassnahmen, was Müller besonders hervorhob: «Mit Genugtuung aber konstatiere ich, dass überall der Wille erwacht zu sein scheint, eine fürsorgerische Behandlung der Prostituierten zu eröffnen.»[80] Dieser Konsens bewirkte vor dem Ersten Weltkrieg einen enormen Ausbau der Fürsorgetätigkeit und führte zu neuen Institutionen. Wie das neoreglementaristische Konzept von Müller weiter zeigt, veränderte sich mit dem kräftigen Ausbau der Fürsorge auch deren Konzeption grundlegend. Was bürgerliche Pionierinnen als «Rettungsarbeit» bezeichneten, entwickelte sich zunehmend zur wissenschaftlich begründeten Fürsorge, die in sozial-, kriminal- und gesundheitspolitische Strategien eingebunden war. Die Verwissenschaftlichung der Fürsorge ersetzte die ehemals expliziten moralischen Kategorien durch eine scheinbar wertfreie Objektivität.

Die Befürworter stützten ihre wissenschaftliche Fürsorge auf die noch junge Wissenschaft der Kriminalanthropologie. Unter deren frühen Theoretikern befanden sich auffällig viele Psychiater, zu denen auch der Turiner Psychiater Cesare Lombroso (1826–1909) gehörte. Lombrosos 1876 erschienenes Werk «L'uomo delinquente» (deutsch «Der Verbrecher») beschrieb diesen als einen Menschen, der sich vom «Durchschnittstypus des gesunden ehrlichen Menschen» in körperlicher und geistiger Hinsicht unterscheide und den man an bestimmten körperlichen Merkmalen erkennen könne. In seiner Theorie fungierte die Prostituierte als «weibliche Verbrecherin». Lombroso erklärte den Ursprung des Verbrechertums nicht aus dem sozialen Umfeld, sondern suchte ihn in der Physiologie des Verbrechers zu ergründen. Innerhalb der Psychiatrie lösten seine Theorien eine heftige Debatte aus, so dass seine Theorie um die Jahrhundertwende modifiziert wurde. Nicht biologische, sondern psychologische Merkmale waren nun entscheidend zur Bestimmung von Devianz.[81]

In Zürich sammelte sich um das 1905 eröffnete gerichtsmedizinische Institut[82] eine Gruppe von Wissenschaftern, welche die kriminalanthropologische Forschung fasziniert verfolgte und bestrebt war, ihr in der Schweiz Geltung zu verschaffen. Der Kreis setzte sich mehrheitlich aus deterministisch orientierten Strafrechtreformern[83] und jungen Ärzten und Ärztinnen zusammen, die bei Prof. Zangger promoviert hatten. Diesem Kreis gehörten auch Dr. med. Hermann Müller und Prof. Emil Zürcher an. Die Leute dieser Gruppe bezeichneten sich als «Sozialhygieniker», «Sozialmediziner», «Vertreter der anthropologischen Richtung», «Vertreter der positivistischen Schule»[84] oder als «Zanggersche Schule». Im folgenden sprechen wir von der Zanggerschen Schule. Im Zentrum ihres Forschungsinteresses standen gesellschaftliche Randgruppen, geprägt durch soziale Not, Krankheit oder Gesetzesübertretungen. Ihr Ziel galt der Integration dieser randständigen Individuen in die bürgerliche Gesellschaft. Das Erkenntnisinteresse war nicht philanthropischer Natur, sondern basierte auf einer gesellschaftlichen Analyse, nach der sich Randgruppen immer mehr der gesellschaftlichen Kontrolle entziehen und eine direkte Gefahr für die Gesellschaft bedeuten würden. In diesem Zusammenhang ist es zu verstehen, dass Dr. med. Müller vor einer «Proletarisierung der Prostitution» warnte, die nicht nur in hygienischer, sondern auch in sozialer Hinsicht äusserst gefährlich werden könne.[85] Die Erhaltung des sozialen Gleichgewichts machte eine Reintegration von Randständigen notwendig. Wie das Beispiel der Prostitution zeigt, beinhaltete das sozialhygienische Lösungskonzept die Pathologisierung von sozial unerwünschtem Verhalten. Individuelle Probleme wurden zwar im Kontext der gesellschaftlichen Entwicklungen erforscht, die Lösungsansätze aber primär auf individueller Ebene formuliert. Die Tendenz, abweichendes Verhalten zu medizinalisieren, verknüpfte sich mit der Hoffnung, dass diese Diszplin positive gesellschaftsverändernde Prozesse einzuleiten vermöge. Dieser Ansatz erteilte der einzelnen Ärztin, dem einzelnen Arzt eine ungeheure Kompetenz, unterzog sie aber keinerlei Kontrolle, so dass sie sich etwa den Vorwurf gefallen lassen mussten, totalitär zu sein.[86]

Die Zanggersche Schule war ausgesprochen anwendungsorientiert und verlangte im Interesse der Gesellschaft weitgehende staatliche Eingriffe in die Privatsphäre des Individuums, die sich nicht mit Schutzbestimmungen gegen Missbräuche begrenzte. Weil bei Eingriffen mit Widerstand zu rechnen war, suchten die Sozialreformer ihr Vorgehen gesetzlich abzusichern und sich weitgehende Kompetenzen zu erteilen. Die Zanggersche Schule engagierte sich deshalb auch in juristischen Diskussionen, in denen die Rolle der Medizin in der Fürsorge und im Strafvollzug neu bestimmt werden sollte. Wichtige Stationen in dieser Hinsicht waren das ZGB und die Diskussionen um das schweizerische Strafgesetzbuch (StGB). Die Zanggersche Schule, die an eine Uniformität des menschlichen Verhaltens glaubte, entwarf eine Gesellschaftsutopie, die sie durch die Anwendung wissenschaftlicher Methoden auf soziale Fragen durchzusetzen versuchte. Letztlich glaubten die Vertreter dieser Schule, dass sogar soziale Ungleichheiten durch Eingriffe in individuelle Verhaltensweisen überwunden werden könnten.

4. Die sanitäre Fürsorge

Seit dem internationalen medizinischen Kongress in London 1913 gewann das Konzept der sanitären Fürsorge zunehmend an Bedeutung. Gemeint war damit der konsequente Ausbau von medizinischen Einrichtungen und ein durch öffentliche Finanzierung gesicherter, leichterer Zugang zur medizinischen Behandlung für alle. Fürsorge in diesem Sinne deklarierte die Behandlung der Geschlechtskranken als eine Aufgabe der öffentlichen Hand. Die Forderungen der immer selbstbewusster auftretenden Fachärzte an den Staat sind vor dem Hintergrund der Entwicklungen der medizinischen und pharmazeutischen Forschung zu sehen, die vor dem Ersten Weltkrieg mit grossen Erfolgen an die Öffentlichkeit trat. Durch neue Erkenntnisse der Immunologie und Bakteriologie gelang es der deutschen Forschung, ein neues Diagnoseverfahren zu entwickeln, mit dem sich die Syphilis mit grosser Sicherheit nachweisen liess. Im ersten Jahrzehnt des 20. Jahrhunderts wurde zudem ein erfolgversprechendes chemotherapeutisches Behandlungsverfahren für Syphilis entwickelt und erprobt.

Der Durchbruch der Serodiagnostik: Der Wassermann-Test

Die als revolutionär wahrgenommenen Neuerungen förderten den Glauben an die medizinische Bewältigung der Krankheiten, insbesondere der Syphilis. Sie stärkten nicht nur das Selbstvertrauen der Ärztinnen und Ärzte, sondern trugen – in einer längerfristigen Perspektive – zu einem neuen Umgang mit den Krankheiten bei. Entscheidend war der Durchbruch der Pharmaindustrie, die die medizinische Behandlungskunst seit der Jahrhundertwende grundlegend veränderte[1] und sowohl die Ärzteschaft wie die Kranken mit neuen Fragen konfrontierte. Bahnbrechend war, dass mit einem Bluttest auf eine Infektion geschlossen werden konnte. Eine auf solche Art festgestellte Krankheit war für die äusserlich scheinbar gesunde Person kaum nachvollziehbar und setzte ein grundlegendes Vertrauen in die Expertenfunktion der Mediziner voraus.

Die Problematik einer Diagnose mittels Blut ist auch vom heutigen HIV-Antikörpertest bekannt. Zu nennen sind in erster Linie rechtliche und ethische Probleme. Wer darf getestet werden? Wer darf zwangsgetestet werden, und welche Konsequenzen hat ein positiver Test? Die Verbesserung der Diagnostik trug nicht nur, wie vielleicht erwartet werden könnte, zur Versachlichung des Diskurses bei. Im Gegenteil ist durch eine teilweise überstrapazierte Anwendung des neuen Verfahrens eine erneute Dramatisierung festzustellen. Angespornt durch die Möglichkeit, endlich Gewissheit über eine eventuelle Syphilis zu erhalten, liessen sich viele Leute testen, was die Syphilisstatistiken in die Höhe schnellen liess.[2] Welche Probleme sich aus einer Testmanie ergeben, ist aus der heutigen Aids-Diskussion hinlänglich bekannt.[3]

Das neue Diagnoseverfahren wurde in der medizinischen Forschung auch angewendet, um Zusammenhänge zwischen der Syphilis und anderen Krankheitssymptomen festzustellen.[4] So gelang es, mit diesem Verfahren die Tabes dorsalis und die progressive Paralyse eindeutig der Syphilis zuzuordnen.

Schaudinn gelang im März 1905 der Nachweis des Syphiliserregers. Weil dieser sehr blass und nur durch ein aufwendiges Färbeverfahren erkennbar ist, bezeichnete ihn Schaudinn als Spirochaeta pallida.[5] Die Serodiagnostik der Syphilis war jedoch weitaus bedeutender, weil dieses Diagnoseverfahren künftig auch bei andern Infektionskrankheiten Anwendung finden sollte. Die sogenannte Wassermann-Reaktion beruhte auf dem Nachweis von Antikörpern im Blut, ein Verfahren, das Wassermann 1906 in seinen Forschungen zur Immunologie entwickelt hatte.[6] Der Wassermann-Test war aufwendig und erforderte Einrichtungen, über die nur die Speziallabors der Hygieneinstitute verfügten. In der Schweiz gab es nur in Bern, Basel und Zürich solche Institute. Mit welchen Erwartungen die Medizin den Wassermann-Test rezipierte, lässt sich anhand der Ausführungen des Vorstehers der Berner Spezialklinik für Haut- und Geschlechtskrankheiten, Prof. Dr. Jadassohn, aufzeigen: «In all den Fällen, in denen jemand ohne oder ohne sicher deutbare Erscheinungen und mit unsicherer Anamnese die Frage an uns richtet, ob ein Geschwür spezifisch gewesen sei, mussten wir bisher jede Antwort schuldig bleiben und auf Abwarten vertrösten. Jetzt wissen wir bei positiver Reaktion, was wir zu tun haben».[7] Dann nämlich könne mit einer «energischen» Behandlung eingesetzt werden, was die Heilungschancen um einiges verbesserte. Jadassohn versprach sich auch Klarheit für heikle Situationen, wenn bei einer Frau bloss ein Verdacht auf Syphilis bestand. Die Wassermann-Reaktion konnte nun entscheiden, ob eine latente Syphilis vorlag und die Frau spezifisch behandelt werden musste. Für Jadassohn vorstellbar war weiter, den Wassermann-Test für den «Ehekonsens»[8] einzuführen oder ihn vor Abschluss einer Lebensversicherung zu fordern.[9] Trotz der Aufbruchstimmung, die aus den Ausführungen durchschimmern, war Jadassohn 1909 gegenüber einem breiten Einsatz des Tests noch skeptisch eingestellt, da er ihn nicht als sicher genug einschätzte. Diese Vorbehalte bewahrheiteten sich nach einigen Jahren, als im Anschluss an den Ersten Weltkrieg der Wassermann-Test europaweit kritisiert und seine Unsicherheit durch den «Wassermann-Kongress» des Völkerbundes bestätigt wurde, an dem «die besten Serologen aus verschiedenen Ländern gleichzeitig, aber unabhängig voneinander, dieselben Blutproben untersuchten» und zu unterschiedlichen Resultaten kamen.[10]

Die «Zauberkugel» Salvarsan

Ebenso spektakulär wie das neue Testverfahren war ein neues Medikament, Salvarsan, das völlige Heilung von der Syphilis versprach. Laut den Schilderungen des massgebenden Entwicklers Paul Ehrlich wirkte das auch als 606 bezeichnete Medikament erstaunlich schnell: «Ein Patient z. B. litt an einem Gaumengeschwür, so dass er keine feste Nahrung zu sich nehmen konnte. Um zwei Uhr nachmittags wurde dem Mann das 606 eingespritzt, um sieben Uhr abends, also nach nur fünf Stunden, fand ihn der Arzt, ein Butterbrot, sogar mit Wurst belegt, essend.»[11] Das Medikament mit dieser zauberhaft anmutenden Kraft wurde von den Ärzten mit grosser Begeisterung aufgenommen, im Bewusstsein, dadurch einen Machtzuwachs verzeichnen zu können. Am 9. Dezember 1910, nur wenige Tage bevor das neue Medikament in der Schweiz auf den Markt kam, richtete sich der Spezialarzt PD Heuss in einer Versammlung der Ärzte des Kantons Zürich an die Anwesenden: «M. H. In wenigen Tagen, am 15. Dezember, erhalten Sie diese mächtige Waffe in Ihre Hand! Lernen Sie damit umgehen, seien Sie in der Handhabung derselben vorsichtig, halten Sie dieselbe rein! Dann, aber nur unter dieser Bedingung, hat uns Ehrlich das schönste Weihnachtsgeschenk beschert, das sich ein gewissenhafter, um das Wohl seiner leidenden Mitmenschen besorgter Arzt wünschen kann.»[12]

In Frankreich hielt sich die Begeisterung gegenüber Salvarsan in Grenzen. Forscher wie Doyen oder Hallopeau kritisierten es geradezu vernichtend.[13] Mit den ersten Todesfällen, die auf die Anwendung von Salvarsan zurückgeführt wurde, änderte sich die Einschätzung dieses Medikaments auch andernorts.

Was war Salvarsan? War es tatsächlich das wirksame, erfolgversprechende Medikament gegen die Syphilis? Die Entwicklung von Salvarsan war das Resultat einer systematischen Forschung. Ausgangspunkt war Atoxyl,[14] ein Arsenprodukt, dessen schwerwiegende Begleiterscheinungen, die zu Blindheit und Tod führen konnten, man auszuschalten versuchte. 1907 machten Ehrlich und Hata an der speziell für diesen Forschungszweck gegründeten Stiftung Georg Speyer Versuche mit der 606ten Arsenverbindung, mit Dioxydiamidoarsenobenzol.[15] 1909, nach Versuchen an syphilitischen Kaninchen und Affen, begann man in Uchtspringe unter Professor Alt mit den ersten Versuchen an Menschen. 1910 sollen bereits 2500 Fälle mit Salvarsan behandelt worden sein, bevor es dann am 15. Dezember 1910 unter dem Namen Salvarsan[16] amtlich freigegeben wurde. Die Produktion und den Vertrieb des erfolgversprechenden Medikaments übernahmen die in die Pharmaproduktion expandierenden Hoechst Farbenwerke.[17]

Die Vorstellung, dass das neue chemotherapeutische Produkt eine eigentliche Revolution in der Behandlung ausgelöst habe, ist falsch. In den Fachzeitschriften weisen Ärzte wiederholt darauf hin, dass bereits vor der Salvarsan-Ära eine wirkungsvolle Luesbehandlung bestanden habe, mit Quecksilber (Hg), ergänzt mit Jod-Kalium (JK). Damit wurde auch nach der Entdeckung von Salvarsan fortgefahren; häufig wurde eine «kombinierte Kur», die Anwendung von Hg/JK und Salvarsan, empfohlen. Der Wirkungsweise von Salvarsan lag eine grundsätzlich andere Vorstellung des Krankheitsverlaufs zugrunde als derjenigen von Quecksilber.[18] Fleck beschreibt dies folgendermassen: «Ihm liegen die Vorstellungen vom Organismus als einer in sich abgeschlossenen Einheit und vom eindringenden feindlichen Erreger zu Grunde. Der Erreger produziere eine böse Wirkung (Angriff), der Organismus antworte darauf mit einer Reaktion (Verteidigung). So entstehe ein Kampf, der das Wesen der Krankheit bilde».[19] Nach Ehrlich war Salvarsan die «Zauberkugel», die das Bakterium treffen konnte. Es sollte den Körper im Kampf gegen das angreifende Heer attackierender Bakterien unterstützen.

Wie stark die Kriegsmetaphorik die Behandlung der Syphilis begleitete, zeigt PD Hess' bildhafte Sprache 1910 überdeutlich, wenn er die Wirkungsweise der kombinierten Kur beschreibt: «Durch ein einleitendes JK–Feuer treiben wir den Feind aus seinem Versteck

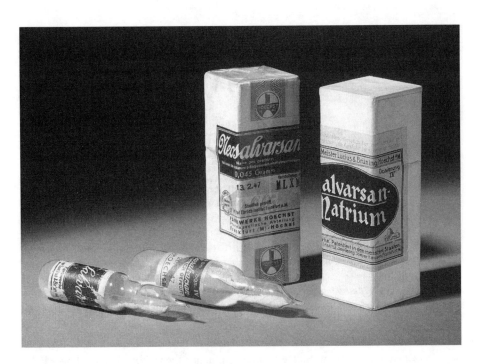

Abb. 30: Das Chemotherapeutikum Neosalvarsan kam 1913 auf den Markt und löste das Syphilis-Medikament Salvarsan ab. (Firmenarchiv der Hoechst AG)

heraus, lassen auf ihn eine Salve von Quecksilberkugeln abgeben und überschütten den also Geschwächten noch mit einem Feuer aus unserem 606-Pfünder.»[20] Die Vorteile von Salvarsan gegenüber der bisherigen Behandlungsart lagen laut Bruno Bloch darin, dass es im 3. Stadium gegenüber der bisherigen Quecksilbertherapie eine stärkere Wirkung erzielte. Salvarsan zeigte in besonders hartnäckigen und schweren Fällen Wirkung, wo die Hg/JK-Therapie bisher versagt hatte.[21] Auch im frühen Stadium der Syphilis wurde die Wirkungsweise von Salvarsan hoch eingeschätzt. Hohe Dosen in möglichst frühem Stadium – so die weit vertretene Meinung – vermochte die Syphilis vollständig zu heilen. Diese Behandlung wurde daher auch als «Abortiv-Therapie» bezeichnet.

Die Anwendung von Salvarsan forderte von der Ärzteschaft sichere Kenntnisse im sterilen Arbeiten und in der Verabreichung von Injektionen. Das Produkt war im Handel als gelbliches Pulver erhältlich, dem vor der Anwendung zuerst Flüssigkeit beigemengt werden musste. Dieser Vorgang hatte völlig steril zu erfolgen. Viele der beklagten Nebenerscheinungen, zum Beispiel hohes Fieber, wurden auf den sogenannten «Wasser-fehler» zurückgeführt, der sich ergab, wenn das beigemengte Wasser nicht steril war. Eine andere Schwierigkeit stellte die Injektion dar, die in der Regel 15 Minuten dauerte. Umstritten war, welche Art der Injektion zu bevorzugen sei. Zur Debatte standen die intravenöse, die intramuskuläre und die subkutane Injektion.[22] Bei allen waren die

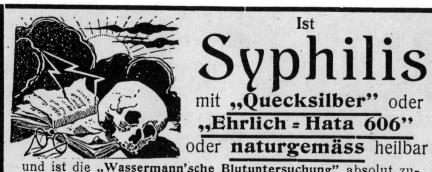

Ist
Syphilis·
mit „Quecksilber" oder „Ehrlich = Hata 606" oder **naturgemäss** heilbar
und ist die „Wassermann'sche Blutuntersuchung" absolut zuverlässig? — Man lese das hochwichtige lehrreiche Buch: „Teufel und Beelzebub — Syphilis und Quecksilber!" von Spezialarzt **Dr. L. E. Hartmann, Stuttgart-L.** 44, Postfach 126. Preis Fr. 2.-, ins Ausl. Fr. 3.- (auch in Briefm.) in Briefverpackg.

Abb. 31: Die neuen Methoden der Serodiagnostik (Wassermanntest) und der Chemotherapie stiessen auf verschiedenen Seiten auf Ablehnung. (Inserat im Nebelspalter Nr. 11, 1912)

Begleiterscheinungen enorm. Starke Schmerzen, hohes Fieber (bis 39,6 C), hoher Puls, Schwindel und Durchfall zählten zu den häufig beobachteten Folgen einer Salvarsan-Kur. Vereinzelt wurden auch Todesfälle auf die Anwendung von Salvarsan zurückgeführt. Die Salvarsan-Befürworter schoben dies aber auf eine fehlerhafte Anwendung, auf andere Krankheiten, auf Quecksilbervergiftungen oder auf eine zu hohe Dosis des Salvarsans ab.[23] Die Anwendungsprobleme von Salvarsan veranlassten ihre Hersteller, nach einem benutzerfreundlicheren Therapeutikum zu suchen. Unter der Ägide des pharmazeutischen Leiters der Hoechst Farbenwerke, Dr. Amelburg, wurde das Arsenpräparat 914 entwickelt und unter dem Namen Neosalvarsan vertrieben. Im Unterschied zu Salvarsan brauchte es nur wenige Kubikzentimeter destilliertes Wasser für die Auflösung, was den Ärzten die Anwendung erleichterte.[24]

In der Schweiz kam Neosalvarsan Ende 1913 auf den Markt. Obwohl dieses Medikament im Vergleich zu Salvarsan als sanfter beschrieben wird, waren seine Nebenwirkungen immer noch beträchtlich. Nägeli, der erste Assistent von Professor Jadassohn, beschrieb 1915 folgende Nebenwirkungen: häufiges Fieber, teilweise begleitet von Darmstörungen, Kopfschmerzen, Gelbsucht und Kreislaufkollaps.[25] Verglichen mit den Auswirkungen von Salvarsan erachtete er diejenigen von Neosalvarsan allerdings als weniger schlimm. Beiden Medikamenten erwuchs von seiten der Naturheilbewegung, die den Arzneimitteltherapien der Schulmedizin grundsätzlich kritisch gegenüberstand, Opposition. Ihre Kritik fand jedoch kaum Gehör.

Wie gross die Abneigung gegen das neue Chemotherapeutikum unter den Patientinnen und Patienten war, lässt sich kaum eruieren. Es lässt sich aber exemplarisch aufzeigen, dass die Nebenwirkungen von Salvarsan gefürchtet waren und Kranke, denen durch die öffentlichen Institutionen eine solche Behandlung drohte, sich dieser zu entziehen versuchten. Als Beispiel sei das Schreiben der Schwester einer Patientin wiedergegeben, die den Unterbruch der Behandlung in der Zürcher Poliklinik wie folgt begründete: «Auf Ihr Schreiben vom 17. des Monats muss ich Ihnen schreiben, dass A. E. schon von Zürich fort ist, da sie diese Stelle verlassen muss wegen Morgenversäumnis der ärztlichen Behandlung. Sie ist gegenwärtig in L. bei ihrer Schwester (bei mir). Da sie aber zu wenig Geld besitzt zum Reisen und immer Schwindelanfälle bekommt und immer Kopfweh hat, so hab ich gesagt sie solle hier ein Dokter in Haus ziehen und hier bleiben. Mit dem Einspritzen wird man nur vergiftet, wir haben es gesehen bei der anderen Schwester und auch bei anderen Frauen gesehen. […] Sie sagt Schmerzen habe sie ja keine mehr und ansehen tut man ihr auch nichts. Das finden wir gar nicht notwendig, dass man ihr mit Einspritzungen helfen muss, früher hat man auch andere Mittel angewendet nicht eingespritzt. So dass ein Mädchen so schwach wird von den Einspritzungen.»[26]

Der Fall der A. E. illustriert, dass nicht nur die Anwendung von Salvarsan auf Widerstand stiess, sondern dass die durch den Wassermann-Test erstellte Diagnose nicht alle zu überzeugen vermochte. Es ist davon auszugehen, dass die durch diesen Test als krank Diagnostizierten ihre Krankheit nicht nachvollziehen konnten, wenn sie nicht ihrem individuellen Empfinden entsprach. Stützte sich ein Behandlungszwang auf eine solche als sehr abstrakt empfundene Diagnose ab, so mussten die medizinischen Eingriffe als Repressionsinstrument wahrgenommen werden.

Die neuen medizinwissenschaftlichen Erkenntnisse hatten für die Diagnose und Therapie der Gonorrhöe weit geringere Auswirkungen. Dennoch bestand unter den Ärzten die Hoffnung, dass ihnen bald ein Nachweisverfahren sowie ein Pharmazeutikum zur Verfügung stehe. Bis diese entwickelt waren, wollte man sich weiterhin auf die lokale Krankheitsbekämpfung und die mikroskopische Diagnose verlassen. Wie bei der Syphilis setzten die Spezialärzte auch bei der Gonorrhöe auf eine frühe, intensive Behandlung. Nach Bruno Bloch waren deshalb gut informierte Patientinnen und Patienten ebenso wichtig wie gut ausgebildete praktische Ärzte, die sich insbesondere in der mikroskopischen Diagnostik auskannten. Die Schwierigkeiten der Diagnosestellung lagen laut Bloch vor allem darin begründet, dass der Erreger durch die mikroskopische Untersuchung nur sehr schwer aufzuspüren war: «Der Gonokokkus ist uns nämlich kein blosser Oberflächenparasit. Er dringt vielmehr schon recht früh in und zwischen das Epithel, in die zahlreichen Drüsenlumina, in die Lymphspalten und das Bindegewebe ein. An all diesen Orten kann er liegen bleiben, nachdem er von der Oberfläche längst geschwunden ist und von da aus, wenn begünstigende Umstände eintreten, Rezidive und Weiterinfektionen verursachen.»[27]

Nach Bloch ergaben sich bei der Frau zusätzliche Schwierigkeiten, da ihre Genitalflora äusserst vielfältig sei und Gonokokken-ähnliche Bakterien (Diplokokken) aufweise, die nur von sehr geübten Augen unterschieden werden könnten. Um die Diagnostik zu verbessern, wurde vereinzelt die Provokationsmethode angewendet. Bloch und Huber-Pestalozzi beschreiben diese als Verfahren, die körpereigenen Abwehrkräfte mit einem Liter Bier oder Wein[28] absichtlich zu schwachen, um die Vermehrung des Erregers zu erleichtern, wodurch er mikroskopisch einfacher nachweisbar war.

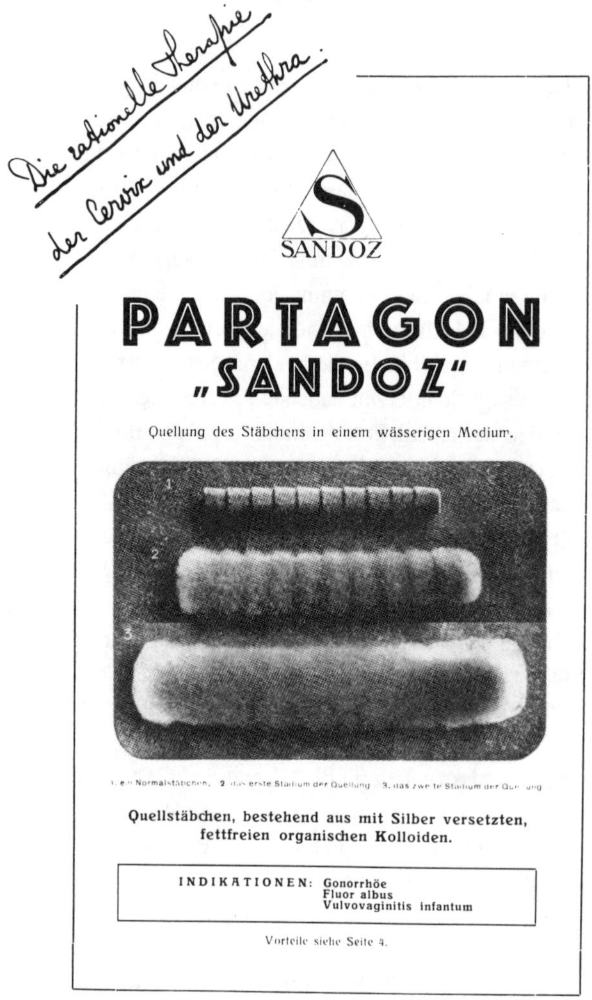

Die rationelle Therapie der Cervix und der Urethra.

Abb. 32: Partagon war eines der vielen Medikamente gegen Gonorrhöe. (Firmenarchiv Sandoz, Copyright by Sandoz AG)

In der Behandlung der Gonorrhöe wurde eine Vielzahl von Mitteln und Formen angewendet, die je nach Arzt, Patientin oder Patient und Krankheitsverlauf variierten. Viele der Mittel wirkten ätzend oder reizend.[29] Bloch bevorzugte keines der Therapeutika, da alle nur lokal und nicht auf den ganzen Körper wirkten.[30] Die von Neisser und seiner Schule entwickelte Behandlung gestaltete sich je nach Geschlecht unterschiedlich. Beim Mann wurde versucht, auf die erkrankte Harnröhre einzuwirken, indem bakterienabtötende Mittel in die Harnröhre eingeführt wurden.[31] Die Behandlung der Frau bereitete den Ärzten mehr Schwierigkeiten. Analog zur Harnröhren-Injektion wurde um 1920 an der Zürcher Dermatologischen Klinik ein von Neergaard entwickeltes Stäbchen verwendet, das später von Sandoz unter dem Namen Partagon vertrieben wurde. Dieses Stäbchen wurde ähnlich einem Tampon, das mit Desinfektionsmittel durchtränkt war, in die Vagina eingeführt. Dort begann der Tampon zu quellen, was die Wirksamkeit erhöhte.[32]

Zürichs erste Poliklinik für Haut- und Geschlechtskrankheiten

Das neue Konzept, das eine möglichst früh einsetzende schulmedizinische Behandlung der Geschlechtskranken forderte, war die Antwort der Spezialdisziplin auf die angeblich stark zunehmende Zahl von Geschlechtskranken. Um die Effizienz zu steigern, genügte den Spezialisten nicht mehr, dass die öffentliche Hand Einrichtungen für «gemeingefährliche» Kranke errichtet. Nun wurde ein breites Behandlungsangebot gefordert, das allen gesellschaftlichen Gruppen offenstehen sollte. Im speziellen wurde ein Ausbau der poliklinischen Einrichtungen anvisiert, die gerade Unterschichten eine effiziente, möglichst frühe Behandlung ermöglichen sollten. Die Forderung nach dem Ausbau der medizinischen Infrastruktur wurde in Zürich sehr zaghaft aufgenommen. Dies mag daran liegen, dass nach wie vor die Auffassung stark verbreitet war, dass Geschlechtskranke für ihr Schicksal selbst verantwortlich seien und nicht mit staatlicher Hilfe rechnen dürften. Zudem wurden Geschlechtskrankheiten weiterhin eng verschränkt mit der Prostitution gesehen, was den Blick auf die Fürsorge fixierte. Dies versperrte den Reglementaristen wie den Vertretern der Sittlichkeitsvereine den Blick auf die tatsächlich Kranken. Empfohlen wurde zwar auch von ihnen, dass «solchen Kranken [...] völlig genügende Gelegenheit zu poliklinischer und Spitalbehandlung, und zwar unentgeltliche, wo dies gewünscht wird»,[33] geboten werden solle. Angesichts des geringen Engagements muss diese Forderung aber als Lippenbekenntnis aufgefasst werden.

Die erste Poliklinik für Haut- und Geschlechtskranke in Zürich ging auf die private Initiative von Max Tièche zurück, der zusammen mit seiner Frau, Sabine Tièche-Vater,[34] auch eine spezialärztliche Privatpraxis an der Bahnhofstrasse in Zürich führte. Die im Oktober 1913 eröffnete Poliklinik lag an der Hohlstrasse 82 im Hochparterre[35] und befand sich in einer städtischen Liegenschaft mitten im Arbeiterquartier Aussersihl. Die Lage der Poliklinik deutet darauf hin, dass Tièche vor allem Unterschichten den Zugang zu schulmedizinischer Behandlung erleichtern wollte. Noch vor der Eröffnung der Einrichtung opponierte eine Gruppe, bestehend aus Frl. Dr. med. Dübendorfer, Staatsanwalt Glättli, Pfr. Hirzel und Dr. med. H. Müller,[36] gegen dieses Projekt, konnte sich gegen Tièche jedoch nicht durchsetzen.[37] Die Poliklinik von Tièche verfolgte von Anfang an das Konzept von niederschwelligen Behandlungsangeboten, das vom Wiener Prof. Finger an der internationalen Konferenz in London 1913 empfohlen worden war. Nach Finger genügte es nicht, poliklinische Einrichtungen zur Verfügung zu stellen, sondern diese müssten gezielt auf die Bedürfnisse der arbeitenden Bevölkerung zugeschnitten sein und möglichst alle Schwierigkeiten, die einer Behandlung im Wege stehen könnten, ausräumen. Hemmend waren seiner Meinung nach die hohen Kosten der Behandlung, die durch die Anwendung von Salvarsan nochmals in die Höhe schnellten, Angst vor dem Verlust des Arbeitsplatzes und Schamgefühle. Um diese Hindernisse abzubauen, sollte nach Finger eine Poliklinik kostenlos Medikamente und Behandlung anbieten. Weiter müssten die Öffnungszeiten auf den Arbeitsrhythmus der Arbeiterschaft Rücksicht nehmen, denn für viele Kranke sei ein Arztbesuch während der Arbeitszeit mit grossen finanziellen Opfern verbunden. Finger empfahl daher, die Sprechstunden ausserhalb der Arbeitszeit abzuhalten.[38] Das Behandlungsangebot, das Tièche in der Poliklinik anbot, entsprach zu einem guten Teil diesen neuen Grundsätzen. Zumindest zweimal in der Woche wurde eine Sprechstunde von 20.00 bis 21.00 Uhr abgehalten. Dass diese Öffnungszeiten einem Bedürfnis entsprachen, zeigten diese am stärksten frequentierten abendlichen Sprechstunden. Verabreichte Tièche jedoch Salvarsan, so bedeutete dies für die Betreffenden einen Arbeitsunterbruch. Tièche injizierte Salvarsan nämlich nur morgens von 8.00 bis 10.00 Uhr. Die Behandlung und die Medikamente waren kostenlos, da Tièche auf eine Entlöhnung seiner Arbeit in der Poliklinik verzichtete und die Stadt wenige Monate nach der Eröffnung die Kosten für die Medikamente übernahm.[39] Es ist anzumerken, dass auch nach der Annahme des Kranken- und Unfallgesetzes 1912 die Behandlung von Geschlechtskrankheiten von den Leistungen praktisch aller Krankenkassen ausgeschlossen war.[40]

Der Erfolg von Max Tièches Poliklinik, sprach für dessen neues Konzept. Im ersten Jahr behandelte Tièche bereits 61 Syphiliskranke, wobei zwei Drittel aller Kranken Männer ausmachten.[41] Die Mehrheit der Fälle betrafen jedoch nicht Geschlechts-, sondern Hautkrankheiten. Der Anteil der Geschlechtskranken an allen Patientinnen und Patienten betrug 1914 35,8 Prozent, stieg aber bis 1916 auf 38,4 Prozent. Dann nahm er bis 1919 wieder ab und sank ab 1920 beträchtlich. In dem für uns relevanten Zeitraum von 1914 bis 1925 lässt sich folgende Syphiliskurve feststellen: In den Kriegsjahren steigt die Zahl der Erkrankten von 60 (1915) auf 138 (1918), steigt im ersten Nachkriegsjahr weiter auf 150 an und sinkt nachher stark – bei gleichzeitiger Zunahme der Gesamtfrequenz der Poliklinik. Die Zahlen wurden leider nicht geschlechtsspezifisch erhoben.

Das Projekt der Poliklinik, die Tièche 1913 in Zürich eröffnete, wurde von der medizinischen Fakultät der Universität nicht unterstützt. Nach erfolglosen Verhandlungen mit den Direktoren der medizinischen Klinik des Kantonsspitals, Prof. Dr. Eichhorst, und der medizinischen Universitäts-Poliklinik, Prof. Dr. Hermann Müller, hatte sich Tièche an die Stadt gewandt und von ihr Räumlichkeiten für das Projekt erhalten. Tièche war nicht der erste, der das Projekt einer Spezialpoliklinik verfolgte. Bereits vor ihm hatten verschiedene Ärzte bei der medizinischen Fakultät Gesuche eingereicht, in ihren Räumlichkeiten ein entsprechendes Projekt umsetzen zu können.[42] Wie später Tièche erhielten sie alle eine abschlägige Antwort. Die fehlende Kooperationsbereitschaft der Fakultät ist um so erstaunlicher, wenn man die allgemeine Tendenz zur Professionalisierung in Rechnung stellt. Im Kantonsrat wurde bereits 1904, im Anschluss an die Anti-Sittlichkeitsinitiative, von Stadtrat Erismann ein Postulat eingebracht, das den Regierungsrat zur Schaffung einer Professur für Haut- und Geschlechtskrankheiten aufforderte, der zum Zweck des klinischen Unterrichts eine Spezialabteilung des Kantonsspitals zur Verfügung gestellt werden sollte. Das Postulat wurde damals von der medizinischen Fakultät mit der Begründung abgelehnt, dass die finanziellen Mittel für einen Ausbau nicht ausreichten und die Hauptkliniken sonst in finanzielle Schwierigkeiten kommen würden.[43] Die kantonale Ärztegesellschaft teilte diese Auffassung nicht, sondern reichte am 14. 12. 1905 beim Regierungsrat eine Eingabe ein, in der sie zumindest einen selbständigen Lehrstuhl mit eigener Poliklinik forderte. Begründet wurde dieses Anliegen mit der mangelhaften Ausbildung der Studierenden in diesem immer wichtiger werdenden Fach. Die Ärztegesellschaft wies auf andere Universitäten in der Schweiz hin, besonders Bern,[44] die den Studierenden bessere Ausbildungsmöglichkeiten boten, und auf die Prüfungsverordnungen, die von den Studierenden immer bessere Kenntnisse im neuen Fach verlangten. Wurde für die Zulassung zur Prüfung 1899 noch ein Testat über den Besuch eines poliklinischen Kurses verlangt, so mussten die angehenden Ärzte 1912 bereits ein Semester klinisches Praktikum vorweisen können, zudem wurden sie über dieses Fach mündlich geprüft.[45] Es ist anzunehmen, dass die medizinische Fakultät durch diese neuen Prüfungsverordnungen zunehmend unter Druck geriet. Im Januar 1913 reichte sie schliesslich das Gesuch für eine Klinik und Poliklinik ein, das jedoch keine unmittelbaren Folgen hatte. Eine längere Debatte um den idealen Standort der neu zu gründenden Institution verzögerte die Umsetzung.[46] Warum sich die Fakultät nicht auf das Angebot von Tièche einlassen und es zumindest als Übergangslösung sehen wollte, bleibt unklar. Vermutlich lagen persönliche Abneigungen gegen Tièche vor, den die Fakultät bei seinen Profilierungsbemühungen nicht unterstützen wollte. In einem regierungsrätlichen Schreiben an die Stadt 1914 wurde deutlich hervorgehoben, dass die medizinische Fakultät befürchte, bei einer Übernahme der städtischen Poliklinik Tièche als zukünftigen Vorsteher des neuen Instituts einsetzen zu müssen. «Gestützt auf ihre Beobachtungen», so die medizinische Fakultät, könne sie aber «Dr. Tièche wohl schwerlich zum Fachvertreter vorschlagen».[47]

Die Erziehung des Kranken zu Verantwortung

Die Ausweitung des Präventionskonzepts auf die ambulante Behandlung hatte auch Auswirkungen auf das Arzt-Patienten-Verhältnis. Es stellte an den Arzt, aber auch an die behandelte Person neue Anforderungen, die von den Vertretern des neuen Behandlungskonzepts wiederholt hervorgehoben wurden. Das Konzept sah vor, dass der Arzt eine lückenlose Behandlung bis zur Heilung anbot und den Patienten aufklärte, damit er keine weiteren Personen infizierte. Die Umsetzung des Konzepts beruhte primär auf der ärztlichen Belehrung. In der relativ kurzen Zeit der Sprechstunde sollte der Arzt den Patienten nicht nur behandeln, sondern ihm die Gefährlichkeit seiner Krankheit klarmachen und ihm aufzeigen, dass er gegenüber der Gesellschaft verantwortungsvoll zu handeln hatte.

Diesem Anspruch versuchten Ärzte schon früh durch die Abgabe von Merkblättern nachzukommen, die den Krankheitsverlauf ausführlich beschrieben und auf die Notwendigkeit einer langen Behandlungszeit hinwiesen. Aufgelistet waren auch Verhaltensweisen, die in jedem Fall vermieden werden sollten: Schlafen im gleichen Bett, Essen mit demselben Besteck, Trinken aus dem gleichen Glas, jeglicher Geschlechtsverkehr. Als drittes drängten die Merkblätter darauf, mit einer Eheschliessung zuzuwarten und das

Einverständnis des behandelnden Arztes einzuholen. Die Belehrung scheint nicht immer das gewünschte Resultat gezeigt zu haben. Immer wieder klagten Ärzte, dass die Behandlung unterbrochen wurde oder dass sich Patienten ihren Anordnungen nicht fügten. Aus ihren Schilderungen geht hervor, dass viele Patienten sich nicht mehr als krank bezeichneten, nachdem die Krankheitserscheinungen abgeklungen waren, und deshalb der Behandlung fernblieben. Der körperlich nicht nachvollziehbare, abstrakte Begriff der Latenz hatte sich noch nicht durchgesetzt.

In den 1890er Jahren, als die medizinische Behandlung von Geschlechtskrankheiten noch kaum Thema war, empfahl Prof. Dr. Lesser, Professor für Haut- und Geschlechtskrankheiten an der Uni Bern, die Merkblätter von den Kranken unterzeichnen zu lassen.[48] Damit beabsichtigte er, den Vertragscharakter zwischen Arzt und Patient zu betonen und letzteren soweit einzuschüchtern, dass er seine Verantwortung wahrnahm. Diese Massnahme wurde auch von den Ärzten der Sittlichkeitsvereine unterstützt. Sie empfahlen, diese Merkblätter jedoch nur unverantwortlichen, das heisst unzuverlässigen Kranken abzugeben und sie besonders auf die möglichen strafrechtlichen Konsequenzen aufmerksam zu machen.[49]

In den 1910er Jahren mehrten sich vor allem bei den Sittlichkeitsvereinen Stimmen, die es nicht mehr bei diesen appellativen Aufforderungen bewenden, sondern den Ärzten zusätzliche Kompetenzen erteilen wollten, um einen verantwortungslos handelnden Kranken anzeigen oder aus dem Verkehr ziehen zu können. Die Geschlechtskrankheiten sollten längerfristig in das Epidemiengesetz aufgenommen werden, womit eine rechtliche Grundlage geschaffen wäre, die sogenannt gemeingefährlichen Kranken einer stationären Zwangsbehandlung zuführen zu können.[50]

Bei den Verhandlungen der Sittlichkeitsvereine 1912 war das Vorgehen gegen Kranke zentrales Thema. Vorbildcharakter hatten die Gesetzgebungen in Norwegen und Dänemark. Im Unterschied zu den skandinavischen Staaten, die eine anonyme Meldepflicht von Geschlechtskranken kannten, befürwortete die Mehrheit der Anwesenden eher ein Melderecht. Bestände eine allgemeine Anzeigepflicht, so Dr. med. Hoppeler, würden viele Kranke einen «Kurpfuscher» vorziehen, weshalb sich auch die Ärzte an solchen Massnahmen nicht beteiligen würden.[51] Einigkeit bestand jedoch darüber, den Ärzten Interventionen gegen solche Kranke zu ermöglichen, die durch ihre «Charakterlosigkeit, Leichtsinn oder Roheit» für Dritte eine Gefahr darstellten. Der langjährige Präsident des Zürcher Männervereins z.H.d.S., Boos-Jegher, forderte, dass den Ansteckungsquellen nachgeforscht werden müsse.[52] Eine andere Ebene, gegen verantwortungslose Kranke vorzugehen, war das Strafgesetz. Der Vorentwurf des StGB von 1903 sah vor, nicht nur eine Ansteckung unter Strafe zu stellen, sondern bereits eine Gefährdung.[53] Diese sehr weitgehende Bestimmung wurde 1892 vom Schweizerischen Verein zur Hebung der Sittlichkeit eingebracht.[54] In der Expertenkommission des Strafgesetzes von 1912 wurde diese Bestimmung der Gefährdung von der Mehrheit in Frage gestellt, da eine solche schwer feststellbar sei und bei einer Ansteckung die Gesetzesartikel über Körperverletzung und Verbreitung einer gemeingefährlichen Krankheit (Art. 153) angewendet werden könnten.

Abb. 33: Ein verantwortungsvolles Handeln zu fordern war nicht einfach; bedeutete doch ein Arztbesuch bei allfälligen Symptomen gleichzeitig ein Geständnis von <u>ausserehelichem Geschlechtsverkehr</u>. (Medizinhistorisches Institut Zürich)

Bild: wohl eher <u>vor</u>eheliches GV

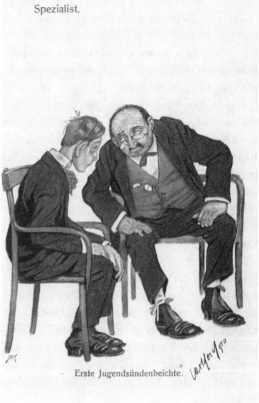

Spezialist.

Erste Jugendsündenbeichte.

Spitalbetten für Prostituierte

Im Unterschied zu den neuen ambulanten Einrichtungen für Geschlechtskranke gehörten die stationären Vorkehrungen bereits viel früher zum Behandlungskonzept. Es war unumstritten, dass der Staat beziehungsweise der Kanton für diese Einrichtungen zuständig war. Das Spital erfüllte dabei zwei Funktionen: Erstens sollte es die konstante Behandlung von schweren Krankheiten garantieren, zweitens die Isolierung von ansteckenden Geschlechtskranken gewährleisten. Im Konzept des Reglementarismus war das Spital deshalb der zentrale Behandlungsort. Die unterschiedlichen Funktionen des Spitals stellten die Institution anfänglich vor Probleme, da es «unschuldige» (Ehefrauen) und «schuldige» (Prostituierte) Geschlechtskranke unter einem Dach beherbergte. <u>Schon früh wurde deshalb versucht, die «unsittlichen» von den «sittlichen»</u> Frauen zu trennen. Die meisten Spitäler, auch das Kantonsspital, richteten in den Frauenabteilungen für Geschlechtskranke klar abgegrenzte Bereiche für Prostituierte ein. Um 1909 waren im Kantonsspital insgesamt 44 Betten für Geschlechtskranke bestimmt, sechs davon für geschlechtskranke Prostituierte.[55] Reglementaristisch gesinnte Ärzte forderten wiederholt die Zahl der Spitalbetten für Prostituierte zu erhöhen. Diese Forderung war in Zürich nicht neu, wurde jedoch seit 1909/10 mit grösserem Engagement als bisher vertreten. Eine günstige Gelegenheit war durch das Projekt eines neuen städtischen Krankenhauses gegeben. Von Anfang an bestand unter den Projektbeteiligten der Konsens, dass die Bettenzahl für Geschlechtskranke erhöht werden solle. Die Frage war nur, um wieviel. Der Stadtarztassistent Dr. med. Hermann Müller plädierte für eine Vervierfachung. In einem Bericht an den Gesundheitsvorstand der Stadt Zürich von 1909 ging er von «einem sichern Dirnenbestand von 3000–4000» aus.[56] Um mit der medizinischen Behandlung nicht zuwarten zu müssen, schlug er den Behörden vor, bis zur Fertigstellung des projektierten städtischen Krankenhauses die geschlechtskranken Prostituierten in einem Provisorium unterzubringen. Dieses sollte am Stadtrand liegen und zwanzig geschlechtskranke Prostituierte aufnehmen können.[57] Auf diesen Vorschlag Müllers wurde nicht eingegangen, jedoch auf seine Vorstellung der Bettenzahl. Das vom Stadtrat im April 1910 genehmigte Projekt erhöhte die Bettenzahl um dreissig und fügte diesem einen zweistöckigen «Isolierpavillon» zu, der zwanzig geschlechtskranke Prostituierte aufnehmen sollte.[58]

Trotz dieses Beschlusses kam es nicht zum Bau des Isolierpavillons. Dies war weniger auf den schwindenden Willen der Stadt zurückzuführen als auf die Intervention des Kantons, der 1916 ebenfalls einen Neubau plante und eine Konkurrenzsituation zwischen Stadt und Kanton befürchtete.[59] In einer Absprache verpflichtete sich der Kanton gegenüber der Stadt, «künftig eine grössere Anzahl Dirnen in die Klinik [aufzunehmen] und dort so lange [zu behandeln] bis diese ihre Ansteckungsgefährlichkeit verloren haben».[60]

Wie diese Diskussionen zeigen, war die Spitalversorgung der Prostituierten in Zürich für die Behörden eine Selbstverständlichkeit, die gar nicht erst begründet werden musste. Sie wurden als «gemeingefährliche» Kranke behandelt und der zwangsweisen Spitalbehandlung unterzogen, so lange, als sie noch ansteckungsfähig waren. Noch im 20. Jahrhundert also hatte das Spital die Funktion einer Verwahranstalt zu übernehmen.

Die Entwicklungen in Zürich zeigen, dass sich in der Schweiz vor dem Ersten Weltkrieg in der Bekämpfung der Geschlechtskrankheiten ein neues Konzept durchzusetzen beginnt. Dieses ist durch den neuen Fürsorgegedanken gekennzeichnet, der Sozial- und Gesundheitspolitik in einer neuen Art miteinander verband und den Bereich staatlicher Interventionen enorm ausweitete. Der neuentstandene Fürsorgebereich lässt sich, ganz nach dem zeitgenössischen Verständnis, in zwei Bereiche aufteilen, in den der sozialen und den der sanitären Fürsorge. Die sanitäre Fürsorge stellte für die Geschlechtskranken neue Behandlungseinrichtungen zur Verfügung, die vor allem den Unterschichten medizinische Versorgung gewährleisten sollte. Die soziale Fürsorge auf der anderen Seite versuchte, Randständigen die Integration in die Gesellschaft zu ermöglichen und präventiv dort einzugreifen, wo die Entstehung von Krankheit und sozialen Problemen vermutet wurden.

V. Der Krieg und die Geschlechtskrankheiten

1. Massnahmen zur Bekämpfung der Geschlechtskrankheiten in der Armee

Der Krieg hatte auf den Diskurs und die Strategien zur Bekämpfung der Geschlechtskrankheiten einen erheblichen Einfluss. Durch die Mobilisation wurde die Schweizer
Armee erstmals gezwungen, sich mit den Geschlechtskrankheiten auseinanderzusetzen
und notwendige Massnahmen einzuführen. Dadurch gewannen diese Krankheiten an
gesellschaftlicher Relevanz und der Mann als Soldat wurde neu zu einer Zielgruppe für
präventive Massnahmen. Während die Geschlechtskrankheiten des Mannes bisher als
Privatsache galten und im Zivilleben keinerlei Konsequenzen nach sich zogen, wurden
sie im Militär zu einer nationalen Angelegenheit, denn hier diente der Körper des
Mannes – der die Schlagkraft des Heeres mitbestimmte – einem öffentlichen Interesse,
der Verteidigung des Vaterlandes. Allem, was diese Schlagkraft beeinträchtigen konnte,
musste entgegengewirkt werden, so auch den Geschlechtskrankheiten. Den Diskurs
massgeblich beeinflusst und emotionalisiert hat das alte Stereotyp, dass sich die Geschlechtskrankheiten während eines Krieges «von jeher» enorm vermehrt hätten, dass im
Krieg die Sitten verwilderten und die «geschlechtlichen Ausschweifungen», die zur
Verbreitung der Geschlechtskrankheiten beitrugen, zunehmen würden.[1] Auch in der
Schweiz wurde man nicht müde, dies zu betonen.[2]
Krieg, Armee und Geschlechtskrankheiten waren eng konnotierte Begriffe und hatten in
Europa eine lange Tradition. So soll die Syphilis durch einen Krieg nach Europa ein-
geschleppt und die erste grosse Syphilisepidemie Ende des 15. Jahrhunderts durch einen
Krieg ausgelöst worden sein.[3] Im Verlaufe des Krieges erschienen zahlreiche, meist von
namhaften Spezialärzten verfasste Schriften, die speziell auf den Zusammenhang von
Krieg und Geschlechtskrankheiten hinwiesen.[4] Durch Rückgriffe auf historische Begebenheiten wurde versucht zu belegen, dass Kriege die Ausbreitung der Geschlechtskrankheiten beschleunigten. Auch in der Schweiz war diese Vorstellung vorherrschend.
In verschiedenen Schriften tauchten eingangs Hinweise auf vergangene Kriege auf, so

etwa bei Schneider: «Im siebzehnten Jahrhundert entstand eine grosse Syphilisepidemie in Schottland, hervorgerufen durch die Invasion der Truppen Cromwells. Schweden sah zwei grosse Syphilisepidemien, 1762 und 1792 […] In Kurland trat 1800 die Syphilis nach der Landung russischer Truppen endemisch auf. […] Seit dem russisch-türkischen Kriege im Jahre 1828/29 ist die Syphilis in Rumänien endemisch.»[5]

Die Konnotation von Krieg und Geschlechtskrankheiten beschwor das Gespenst einer möglichen Epidemie, einen riesigen Verlust von Soldaten, was die Schlagkraft des Heeres gefährlich vermindern konnte.[6] In diesem Kontext wurden die Geschlechtskrankheiten zu einer nationalen Frage; die Widerstandskraft der Nation stand auf dem Spiel.

Dass die Geschlechtskrankheiten im Heer während des Ersten Weltkrieges so grosse Bedeutung erlangten, hängt auch mit dem propagierten militärischen Männlichkeitsideal zusammen, das den Soldaten mit den Prädikaten gesund, kräftig, wehrhaft und sittlich umschrieb. Männlichkeit im Militär zeichnete sich aus durch Zucht, Selbstdisziplin und gesteigerte Triebkontrolle. Geschlechtskranke Männer waren das Gegenbild dieses Ideals. Sie hatten den sinnlichen Versuchungen nicht widerstehen können, da sie nicht über die notwendige Disziplin verfügten. Eine weitere bedeutende Ursache war die Angst, dass sich die Männer durch ausserehelichen Geschlechtsverkehr infizierten, die Krankheiten in die Familien hineintrugen und sich die Geschlechtskrankheiten somit auch in der Zivilbevölkerung ausbreiten würden. Diese Bilder, Stereotypen und Metaphern beeinflussten die Strategie gegen Geschlechtskrankheiten im Militär wesentlich.

Kaum war der Krieg ausgebrochen, wurde ständig auf solche Bilder verwiesen. In der Schweiz richtete sich Prof. Jadassohn 1915 an die Schweizer Ärzte und wies sie auf die bedrohliche Situation der Schweiz hin. Jadassohn betonte im besonderen die Gefahr, der die Männer nun ausgesetzt seien. Im Krieg, so meinte er, würden «eine ganze Anzahl von hemmenden Momenten, welche in Friedenszeiten vor der Berührung mit der Prostitution oder wenigstens mit ihren schlimmsten Auswüchsen» schützten, verschwinden.[7]

Viele gesunde junge Männer seien «aus ihren gewohnten Verhältnissen und von der Seite ihrer Frauen und Geliebten»[8] herausgerissen, und diese defizitäre emotionale Situation mache sie anfällig. Die meisten Männer waren die Körperdisziplin, die die Kriegssituation erforderte, gar nicht gewohnt. Durch all diese Aspekte gewann der Diskurs über Geschlechtskrankheiten mit dem Ausbruch des Ersten Weltkrieges sowohl für die kriegführenden Staaten als auch für die Schweiz erneut an Brisanz.

Die Schweizer Armee betritt Neuland

Die meisten kriegführenden Länder verfügten zur Bekämpfung von Geschlechtskrankheiten in der Armee über langjährige Erfahrungen, die sie als gesundheitspolitisch relevante Themen aufgegriffen und in nationale Präventionsstrategien eingebettet hatten. In der Schweiz wurde den Geschlechtskrankheiten in der Armee bis zur Mobilmachung praktisch keine Bedeutung beigemessen.[9] Wegen des Milizsystems hatte bis dahin auch kein Anlass bestanden, sich damit zu beschäftigen. Bei der Eintrittsmusterung wurden die geschlechtskranken Männer in der Regel wieder nach Hause geschickt. Diese Praxis konnte jedoch während der Mobilmachung nicht aufrechterhalten werden. Die Aussicht auf einen langen Grenzdienst hatte «neue Verhältnisse geschaffen»,[10] die neue Strategien im Umgang mit Geschlechtskrankheiten innerhalb des Militärs erforderten.

Die Überzeugung, dass die Geschlechtskrankheiten durch den Krieg für die Armee und die Zivilbevölkerung bedrohlich werden konnten, schien sich sehr schnell durchgesetzt zu haben. Für den Facharzt Jadassohn bestand jedenfalls kein Zweifel, «dass eine Mobilisierung in so grossem Stile und für so lange Zeit, wie sie die Schweizer Armee jetzt durchmacht, in bezug auf die leichtere Möglichkeit von Ansteckungen ähnlich wirken kann, wie ein Krieg.»[11] Diese Einschätzung schien auch die Armeeleitung zu teilen. In der nun einsetzenden Diskussion um die notwendigen Präventionskonzepte versuchten nicht nur Venerologen, sondern auch die Sittlichkeitsvereine ihren Einfluss geltend zu machen. Der Verein Weisses Kreuz hatte bereits vor dem Krieg als erste Organisation für die Aufklärung in der Armee plädiert und sie, wo möglich auch geleistet. Sie wird aber auf taube Ohren gestossen sein, da die Forderungen als unnötig und übertrieben erschienen. Weil die Armee über keine Erfahrung verfügte, richtete sich der Blick um so stärker auf die Bordelle. In ihnen sahen die Sittlichkeitsvereine nun auch eine besondere Gefahr für die Männer im Dienst. So befürchteten sie, dass sich diese Einrichtungen während des Krieges wieder etablieren könnten. Die Schweizerische Kommission zur Bekämpfung der Unsittlichkeit wies gleich zu Beginn der Mobilisation auf Missstände «in sittlicher Hinsicht» in den Truppen in Bern, Biel und Freiburg hin.[12] Als ihr Sekretär die Existenz von Bordellen vor Ort nachweisen konnte, wurden diese auf Druck des Militärs geschlossen. Diese Ereignisse nutzten schweizerische gemeinnützige Kreise zu einer Versammlung, an der Delegierte verschiedenster Vereine mit einer Abordnung des eidgenössischen Armeestabes zusammentrafen. Die Versammlung fand am 26. November 1914 in Zürich statt und debattierte über den «sittlichen Zustand» im Heer, der aus der Sicht gemeinnütziger Kreise als schlecht eingeschätzt wurde. Die Ursache sahen die Delegierten in einem «moralischen Defekt» des Mannes, aber auch darin, dass die Männer über die Gefahren des ausserehelichen Geschlechtsverkehrs zu wenig aufgeklärt seien und die Folgen nicht kennen würden. Durch eine ausgedehnte Aufklärungstätigkeit versprachen sie sich eine Verbesserung dieser Zustände. Sie forderten die Armeeleitung auf, insbesondere die Sanitätsoffiziere zu «freien Besprechungen» anzuhalten, die auf die Tatsache hinweisen sollten, «dass eine Enthaltsamkeit von ausserehelichem Geschlechtsverkehr nicht gesundheitsschädlich, dagegen der Verkehr mit Dirnen in verschiedener Hinsicht sehr gefährlich sei».[13] Auch die Feldprediger sollten in der Predigt wie in speziellen Vorträgen auf diese Grundsätze hinweisen. Der Verein empfahl ferner, «gemeine Schriften und Bilder» zu verbieten und deren Verbreitung zu bestrafen. Gegen die Übertretung der Polizeistunde, nächtliche Ruhestörungen und Betrunkenheit sollte ebenso vorgegangen werden wie gegen ungebührliches Betragen und «Zotenreissen». «Strenge Manneszucht» sei schliesslich «vornehmstes Kennzeichen einer tüchtigen Truppe».[14] Vorbildcharakter hatten die alkoholfreien Soldatenstuben des Verbandes Soldatenwohl, die an einzelnen Orten bereits bestanden.[15]

Das Konzept, das die Sittlichkeitsvereine und die ihnen nahestehenden Kreise nun auch für die Armee propagierten, ist bekannt: Enthaltsamkeit und Sittenreinheit auch für den Soldaten. Wie weit diese Forderungen aufgenommen wurden, bleibt offen. Zumindest nahm die Heeresverwaltung die vom Weissen Kreuz verfassten Broschüren «Soldatenehre» und «Ein Freundeswort an die vaterländischen Wehrmänner» entgegen und verteilte sie in grösseren Auflagen an die Wehrmänner.

Die Armeeleitung fällte schon vor dieser Zusammenkunft Entscheide, die eine Reihe in die Persönlichkeitsrechte eingreifende Massnahmen enthielten. Am 16. September 1914 richtete der Armeearzt Oberst Hauser einen Erlass an die Sanitätsoffiziere zur «sexuellen Hygiene».[16] Die Truppenärzte wurden darin aufgefordert, die Soldaten auf die Gefahren des ausserehelichen Geschlechtsverkehrs aufmerksam zu machen mit dem Ziel, Anstekkungen zu vermeiden. Hauser konkretisierte die Gefahr: Fünfzig Prozent der Prostituierten seien gonorrhöekrank und mindestens zwanzig Prozent syphilitisch.[17] Er verlangte von den Sanitätsoffizieren weiter, über die Zahlen der Geschlechtskranken informiert zu werden. Sollte in einer Einheit eine auffällige Zunahme festgestellt werden, so sei eine Visite anzuordnen, um alle Infizierten festzustellen. Für die Behandlung wies er die Truppenärzte an, geschlechtskranke Soldaten entweder in spezielle Krankenzimmer unterzubringen oder sie in ein Militär- oder Zivilspital einzuliefern. Als weitere Massnahme führte Hauser die «Desinfektion» ein, eine präventive Massregel, die bis Kriegsende umstritten blieb. Die neuartige Methode, auch als «Prophylaxe» oder «frühe Behandlung» bekannt, war ausschliesslich für Männer entwickelt worden. Sie ging von der Vorstellung aus, dass eine chemische Waschung innerhalb von drei bis sechs Stunden nach vollzogenem Geschlechtsverkehr die Erreger abtötete und damit eine Infektion verhindert werden könne. Hauser ordnete die Desinfektion für alle an, die im Dienst geschlechtlich verkehrten. Die Männer mussten sich, unter Androhung von Strafe, innerhalb von drei Stunden im Krankenzimmer melden. Ein letzter, ebenso zentraler Punkt forderte alle geschlechtskranken Männer auf, die «Ansteckungsquelle» anzugeben. Der Schwerpunkt des Präventionskonzeptes lag also nicht in der Aufkärung, sondern in einer systematischen Früherkennung und Frühbehandlung der Geschlechtskrankheiten.

Neun Monate später, am 16. Juni 1915, richtete Hauser weitere Anordnungen an die Sanitätsoffiziere, die er mit einer auffallenden Zunahme venerischer Erkrankungen begründete. Eindringlich forderte er sie auf, die bisherigen Anordnungen zu befolgen und «sowohl vom moralischen als auch vom medizinischen Standpunkt» aus Aufklärung zu leisten.[18] Unzufrieden war Hauser mit der Benützung der Desinfektion. «Wem falsche Scham diese Meldung im Krankenzimmer verbietet, der soll sich sofort persönlich beim Arzt in dessen Quartier melden.»[19] Um die Benützung zu verbessern, lockerte Hauser die bisher repressive Praxis und forderte die Ärzte auf, diskreter vorzugehen. Nach der neuen Weisung musste nicht mehr jeder bestraft werden, sondern nur noch diejenigen, die zu spät Meldung erstatteten, das heisst erst nach Eintritt der ersten Krankheitserscheinungen oder bei Komplikationen. In diesen Fällen hatte die Bestrafung nach der Heilung zu

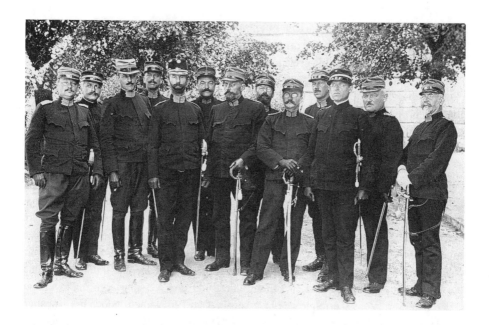

Abb. 34: Diese Sanitätsoffiziere und Feldprediger waren mit der Aufgabe betraut, die Solda-
ten über die Gefahren des ausserehelichen Geschlechtsverkehrs aufzuklären. (Zentralbibliothek
Solothurn, 1915)

erfolgen.[20] Mit diesen neuen Bestimmungen wurde den gefährdeten Soldaten zwar Hilfe
angeboten, aber unter erniedrigenden Umständen. Die Desinfektion hätte zudem nicht
zwingend von einem Arzt ausgeführt werden müssen, sondern, wie es in der französischen Armee praktiziert wurde, von den Männern selber. Diese vom Armeearzt geforderten strengen Massnahmen stiessen nicht nur auf Wohlwollen und Verständnis. Schnyder
meint rückblickend, dass «nur der Zwang der Kriegsverhältnisse» so rigorose Massnahmen
zugelassen hätten.[21] Eine erste Zwischenbilanz der Bekämpfung der Geschlechtskrankheiten in der Armee fiel entsprechend negativ aus. Die Desinfektion, die besonders
grosser Kritik ausgesetzt war, hatte im Unterschied zur amerikanischen und englischen
Marine in der Schweiz keinen Erfolg.[22] Über diese Methode wird viel gelacht und ge-
spottet worden sein. Es muss davon ausgegangen werden, dass jeder potentiell Geschlechtskranke der Behandlung auszuweichen versuchte. Nach Schnyder lag das Miss-
lingen darin, dass sie der schweizerischen Mentalität nicht entsprach und die Truppenärzte die Gefahren der Geschlechtskrankheiten zu wenig ernst nahmen. Eine weitere
Erklärung für den Misserfolg lieferte Prof. Dr. William Silberschmidt. Nach ihm waren
die Anordnungen von den Offizieren und Sanitätsoffizieren nicht unterstützt worden,
ebenso hätten sich Spezialärzte dagegen gestellt.[23]
Dass auch die Aufklärung versagte, sehen wir grösstenteils darin, dass die Ärzte mit der
sexuellen Aufklärung überfordert waren. Da die meisten Schwierigkeiten gehabt haben

219

dürften, über Sexualität zu sprechen, musste die Aufklärung scheitern. Eine Ausbildung, die die Ärzte auf ihre Arbeit vorbereitet hätte, fehlte. Auch fehlten Unterlagen und Schriften, die eine Aufklärung erleichtert hätten.

Die Einführung von Meldepflicht und Behandlungszwang

Die im ersten Kriegsjahr gesammelten Erfahrungen liessen erste Schlussfolgerungen zu. Hauser kam zu dem nicht gerade ermutigenden Ergebnis, dass die «bis dahin zu diesem Zwecke angeordneten Massnahmen» nicht «den gewünschten vollen Erfolg gehabt» hätten und dass keine «fühlbare prozentuale Abnahme der Geschlechtskrankheiten in der Armee» festzustellen sei.[24] Diese Einschätzung liess ihn eine härtere Gangart einschlagen. Am 6. November 1915 und am 23. März 1916 folgten Weisungen mit umfassenderen Massnahmen, die bis zur Demobilisierung in Kraft blieben. Zentrale Neuerungen betrafen die Meldepflicht, die medizinische Behandlung und die Meldung der «Infektionsquelle». Die Meldepflicht wurde mit der Weisung vom 6. November 1915 eingeführt. Vorerst erfolgte sie ohne Angaben der Personalien, jedoch mit Angaben der Truppeneinheit und der Infektionsquelle. Durch diese Bestimmung wurden die Geschlechtskrankheiten innerhalb der Armee den anderen Infektionskrankheiten, wie zum Beispiel Typhus, Scharlach usw. gleichgestellt. Wenige Monate später wurde diese Bestimmung nochmals verschärft. Die Weisung vom 23. März 1916 verlangte die schriftliche Meldung aller Geschlechtskranken an den Armeearzt Hauser und den dienstleitenden Sanitätsoffizier. Diese Meldung enthielt eine Reihe von Daten: die genauen Personalien des Kranken, Ort und Zeit der Infektion, wobei zwischen «dienstlicher» und «ausserdienstlicher» Infektion unterschieden werden sollte, die Infektionsquelle und was dagegen unternommen worden war. Diese Meldepflicht änderte der General im April 1918 in formaler Hinsicht, indem nun der erkrankte Soldat das Krankenprotokoll mit unterzeichnen musste.[25]

Die Meldepflicht war eine einschneidende Massnahme und zu diesem Zeitpunkt nur im Militär durchsetzbar. Sie hatte, obwohl sie bereits vor dem Krieg gefordert worden war, wegen der starken Bedenken vieler Ärzte keine Chancen, in der Zivilbevölkerung durchgesetzt zu werden. Ein häufig vorgebrachtes Argument dagegen war, dass damit die ärztliche Schweigepflicht, Grundlage des Vertrauensverhältnisses zwischen Arzt und Patient, verletzt würde und die Patienten der ärztlichen Praxis aus Angst vor Stigmatisierung fernbleiben würden. Diese Bedenken schienen in der autoritären Struktur des Militärs keine Gültigkeit zu besitzen. Auch nicht berücksichtigt wurde die sich in Spezialistenkreisen langsam durchsetzende Erkenntnis, dass bei Krankheiten mit einer langen Latenzzeit die individuelle Verantwortlichkeit ins Zentrum gerückt werden müsse. Die Meldepflicht in der Armee wurde zu einem Faktum und hatte für die Debatte in der Zivilbevölkerung einen nicht zu unterschätzenden Einfluss.

Eine weitere Neuerung der Weisungen betraf die medizinische Behandlung. Bis anhin wurden je nach Infektionsort andere Behandlungseinrichtungen vorgesehen. Bei einer «ausserdienstlichen» Infektion bestand die Möglichkeit, sich für eine Behandlung von der Untersuchungs-Commission (U.C.) dispensieren zu lassen.[26] Bei einer «dienstlichen» Infektion erfolgte die Einweisung in die militärinterne Etappen-Sanitätsanstalt Solothurn (E.S.A.). Diese Praxis wurde im März 1916 aufgehoben, und künftig wurden alle geschlechtskranken Soldaten in die E.S.A. eingewiesen. Hauser begründete diesen Schritt vor allem mit der Unzuverlässigkeit der Männer, die sich ausserdienstlich behandeln liessen, und einem missbräuchlichen Umgang mit der Dispensation: «Der Umstand, dass die Zahl der Geschlechtskranken in der Armee sich in der letzten Zeit wieder erheblich vermehrt hat, der Umstand ferner, dass verhältnismässig sehr zahlreich Leute geschlechtskrank in den Dienst einrücken und die Beobachtung, dass wegen Geschlechtskrankheiten dispensierte Leute ihre Dispensationszeit nicht dazu benützen, sich rationell behandeln zu lassen, sondern vielmehr ihre Leiden sträflich vernachlässigen, oft in der unverkennbaren Absicht, dadurch auch weiterhin dienstfrei zu werden, hat mich veranlasst zu beantragen, dass inskünftig alle, auch die bei der sanitarischen Eintrittsmusterung geschlechtskrank befundenen Wehrmänner der Spezialabteilung der Etappen-Sanitätsanstalt Solothurn zur Behandlung übergeben werden müssen.»[27]

Die Dispensation von ausserdienstlich Infizierten wurde damit aufgehoben und die medizinische Behandlung zentralisiert. Nach den Ausführungen Schneiders betrug von nun an die durchschnittliche Behandlungszeit in der E.S.A. für Gonorrhöekranke 44 Tage, für Syphiliskranke 37 Tage.[28] An der prophylaktischen Behandlung wurde weiterhin festgehalten, obwohl Hauser eingestand, dass sich diese Methode als «praktisch undurchführbar» erwiesen habe.[29] Verschärft hingegen wurden nun die Massnahmen zur Eruierung und «Unschädlichmachung» der «Infektionsquellen». Hauser verlangte im Dezember 1915, «dass in Zukunft die grösste Sorgfalt darauf verwendet werde, die direkte Infektionsquelle wirklich zu eruieren».[30] Mit unbestimmten und unklaren Angaben werde er sich nicht begnügen. Bei Zuwiderhandlung drohte er mit Strafe. Neu sollten auch Offiziere bestraft werden, die sich bei der Eruierung «Nachlässigkeit oder Gleichgültigkeit zu schulden kommen» liessen.[31] Zur «Unschädlichmachung» der Infektionsquelle gab Hauser einen ganzen Katalog von Anordnungen heraus, die genau bestimmten, wie mit in- und ausländischen Prostituierten zu verfahren sei. Er griff auf ein hinlänglich bekanntes Muster zurück, das die Prostitution mit der Infektionsquelle gleich setzte. Hauser bestimmte, dass Ausländerinnen ohne vorgängige sanitarische Untersuchung zur Abschiebung in den Heimatstaat an die kantonale Polizei übergeben werden sollten. Schweizerinnen dagegen mussten in jedem Fall untersucht werden. Waren sie krank und transportfähig, hatte sie die Heerespolizei dem Heimatkanton zur Behandlung auszuliefern. Waren sie nicht transportfähig, musste die Einlieferung in ein Spital des Wohnortkantons angeordnet werden. Ausdrücklich wünschte Hauser, dass die Spitalbehandlung möglichst lang ausgedehnt werden sollte. Waren die Prostituierten gesund, so verlangte Hauser, sie polizeilich in den Heimatkanton, eventuell in den Heimatort abzuschieben. Nicht abschiebbare Ortsansässige sollten von der Polizei überwacht werden, damit sie, wenn notwendig, wegen gewerbsmässiger Unzucht strafrechtlich belangt

PROTOKOLL
über Ansteckung mit einer Geschlechtskrankheit.

Der im untenstehenden Protokoll genannte Wehrmann bezeugt mit seiner Unterschrift, daß er alle Fragen über seine Ansteckung mit einer Geschlechtskrankheit vollständig wahrheitsgetreu beantwortet hat, und daß er von dem mitunterzeichnenden Sanitäts-Offizier darauf aufmerksam gemacht worden ist, daß unrichtige Angaben, namentlich über Name und Wohnort der ansteckenden Frauensperson, für ihn zivilrechtliche Folgen haben könnten.

Name und Vorname des erkrankten Wehrmannes:

Grad und Einteilung: Jahrgang:

Wohnort: Heimatort:

Krankheit:

Erfolgte die Infektion vordienstlich?   Oder während dem Dienst?

Evakuiert wohin?

Infektionsquelle?

Name und Vorname der Frauensperson:

Beruf: Aussehen:

Wo wohnhaft?   Straße, Hausnummer:

In welchem Ort erfolgte die Ansteckung?   Straße, Haus-Nr.:

Wann erfolgte die Ansteckung?

Erfolgte Bezahlung?   Bewirtung?   Oder Anderes?

Hält der erkrankte Wehrmann die Frauensperson für eine Dirne?

War der Wehrmann schon früher geschlechtskrank?   ev. wann?

Eventuell an welcher Geschlechtskrankheit?

Eventuell wo wurde er behandelt?

Unterschrift des Wehrmannes: Unterschrift des Sanitäts-Offiziers:

den   1918.

Abb. 35: Für jede diagnostizierte Geschlechtskrankheit musste der Sanitätsoffizier dieses Protokoll ausfüllen. (Bundesarchiv)

werden konnten. Hauser schlug zudem vor, alle abgeschobenen Schweizerinnen dem jeweiligen Schutzverein anzuzeigen. Weiter forderte er, dass für alle in- und ausländischen Prostituierten, die von der Heerespolizei aufgegriffen wurden, ein «Signalement», das an alle Stationen weiterzuleiten war, zu erstellen sei.[32]

Hauser vertrat die Meinung, dass der Bund die Behandlungskosten übernehmen sollte, und stellte ein entsprechendes Gesuch an das EMD mit der Begründung,[33] «dass die Übernahme der Behandlungskosten kranker Dirnen auf Bundeskosten eine ganz bedeutende Ersparnis bedeuten würde: jede kranke Dirne kann eine ganze Anzahl Wehrmänner infizieren, wofür mir leider eklatante Beispiele zur Verfügung stehen».[34]

Mit diesen Bestimmungen knüpfte Hauser an längst überholte Konzepte der polizeilichen Prostitutionsbekämpfung an, die einzig auf Repression setzte. Strafe und Ausgrenzung waren die von ihm geforderten und eingesetzten Disziplinarmittel. An diesem Punkt zeigt sich deutlich die Differenz zu den sozialhygienischen Konzepten von Hermann Müller, die vor Kriegsausbruch zur Diskussion standen.

Die repressiven Vorschriften Hausers stiessen in der Praxis an Grenzen. Er wurde mit Frauen konfrontiert, die sich gegen die entehrende Behandlung wehrten und gegen das militärpolizeiliche Vorgehen prozessierten. Hauser, von Wille zur Rede gestellt, verteidigte sich, indem er die Schuld den unteren kantonalen Polizeiorganen zuschob, die sich nicht über den Leumund der denunzierten Frauen erkundigt, sondern diese einfach dem Polizeiarzt zugeführt hätten.[35] Nach Hauser wiesen die Vorfälle nicht auf die Begrenztheit seines Konzepts hin, sondern liessen sich durch bessere Ausführungsbestimmungen beheben.

Um zukünftig Kritik zu vermeiden, erteilte Hauser daraufhin den Sanitätsoffizieren die Weisung, immer nachzufragen, ob die Infektionsquelle tatsächlich eine Prostituierte sei, sonst sei von einer Verfolgung abzusehen, denn «unverheiratete Frauenspersonen», die «gelegentlich geschlechtlich verkehren» und sich infizierten, dürften nicht «als Dirnen angesehen werden».[36] Auch der Heerespolizei teilte er mit, nur solche «Protokolle von Frauenspersonen weiterzuleiten, die von dem erkrankten Wehrmann als Dirne bezeichnet wurden; damit wird, soviel es überhaupt möglich ist, ausgeschlossen sein, dass Frauenspersonen belästigt werden, die dieses Prädikat nicht verdienen».[37] Dem EMD schliesslich schlug er verfeinerte Nachforschungstechniken vor: «Namentlich die Divisionsärzte forschen den Infektionsquellen von sich aus unauffällig nach, und es sind auf diesem Wege im Heeresbereich schon viele Frauenspersonen für die Wehrmänner unschädlich gemacht worden, ohne dass daraus Unzuträglichkeiten entstanden sind.»[38]

Damit glaubte Hauser das Problem gelöst zu haben. Das im Diskurs um Prostitution und Geschlechtskrankheiten jahrzehntelang reproduzierte Stereotyp der Prostitution als Infektionsquelle blendete den Mann als Überträger von ansteckenden Krankheiten aus. Das Konzept sah zumindest nicht vor, Frauen ihrerseits nach den Infektionsquellen zu fragen. Männer hatten somit das Recht, geschützt zu werden, die Frauen ihrerseits nicht. Das Postulat von Jadassohn, «auch die weibliche Bevölkerung des Landes vor den venerischen Ansteckungen durch die Soldaten, so weit es durchführbar ist» zu schützen, ignorierte die Armee.[39]

Trotz den verschärften Massnahmen, die für eine strenge und formalisierte Kontrolle der Geschlechtskrankheiten und eine Zentralisierung der medizinischen Behandlung sorgten, wurde nicht der erwünschte Erfolg erzielt. Keine der Massnahmen griff tatsächlich, die Bekämpfung der Geschlechtskrankheiten blieb bis zum Ende des Krieges ein ungelöstes Problem. Dies liess den Schluss zu, dass das Bewusstsein gegenüber den Gefahren der Geschlechtskrankheiten noch sehr gering und das Problem auf die Armee beschränkt, nicht zu lösen sei, sondern eine Zusammenarbeit zwischen militärischen und zivilen Behörden voraussetze.

Schutzmittel in der Armee

Im Kampf gegen die Geschlechtskrankheiten in der Armee wurde vor allem auf Massnahmen zurückgegriffen, die einen Eingriff in die Persönlichkeit bedeuteten, was sich deutlich bei der Meldepflicht und den Nachforschungen nach der Infektionsquelle zeigte. Warum repressive Mittel sogenannt weicheren Schutzmitteln vorgezogen wurden, ist schwer zu beantworten, weil darüber keine Diskussion geführt wurde. Im Correspondenzblatt für Schweizer Ärzte stellte Jadassohn seine Vorstellungen über Prophylaxe und Behandlung der Geschlechtskrankheiten in der Armee vor, wobei er sich zu Präventionsmitteln, der Sexualabstinenz und der persönlichen Prophylaxe äusserte.[40] Die verlangte Sexualabstinenz bereitete ihm einige Mühe. Diese, von den Sittlichkeitsvereinen als einzig legitimiertes Präventionsmittel gepriesen, wurde zu der Zeit heftig diskutiert. Für Jadassohn war es schwierig, sich aus medizinischer Sichtweise für einen Standpunkt zu entscheiden, «denn wissenschaftliche Beweise für die Schädlichkeit oder Nützlichkeit der Abstinenz lassen sich sehr schwer erbringen».[41] Ärzte sollten jedoch «unbedingt das Recht haben zu sagen, dass schädigende Einflüsse der Abstinenz medizinisch nicht bewiesen und jedenfalls für die überwiegende Mehrzahl der Männer auch nicht wahrscheinlich sind».[42] Gleichzeitig war für ihn klar, dass trotz moralischen und hygienischen Ermahnungen zum Trotz eine aussereheliche Sexualabstinenz nicht durchsetzbar war. Um in jedem Fall weitere Übertragungen zu verhindern, anerkannte er weitere individuelle prophylaktische Mittel, da diese Schutzmittel nun mal bekannt seien und den Leuten nicht vorenthalten werden könnten.[43] Jadassohn empfahl sie ausdrücklich mit dem Vorbehalt, dass gleichzeitig informiert werden müsse, dass diese «ausnahmslos nur einen relativen, nicht aber einen absoluten Schutz» gewährten.[44]

Die Schutzmittel, deren Zahl auf dem Markt inzwischen gestiegen war, wurden sowohl von Laien wie von ärztlicher Seite sehr unterschiedlich bewertet. Der deutsche Spezialarzt Neisser teilte sie in zwei Klassen ein. Zur ersten zählte er die «mechanischen Mittel», die «ein Eindringen des Giftes in den Körper» verhinderten. Dazu gehörte das Präservativ. Zur zweiten Klasse gehörten die «chemischen Mittel», «die etwa eingedrungenes oder deponiertes Gift so schnell vernichten, dass es gar keine Krankheiten erzeugende Wirkungen auslösen kann».[45] Zu diesen Mitteln zählte das «Prophylaxe-Päck-

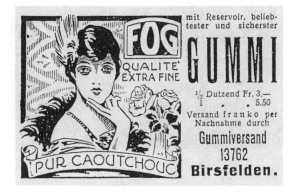

Herren seid vorsichtig!

Des Spezialarztes Dr. Kopps

Taschenapotheke

„**Volkswohl**"

schützt Sie vor Geschlechtskrankheiten, sie enthält die
nötigen Vorbeugungs- u. Hilfsmittel mit Anleitung. — Preis
Fr. 8.25 per Nachnahme diskret
durch : Spezial-Versand
„**Christiana**", Luzern 8,
Untergrund.   2089

mit Reservoir, belieb-
tester und sicherster

FOG
QUALITE
EXTRA FINE

GUMMI

½ Dutzend Fr. 3.—
1 „ „ 5.50
Versand f r a n k o per
Nachnahme durch

Gummiversand
13762
Birsfelden.

PUR CAOUTCHOUC

Abb. 36: Nach dem Krieg waren die Schutzmittel zwar immer noch umstritten, jedoch weniger tabuisiert. Dies widerspiegelt sich in den vielfältigen und direkter gewordenen Inseraten für Schutzmittel. (Nebelspalter Nr. 26, 1920 und Nr. 43, 1921)

chen», bekannt unter den Namen «Talismann» und «Samariter», das er als handlich und gut brauchbar einschätzte. Diese Päckchen enthielten je ein Gonorrhöe-Prophylaktikum, «Alborgin» oder «Protargol», und ein Syphilis-Prophylaktikum, die «Neisser-Siebert'sche Salbe». Jadassohn fand es zumindest bedenkenswert, den Soldaten in der Armee diese Päckchen in der Truppe zum Verkauf anzubieten.[46] Die kostenlose Abgabe der Prophylaktika erachtete er als zu weitgehend. Wichtig war ihm aber, die Soldaten über die individuelle Anwendung dieser Mittel aufzuklären, um sie korrekt, das heisst möglichst unmittelbar nach einer allfälligen Infektion anzuwenden. Statt der individuellen Abgabe von Prophylaxe-Päckchen bestand die Möglichkeit, sie sich von einem Arzt innerhalb von drei Stunden verabreichen zu lassen. Dieser Anwendungsform wurde in der Schweizer Armee der Vorzug gegeben. Der einzige Vorteil in diesem Vorgehen lag nach Jadassohn darin, dass es eine fachgerechte Behandlung garantierte, die Nachteile erachtete er dagegen als gravierend. «Auf der einen Seite steht eben doch die falsche Scham, die Hoffnung, dass eine Ansteckung nicht erfolgt sein werde, […] auf der andern Seite steht die Furcht vor der Strafe.»[47]

Auf mechanische Schutzmittel ging auch Jadassohn nicht ein. Einzig in einem Nebensatz bemerkte er, das Präservativ komme «in wirklich grösserem Massstab bei den Soldaten wohl nicht in Frage».[48] In andern Ländern fiel es Spezialärzten leichter, den Gebrauch von Präservativen zu empfehlen. In Deutschland plädierte Neisser dafür, die «infektionsvermindernden Schutzmittel nicht nur zu dulden, sondern [sie] geradezu systematisch einzuführen».[49] Unter die «infektionsvermindernden Schutzmittel» fasste Neisser auch die Präservative. Für den Realpolitiker – und ein solcher sei der Hygieniker – bleibe nichts anderes, «als sich mit den vorhandenen Tatsachen abzufinden und mit Überwindung aller eigenen ideellen Wünsche und sittlich-religiösen Forderungen die Menschen zu nehmen wie sie sind und handeln».[50] Es sei unverständlich, dass diesen Schutzmitteln

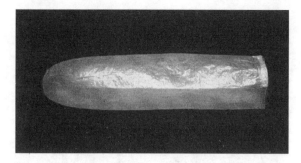

Abb. 37: Neben dem Gummikondom aus Kautschuk war das Fischblasenkondom, auch Coecalcondom genannt, im Verkauf. (Dr. Magnus Hirschfeld, Geschlechtskunde aufgrund dreissigjähriger Forschung und Erfahrung, 4. Band, Stuttgart 1930)

noch nach Jahren soviel Widerstand entgegengebracht werde und die Ärzte die beiden Klassen der prophylaktischen Mittel so unterschiedlich einschätzten. Entscheidend für die Bewertung der Schutzmittel war nicht die Mechanik oder die Chemie, sondern einzig, ob sie vor oder nach dem geschlechtlichen Verkehr zur Anwendung kamen. Dem mechanischen Mittel wurde vor allem Widerstand entgegengesetzt, weil es vor dem Geschlechtsverkehr angewendet wurde und dadurch den ausserehelichen Geschlechtsverkehr nicht vermeiden half, sondern ihn eher förderte, weil er ihn gefahrlos machte.

Es ist zu vermuten, dass sowohl Jadassohn wie auch Hauser die Empfehlung von Präservativen aus diesen Gründen ablehnten. Gegenüber dem Mittel, das wirklich präventiv gegen Geschlechtskrankheiten schützte, schienen grosse moralische Bedenken zu bestehen. Laut Neisser und der entsprechenden Praxis ist anzunehmen, dass die Empfehlung von Präservativen immer noch gegen die landläufige Moral verstiess. Sexualmoral, die Sexualität einzig zum Zweck der Kinderzeugung vorsieht, konnotiert Präservative mit etwas Verbotenem, und missversteht ihre Empfehlung mit einer Aufmunterung zu ausserehelichem Geschlechtsverkehr.

Die Ausführungen zeigen, dass Präventionskonzepte, die dem Individuum die Kontrolle über die Schutzmittel überliessen, in der Armee keine Chance hatten, sondern repressiven Methoden den Vorzug gegeben wurde. Tatsache war, dass die Armeeleitung den Präservativgebrauch ignorieren konnte. Denn ausser dem Nebensatz von Jadassohn wurde darüber keine Zeile mehr geschrieben. Sie scheinen in der schweizerischen Armee oder in der Armeeleitung zur Zeit des Ersten Weltkrieges ein Tabu gewesen zu sein. Sicher ist, dass sowohl Präservative wie individuell angewandte Prophylaxepäckchen nicht der Abschreckung und der disziplinarischen Kontrolle dienten. Die Armee leitete zwar Massnahmen gegen die Geschlechtskrankheiten ein, ohne sich jedoch vom Strafgedanken lösen zu können, womit sich zumindest teilweise das Versagen der prophylaktischen Methode in der Armee erklären lässt. Das Präventionskonzept des Militärs zielte auf die Einhaltung einer rigiden Sexualnorm, Empfehlungen zu Schutzmitteln wären dem zuwidergelaufen. Dies macht auch deutlich, dass ein Konzept, das auf die individuelle Verantwortlichkeit baute, im autoritären Rahmen des Militärs keine Chancen hatte.

Die Etappensanitätsanstalt Solothurn

Während des Kriegs diente das Militärspital, die Etappensanitätsanstalt in Solothurn (E.S.A.), der stationären Behandlung der Soldaten. Es war ein improvisiertes, in verschiedenen öffentlichen Gebäuden untergebrachtes Spital und wurde bereits am 2. August 1914 mit verschiedenen medizinischen Abteilungen eröffnet.[51] Innerhalb der E.S.A. befanden sich auch die beiden Abteilungen zur Behandlung der Gonorrhöe und der Syphilis. Die Gonorrhöekranken waren in einem grossen Turnsaal und teilweise in einem Gebäude der Kantonsschule untergebracht, die Syphiliskranken in einem Sekundarschulhaus. Jede Abteilung hatte zusätzlich eine Soldatenstube.[52]

Die ersten Einweisungen von geschlechtskranken Soldaten in die E.S.A. erfolgten zehn Tage nach der Eröffnung, am 12. August 1914.[53] Diese beiden Abteilungen wurden als eine besondere Leistung der Armee zur Bekämpfung der Geschlechtskrankheiten betrachtet, mit dem Ziel, den Mann möglichst bald wieder diensttauglich zu machen und durch eine rasche Ausheilung eine Weiterverbreitung der Krankheit in der Zivilbevölkerung zu verhindern.[54]

Die E.S.A. Solothurn wurde zeit ihres Bestehens viel kritisiert: zum einen von armeeinterner Seite – zwischen Armeearzt Hauser und General Wille bestanden während der ganzen Dauer des Krieges Meinungsverschiedenheiten –, zum andern von ziviler, mehrheitlich linker Seite.[55]

Wille, dem es primär um die Wehrhaftigkeit der Soldaten ging, beanstandete die hohe Krankheitsrate der mobilisierten Männer; die Soldaten seien viel zu grosszügig in die Sanitätsanstalt eingewiesen worden und unter den Kranken befänden sich viele Simulanten. Im Brief vom 31. Oktober 1916 an den Generalstabchef beklagte sich Wille über den schlechten Gesundheitszustand der Soldaten und forderte dazu auf, dass Hauser «Remedur» schaffe: «Wir haben 7,5 Prozent des Bestandes in ärztlicher Behandlung und derjenige, der mit dieser Armee in den Krieg ziehen soll, muss sich als *ehrlicher* Mann, der weder sich selbst noch andern etwas vorschwindelt, sagen, dass er mit dieser Armee von physischen Schwächlingen keinem Feinde entgegentreten könnte.»[56]

Wille ging davon aus, dass die mobilisierten Männer zu den gesündesten gehörten, da die schwächlichen beim Einziehen bereits ausgeschieden worden seien. Da die Soldaten gut ernährt und durch keine Kriegsführung strapaziert würden, müsste die Krankenziffer im Heer minimal sein. Wille anerkannte zwar Hausers Leistungen für die Volksgesundheit, es entspreche jedoch nicht dem Zweck der Armee, «zur Hebung der Volksgesundheit und der Gesundheit der Armee»[57] beizutragen. Zur Verteidigung des Vaterlandes, dem eigentlichen Zweck der Armee, brauche es «willensstarke, zähe Männer, durchdrungen von Disziplin und von jenem freudigen Opfermut, der bei zu disziplinierten Soldaten erzogenen willenstarken Männern selbstverständlich ist».[58] Willes Hauptkritik an Hausers Gesundheitspolitik war, dass die E.S.A. die Disziplin unterlaufe. Kritik übte er auch an Hausers Konzept zur Bekämpfung und Behandlung der Geschlechtskrankheiten. In einem Brief vom 20. April 1917 an General Wille verteidigte sich Hauser gegen die Vorwürfe und wies darauf hin, dass die konstatierte Disziplinlosigkeit auf die «ungenügende innere militärische Erziehung» der Soldaten zurückzuführen sei. Zu stark habe man sich von Äusserlichkeiten, zum Beispiel strammes Grüssen, blenden lassen und dabei die «innere Erziehung (Zucht)» vernachlässigt.[59]

Am 21. Mai 1917 kritisierte auch Hauptmann Kaufmann in einem Bericht an den Unterstabschef die von Hauser geleitete E.S.A.: «Überall aber fällt der faulenzende, verwahrloste Wehrmann auf. Nirgends militärische Haltung, erschreckend der Mangel an jeglichem Ehr- und Selbstgefühl.» Die Disziplinlosigkeit der Soldaten nach der Entlassung aus Solothurn schätzte er als derart gross ein, dass danach die «Soldaten nicht nur keinen Wert mehr» hätten, sondern sie sogar «mit ihren Ideen in ihrer Truppe eine Gefahr» bedeuteten.[60] Für die «vollständige Undisziplin» in der E.S.A machte er die Abteilungen der Geschlechtskranken verantwortlich. Die moralische Zuschreibung, die bisher vor allem bei weiblichen Geschlechtskranken Tradition gehabt hatte, übertrug sich nun auf den geschlechtskranken Soldaten. Kaufmann verurteilte sie als «moralisch minderwertige Leute, von denen gar mancher im Civil ein düsteres Gewerbe» treibe.[61] Besonders stossend fand Kaufmann, dass die Kranken die Wache nicht ernst nahmen: sie werde belacht, beschimpft und angespuckt. Die Geschlechtskranken könnten auf einfache Weise entkommen, was nicht ungefährlich sei, da die Ansteckungsmöglichkeit gross sei und «solche Ausbrecher auch sonst nicht sehr angenehm zu verkehren pflegen».[62] Kaufmann betonte vor allem den zersetzenden Einfluss, den die Geschlechtskranken ausübten, und machte sie zu den Sündenböcken der E.S.A. Seiner Meinung nach waren diese Abteilungen zu wenig von den andern getrennt.[63] Der Unterstabschef, an den der Bericht ging, unterstützte Kaufmanns Ausführungen und forderte ein «spezielles kräftiges Disciplinarmittel».[64] Geschlechtskranke waren in seiner Sicht «Drückeberger», und er unterschob ihnen sogar, dass sie «ihr Leiden vor Dienstbeginn absichtlich und künstlich aggravieren, bzw. frisch provozieren»[65] liessen, um sich dem militärischen Leben zu entziehen, sie seien «zu Allem aufgelegte Leute», «notorisch schlecht und ganz durchtriebene Elemente» und «moralisch nicht fassbar».[66] Er teilte mit Kaufmann die Befürchtung, dass diese Abteilungen einen so schlechten Einfluss auf die andern ausübten, dass auch «bessere Elemente» dort «moralisch ruiniert» würden.[67] Von diesem Standpunkt wäre es das beste gewesen, die Abteilungen zu verlegen, um allenfalls schärfere Disziplin ausüben zu können.[68] Diese Massnahme lehnte der Unterstabschef dennoch ab, «weil dann die Versetzung eines Wehrmannes an solchen Ort sofort auf die Art der Erkrankung schliessen lässt. Damit wird dem Erkrankten ein Makel angehängt, der in vielen Fällen seine bürgerliche Stellung gefährdet und zur Entlassung aus Anstellungen führt. (E. B., Postverwaltung, viele Banken usw.) Auch greift solche Versetzung anderweitig tief in bürgerliche Verhältnisse ein (Ehe, Brautschaften usw.).»[69] Die Ausführungen des Unterstabschefs zeigen die grosse Widersprüchlichkeit der Argumentation. Auf der einen Seite wurden die Geschlechtskranken als moralisch minderwertig eingestuft, auf der andern sollten diese Kranken als durchschnittliche Bürger gelten.

Die öffentliche Kritik, hauptsächlich durch die Presse ausgeübt, setzte Anfang 1917 ein und schien nicht mehr abebben zu wollen.[70] Hauser wies die Anklagen jedoch lakonisch von sich, indem er meinte, es sei «nachgerade Mode geworden», über die E.S.A. zu

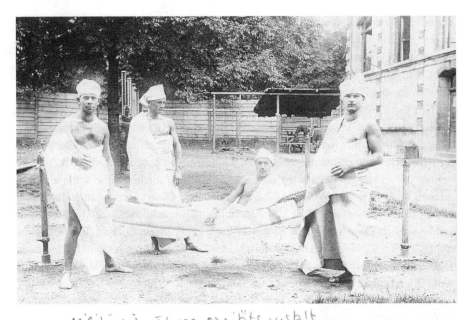

Militärs in Etappensanitätsanstalt

Abb. 38: Der Kommentar des Fotografen: «Venerisch Kranke beim Sonnenbad, Turnplatz Baseltor 1915. Wir sehen die Lattenwand, mit welcher der ganze Turnplatz arrondiert wurde und hermetisch gegen Blicke von der Aussenwelt abgeriegelt wurde.» (Zentralbibliothek Solothurn)

klagen. Die vor allem von der Linken eingebrachte Kritik, betraf die unhaltbaren Zustände der E.S.A. Die Berner Tagwacht schrieb im April 1917: «Seit Beginn der Mobilisation befindet sich im Keller des Konzertsaales Solothurn ein Sanitätslokal (Krankenstube), das für etwa zehn bis fünfzehn Kranke eingerichtet war. In der letzten Zeit werden in dem dunkeln Kellerlokal regelmässig 60 bis 85 Patienten untergebracht.»[71] Kritisiert wurde nicht nur die Überbelegung, sondern auch die unhygienischen Zustände: ein Zementboden, der drei Jahre keinen Wasserstrahl gesehen habe, zu wenig Badewannen, ungenügende Heizung, keine funktionierende Ventilation; kurzum eine «elende Schweinerei».[72] Empörend fand die Tagwacht, dass bei «technischen Neuerungen», Maschinengewehren, feldgrauen Uniformen, Stahlhelmen und Flugzeugen nicht gespart wurde, hingegen bei den minimalen Einrichtungen zur Behandlung des kranken Wehrmanns.[73] Die Berner Tagwacht warf am 4. 4. 1917 der Armeeleitung vor, den Gonorrhöekranken keine geeigneten Aufenthaltsräume zur Verfügung zu stellen, was zu unhygienischen Zuständen führe. Da die Behandlung keine Bettruhe erforderte, aber kein Aufenthaltsraum vorhanden war, «spazieren, rauchen, spielen und essen [die Patienten] im gleichen Raum».[74] Zwei Monate später wies die Berner Tagwacht erneut auf Missstände hin. Diesmal ging es um die Syphiliskranken, die öffentlich zur Schau gestellt würden: «Bis vor wenigen Wochen war unmittelbar vor dem Schulhause eine Art Hühnerhof aufgestellt. Ein Stück

Terrain ist abgepfählt, die Pfähle mit Drahtgeflecht miteinander verbunden. Dieses im Freien, hart an einer lebhaften Verkehrsstrasse umzäunte Feld dient den Kranken als Spazierraum. Während sie spazierten, den ganzen Nachmittag sich in dem Hühnerhof aufhielten, standen draussen die Gaffer und betrachteten das Defilée der unglücklichen Kranken wie der Zirkusbesucher die Tiere im Käfig.»[75]

Die Kritik der Medien war anders gelagert als die armeeinterne. Man nahm fassungslos zur Kenntnis, dass kranke Wehrmänner während des langen Dienstes nicht besser behandelt wurden. Ihre Kritik ist auch Ausdruck der sich verhärtenden Fronten zwischen der Arbeiterbewegung und den bürgerlichen Kräften. Die Zustände in der E.S.A. boten Anlass, die Armee attackieren zu können. Um der öffentlichen Schelte ein Ende zu bereiten, erteilte General Wille am 27. September 1917 Oberst Merkli den Auftrag, eine militärische Untersuchung über die Anschuldigungen durchzuführen. In die Untersuchungskommission wurden A. Hoffman-Paravicini aus Basel, Prof. F. E. Quervain aus Basel und Dr. E. Tschudi aus Zürich berufen. Diese Kommission besuchte am 6. November 1917 die Anstalten. Am 2. Februar 1918 unterbreiteten die Ärzte General Wille ihren Bericht.[76] Er hielt fest, dass sich die Beschwerden über Organisation und Betrieb zu einem grossen Teil als richtig erwiesen; die Infrastruktur sei ungenügend, es fehle an Unterkunftsräumen, Bettenmaterial, Spitalkleidung, Uringefässen, Toiletten und Waschgelegenheiten. Die Raumverhältnisse in der Gonorrhöeabteilung seien besonders prekär.[77] Die Untersuchungskommission entlastete Oberst Hauser auch: die Klagen über Solothurn fielen zusammen mit der epidemisch auftretenden Grippe im Frühjahr 1917, die die Krankenzahl in Solothurn von 420 im Januar 1917 auf 1087 Personen im Februar ansteigen liess. Andere Vorwürfe medizinischer Art wurden von der Kommission grösstenteils als unhaltbar zurückgewiesen.[78] Hervorgehoben wurde einzig der häufige Wechsel der diensttuenden Ärzte und des ihnen unterstellten Personals, was eine Kontinuität verunmöglichte und eine «Einheitlichkeit der Grundsätze in der Leitung und im Betriebe verhinderte».[79] Um diesen Nachteil zu beheben, schlug die Kommission für die Reorganisation vor, eine Oberleitung einzuführen.[80]

Die Aufklärungsliteratur in der Armee

Ein geschlechtskranker Soldat ist ein Widerspruch, weil die venerischen Krankheiten mit Disziplinlosigkeit, Willenlosigkeit und Schwäche konnotiert sind, mit Eigenschaften also, die denjenigen eines guten Soldaten entgegengesetzt sind.

Eine mit Geschlechtskrankheiten durchseuchte Armee ist weniger schlagkräftig; sie kämpft nicht mit Soldaten, sondern mit Schwächlingen. Eine schlagkräftige Armee, so die Vorstellung, braucht triebkontrollierte Männer.

Von einem solchen militärischen Männerbild spricht sowohl die militärinterne Kritik wie auch die vom Weissen Kreuz an alle Soldaten verteilte Broschüre «Soldatenehre». In dieser Broschüre wurde deutlich gesagt, was den Soldaten ausmachte. Das war weniger «der kühne Mut», «die unermüdliche Kraft», «die Kunst des sichern Schiessens» – alles zwar ehrenhafte Eigenschaften – als höchste Kriegertugend jedoch galt die «Manneszucht».[81] Damit war nicht externer Drill gemeint, sondern die Zucht, die den Mann «sich selbst gehorsam macht und die vor allem auch mit starker Faust die Begierden zügelt, die wie wilde Rosse einher stürmen. Die Zucht also, die auch der Unzucht Herr wird».[82] Unzucht wurde zum grössten Feind des Soldaten, eines jeden Mannes emporstilisiert. Sie war es, die den Körper physisch schwächte, die Männer zögernd machte, ihnen Ehre, Selbstachtung und Selbstvertrauen raubte, und deshalb galt es, zuerst das eigene Fleisch zu bekämpfen, denn ohne diesen Sieg gab es keinen zweiten, den Sieg über den äusseren fremden Feind. Siegen konnte nur, wer keusch lebte. Männer mussten «der eigenen bösen Lust den Krieg erklären. Den Krieg bis aufs Messer».[83] Selbstachtung war nur über die Verleugnung aller sinnlicher Bedürfnisse möglich.[84] So zumindest formulierte es der Ehrenkodex der Männer des Weissen Kreuzes.

Die bürgerliche Sexualmoral wurde in der Armee mit einer Kriegsmetaphorik vermischt und potenziert. Hier überstieg der Ehrenkodex die individuelle Ehre und gipfelte in jener der Nation, die die Männer verteidigten. Dieses hohe Ziel galt es erzieherisch zu nutzen: «Auf denn, Kameraden, zum Kampf gegen das Gemeine in euch und um euch. Die Armee werde eine Schule sittlicher Kraft. Sie werde zum Stahlbad für das ganze Volk, wodurch es an Leib und Seele gesunde und sich immer kraftvoller entwickle. Alsdann wird der Soldatenstand tatsächlich der ehren- und bedeutungsvollste des Landes sein.»[85] Die Beherrschung des Geschlechtstriebes bedeutete eine hohe moralische Kulturkraft. Jeder Mann, der den Geschlechtstrieb in Schranken halten konnte, leistete einen Dienst am Vaterland.[86] Wenn ein Volk dies geschafft hatte, erreichte es eine höhere Kulturstufe, und das machte es unbesiegbar.

2. Die Geschlechtskrankheiten als Volkskrankheit

Der Erste Weltkrieg, der die Schweizer Armee zu Massnahmen gegen Geschlechtskrankheiten gezwungen hatte, führte auch in der Zivilbevölkerung zu einer intensiveren Beschäftigung mit diesen Krankheiten. Er löste eine Dynamik aus, die dem Diskurs eine neue Stossrichtung gab. Die Anzeigepflicht, durch die Erlasse Hausers eingeführt, war kein Tabu mehr, auch wenn nicht gleich an eine Durchsetzung in der Zivilbevölkerung gedacht wurde. Der Weg in diese Richtung war jedoch vorgezeichnet. Dafür machte sich eine neue Generation von Ärzten stark, die ihre Strategien jenseits des alten Streites Reglementarismus gegen Antireglementarismus weiterdachten. Diese Stossrichtung fand ihren Niederschlag in der neu gegründeten Gesellschaft zur Bekämpfung der Geschlechtskrankheiten, die für den Diskurs an Bedeutung gewann, während der Einfluss der Sittlichkeitsvereine zunehmend schwand. Während des Krieges veränderten sich auffallend die Sprache und die Metaphorik. Die Begriffe Krieg und Nation wurden mit Sexualität und Krankheit zu einem bedrohlichen Bild verwoben.

Vom Kampf gegen die Prostitution zum Kampf gegen die Promiskuität

«Die sexuelle Kriegsgefahr» lautet der Titel eines Artikels von Pfarrer Paul Pflüger, Nationalrat und langjähriges Mitglied des Sittlichkeitsvereins, der auf die besondere Gefahr der Geschlechtskrankheiten im Krieg hinwies. Pflügers Artikel weist eine Kriegsmetaphorik auf, die die Problematik um einiges dramatisierte. Die Verknüpfung von Sexualität und Krieg machte die Sexualität zu einer äusserst bedrohlichen Erscheinung. Die Metapher der sexuellen Kriegsgefahr artikulierte verschiedene Ängste; zum einen vor (sexuellem) Chaos. Diese beruht auf der Vorstellung, dass der Krieg die gesellschaftliche Moral untergrabe und den Zerfall der Sitten vorantreibe. Dadurch komme es zu häufigerem ausserehelichem Geschlechtsverkehr und so deutet Pflüger auch die Zunahme der «sexuellen Erkrankungen bei Soldaten, bei Gelegenheitsdirnen, und bei Nichtdirnen».[1] Bemerkenswert an Pflügers «sexueller Kriegsgefahr» ist, dass er nicht jeden ausserehelichen Geschlechtsverkehr von Frauen der Prostitution gleichsetzt. Damit zerfällt sowohl das Feindbild der Prostituierten als auch das ihr gegenüberstehende Bild der reinen Frau. Diese Veränderung, die mit den Kriegsereignissen unheilvoll verknüpft wurde, schien so stark zu verunsichern, dass sie mit der starken Metapher des sexuellen Krieges gefasst werden musste. Der sexuelle Krieg war auch ein Geschlechterkrieg respektive eine Kampfansage an die Frauen, die sich der traditionellen sexuellen Norm widersetzten. Dabei meinte Pflüger nicht nur jugendliche, sondern auch verheiratete Frauen. Wie sonst könnte er hervorheben, dass sich das Waisenamt mit vielen Fällen beschäftigen musste, «in denen Kriegerfrauen dem Manne untreu wurden und dabei die Kindererziehung vernachlässigten».[2] Dieser aussereheliche Geschlechtsverkehr der Verheirateten war besonders verachtenswert, weil die Frau sich mit einem Mann amüsierte, während ihr Ehemann an der Grenze das Vaterland verteidigte. Ebenso unerfreulich fand Pflüger die «Aufdringlichkeit, ja Willfährigkeit vieler Schweizerfrauen gegenüber denen, die zweifarbiges Tuch anhaben».[3] Bedroht war die Familie, der beste Schutz für die Kinder, um «derentwillen ja letzten Endes die ganze Geschlechtlichkeit da ist», und bedroht war auch die Ehe, «der beste Schutz für das Weib, dem sie Heim und Würde sichert und schliesslich auch für den Mann, dessen Leidenschaftlichkeit sie mässigt und dem sie den Frieden des Hauses verschafft».[4] Das Geschlechterverhältnis, das auf der Verknüpfung von Schützen und Geschütztwerden aufbaute, schien bedroht. Wenn die Frau wie der Mann ausserehelich verkehrte, dann drohten die Ehe, die Familie und damit der soziale Frieden zusammenzubrechen. Eine Sexual-Unordnung war auch eine Sozial-Unordnung – diese Wahrnehmung verstärkte der Krieg. Pflüger versuchte sein Bild der reinen Frau zu rechtfertigen, da die Frau beim ausserehelichen Geschlechtsverkehr immer Verliererin sei. Für ihn bedeutete der aussereheliche Verkehr einer Frau den Einstieg in die Prostitution.[5] Beim Mann hingegen war der aussereheliche Geschlechtsverkehr bloss eine «ungesunde Erregung», eine «Unruhe des sexuellen Lebens».[6] Nach Pflüger wurde der Mann durch die sexuelle Zügellosigkeit sittlich weniger verdorben, weil bei ihm die Geschlechtlichkeit nicht im Zentrum stehe.[7] Eine solche Interpretation von männlichem und weiblichem ausserehelichem Geschlechtsverkehr nahm den Mann als soziales, die Frau hingegen primär als geschlechtliches Wesen wahr. Für den Diskurs der Geschlechtskrankheiten hatte diese Betrachtungsweise insofern Auswirkungen, als sich der Kampf auf den ausserehelichen Geschlechtsverkehr, besonders gegen die Frauen, ausdehnte. Nun war es nicht mehr die Prostitution, sondern «die Promiscuität», die als «die einzige Ursache der Verbreitung der Geschlechtskrankheiten»[8] aufgeführt wurde. In diesem Gedankengebäude war die Prostituierte «als typisches Paradigma der bis zum höchsten gesteigerten Promiscuität» eingeschlossen. Der Kampf gegen die Geschlechtskrankheiten wurde zum Kampf gegen die Promiskuität.[9]

Auch während des Krieges spielten die Frauen der Sittlichkeitsvereine die Rolle einer moralischen Instanz, die überall ihren Einfluss geltend zu machen versuchten. Sie gingen gegen alles vor, was sie als «liederlichen Lebenswandel» ansahen, gegen Tanzanlässe, Tingeltangel, Kinematographen und andere Vergnügungen. Deutlicher denn je wurde der «Volksruin» beschworen. Jetzt, wo der «Fortbestand durch die Wehrkraft der Männer auf dem Spiele» stand, wurde die Prostitution «als höchste Gefahr» gebrandmarkt.[10] Der Zürcherische Frauenbund zur Hebung der Sittlichkeit forderte die Politiker auf, «auch gegen den bösen Feind, die Unsittlichkeit im Innern des Landes anzukämpfen».[11] Nicht nur der tapfere Kampf an der Grenze sei gefordert, sondern auch der Kampf gegen den inneren Feind, die Unzucht. Mit Kriegsausbruch konnten die Sittlichkeitsvereine ein lang gefordertes Postulat durchsetzen. Endlich führte der Regierungsrat die Polizeistunde in Zürich ein, die er anfänglich auf 23.00 Uhr, im November 1914 auf 24.00 Uhr festsetzte.[12] Die regierungsrätliche Bestimmung wurde durch die Volksabstimmung vom 19. November 1916 bestätigt und der Wirtshausschluss definitiv auf 24.00 Uhr festgesetzt.[13] Der Frauenverein war zusammen mit der Frauenzentrale aktiv an der Abstimmungskampagne beteiligt.[14]

Einführg der Polizei-Stunde

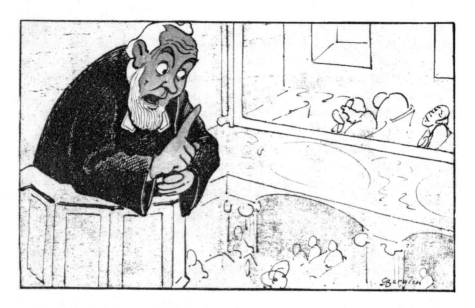

Abb. 39: «Auch der Krieg hat sein Gutes, besonders wenn er so lange dauern sollte, bis man vergessen hat, dass man früher einmal bis nach zwölf Uhr im Wirtshaus sitzen konnte.» (Der Nebelspalter Nr. 49, 1915)

Die Frauen der Sittlichkeitsvereine zogen sich jedoch immer mehr auf die Fürsorgearbeit zurück.[15] Im Jahresbericht von 1918 schreiben sie: «Die Kampfeszeit unseres Frauenbundes, die die erste Arbeitsperiode vor 30 Jahren einleitete und auszeichnete, ist mehr und mehr in die Arbeit der Fürsorgetätigkeit übergegangen.»[16] Die Sittlichkeitsvereine der Männer und der Frauen, die an der moralischen Reform und am Konzept der Bekämpfung der Prostitution festhielten, wurden im Diskurs über Geschlechtskrankheiten immer mehr marginalisiert. Die Hauptrolle übernahmen künftig die Spezialisten.

Die Schweizerische Gesellschaft zur Bekämpfung der Geschlechtskrankheiten

Die Misserfolge in der Bekämpfung der Geschlechtskrankheiten zeigten sich nicht nur in der Armee, sondern auch in der Zivilbevölkerung. Dies führte gegen Ende des Kriegs zu einer vermehrten Zusammenarbeit zwischen Armee- und Zivilbehörden. Am 31. Januar 1918 fand auf Hausers Veranlassung hin eine Konferenz von Sachverständigen über Massnahmen im Kampf gegen die Geschlechtskrankheiten statt. Diese Konferenz sah er als ersten Schritt in eine Richtung, die einen Austausch von Fachleuten ermöglichen und zu neuen Lösungsvorschlägen führen sollte. Die eingeladenen Mitglieder waren der Vorsteher des eidgenössischen Gesundheitsamtes, Fachärzte und Vertreter aus Armee, Polizei und Justiz.[17] Zur Diskussion stand, ob im Interesse der Zivilbevölkerung weiter-

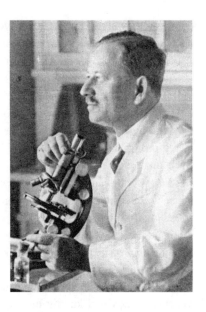

Abb. 40: Prof. Dr. med. Bruno Bloch, von 1917 bis 1933 Direktor der Dermatologischen Universitätsklinik in Zürich. (Medizinhistorisches Institut Zürich)

gehende Massnahmen ins Auge gefasst werden sollten, und wenn ja, welche. Als erstes wurden die Zunahme der Geschlechtskrankheiten und die Dringlichkeit, gegen diese anzukämpfen, bestätigt.[18] Dabei bewegten sich die Teilnehmer statistisch auf wackliger Grundlage. Bloch zitierte unter anderen Maier, der Direktor der psychiatrischen Anstalt Burghölzli, der waghalsige Berechnungen aufstellte. Statistische Ausgangslage waren für ihn die wegen progressiver Paralyse eingewiesenen Fälle, woraus er die frischen Syphilisansteckungen abzuleiten versuchte und eine jährliche Ansteckungsrate von 15 000 errechnete. Prof. Guggisberg aus Bern dramatisierte vor allem die Zunahme der Gonorrhöe, die zu einem bedrohlichen Geburtenrückgang führen könne.

In der Behandlung der Prostitutionsfrage waren sich die Versammelten einig, den Reglementarismus als überholt zu erachteten. Besonders Bloch setzte sich dafür ein, die alte Streitfrage aufzugeben, weil sie der Realität nicht mehr angemessen sei.[19] Alle schienen davon überzeugt zu sein, dass die Gefahr von neuen «Infektionsquellen» ausgingen. Nicht die «kontrollierte eingeschriebene Dirne», sondern «Kellnerinnen, Arbeiterinnen, Berufspersonen und dergleichen, ja selbst [...] verheiratete Frauen in Wirtschaft, Geschäftsräumen, in der Wohnung»[20] stellten die Gefahr dar. Ins Zentrum einer präventiven Strategie trat nun die Anzeigepflicht. Es wurde allgemein vertreten, die Geschlechtskrankheiten wie andere übertragbare Krankheiten zu behandeln. Die meisten Fachärzte waren aber überzeugt, dass die Anzeigepflicht in der Zivilbevölkerung zum jetzigen Zeitpunkt kaum auf Verständnis stossen würde. Bloch trat für eine Anzeigepflicht im Militär ein, wollte damit in der übrigen Bevölkerung aber noch zuwarten. Einziger Gegner der Anzeigepflicht war der Lausanner Spezialarzt Professor Dind, der sich von ihr keine Erfolge versprach, weil sie in «den oberen Schichten» sowieso weniger streng durchgeführt würde. Er ging auch davon aus, dass der Bundesrat diese Massnahmen, die die persönliche Freiheit dermassen einengten, nicht zulassen werde.

An der Versammlung bestand ein Konsens über eine zukünftige zivile Anzeigepflicht. «Später, wenn einmal das Volk aufgeklärt und der Boden vorbereitet wäre, dürfe dann ein eidgenössisches Gesetz auch der Zivilbevölkerung jene zur planmässigen Bekämpfung der Geschlechtskrankheiten erforderlichen Massnahmen bringen.»[21] Bloch schlug vor, eine Gesellschaft zu gründen, die auf nationaler Ebene dieses Ziel verfolge. Dieser Idee stimmten alle Versammelten zu, Dind schlug noch vor, die Frauenvereine bei einer Gründung miteinzubeziehen.[22]

Das Fazit der Sitzung war nicht überwältigend. Gemäss dem Vorsteher des eidgenössischen Gesundheitsamtes, Dr. Carrière, waren keine wesentlichen neuen Vorschläge vorgebracht worden. Dennoch war die Sitzung ein Erfolg. Es wurde ein Konsens innerhalb der Experten erreicht, dass die «Einführung der Anzeigepflicht und der Zwangsbehandlung Geschlechtskranker bei der Zivilbevölkerung sowie der Erlass von Strafbestimmungen gegen die Übertragung venerischer Krankheiten noch verfrüht und aussichtslos» sei.[23] Dieser Konsens garantierte, dass die Fachärzte ihre erstarkende Position weiter ausbauen und künftig die Vorreiterrolle in der Bekämpfung der Geschlechtskrankheiten wieder übernehmen konnten.

Am 24. Februar 1918, kurz nach dieser Sitzung, erfolgte die Gründung der Schweizerischen Gesellschaft zur Bekämpfung der Geschlechtskrankheiten in Bern. Nun bestand auch in der Schweiz eine nationale Gesellschaft, die den Kampf gegen die Geschlechtskrankheiten auf staatlicher Ebene angehen konnte. Dass die Gründung in der Schweiz nicht, wie in anderen europäischen Staaten, bereits vor dem Krieg erfolgte, hängt mit der spezifisch schweizerischen Situation zusammen, in der der moralische Diskurs dominierte und es den biomedizinisch orientierten Ärzten nicht gelang, als einheitliche Kraft dagegen anzutreten. Dies blockierte längere Zeit neue Ansätze und erschwerte die Professionalisierung. Erst der Krieg vermochte die alten Kräfteverhältnisse zu verschieben. Diesen Zusammenhang erkannte auch der Gründer der Gesellschaft: «Erst der Krieg, mit seiner Entfesselung aller Leidenschaften, hat so recht gezeigt, welche unendlichen Gefahren dem Volksganzen von den Geschlechtskrankheiten her drohen, Gefahren, die ebensowohl den Soldaten im Feld, als auch den schutz- und aufsichtslos zu Hause Gebliebenen auflauern.»[24]

Obwohl die Schweiz vom Krieg verschont blieb, war für die Gründer klar, dass auch sie «den gleichen Gefahren ausgesetzt und von den gleichen Übeln heimgesucht» war wie die Nachbarländer.[25] Sie gingen davon aus, dass die Geschlechtskrankheiten zu den «verheerendsten aller Volksseuchen» gehörten, dass sie dem Individuum «langandauerndes Siechtum» brachten und eine grosse Gefahr für Familie und Nachkommenschaft bedeuteten. Die Geschlechtskrankheiten seien auch «Ursache für die Degeneration ganzer Geschlechter und Volksstämme».[26]

Für die Gesellschaft hatten sich vor allem Spezialärzte aus der ganzen Schweiz eingesetzt. Federführend war Dr. Bruno Bloch, Direktor des neuen Instituts für Haut- und Geschlechtskrankheiten der Universität Zürich. Er war durch seine wissenschaftliche

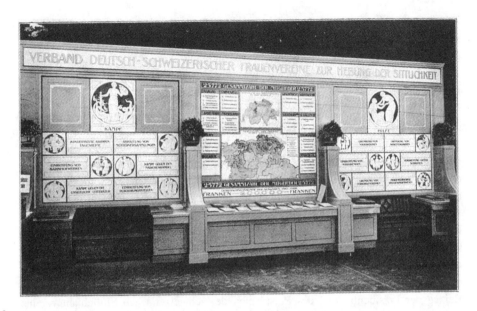

Abb. 41: So präsentierte sich der Verband deutschschweizerischer Frauenvereine zur Hebung der Sittlichkeit an der Landesausstellung. Der Bedeutungsverlust im Diskurs über Geschlechtskrankheiten war nicht Ausdruck einer Schwächung des Verbandes, sondern dafür, dass sich ihr Arbeitsbereich auf die Fürsorge verlagerte. (Jahresbericht des Zürcherischen Frauenbundes zur Hebung der Sittlichkeit, 1914)

Tätigkeit in der Schweiz als Fachmann anerkannt und auch als Berater in der Armee tätig. Im Vorstand waren ausser den medizinischen Spezialisten[27] Leute aus wichtigen Ämtern und der Behörde vertreten, wie etwa Dr. Carrière, Direktor des Schweizerischen Gesundheitsamtes in Bern, Dr. Hauser, Armeearzt, Dr. Pometta, Oberarzt der Schweizerischen Unfallversicherungsanstalt in Luzern, sowie Vertreter der kommunalen- und kantonalen Behörden.[28] Weiter waren im Vorstand Mitglieder der Sittlichkeitsvereine: Eduard Boos-Jegher aus Zürich als Präsident der Schweizerischen Kommission zur Bekämpfung der Unsittlichkeit und Frau Pfarrer Schmuziger als Präsidentin des Verbandes deutschschweizerischer Frauenvereine zur Hebung der Sittlichkeit sowie A. de Meuron, Präsident der Fédération abolitionniste. Wenn auch nicht im Vorstand, jedoch aktiv beteiligt waren auch Stadtrat Pflüger aus Zürich und Dr. August Forel. Die Gründung der Gesellschaft leitete in der Bekämpfung der Geschlechtskrankheiten in der Schweiz eine neue Phase ein, in der die Ärzte, insbesondere die Fachärzte, eine dominante Stellung einnahmen und sich gleichzeitig die Strategien zur Bekämpfung der Geschlechtskrankheiten veränderten. Die Sittlichkeitsvereine spielten nur noch eine marginale Rolle, und die Frauen, als Basis der Sittlichkeitsbewegung zentral, waren im 30 Mitglieder zählenden Vorstand mit drei Vertreterinnen präsent.[29] Diese Entwicklung zeigt, dass die Chancen der Frauen für eine Mitarbeit mit zunehmender Medizinalisierung und entsprechender Professionalisierung der Bekämpfung der Geschlechtskrankheiten schwanden.

Zürich war in der Gesellschaft sowohl bei der Gründung wie bei den ersten Aktionen sehr gut vertreten. Im neunköpfigen, nur aus Männern bestehenden leitenden Ausschuss, der bis etwa 1922 das Aktionsprogramm gestaltete und durchführte, stammten acht aus Zürich. Der Ausschuss verstand sich gleichzeitig als zürcherische Sektion der schweizerischen Gesellschaft.

Die Gesellschaft als «volkshygienische Vereinigung»

Bruno Bloch, die dominante Person in der Anfangszeit der Gesellschaft, trat dafür ein, dass sich wieder vermehrt Ärzte in der Prävention engagierten. Es sollten zwar alle möglichen Kräfte vereint und eine Zusammenarbeit angestrebt werden, jedoch «den Ärzten, als den berufenen Vorkämpfern für die Gesundung des Volkes, die wichtigste Rolle zufallen. [...] naturgemäss werden es unsere schweizerischen medizinischen Zeitschriften sein, in welchen diese Tätigkeit der Schweizer Ärzte zum Ausdruck kommen wird.»[30] Bloch machte damit deutlich, dass er die Bekämpfung der Geschlechtskrankheiten primär als medizinische Aufgabe auffasste. Bei diesem Selbstverständnis war der Beizug der Präsidentin und des Präsidenten der schweizerischen Sittlichkeitsvereine wohl vornehmlich taktischer Art. Ohne die Integration dieser Kräfte hätte die Gesellschaft sicher mit grösserem Widerstand zu rechnen gehabt.

Die Gesellschaft – Bloch nannte sie eine «volkhygienische Vereinigung»[31] – setzte sich zum Ziel, «alle Massnahmen, welche geeignet erschienen, die Geschlechtskrankheiten einzudämmen und auszurotten» zu fördern. Diese beinhalteten «Aufklärung und Belehrung des Volkes», «humanitäre und gesetzgeberische Vorkehrungen zur Verminderung der bereits vorhandenen und zur Vorbeugung neuer Erkrankungen» und die «Bekämpfung der sozialen und ethischen Missstände, in welchen die Geschlechtskrankheiten» wurzelten.[32] Das neue grosse Ziel, das die Gesellschaft von Anfang an vor Augen hatte und das vor allem von Bruno Bloch vorangetrieben wurde, war aber, dass künftig die Geschlechtskrankheiten wie andere übertragbare Krankheiten behandelt werden sollten: «Naturwissenschaftlich, biologisch, sind Syphilis und Gonorrhöe endemische Seuchen, wie es Lepra und Variola waren und in manchen Gegenden noch sind; die wissenschaftliche Logik zwingt zur Annahme, dass ihre Ausrottung auf keinem andern Wege möglich sein wird als diejenige der andern Volksseuchen, nach den allgemein anerkannten hygienischen und epidemiologischen Gesetzen.»[33]

In einer Auseinandersetzung mit Prof. D. Dind meinte Bloch, sein Ziel sei, diese Erkenntnisse in alle Volkskreise zu tragen, um die «Massnahmen, die aus dieser Erkenntnis sich ergeben, zur Durchführung zu bringen».[34] Dazu brauchte es in der Gesellschaft einen sehr grossen und langdauernden Aufwand, nicht nur für die Aufklärung, sondern auch für die Reform der «geschlechtlichen Sitten». Das heisst, dass die im Zusammenhang mit den Geschlechtskrankheiten bestehenden Vorurteile abgebaut werden mussten: «Das Hauptgewicht einer zielbewussten Bekämpfung der Geschlechtskrankheiten wäre demgemäss zunächst auf eine vorbereitende Tätigkeit zu legen. Wir müssen darnach trachten, den Boden, dem die heutigen Vorurteile, schiefen Anschauungen und Missbräuche entsprossen sind, so zu bearbeiten, dass er für die neue und bessere Saat empfänglich wird.»[35]

Die Gesellschaft gab sich zuversichtlich, habe doch der Krieg gezeigt, wie «tiefgreifend sich die Anschauungen auf diesem Gebiete in kurzer Zeit unter dem Zwange der Verhältnisse überall gewandelt» hätten.[36] Die Forderung, dass Geschlechtskrankheiten gleich wie andere übertragbare Krankheiten wahrgenommen und behandelt werden sollten, zielten letztlich nur darauf ab, gesetzliche Grundlagen zu schaffen. Aufklärung und erleichterte Behandlung seien nur «Palliativmittel», die das Übel nicht an der Wurzel anpacken würden. Bloch hatte klare Vorstellungen, wie solche gesetzliche Bestimmungen auszusehen hatten:

1. «Wer sich eine Geschlechtskrankheit zugezogen hat, ist gesetzlich verpflichtet, einen Arzt aufzusuchen. […]

2. Jeder Arzt, der von einer geschlechtskranken Person aufgesucht wird, hat sowohl den Namen des Kranken, als die Art der Erkrankung, womöglich auch die Quelle, aus der die Ansteckung stammt, einer bereits bestehenden oder neu zu schaffenden sanitarischen Amtsstelle mitzuteilen. […] Sobald die Behandlung abgeschlossen und der Kranke geheilt ist, ferner wenn dieser sich der Behandlung entzieht, oder der Aufforderung zur Nachuntersuchung oder Fortsetzung der Behandlung nicht nachkommt, erfolgt wiederum die Anzeige an das Sanitätsamt. […]

3. Es steht dem Kranken vollkommen frei, sich einen beliebigen Arzt zu wählen. […] Nur wenn er die Behandlung vor der endgültigen Heilung ganz aufgibt, erhält er von dem Sanitätsamt die Aufforderung, sich weiter behandeln zu lassen. Kommt er wiederholten amtlichen Aufforderungen nicht nach, so wird er bestraft und <u>nötigenfalls durch amtliche Verfügung gezwungen, sich richtig behandeln zu lassen und eventuell zu diesem Zwecke in eine öffentliche oder Privatklinik gebracht</u>. Diese Eventualität dürfte hauptsächlich bei <u>Dirnen, Zuhältern und ähnlichen gemeingefährlichen Individuen</u> zutreffen. […]

4. Die Behandlung unbemittelter Geschlechtskranker erfolgt […] unentgeltlich. […] Sämtliche Krankenkassen sind gehalten, ihre Geschlechtskranken genau so zu behandeln, wie die andern Kranken. […] Der Paragraph der ‹Selbstverschuldung›, der sich leider in noch so vielen Krankenkassenstatuten findet, fiele hinweg.[…]

5. Die Behandlung […] durch einen nichtapprobierten Arzt […] ist bei strenger Strafe verboten. […]

6. <u>Wer, obschon an einer Geschlechtskrankheit leidend, mit einer andern Person geschlechtlich verkehrt, und sie dadurch der Gefahr der Ansteckung aussetzt, ist strafbar.</u>»[37]

Viele dieser Forderungen waren nicht neu, sondern schon vor dem Krieg von verschiedenen Seiten vertreten worden. Neu aber war, dass eine Gruppe von Fachleuten diese Forderungen systematisch durchzusetzen versuchten und die Geschlechtskrankheiten nicht in das Epidemiengesetz aufnehmen wollten. Ihnen schwebte ein Spezialgesetz vor, wie es bereits in andern Ländern, beispielsweise in Schweden bereits 1918, realisiert worden war. Auch die Deutsche Gesellschaft zur Bekämpfung der Geschlechtskrankheiten hat ein solches Spezialgesetz entworfen, das noch in den 1920er Jahren in Kraft trat.

Zentralbibliothek Zürich

Merkblatt

herausgegeben von der schweizerischen Gesellschaft
zur Bekämpfung der Geschlechtskrankheiten.

———◦◦◦———

Wesen der Geschlechts-Krankheiten und deren Folgen.

Die Geschlechtskrankheiten sind ansteckende Krankheiten, die in weitaus
den meisten Fällen durch den Geschlechtsverkehr übertragen werden und die
zunächst die Geschlechtsorgane befallen. Die beiden hauptsächlich verbreiteten
Geschlechtskrankheiten sind:

Der Tripper (Gonorrhoe) und
die Syphilis.

Tripper.

Der **Tripper** ist beim Manne in seinem frühesten Stadium eine Entzündung
der Harnröhrenschleimhaut. Die Krankheit kennzeichnet sich durch eitrigen
Ausfluss und durch Brennen beim Urinieren. Bei der Frau zeigen sich die
gleichen Erscheinungen. Oft aber macht bei ihr die Krankheit zunächst gar
keine Beschwerden; nur etwas Ausfluss und Flecken auf der Leibwäsche machen
die Befallene darauf aufmerksam, dass etwas nicht in Ordnung ist. In diesem
Zeitpunkt ist die Krankheit durch sachgemässe (ärztliche!) Behandlung verhältnismässig leicht heilbar.

Unbehandelt aber greift sie auf die tiefen Geschlechtsorgane über (Blasen-
und Vorsteherdrüsenentzündung, Hodenentzündung beim Mann, Unterleibserkran-
kungen bei der Frau). **Bleibende Unfruchtbarkeit und chronisches Siechtum
von Mann und Frau** ist oft die Folge. In diesen Fällen ist die Krankheit nur
noch durch langwierige, mühevolle und kostspielige Behandlung und Operationen
und auch dann nicht immer sicher heilbar. Oft besteht die Gefahr von Rück-
fällen. Auch langwierige Gelenkentzündungen und Versteifungen können sich
einstellen.

Der eitrige Ausfluss ist ausserordentlich ansteckend. Wenn auch nur eine
Spur davon ins Auge gelangt, so kommt es zu schwerster Augenentzündung,
mitunter zu völliger Erblindung.

Besonders gefährdet sind in Familien, in welcher ein Mitglied an Gonorrhoe
leidet, die **kleinen Kinder (Mädchen)**. Sie werden durch das Zusammenschlafen
mit einer solchen Person, durch das Benützen derselben Toilettengegenstände etc.
sehr häufig angesteckt und bedürfen einer monatelangen, oft jahrelangen Behandlung
zur Heilung.

Der Geschlechtskranke ist auch für seine nächste Umgebung gefährlich;
peinlichste Reinlichkeit sei ihm daher oberste Pflicht.

Syphilis.

Die Syphilis. 2 bis 6 Wochen nach der Ansteckung entsteht am Orte
der Infektion, d. h. meist an den äussern Geschlechtsteilen, unter Umständen
auch nach Küssen an den Lippen eine entzündliche Stelle, die sich bald hart
anfühlt, wenig schmerzhaft ist und deshalb besonders vom weiblichen Geschlecht

leicht übersehen wird. Von hier aus dringt die Krankheit weiter in den Körper ein (derbe, nicht schmerzhafte Schwellung der Leistendrüsen) und führt zur Allgemeinerkrankung, die sich nach weiteren 3 bis 4 Wochen durch Hautausschläge, Geschwüre an den Geschlechtsteilen, in Mund und Rachen (Halsentzündung) kund gibt. Auch das Allgemeinbefinden kann gestört sein: Geringes Fieber, Kopfschmerz, Krankheitsgefühl. Diese Erscheinungen gehen nach einiger Zeit auch ohne Behandlung von selbst zurück. Das bedeutet aber nicht etwa Heilung. Vielmehr befällt die Syphilis jetzt die inneren Organe: Herz, Blutgefässe, Sinnesorgane, Gehirn und Rückenmark etc. Es kommt zu Erblindung, Geisteskrankheit, zu schwerstem Siechtum und frühzeitigem Tod. Auch die **Nachkommenschaft ist gefährdet.** Die Krankheit geht bei Schwangerschaft auf die Frucht über; diese stirbt vorzeitig ab, oder das Neugeborene kommt mit allen Zeichen der Krankheit behaftet zur Welt und ist nicht lebensfähig. Das Kind kann auch in den ersten Jahren einen gesunden Eindruck machen, es trägt aber den Keim verborgen in sich und erkrankt später an **Erbsyphilis,** besonders der Augen, Ohren und der Knochen.

Auch die Syphilis ist in ihrem **Frühstadium** durch sachgemässe (ärztliche!) Behandlung **sicher heilbar.**

Wo steckt man sich an?

Die Geschlechtskrankheiten sind ausserordentlich verbreitet, hauptsächlich in den Städten und der Krieg hat die Zahl der Erkrankten noch ganz bedeutend vermehrt. Die Krankheiten werden fast immer durch ausserehelichen Geschlechtsverkehr erworben. Die Hauptansteckungsquelle sind die öffentlichen Dirnen, die zu 80 % geschlechtskrank sind. Aber es ist ein schwerer Irrtum, zu glauben, sie seien die einzige Quelle. Jeder Geschlechtskranke, ob Mann oder Frau, ist ansteckend. Bei der überaus grossen Verbreitung der Geschlechtskrankheiten, namentlich in den Städten, birgt daher **jeder ausereheliche Verkehr die Gefahr der Ansteckung** in sich.

Wie vermeidet man die Geschlechtskrankheiten?

Ein sicheres Mittel gegen die Ansteckung beim Geschlechtsverkehr gibt es nicht. Der sicherste Schutz ist die **geschlechtliche Enthaltsamkeit.** Es ist nicht wahr, dass geschlechtliche Abstinenz gesundheitswidrig ist. Sie wird erleichtert und unterstützt durch Sport und Spiel im Freien. Vermeide den Alkohol, schlechte Gesellschaft und alle Verführungen der Grosstadt!

Wie hat sich der Erkrankte zu verhalten?

Wer Verdacht hat, sich angesteckt zu haben, der suche bei den leisesten Anzeichen **ohne falsche Scham** den Arzt auf. Je früher die Krankheit behandelt wird, um so sicherer ist die Heilung. Jede Verschleppung aber kann Schaden stiften, der nicht mehr wieder gut zu machen ist. Vor **Quacksalbern** und **Unkundigen** kann nicht dringend genug **gewarnt werden.**

Jeder Geschlechtskranke ist ansteckend. Er hat sich daher strenge von jedem geschlechtlichen Verkehr fern zu halten. Heiraten darf er erst wenn nach erfolgreicher Behandlung der Arzt es ihm erlaubt.

Wer sich geschlechtskrank weiss und trotzdem einen Gesunden der Gefahr der Ansteckung aussetzt, handelt niederträchtig und ist **vor dem Gesetz strafbar.**

Abb. 42: Dieses Merkblatt wurde bei Aufklärungsveranstaltungen abgegeben. (Zentralbibliothek Zürich, LK 2332)

Die Aufklärungsarbeit der Gesellschaft

Die bis anhin angewendeten Präventionsstrategien wurden von der Mehrheit der Mitglieder der Gesellschaft als wirkungslos eingeschätzt. Kritisiert wurden vor allem diejenigen Bestrebungen, die Prostitution abschaffen wollten, um damit auch die Geschlechtskrankheiten zu beseitigen. Bloch forderte die Sittlichkeitsbewegung zur Einsicht auf, dass «diese sozial-pathologische Erscheinung zunächst unentwirrbar mit unserer heutigen Gesellschaftsordnung und unseren Geschlechtssitten verknüpft ist. Wir können nicht mit der Bekämpfung der Geschlechtskrankheiten zuwarten, bis alle diese so unendlich schwierigen Probleme sich in Wohlgefallen gelöst haben.»[38]

Als erstes widmete sich die Gesellschaft der Aufklärung. Merkblätter, die über Geschlechtskrankheiten betont sachlich informieren sollten, wiesen darauf hin, dass die Krankheiten hauptsächlich durch Geschlechtsverkehr übertragen wurden und dass jeder Kranke, ob Mann oder Frau, ansteckend sei und daher «jeder ausserehliche Verkehr die Gefahr der Ansteckung» in sich berge.[39] Als «der sicherste Schutz» vor Ansteckung wurde «die geschlechtliche Enthaltsamkeit» empfohlen; «geschlechtliche Abstinenz» sei nicht «gesundheitswidrig», sondern könne durch «Sport und Spiel im Freien» erleichtert und unterstützt werden. Um sich den Versuchungen nicht auszusetzen, wurde geraten, Alkohol wie «schlechte Gesellschaft und alle Verführungen der Grossstadt» zu vermeiden.[40] Die Empfehlungen der Gesellschaft kamen zwar ohne moralischen Unterton aus, unterschieden sich aber inhaltlich nicht von denen der Sittlichkeitsvereine. Auch die Gesellschaft betonte die Sexualabstinenz als einzige Möglichkeit, um sich vor einer Ansteckung zu schützen. Schutzmittel empfahl die Gesellschaft nicht, da diese keine Sicherheit bieten würden.

Neben der breiten Verteilung von Merkblättern regten die Mitglieder eine breite Vortragstätigkeit an. Die Vorträge wurden von medizinisch geschulten Personen gehalten, die sich in die Thematik einarbeiten. Das Sekretariat der Gesellschaft stellte dazu eine Reihe von didaktischen Unterlagen zur Verfügung. Es standen zehn Moulagen bereit, die verschiedene Stadien der Syphilis zeigten, Dias über Krankheitsbilder der Syphilis und der Gonorrhöe, sowie statistisches Material. Geplant war zudem ein formalisierter Vortrag, der als Vorlage benutzt werden konnte. Diese Hilfsmittel dienten dazu, die Informationen möglichst breit zu streuen, gaben der Aufklärung aber einen eindeutig medizinischen Charakter.

Bereits im ersten Tätigkeitsjahr wusste die Gesellschaft von einer regen Aufklärungsarbeit zu berichten. In der ganzen Schweiz wurden in den grösseren Städten, Zürich, Basel, Neuenburg, und auch im Waadtland mehrere Vorträge vor grösserem Publikum gehalten.[41] Zum ersten Mal wurde eine systematische Aufklärung betrieben, wozu die Gesellschaft einheitliches didaktisches Material zur Verfügung stellte.

Früherkennung und Frühbehandlung wurden von den in der Gesellschaft vertretenen Fachärzten als Teil der präventiven Strategie postuliert. Ausgangspunkt war die Überzeugung, dass eine früh erkannte und sachgemäss behandelte Krankheit in relativ kurzer Zeit geheilt werden könne und nur die Verschleppung der Geschlechtskrankheiten besonders gefährlich sei. Die präventive Strategie setzte aber voraus, dass sich die Leute beim Arzt meldeten und nicht aus Scham wegblieben. Um auch in der Behandlung Erfolge aufweisen zu können, musste sich nach der Meinung der Gesellschaft die Einstellung gegenüber der Geschlechtskrankheit ändern, denn der Kranke sei meist doppelt bestraft: «Zu dem rein körperlichen Übel gesellt sich das oft noch viel drückendere Gefühl einer moralischen Verschuldung resp. Verurteilung.»[42] Zum Teil seien die Schuldgefühle und Ängste so gross, dass diese die physischen Schmerzen und Folgen in den Hintergrund drängten.[43]

Dies erachtete die Gesellschaft als zentralen Grund, warum so viele die Krankheit verheimlichten, eine frühzeitige ärztliche Hilfe verpassten und damit viel Unheil anrichteten. Damit die Menschen lernten, möglichst schnell einen Arzt aufzusuchen, müsste sich ein entsprechendes Verantwortungsgefühl entwickeln. Diesem Verantwortungsgefühl misstraute Bloch jedoch, er glaube nicht, dass «der Appell an den guten Willen und an die Einsicht des Einzelnen, die Massenaufklärung und -erziehung in absehbarer Zeit oder überhaupt je zu einem definitiven Resultat führen wird».[44] Aus diesem Grund brauchte es gesetzliche Grundlagen, um diejenigen, die diese Verantwortung nicht wahrnahmen, rechtlich belangen zu können. Ein solches individuelles Verantwortungsgefühl, auf das heute die Aidsprävention baut, war damals noch kaum vorstellbar und setzt die Verinnerlichung von bestimmten Vorstellungen von krank und gesund voraus, die zu der Zeit erst im Entstehen war. Die Aufklärung, die die Gesellschaft als kurzfristiges Ziel angesetzt hatte, muss als Versuch interpretiert werden, die soziale Verträglichkeit für die Durchsetzung solcher Gesetze zu schaffen.

Zusammenfassend kann für die Anfangszeit der Gesellschaft ein Erfolg festgestellt werden, dass sie nämlich die bis anhin scheinbar unüberbrückbaren Gegensätze von Sittlichkeitsvereinen respektive Antireglementaristen und Reglementaristen aufzulösen vermochte. Das wurde möglich, indem sie Geschlechtskrankheiten zu einer Volkskrankheit erklärte. Die Massnahmen blieben nicht auf die Prostituierten beschränkt, sondern wurden auf die ganze Bevölkerung ausgedehnt. Der Topos der Geschlechtskrankheiten als eine Volkskrankheit war Voraussetzung für das längerfristige Ziel der Gesellschaft: die Meldepflicht. Mit der Gesellschaft professionalisierte sich zwar der Kampf gegen die Geschlechtskrankheiten, bezüglich Schutzmittel wirkte sie aber keineswegs innovativ. Die Gesellschaft empfahl als einziges Mittel die Sexualabstinenz, mit dem Unterschied, dass sie die Empfehlung nicht moralisch, sondern medizinisch begründete.

Die Institutionalisierung der Dermatologie an der Universität Zürich

Die neuen Diagnose- und Therapiemöglichkeiten, die noch vor dem Ersten Weltkrieg entwickelt worden waren, boten der Medizin einen ungeheuren Prestigegewinn. Die neuen Heilsversprechungen bedingten aber, dass die einzelnen Ärzte über das notwendige Know-how verfügten. Bis zum Ersten Weltkrieg war die Verbesserung der medizinischen Ausbildung und die Weiterbildung für Ärzte in verschiedenen Städten immer

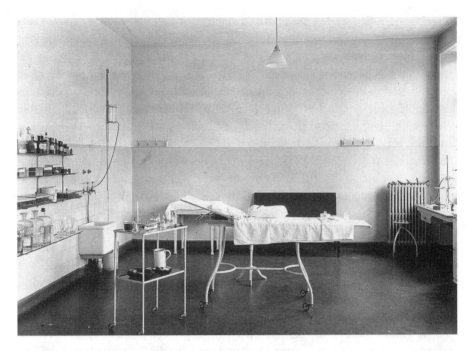

*Abb. 43: Untersuchungsraum im Neubau der Dermatologischen Universitätsklinik, die 1927
bezogen wurde. (Fotoarchiv Kantonales Hochbauamt Zürich)*

wieder gefordert worden. Von den Spezialisten wurden insbesondere gut ausgestattete
Kliniken und Polikliniken an allen Universitäten, spezielle Professuren für Haut- und
Geschlechtskrankheiten und die Aufnahme des Fachs Haut- und Geschlechtskrankheiten
in den Prüfungskanon des Staatsexamens gefordert.

Die Institutionalisierung des Spezialfachs hatte in Zürich einige Hemmnisse zu bewältigen. Von den politischen Behörden und der kantonalen Ärzteschaft unterstützt, gelang der bereits 1904 vorgebrachten Vorlage der Durchbruch lange nicht. Vor dem
Krieg zeichneten sich Initiativen auch seitens der medizinischen Fakultät der Universität Zürich ab, dieses neue Fachgebiet aufzunehmen. Im Sommersemester 1916 schliesslich wurde beschlossen, eine ausserordentliche Professur für Haut und Geschlechtskrankheiten zu errichten.[45] Ernannt wurde Bruno Bloch, seit 1913 Extraordinarius für
Haut- und Geschlechtskrankheiten in Basel, dem eine neue eigene Klinik und Poliklinik versprochen wurde. Vorerst musste das neue Institut aber mit den alten Gebäulichkeiten vorlieb nehmen. Anfangs 1917 wurde die erste kantonale Anstalt für Haut-
und Geschlechtskrankheiten an der Pestalozzistrasse 10 in Zürich eröffnet und im April
1922 über einen Neubau abgestimmt. Die Zeit war offenbar reif genug, um den
«volkshygienischen» Ansprüchen nach effizienter, zeitgemässer Behandlung nachzukommen, denn trotz der Krise stimmten die stimmberechtigten Männer der kostspieli-
gen Vorlage zu.

3. Neue Perspektiven

Nach Kriegsende waren breite Kreise überzeugt, dass die Geschlechtskrankheiten durch den Krieg ungeheuer zugenommen hätten und nun Strategien nötig seien, um die «Volksseuche» effektiv aufzuhalten. Das Stereotyp der sexuellen Unordnung und der zwangsläufigen Zunahme der Geschlechtskrankheiten im Krieg schien sich durchgesetzt zu haben, ohne dass statistische Daten vorlagen. Welche Massnahmen zur Bekämpfung nun angemessen waren, war erneut Gegenstand internationaler Debatten. Anfang der 1920er Jahre führte die Liga der nationalen Rotkreuzgesellschaften,[1] eine Vorläuferorganisation der WHO, erneut Kongresse zu dieser Frage durch.[2] Dass die Schweiz offiziell vom Vorsteher des Gesundheitsamtes vertreten war, zeigt, dass die Geschlechtskrankheiten nun auch für die eidgenössische Gesundheitspolitik von Interesse waren. Die Bedeutung der Geschlechtskrankheiten während des Krieges und die hypothetischen Annahmen für Krankheitsstatistiken liessen den Mangel an epidemiologischen Daten verstärkt wahrnehmen. Auch die Gesellschaft zur Bekämpfung der Geschlechtskrankheiten fand dieses Defizit höchst hinderlich. Sie machte es sich deshalb zum Ziel, gesamtschweizerische epidemiologische Daten zu erheben. Damit hoffte man, den bisherigen Spekulationen einen Riegel zu schieben und den Diskurs auf rationalen Boden zu stellen.

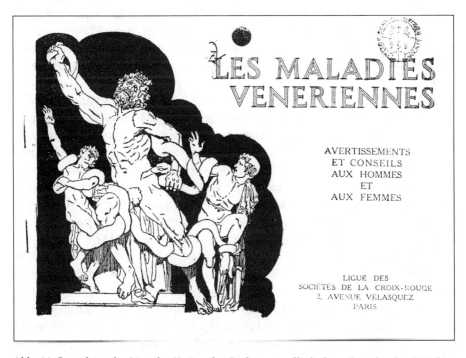

Abb. 44: Broschüre der Liga der Nationalen Rotkreuzgesellschaften. (Sozialarchiv Zürich)

Die schweizerische Enquete 1920/21

Die Enquete der Gesellschaft zur Bekämpfung der Geschlechtskrankheiten war nicht der erste Versuch statistische Daten über Geschlechtskrankheiten zu gewinnen.[3] Die bisherigen Erhebungen erfüllten jedoch den Anspruch auf Repräsentativität nicht. Die Gesellschaft war von ihrem Vorhaben überzeugt, da sich die Sensibilität gegenüber Geschlechtskrankheiten erhöht hatte.

Die Einschätzung der Akzeptanz einer Enquete erwies sich als richtig. Bei der Untersuchung beteiligten sich 75,7 Prozent der allgemeinpraktizierenden Ärzte und von den Spezialisten sogar 95 Prozent.[4] Diese unvorstellbar hohe Rücklaufquote ist der klarste Beweis für das gestiegene Interesse der Ärzte. Zudem war es die erste ernsthafte breit abgestützt und professionell durchgeführte Untersuchung, die zusammen mit dem Schweizerischen Gesundheitsamt unter der Leitung von Dr. Carrière durchführt und von der schweizerischen Ärztekommission tatkräftig unterstützt wurde. Finanziell war sie durch Kredite des Bundes abgesichert.[5]

Während der Durchführung der Enquete sorgten Artikel in Fachzeitschriften wie in der Tagespresse für die Präsenz des Themas. Immer wieder wurde die «gewaltige Zunahme der Geschlechtskrankheiten» und die absolute Notwendigkeit verantwortungsvollen Handelns hervorgehoben.[6] Die Initianten der Enquete wollten jedoch keineswegs zu einer Dramatisierung beitragen, sondern sich ein möglichst realistisches Bild verschaffen. Der von Jäger verfasste Schlussbericht bestätigte denn auch die grossen Befürchtungen nicht. Er konnte «diejenigen angenehm überraschen, welche, unter dem Eindrucke der Kriegsereignisse und der Kassandrarufe aus dem Auslande, eine viel stärkere Durchseuchung unseres Landes befürchtet» hatten.[7] Im Bericht von Jäger stand aber auch zu lesen, dass die Ergebnisse «zweifellos Minimalwerte darstellen, die nicht an die Wirklichkeit heranreichen».

Die Untersuchung wurde während eines Jahres, vom 1. April 1920 bis zum 31. September 1921, durchgeführt. Dieser Zeitraum wurde gewählt, weil gleichzeitig die Volkszählung stattfand.[8] Den Ärzten wurden Formulare zugeschickte, sogenannte «Einzelbulletins», auf denen pro Blatt alle Daten einer Person erhoben werden sollten. Um Doppelmeldungen zu vermeiden, mussten die Initialen der Patienten und Patientinnen angegeben werden und allenfalls andere an der Behandlung beteiligte Ärzte. Vor dem Abschluss der Enquete wurden die Ärzte nochmals angeschrieben, alle bisher nicht gemeldeten Fälle nachträglich in «Sammelkarten» einzutragen und zu melden.

Im Verlaufe des Untersuchungsjahres wurden gesamtschweizerisch 15 607 geschlechtskranke Personen behandelt, 57,8 Prozent an Gonorrhöe, 41,6 Prozent an Syphilis und 0,6 Prozent an Ulcus molle erkrankte.[9] Bei einer Einwohnerzahl der damaligen Schweiz von circa 3 880 000 traf es somit etwa 42 geschlechtskranke auf 10 000 Einwohner. Die Zahl der Neuinfektionen wurde etwa auf 21 auf 10 000 Einwohner errechnet.[10] Zu dieser nicht gerade erschreckend hohen Zahl muss hinzugefügt werden, dass die Geschlechtskrankheiten ohne Rücksicht auf ihren Schweregrad erfasst wurden, das heisst, dass eine Syphilis im dritten Stadium einer leicht heilbaren Gonnorrhöe gleichgestellt wurde.

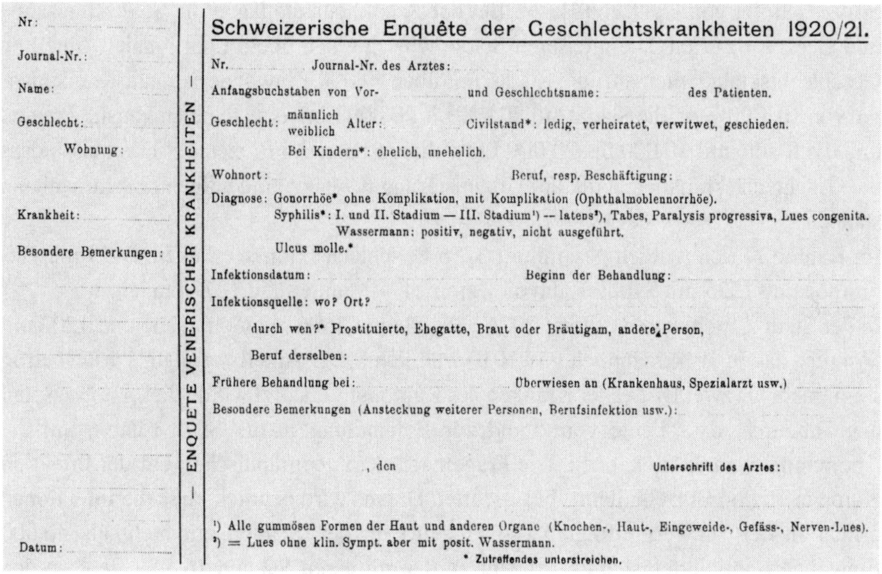

Nr:

Journal-Nr.:

Name:

Geschlecht:

Wohnung:

Krankheit:

Besondere Bemerkungen:

Datum:

ENQUETE VENERISCHER KRANKHEITEN

Schweizerische Enquête der Geschlechtskrankheiten 1920/21.

Nr. .... Journal-Nr. des Arztes:

Anfangsbuchstaben von Vor- und Geschlechtsname: des Patienten.

Geschlecht: männlich weiblich Alter: Civilstand*: ledig, verheiratet, verwitwet, geschieden.

Bei Kindern*: ehelich, unehelich.

Wohnort: Beruf, resp. Beschäftigung:

Diagnose: Gonorrhöe* ohne Komplikation, mit Komplikation (Ophthalmoblennorrhöe).
Syphilis*: I. und II. Stadium — III. Stadium[1]) — latens[2]), Tabes, Paralysis progressiva, Lues congenita.
Wassermann: positiv, negativ, nicht ausgeführt.
Ulcus molle.*

Infektionsdatum: Beginn der Behandlung:

Infektionsquelle: wo? Ort?

durch wen?* Prostituierte, Ehegatte, Braut oder Bräutigam, andere Person,

Beruf derselben:

Frühere Behandlung bei: Überwiesen an (Krankenhaus, Spezialarzt usw.)

Besondere Bemerkungen (Ansteckung weiterer Personen, Berufsinfektion usw.):

, den Unterschrift des Arztes:

[1]) Alle gummösen Formen der Haut und anderen Organe (Knochen-, Haut-, Eingeweide-, Gefäss-, Nerven-Lues).
[2]) = Lues ohne klin. Sympt. aber mit posit. Wassermann.
* Zutreffendes unterstreichen.

Abb. 45: Erfassungsbogen der Enquete 1920/21, den die Ärzte ausfüllen mussten. (Hubert Jaeger, Die Geschlechtskrankheiten in der Schweiz, Bern 1923)

In der Statistik fällt die hohe Syphilisrate auf, die in der Regel etwa einen Drittel der Gonorrhöequote ausmachte. Eine allfällige Erklärung gibt Blaschko; ob diese für die Schweiz stichhaltig ist, muss jedoch offenbleiben. Bei einer Untersuchung in Frankfurt vor dem Krieg wurde festgestellt, dass die Syphilisquote innerhalb von sechs Monaten um fast fünfzig Prozent gestiegen war, was den Gesamtanteil der Syphiliskranken um zehn Prozent erhöht hatte.[11] Diese Zunahme erklärte Blaschko mit der Salvarsan-Behandlung, die viele Leute motiviert habe, Ärzte aufzusuchen.

Die Geschlechtskrankheiten waren in der Bevölkerung nicht gleichmässig, sondern je nach Geschlecht, Alter und Ort unterschiedlich verteilt. Männer waren ungleich höher betroffen als die Frauen. War die Krankheitsrate bei den Männern 5,6 zu 1000, so bei den Frauen nur 2,5 zu 1000.[12] Die am meisten betroffene Altersgruppe war diejenige zwischen 20 und 24 Jahren mit 2123 Fällen, auf die 25- bis 29jährigen entfielen 1745 Fälle, 1707 Fälle betrafen die Altersgruppe zwischen 30 und 39. Im Alter zwischen 20 und 24 stellten die Ledigen die grösste Krankheitsgruppe dar, während bei zunehmendem Alter der Krankenanteil der Verheirateten stieg. Bei den über 30jährigen überstieg der Anteil der Verheirateten den der Ledigen eindeutig. Der Kanton Zürich wies absolut die meisten Geschlechtskranken auf, es folgten die Kantone Waadt, Genf, Bern und Basel. Nach der Krankheitsrate lagen jedoch die Kantone Genf und Baselstadt weitaus an der Spitze, gefolgt vom Kanton Waadt und dem Kanton Zürich.[13] Innerhalb der Kantone konzentrierten sich die Geschlechtskrankheiten wiederum auf die Städte, Zürich an der

Spitze, gefolgt von Genf und Basel. Bei der Krankheitsrate lagen die Städte Lausanne und Genf vor Zürich. Die grösseren Städte wiesen einen überproportionalen Anteil an Geschlechtskrankheiten auf: die Städte mit über 50 000 Einwohnern einen Krankenanteil von 10,7 Prozent, die Städte mit 20 000 bis 50 000 Einwohnern einen von 4,2 Prozent und die Städte mit 10 000 bis 20 000 Einwohnern noch 3,4 Prozente.[14] Das heisst, dass die Geschlechtskrankheiten mit der Urbanisierung in einem eindeutigen Zusammenhang standen.

Im Kanton Zürich wurden gesamthaft 3756 Geschlechtskranke erhoben, 2199 mit Gonorrhöe und 1525 mit Syphilis, davon waren 2477 Männer und 1279 Frauen.[15]

In der Stadt Zürich waren es total 2924 Fälle, davon 1696 mit Gonorrhöe und 1203 mit Syphilis, davon 1914 männlich und 1010 weiblich.[16] Der Anteil der Stadt Zürich betrug somit mehr als zwei Drittel der Kranken des Kantons. Verstärkt wurde dieser hohe Anteil noch dadurch, dass Leute vom Land zur Behandlung in die Stadt fuhren, um die Anonymität wahren zu können. Die Frage nach dem geographischen Ort der Infektion wurde in 10 064 Einzelbulletins beantwortet. Daraus wird deutlich, dass die Infektionen primär in der Schweiz erfolgten (84 Prozent). In den Städten mit mehr als 50 000 Einwohnern infizierten sich 66 Prozent, in den mittleren Städten 16,5 Prozent, in den kleineren noch 7,5 Prozent und auf dem Lande 10 Prozent aller Kranken.[17] Die Städte, in denen sich die meisten infiziert hatten, sind Zürich: 19 Prozent, Genf: 17 Prozent, Lausanne: 10 Prozent, Bern und Basel je 9 Prozent. Auf die Frage, durch wen die Ansteckung erfolgte, gaben nur 7816 Einzelbulletins Auskunft, was zeigt, dass diese Frage als zu intim erachtet wurde und gegenüber dem Fragebogen ein Misstrauen bestanden haben muss. Bei den Männern infizierten sich durch die Ehegattin 4 Prozent, die Braut 3 Prozent, durch eine Prostituierte 40 Prozent und durch andere Personen 51 Prozent.[18] Die unter «andere» angegebenen Personen verteilten sich auf 23,5 Prozent Kellnerinnen, 17 Prozent Fabrikarbeiterinnen, 14 Prozent Dienstmädchen, 12,5 Prozent Ladentöchter, 10,5 Prozent Modistinnen, 8,5 Prozent Haushälterinnen, 14 Prozent auf Angestellte, Wäscherinnen und andere. Die Statistik bestätigt durchaus die immer mehr verbreitete Annahme, dass nicht mehr ausschliesslich Prostituierte die Quelle einer Infektion waren, sondern Infektionen «in verschiedenen Bevölkerungsklassen» stattfanden. Diese Daten wurden im Bericht als eine wichtige Erkenntnis hervorgehoben.[19] «Dieses allmähliche Eindringen der Geschlechtskrankheiten in alle Gesellschaftsklassen ist sicher eine der neuen und nicht der unwichtigsten Seiten, die die gegenwärtige venerische Gefahr zeigt.»[20] Die Frauen gaben als Infektionsquelle an: 10,5 Prozent den Bräutigam, 30 Prozent den Ehegatten, 51 Prozent andere Personen. Die unter «anderen» angegebenen waren Fabrikarbeiter, Kaufleute, Verwaltungsangestellte und Mechaniker. Von den verheirateten Frauen wurden 80 Prozent durch ihren Ehemann infiziert.[21]

Bevor diese Zahlen zu interpretieren sind, muss betont werden, dass sie nicht die tatsächlich vorhandenen Geschlechtskrankheiten umfassen, sondern die von den Ärzten insgesamt angegebenen Fälle. Darunter befinden sich einerseits Doppelzählungen, weil die Initialen diese nicht ganz ausschlossen, andererseits wurde eine unbestimmte Zahl Geschlechtskranker nicht erfasst. Die Statistik kann daher nur ein sehr grobes, verzerrtes

Die Geschlechtskrankheiten in der Schweiz — Tabelle I.

Gesamtzahl *aller während der Enquête gemeldeten Fälle* nach Krankheit, Geschlecht, Alter und Zivilstand der Kranken

Alter des Kranken	Zivilstand	Gonorrhöe				Syphilis							Ulcus molle		Im ganzen		
		ohne Komplikationen	mit Komplikationen	Total	Total	I. und II. Stadium	III. Stadium	Latenz	Para-syphilis	Lues congen.	Total	Total	nach Geschlecht	Total	männlich	weiblich	Total
0—4 Jahre	—	2 38	24 35	26 73	99	1 1	— —	— —	— —	40 48	41 49	90	— —	—	67 122	189
5—9 Jahre	—	3 60	— 9	3 69	72	1 1	— —	1 —	— 20 20	21 22	43	— —	—	24 91	115
10—14 Jahre	—	3 20	1 2	4 22	26	— 2	— —	2 —	16 27	16 31	47	— 1 1	20 54	74
15—19 Jahre	Ledig	209 163	48 31	257 194	451	49 70	1 —	1 17	— 18 30	69 117	186	7 — 7	333 311	644
	Verheiratet	— 5	— —	— 5	5	— 2	— —	2 —	— 4	4	— —	— 9	9
20—24 Jahre	Ledig	1,229 383	265 105	1,494 488	1,982	410 248	5 12	93 72	— 22 31	530 363	893	32 5 37	2,056 856	2,912
	Verheiratet	28 55	16 38	44 93	137	11 49	2 6	7 17	1 — 3	20 76	96	— —	64 169	233
	Geschieden	1 2	— —	1 2	3	2 4	— —	2 —	— —	2 6	8	— —	3 8	11
	Verwitwet	— 1	— —	— 1	1	— 3	— —	1 —	— —	— 4	4	— —	— 5	5
25—29 Jahre	Ledig	858 185	222 60	1,080 245	1,325	330 116	26 11	150 70	2 1 5 8	513 206	719	22 3 25	1,615 454	2,069
	Verheiratet	162 105	48 67	210 172	382	88 72	12 13	33 63	3 1 4 3	140 152	292	5 1 6	355 325	680
	Geschieden	7 6	2 11	9 17	26	2 16	— 1	1 3	— —	3 20	23	— —	12 37	49
	Verwitwet	4 3	1 4	5 7	12	3 4	— —	2 —	— —	3 6	9	— —	8 13	21
30—39 Jahre	Ledig	544 69	169 26	713 95	808	250 66	60 24	127 43	20 4 4 7	461 144	605	20 — 20	1,194 239	1,433
	Verheiratet	453 160	138 74	591 234	825	185 118	74 73	104 124	50 21 2 10	415 346	761	11 1 12	1,017 581	1,598
	Geschieden	14 15	7 4	21 19	40	9 11	3 4	5 12	1 3 — 2	18 32	50	— —	39 51	90
	Verwitwet	15 6	5 8	20 14	34	7 14	2 11	3 6	1 4 — —	13 35	48	1 — 1	34 49	83
40—49 Jahre	Ledig	86 10	32 1	118 11	129	51 10	37 15	36 9	32 8 2 —	158 42	200	1 — 1	277 53	330
	Verheiratet	225 50	87 17	312 67	379	109 42	123 87	93 45	134 38 1 —	460 212	672	7 1 8	779 280	1,059
	Verwitwet	22 2	7 4	29 6	35	6 11	4 15	8 12	2 4 — —	20 42	62	1 — 1	50 48	98
50 Jahre und darüber	Ledig	16 2	10 1	26 3	29	20 —	35 9	27 6	27 11 1 2	110 28	138	— —	136 31	167
	Verheiratet	60 8	45 —	105 8	113	34 16	119 66	45 17	100 46 — 1	208 146	444	5 1 6	408 155	563
	Geschieden	4 1	— —	4 1	5	3 1	6 3	1 10	5 — —	22 13	35	— —	26 14	40
	Verwitwet	21 1	7 —	28 1	29	13 7	20 37	6 13	23 22 — —	62 79	141	— —	90 80	170
Total:		3,971 1,356	1,137 501	5,108 1,857	6,965	1,593 890	530 400	748 348	400 170 135 192	3,415 2,200	5,615	114 13 127	8,637 4,070	12,707
Mit Sammelkarten angezeigte Fälle				1,393 660	2,053					522 272	794	43 10 53	1,958 942	2,900
Total				6,501 2,517	9,018					3,937 2,472	6,409	157 23 180	10,595 5,012	15,607

Abb. 46: Statistische Ergebnisse der Enquete von 1920/21. (Hubert Jaeger, Die Geschlechtskrankheiten in der Schweiz, Bern 1923)

Bild sowohl der vorhandenen Geschlechtskrankheiten wie der Neuinfektionen wiedergeben. Unklar sind auch die Zahlen der falsch gestellten Diagnosen. Die erhobenen Daten konnten eigentlich niemanden erschrecken, denn die Gesamtzahl war bis anhin um einiges höher geschätzt worden. Im übrigen bestätigten sie bereits geäusserte Behauptungen, wie zum Beispiel, dass die Infektionsrate in den Städten um einiges höher sei als auf dem Land.

Präventionskonzepte der Stadt Zürich in der Nachkriegszeit

Die klare Dominanz der Ärzte, die die medizinische Prävention wie die Behandlung ins Zentrum stellten, widerspiegelt sich auch in den gesundheitspolitischen Massnahmen gegen Geschlechtskrankheiten. In den Jahren nach dem Ersten Weltkrieg stützte sich die städtische Gesundheitspolitik auf ein Präventionskonzept, das den Schwerpunkt auf die effiziente Behandlung der Geschlechtskranken legte. Bereits vor dem Krieg war mit der Eröffnung der Spezialpoliklinik von Tièche ein erster Schritt in diese Richtung unternommen worden. Die Institutionalisierung des neuen Spezialgebietes an der Universität in Zürich erweiterte das Behandlungsangebot nochmals bedeutend. Mit der Berufung von Bruno Bloch kam ein engagierter Kämpfer nach Zürich, der seinen Einfluss auch in der stadtzürcherischen Gesundheitspolitik geltend machen konnte.

Die neue Gewichtung brachte es mit sich, dass nun präventive medizinische Massnahmen, die die Ausbreitung der Krankheit zu verhindern versprachen, grössere Realisierungschancen hatten. Als charakteristisches Beispiel sollen hier die «Desinfektionsanstalten» aufgeführt werden, die die Stadt Zürich im Herbst 1921 eröffnete. Die Umsetzung dieses Projekts widerspiegelt nicht nur die Verlagerung hin zu primär medizinischer Krankheitsprävention, sondern zeigt, dass nun auch die Männer in die präventiven Strategien eingebunden wurden, denn die Desinfektionsanstalten richteten sich nur an sie. Ein Mann hatte also die Möglichkeit einer präventiven Desinfektion, zur Behandlung konnte er das Angebot der neuen poliklinischen Einrichtungen in Anspruch nehmen oder sich privatärztlich behandeln lassen.

Frauen wurden keine präventiven Mittel angeboten. Für sie gab es weder Desinfektionsanstalten noch Schutzmittel. Unter den Ärzten bestand jedoch der Konsens, dass allen Frauen der Zugang zu medizinischer Behandlung erleichtert werden müsse. Kamen sie den ärztlichen Anordnungen nach, konnten auch sie mit Diskretion rechnen. Bei Zuwiderhandlung mussten Frauen jedoch ungleich stärker als Männer damit rechnen, von den Ärzten gemassregelt und von ihnen als «gemeingefährliche» Kranke verzeigt zu werden, was in den meisen Fällen eine Zwangsbehandlung bedeutete. In den Akten der Zürcher Stadtpolizei befinden sich mehrere Meldungen von «gemeingefährlichen» geschlechtskranken Frauen, die von der städtischen und kantonalen Poliklinik gemeldet worden waren. Eine entsprechende Meldung auch nur über einen einzigen Mann lässt sich nicht finden. Die Bestimmung «Gemeingefährlichkeit» aufgrund einer Geschlechtskrankheit wurde also ausschliesslich auf Frauen angewendet.[22] Tièche und andere machten bereits vor dem Krieg von dieser Massnahme Gebrauch, obwohl keine rechtlichen Grundlagen vorhanden waren.[23] Nach dem Krieg wurde diese Praxis von den städtischen Gesundheitsbehörden unterstützt. In seiner Dissertation von 1929 beschreibt Kraft die Praxis folgendermassen: «Die städtischen Gesundheitsbehörden nehmen von erkrankten Personen Angaben über die Quelle ihrer Infektion entgegen. Die genannte Person wird zitiert, unter Androhung polizeilicher Vorführung im Falle ihres Nichterscheinens. Wird sie in der Untersuchung geschlechtskrank befunden, so veranlasst man sie, sich privat behandeln zu lassen eventuell wendet man Zwangsbehandlung an.»[24] Die medizinische Behandlung wurde durch diese Praxis zur Pflicht. Da meist nur Männer nach der Infektionsquelle gefragt wurden, galten die angeordneten Zwangsmassnahmen hauptsächlich Frauen. Das ist Ausdruck dafür, dass Frauen ausserehelicher Geschlechtsverkehr nicht zugestanden wurde und dass sie sehr schnell als sich prostituierende Frauen abgestempelt wurden, die sich in den Augen der Mediziner verantwortungslos verhielten und deshalb durch Zwang aus dem Verkehr gezogen werden mussten.

Die Verknüpfung von ausserehelichem Geschlechtsverkehr von Frauen und Prostitution war immer noch tief verankert, wie der Fall der Elsa M. zeigt. Sie wurde 1915 und 1917 von der Sittenpolizei wegen Prostitutionsverdachts festgenommen, woraufhin ein Verdacht von Geschlechtskrankheit geäussert und eine Behandlung angeordnet wurde. Elsa M. wagte jedoch im Herbst 1920 gegen die Behandlungspflicht zu opponieren, indem sie versuchte, sich als nicht «gemeingefährlich» darzustellen. Sie betonte, dass sie keinen

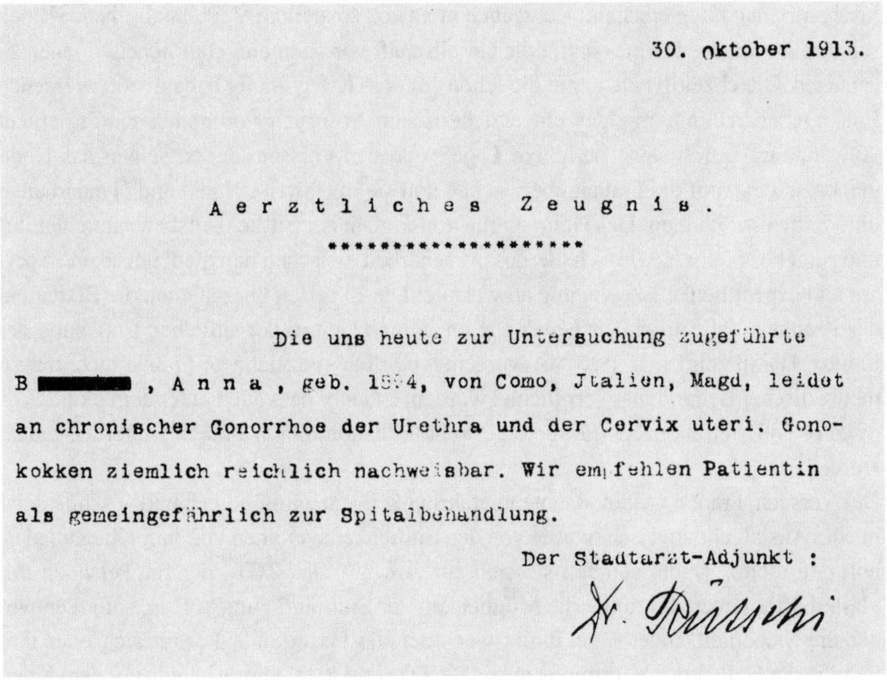

30. Oktober 1913.

A e r z t l i c h e s   Z e u g n i s .

* * * * * * * * * * * * * * * * * * * *

Die uns heute zur Untersuchung zugeführte

B ████████ , A n n a , geb. 1854, von Como, Italien, Magd, leidet

an chronischer Gonorrhoe der Urethra und der Cervix uteri. Gono-

kokken ziemlich reichlich nachweisbar. Wir empfehlen Patientin

als gemeingefährlich zur Spitalbehandlung.

Der Stadtarzt-Adjunkt :

Abb. 47: Bereits vor dem Ersten Weltkrieg wurden infizierte Frauen vom Stadtarzt-Adjunkt als gemeingefährlich erachtet und zwangsweise der Spitalbehandlung zugeführt. (Stadtarchiv Zürich)

unzüchtigen Lebenswandel führe und daher keine Drittperson schädigen werde. Das Gesundheitsamt, das diese Argumentation bestritt, wies darauf hin, dass die Geschlechtskrankheiten auch extragenital übertragen werden könnten, beispielsweise über Ess- und Trinkgeschirr und dass daher jede geschlechtskranke Person eine Gefahr für ihre Mitmenschen darstelle. Weit gewichtiger war, dass das Gesundheitsamt Elsa M. einen unsittlichen Lebenswandel vorwarf, der die Behörden zu legitimieren schien, diese Massnahmen zu ergreifen. Die Beschwerde von Elsa M. wurde am 17. 1. 1921 vom Statthalteramt abgewiesen, womit sie zu einer ärztlichen Behandlung gezwungen wurde.[25]
Für Frauen wie Elsa M. wurde nach dem Krieg eine neue Institution errichtet, das Heim zum Lindenbach. Es wurde 1919 vom Kanton erworben[26] und stand seit 1920 unter medizinischer Leitung von Bruno Bloch. Es sollte geschlechtskranke Prostituierte aufnehmen, die noch infektiös waren, deren Gesundheitszustand aber keine Spitalbehandlung mehr nötig machte. Bloch begründete das Anliegen damit, dass sich Prostituierte sehr selten freiwillig in eine ärztliche Behandlung begeben würden. Meist schätzten sie sich als gesund ein, da ihnen die Krankheit keine Beschwerden bereite; aber auch bei schweren, schmerzhaften Erkrankungen würden sie nur sehr unregelmässig zur polikli-

nischen Behandlung erscheinen und auch nicht von sexuellem Verkehr absehen.[27] Bloch sah den Zweck des Heimes darin, die Gesellschaft vor «gemeingefährlichen» Frauen zu schützen. Gleichzeitig fand damit die schon vor dem Krieg immer bedeutender werdende Fürsorgebehandlung, mit der ein erzieherischer Anspruch verbunden wurde, erneut Anwendung. Durch seine periphere Lage[28] und den grossen Garten schien das Heim geradezu ideal, um die Frauen überwachen und sie in Garten-, Haus- und Handarbeiten unterrichten zu können. Das Heim wurde von Frauen der Sittlichkeitsbewegung geführt und zeigt beispielhaft, wie sich die Zusammenarbeit zwischen den medizinischen Experten und der Sittlichkeitsbewegung abwickelte: Die Experten übernahmen die Betreuung der Kranken, die Sittlichkeitsbewegung engagierte sich in der sittlichen Erziehung der Frauen. Damit zeigt sich, dass als «gemeingefährlich» bezeichnete Frauen nicht nur zu medizinischer Behandlung verpflichtet wurden, sondern dass auch unter dem biomedizinisch orientierten Konzept die fürsorgerische Behandlung der Frauen weiter ausgebaut wurde.

Der Versuch, Frauen wegen «Gemeingefährlichkeit» zu entmündigen und anschliessend in eine Anstalt einzuweisen, wurde von den Sittlichkeitsvereinen vor dem Krieg wiederholt gefordert.[29] Dabei stützten sie sich auf Art. 370 des ZGB, der für Personen mit «lasterhafter Lebensführung» die Möglichkeit der Entmündigung vorsah, sofern entweder die Sicherheit anderer gefährdet war oder die betreffende Person sich oder ihre Familie der Gefahr der Verarmung aussetzte. Dieser Artikel wurde bereits vor dem Krieg bei einigen Prostituierten angewendet.

1920 sollte die 49jährige Frau Kiene einem solchen Verfahren unterworfen werden. Angeregt wurde es von der schweizerischen Vereinigung für sittliches Volkswohl, die die Frau als Prostituierte bezeichnete. Bei Frau Kiene, die über ein eigenes Haus und Vermögen verfügte, musste eine Bevormundung mit Gemeingefährlichkeit begründet werden. Frau Kiene jedoch wehrte sich erfolgreich gegen ihre Bevormundung, indem sie bis vor Bundesgericht prozessierte. Das Zürcher Obergericht hatte die zivilrechtliche Klage Kienes abgewiesen mit der Begründung, dass sie durch «ihren Lebenswandel zur Verbreitung von Geschlechtskrankheiten» beitrage und die Sicherheit anderer gefährde.[30] Das Bundesgericht folgte dieser Argumentation nicht. Es wies darauf hin, dass die Prostitution nur dann eine Gefahr darstelle, wenn sich ein Freier freiwillig der Gefahr einer Ansteckung aussetze. «Konsequenterweise», so das Bundesgericht, «müsste denn auch, wenn die Ansicht der Vorinstanz richtig wäre, nicht nur die Prostituierte, sondern auch der mit ihr verkehrende Mann, von dem die ansteckende Krankheit weiterverbreitet werden könnte, wegen Gefährdung der Sicherheit Dritter bevormundet werden.»[31] Das Bundesgericht wies bei seinem Entscheid darauf hin, dass das Mittel der Vormundschaft für diesen Fall respektive für die Prostitution nicht geeignet sei, da es weder eine Ansteckung noch den schlechten Einfluss auf die Jugend vermeiden helfe.[32]

Die Desinfektionsanstalten in der Stadt Zürich

Am 1. September 1921 wurden in Zürich drei Desinfektionsanstalten eröffnet. Sie befanden sich im Zentralsanitätsposten im Amtshaus I, in der dermatologischen Poliklinik der Universität Zürich an der Pestalozzistrasse und in der von Tièche geführten städtischen Poliklinik an der Hohlstrasse. Die Einrichtung von Desinfektionsanstalten war eine Pionierleistung. Dies bestätigt die Anfrage von Georg Loewenstein, Mitglied des Generalsekretariats der Deutschen Gesellschaft zur Bekämpfung der Geschlechtskrankheiten in Berlin, der sich nach den Erfahrungen mit diesen Anstalten erkundigt hatte.[33]

Diese Einrichtungen können als ein Versuch gewertet werden, die während des Krieges in der Armee angewandten Massnahmen ins Zivilleben zu übertragen. Dieser Versuch mag erstaunen, da gerade die Desinfektion in der Armee, trotz Disziplinarmitteln, als gescheitert betrachtet wurde.[34] Bei den zivilen Einrichtungen zeichneten sich noch zusätzliche Probleme ab. Das erste war die Information: Wie konnten Männer über die Massnahmen informiert werden, ohne dass das sittliche Empfinden von Frau und Mann verletzt wurde? Das zweite betraf die Überprüfung des Erfolgs: Wie konnte bei einer grundsätzlich anonym durchgeführten Desinfektion ein Erfolg festgestellt werden?

Als am 18. 6. 1920 an einer ersten Sitzung des Gesundheitsrates der Stadt Zürich diese Massnahmen vorgeschlagen wurden, zeigten sich einzelne Ärzte äusserst skeptisch. Gezweifelt wurde am Erfolg, weil keine Disziplinarmittel angewendet werden konnten wie im Militär. Ein Einwand kam von Prof. Dr. Maier, der glaubte, dass die geplanten Stationen von der männlichen Bevölkerung infolge «falschen Schamgefühlen» nicht beachtet würden. Um die Geschlechtskrankheiten zu bekämpfen, sollten nach Maier besser die Aufklärung intensiviert und verbilligte Präservative abgegeben werden. Auch Hottinger befürwortete die Abgabe von Präservativen. Aufgrund dieser Voten muss angenommen werden, dass Präservative nun nicht mehr tabu waren, obwohl sie nach wie vor als Präventionsmittel eine untergeordnete Bedeutung hatten. Dass bereits in einer zweiten Sitzung des Gesundheitsrates vom 8. 3. 1921 Desinfektionseinrichtungen einstimmig befürwortet wurden, ist einer vorberatenden Sitzung der Spezialärzte für Haut- und Geschlechtskrankheiten zu verdanken, die sich für einen Versuch ausgesprochen hatten. In der Sitzung der Spezialärzte konnte auch Tièche, der anfänglich gegen die Stationen war, umgestimmt werden. Bloch, der die Desinfektion mit besonderem Engagement verteidigte, hatte bereits vor der zweiten Sitzung des Gesundheitsrats bei der Direktion des Gesundheitswesens ein Gesuch für solche prophylaktische Stationen eingegeben. Sein Vorbild war Manchester, wo bereits zwei Stationen für die männliche Bevölkerung eingerichtet worden waren und eine gute Frequenz verzeichneten.[35]

Den Ärzten schien von Anfang an klar zu sein, dass die Desinfektion[36] von einem Arzt ausgeführt werden sollte, und nicht sogenannte nécessaires antivénériennes für die Selbstmedikation abgegeben werden sollten, wie zum Beispiel in Frankreich.[37] Ein grösseres Problem schien, wie die männliche Bevölkerung über die neuen Stationen

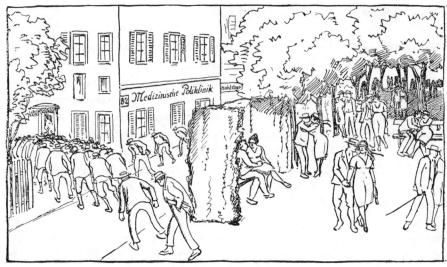

Zürichs neueste „Bedürfnisanstalt".

Abb. 48: «Zürichs neueste ‹Bedürfnisanstalt›» – Die Desinfektion, die auch Max Tièche in der städtischen Poliklinik an der Hohlstrasse 82 in Zürich-Aussersihl praktizierte, war Gegenstand vieler satirischer Beiträge. (Der Scheinwerfer Nr. 19, 1921)

unterrichtet werden sollte. Bloch meinte, den Widerstand der Sittlichkeitsvereine mit ähnlichen Mitteln wie in Manchester umgehen zu können. Dort wurde in den Propaganda-Schriften in erster Linie die sexuelle Abstinenz als bestes Vorbeugungsmittel herausgestrichen und danach auf die Desinfektionsanstalten hingewiesen. Hottinger machte den Vorschlag, dass nur Ärzte Merkblätter abgeben sollten und auf eine Bekanntmachung im Amtsblatt zu verzichten sei.[38]

Schliesslich entschied man sich gegen solche Vorsichtsmassnahmen. Für die Eröffnung der Stationen am 1. September 1921 war eine Anzeige für die Desinfektionsanstalten im Tagblatt der Stadt Zürich vorgesehen, und Stadtrat Häberlin informierte die ganze Presse.[39] Neben den Pressemeldungen wurden tausend Affichen in Rot im Format 10x15 cm gedruckt, welche in Pissoirs, in Bahnhöfen, Hochschulen, Fabrikräumen etc. angeschlagen wurden, sowie tausend Merkblätter, die von Ärzten abgegeben werden sollten.

Die Zürcher Vereinigung für sittliches Volkswohl wurde bereits am 22. 2. 1921 von Stadtrat Häberlin über die Planung von Desinfektionsanstalten unterrichtet. Dieser hatte durch seinen Stadtratskollegen Paul Pflüger vernommen, dass sich Vorstandsmitglieder der Zürcher Vereinigung gegen diese Stationen aussprachen. Häberlin hatte deshalb die Sittlichkeitsvereine mit einem Brief informiert und sich bereit erklärt, auf Änderungsvorschläge einzugehen, in der Hoffung, grösserem Widerstand vorzubeugen.[40] Im Antwortschreiben auf Stadtrat Häberlins Brief lehnte die Vereinigung nochmals jegliche

Verantwortung ab, erklärte sich jedoch bereit, ihren Widerstand nicht öffentlich zu artikulieren.[41]

Der Vorstand der Zürcher Vereinigung für sittliches Volkswohl war aus verschiedenen Gründen gegen die Stationen. Zentrale Kritik waren die Zweifel an der Leistungsfähigkeit und Sicherheit der projektierten Stationen. Als Beispiele für den Misserfolg wurden die Erfahrungen in der Schweizer Armee angeführt. In Manchester, wo sie Erkundigungen einholt hätten, seien die Stationen kaum benutzt worden. In der mehrere Millionen zählenden Stadt seien in den zwei Stationen täglich 7,4 Fälle behandelt worden. In Zürich sei mit einem noch schlechteren Resultat zu rechnen, da hier die Gefahr, erkannt zu werden, noch grösser sei. Im Zentrum der Kritik stand aber nicht die Anonymität oder die geringe Besucherzahl, sondern die altbekannte Argumentation des moralischen Schadens, der allein durch die Existenz der Stationen entstehe. Der Zürcher Verein für sittliches Volkswohl sah in dieser neuen Institution eine Einrichtung, die ihre Bestrebungen, das sittliche Bewusstsein im Volk zu fördern, torpedierte. Für sie waren auch die Stationen Propaganda für den ausserehelichen Geschlechtsverkehr; sie würden einer Zunahme von Geschlechtskrankheiten Vorschub leisten.[42] Doch nicht nur die Sittlichkeitsvereine störten sich an den Einrichtungen. Kurz nach der Eröffnung erhielt der Stadtrat viele persönliche Einsendungen, die sich über die Inserate im Tagblatt oder die Plakate empörten. Am 26. 11. 1921 reichten G. Baumberger und 15 Mitunterzeichner dem Grossen Stadtrat eine Interpellation ein, in der sie die Entfernung der Anschläge forderten.[43] Im Dezember 1921 gingen weitere Protestschreiben von Organisationen ein, die ebenfalls die Entfernung der Affichen forderten: am 1. 12. von der Evangelischen Volkspartei der Stadt Zürich,[44] am 5. 12. von Sekundarlehrer Kägi als Vertreter der jung-christlichen Allianz[45] und von der Zürcher Frauenzentrale. Die Mehrheit der Stimmen forderten statt der Desinfektionsanstalten, dass geschlechtskranke Männer durch die ärztliche Anzeigepflicht wie geschlechtskranke Prostituierte dem Behandlungszwang unterworfen werden sollten.

Durch den Widerstand in den ersten Monaten nach der Eröffnung sah man von jeder Propaganda ab und ging dazu über, nur noch Merkblätter an Klienten von Spezialärzten abzugeben. Dass die Desinfektionsanstalten von Anfang an im Zentrum der öffentlichen Kritik standen, dürfte sich auf die Besucherfrequenz ausgewirkt haben. Aber nicht nur diese war für die magere Bilanz der Desinfektionsanstalten verantwortlich. Es scheint vielmehr, dass die bereits erwähnten Schwierigkeiten von den Spezialärzten ausgeblendet wurden in der Annahme, dass sich die Einstellung gegenüber den Geschlechtskrankheiten bereits geändert habe. Innerhalb eines Jahres, vom 1. 9. 1921 bis 12. 9. 1922, behandelten die drei Stationen insgesamt nur 438 Personen. Am wenigsten wurde die kantonale Poliklinik beachtet, weitaus die meisten Patienten (331) besuchten die Station im Amtshaus. Nach acht Monaten wurde die Station an der Hohlstrasse geschlossen, da sie nur noch vier Personen pro Monat behandelte. Trotz des fehlenden Erfolges wurden die Desinfektionsstationen zumindest bis 1925 weitergeführt. 1924 wurde erwogen, an der Niederdorfstrasse 29 eine Leuchtreklame mit dem Hinweis auf die vorbeugende Behandlung aufzuhängen, was der Stadtrat jedoch ablehnte.

255

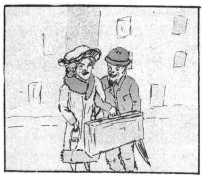

So wie sie hier beisammen sind.
sagt er zu ihr: „Mein liebes Kind!"

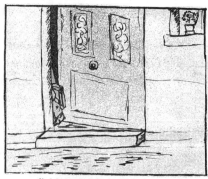

Und bald geht's in ein Häuschen klein.
wo nun die beiden ganz allein.

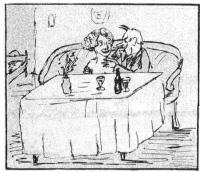

Was nachher sich hat zugetragen,
das darf ich hier nicht offen sagen.

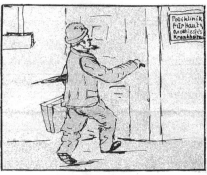

Und nach vollbrachter Liebestat
befolgt er den bewußten Rat.

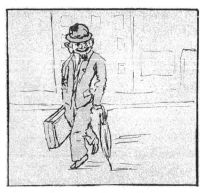

Nun ist zu End' die große Pein.
„Viel Dank, Herr Stadtrat Häberlein."

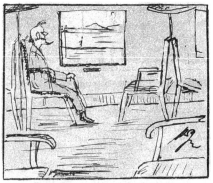

Jetzt reist er quietschvergnügt nach Haus'
Und denkt: „Ich bin doch feine 'raus!"
Und die Moral von der Geschicht'?
Die, lieber Leser, b'halt' für dich!

Abb. 49: Eine Bildgeschichte zu den zürcherischen Desinfektionsanstalten. (Medizinhistorisches Institut Zürich)

Schluss

Die lange und intensive Beschäftigung mit den sozialen Aspekten der sexuell übertragbaren Krankheiten Syphilis und Gonorrhöe verführt zu Vergleichen mit dem heutigen Diskurs über Aids. Analogien herzustellen zwischen der Zeit vor 100 Jahren und heute, scheint uns jedoch nicht zulässig. Es zeigen sich aber auffallende Kontinuitäten und strukturelle Ähnlichkeiten. Diese datailliert herauszuarbeiten wäre eine andere Arbeit und erforderte vorerst eine Analyse des Diskurses über Aids. Trotzdem sollen zum Schluss einige Gedanken kurz skizziert werden.

Die heutige Präventionspolitik von Aids hat auf den ersten Blick wenig gemein mit dem ‹alten› Kampf gegen die Geschlechtskrankheiten Syphilis und Gonorrhöe. Galt damals der Verzicht auf jeglichen ausserehelichen Geschlechtsverkehr als einziges zulässiges Präventionsmittel, wird heute das Präservativ als Schutzmassnahme propagiert. Es ermöglicht, sich ohne einschneidende Veränderungen von Sexualbeziehungen und -praktiken schützen zu können. In Fernsehspots, Tages- und Wochenzeitungen, in Zeitschriften, an Plakatwänden, als Kleber ist das zum Symbol gewordene zusammengerollte rosarote ‹Ding› omnipräsent. In diversen Farben, Formen, Grössen und Geschmacksrichtungen soll es möglichst attraktiv an den Mann und auch an die Frau gebracht werden. Das Kondom ist zum wichtigsten Utensil in der Aidsprävention geworden und hat dadurch recht eigentlich einen Siegeszug angetreten. Die heutige Botschaft lautet: Sexualität soll weiterhin genossen werden – so lustvoll wie bisher –, nur eben mit Gummi. Bereits wird von «kondomisierter» Sexualität gesprochen.

Eine liberale Aidsprävention, die auf Verhaltensänderung durch Eigenverantwortung setzt und dabei die vorgefundenen Lebenswelten akzeptiert, kann auf die Forderungen nach Sexualabstinenz verzichten. Eine solche Kampagne wäre jedoch ohne die «sexuelle Revolution» der 1960er und 70er Jahre nicht vorstellbar. Diese hat der Sexualität zu dem bedeutsamen Stellenwert verholfen – gleichzeitig auch der Vermarktung Tür und Tor geöffnet.

Dieser liberalen Aidsprävention steht die – weniger erfreuliche – Realität des Kranken gegenüber. Wer sich infiziert hat, profitiert kaum mehr vom ‹liberalen› Sexualitätsdiskurs.

Die nationale Aidskampagne der Schweiz rief zwar wiederholt zu Solidarität mit Infizierten und Kranken auf, dennoch ist es eine Tatsache, dass viele HIV-Positive nicht von ihrem Serostatus erzählen, oder nur einem kleinen vertrauten Kreis. HIV-Positive haben – leider berechtigte – Angst ihren Arbeitsplatz zu verlieren und an den gesellschaftlichen Rand gedrängt zu werden. Die Konsequnz der Infektion heisst für viele Schweigen und Isolation. Das Wort Aids wird von vielen Betroffenen möglichst nicht ausgesprochen; die Krankheit wird über den Tod hinaus, in Todesanzeigen und selbst an Beerdigungen, verschwiegen und verdrängt. Das Schweigen soll die Tatsache leugnen. Die Diskrepanz, zwischen dem liberalen Umgang mit Sexualität und der Ausgrenzung von HIV-Infizierten und Aidskranken ist augenfällig.

Eine brennende und zentrale Frage lautet, warum für eine sexualliberale, aufgeklärte Gesellschaft, wie sich die unsere gibt, der Umgang mit HIV-Positiven und Aidskranken ein dermassen schwieriges gesellschaftspolitisches Thema ist.

Die Geschichte der Geschlechtskrankheiten von Syphilis und Gonorrhöe bis zu Aids zeigt, wie sehr sich Vorstellungen und Bilder über diese ansteckenden Krankheiten im kollektiven Gedächtnis festgesetzt haben und wie leicht sie aktualisierbar sind. Eines dieser Stereotype ist das der ‹Lustseuche›. Seit dem ersten Auftreten im 15. Jahrhundert galt Syphilis als Strafe für ‹sündige Lust›. Diese Bedeutung vermochten auch die während des 19. Jahrhunderts erzielten medizinischen Fortschritte nicht aufheben. Syphilis und Gonorrhöe war gleichbedeutend mit der Verletzung der Sexualmoral. Durch die Entdeckung des Penicillins in den 1940er Jahren verloren sie zwar den Charakter von bedrohlichen Krankheiten und ihre gesellschaftspolitische Brisanz verminderte sich; dennoch konnte die Metapher der Lustseuche weiterbestehen.

Das Deutungsmuster der Krankheiten als Strafe für sündige Lust schlug sich in den Präventionskonzepten nieder. Im damaligen Kontext war es die Prostituierte, die verbotene Lust verköperte. Diese Optik verführte zu einer Prävention, die die Bekämpfung der Geschlechtskrankheiten einseitig auf die Prostituierten ausrichtete. Zu Beginn des 20. Jahrhunderts, als ausserehelicher Geschlechtsverkehr nicht mehr mit Prostitution gleichgesetzt werden konnte, wurden Beziehungen mit häufig wechselnden Partnern und Partnerinnen mit Geschlechtskrankheiten gleichgesetzt und die Krankheiten weiterhin als Folge von abweichendem Sexualverhalten interpretiert. Das alte Deutungsmuster der sündigen Lust beeinflusste ebenso den Umgang mit den Kranken, denen eine ‹Schuld› für die Krankheit zugeschrieben wurde, was häufig zur Stigmatisierung führte. So waren Geschlechtskranke noch lange von den Leistungen vieler Krankenkassen und Lebensversicherungen ausgeschlossen. Hinter solchen Massnahmen stand die Vorstellung, dass Kranke für ihren Normverstoss zu büssen haben.

Diese Vorstellungen finden sich heute noch. Die Geschlechtskrankheiten werden mit Normverletzungen im Bereich der Sexualität gleichgesetzt. Auch die moderne Geschlechtskrankheit Aids trägt die Metapher der Lustseuche. Verschoben haben sich nur die Norm und der Normbruch. Als solcher gilt heute nach wie vor die Homosexualität und häufig wechselnde Partner und Partnerinnen. Aids, zuerst bei homosexuellen Männern entdeckt, wurde von der Wissenschaft als GRID (Gay related immunity deficiency) bezeichnet und verstärkte dadurch den Verweis auf den Normbruch. Homosexualität wird mit Sexualpraktiken identifiziert, die Raum für Projektionen und Phantasiebildung lassen, die tabuisiert sind. Trifft die Krankheit heterosexuelle Frauen und Männer, werden diese fast zwangsläufig einem Lebensstil mit häufig wechselnden Parterinnen und Partnern zugeordnet. Das Bedürfnis nach einer solchen Zuordnung dient der Angstabwehr – so bleibt Aids die Krankheit der ‹andern›.

Anmerkungen

Einleitung

1 Göckenjan (1987), AIDS-Politik, S. 195.
2 Ebd.
3 Rosenbrock (1988), Politik, S. 2–3. Rosenbrock nennt von insgesamt zehn Dimensionen neun als angsterzeugend: Beziehung zu Randgruppen, Übertragung über Sexualität, Aids als neue Krankheit, unbekannte Herkunft, Übertragbarkeit, Lahmlegen des Immunsystems, lange Latenzzeit, Ungewissheit des Ausbruchs, Tödlichkeit und nur eine, die einen rationalen Umgang begünstigt: Möglichkeit des Schutzes durch genaue Kenntnisse der Übertragung.
4 Göckenjan (1987), AIDS-Politik, S. 197; Parin (1988), Mystifizierung, S. 230 f. Parin spricht in diesem Zusammenhang von «Verschiebungsersatz» für «unerträgliche Verhältnisse». «Die Bewohner der westlichen Welt leben in zunehmendem Masse in gerade solchen ‹unerträglichen Verhältnissen›. Die durch reichliche Informationen gespeisten Ängste vor der nuklearen Vernichtung sind einem rationalen Denken schwer zugänglich und scheinen keine Möglichkeit zu bieten, der Drohung aktiv entgegenzutreten. Andere Katastrophen, die ökologischen, ökonomischen usw., bedingen die gleiche Ratlosigkeit.»
5 Vgl. Eirmbter Willi u. a. (1993), AIDS.
6 Sontag (1989), Aids, S. 59.
7 Alkoholismus als chronische Krankheit wurde erstmals 1878 diagnostiziert. In dieser Definition war Alkoholismus auch Ausdruck moralischer Schwäche und von Degenerationserscheinungen. (Weindling [1989], Hygienepolitik, S. 411) Zur Alkoholfrage in der Schweiz vgl. Tanner, Jakob. Die «Alkoholfrage» in der Schweiz im 19. und 20. Jahrhundert. In: Drogalkohol 3/86, S. 147–168; Fahrenkrug, Hermann. Alcoolisme hier, Alcoolisme aujourd'hui. In: Gottraux-Biancardi, Elena. Air pur, eau claire, préservativ. Tuberculose, alcoolisme, sida: une histoire comparée de la prévention. Lausanne 1992, S. 59–80; Trechsel, Rolf. Die Geschichte der Abstinenzbewegung in der Schweiz im 19. und frühen 20. Jahrhundert. Lausanne 1990; Killias (1993), Entmündigung; Butschi, Danielle/Cattacin, Sandro. Le modèle suisse du bien-être. Lausanne 1994, S. 153–136.
8 In der Schweiz existieren über Tuberkulose erst wenige Arbeiten: Gottraux-Biancardi, Elena (Hg.). Le soleil à pleins poumons et la prévention. In: Dies. Air pur, eau claire, préservativ. Tuberculose, alcoolisme, sida: une histoire comparée de la prévention. Lausanne 1992; Borer, Rainer. Der Kampf gegen die Tuberkulose. Basel 1882–1928. Lizentiatsarbeit. Basel 1990.
9 Weindling (1989), Hygienepolitik, S. 38.
10 Ebd., S. 37.
11 Ein gutes Beispiel dafür sind die Wohnungsenqueten. Die zur Kontrolle der Wohnungen durchgeführten Inspektionen zielten nicht nur auf eine Verbesserung der Hygiene, sondern sind durchaus auch als Instrument staatlicher Kontrolle zu sehen. Vgl. Fritzsche (1990), Vorhänge; Koller (1994), Grenzwert.

12 Bulletin BAG, 100 Jahre für alle, Sonderbeilage zum BAG Bulletin Nr. 33/1993, S. 10. Der Versuch, ein gesamtschweizerisches Gesundheitsamt zu errichten, wurde schon in den 1870er Jahren von ärztlichen Standespolitikern angestrebt. 1879 waren sie mit der Schaffung einer eidgenössischen Sanitätskommission zunächst erfolgreich, diese wurde jedoch nach drei Jahren wieder aufgehoben. Die Ärzteschaft konnte ihren Einfluss jedoch trotzdem geltend machen. Bei medizinpolitischen Entscheidungen wie zum Beispiel dem Epidemiengesetz von 1886 fungierte die schweizerische Ärztekommission als beratendes Gremium. Auf den 1. Juli 1889 schliesslich wurde innerhalb des Departementes des Innern die Stelle eines eidgenössischen Sanitätsreferenten geschaffen. 1893 entschied der Bundesrat, «den Sanitätsreferenten an die Spitze einer kleinen Abteilung für Gesundheitswesen zu stellen und ihm zwei Büroangestellte zu gewähren, damit er selber sich ganz dem unerlässlichen Dienst der Initiative, Nachschau und Kontrolle ausgiebiger widmen könne als bisher». Damit war das schweizerische Gesundheitsamt als eigenständige Verwaltungsabteilung geschaffen. (Botschaft des Bundesrates vom 19. 5. 1893, zit. in: Bulletin BAG, 100 Jahre für alle, S. 10; Reichsberg [o. J.], Handwörterbuch, S. 273–280)

13 Im Gegensatz zu Foucault versteht Habermas unter Diskurs einen «herrschaftsfreien, rationalen Dialog zwischen aufgeklärten Subjekten». (Schöttler [1989], Mentalität, S. 102)

14 Foucault (1983), Wille, S. 21.

15 Ebd., S. 43.

16 Für den sozioökonomischen Hintergrund vgl.: Siegenthaler (1978), Kapitalbildung, S. 1–29; Ders. (1983), Konsens, S. 213–233.

17 Labisch (1985), Konstruktion, S. 42.

18 Über die Sexualität der Unterschicht gibt es wenig Studien. Eine sehr anregende Arbeit ist die von: Lipp, Carola. Die Innenseite der Arbeiterkultur. Sexualität im Arbeitermilieu des 19. und frühen 20. Jahrhunderts. In: Dülmen, Richard von (Hg.). Arbeit, Frömmigkeit und Eigensinn. Studien zur historischen Kulturforschung. Frankfurt/M 1990; Peiss (1985), Charitiy Girls.

19 Kreuzers Definition von Prostitution: «Eine Person, die sich körperlich, psychisch und geistig im Sinne einer sexuellen Dienstleistung mit oder ohne persönliche Zustimmung und meist ohne emotionale Beteiligung einer wechselnden und austauschbaren unbestimmten Anzahl von Personen gegen Zahlung eines Entgeltes zum Zwecke der unverbindlichen Befriedigung sexueller Bedürfnisse zur Verfügung stellt.» (Kreuzer [1989], Prostitution, S. 14)

20 Vgl. die Studien: Schulte (1979), Sperrbezirke; Walkowitz (1980), Prostitution; Ulrich (1985), Bordelle; Kreuzer (1989), Prostitution. Die Prostituierten sind aber nicht nur Objekt historischer, soziologischer und psychologischer Betrachtungen, sondern melden sich in neuerer Zeit selbst zu Wort. In Berlin hat sich 1980 ein erstes autonomes Prostituiertenprojekt gebildet. Ziel dieser Organisation ist es, gegen Diskriminierung anzukämpfen und die Forderung, Prostitution als Beruf anzuerkennen, durchzusetzen. Es geht ihnen auch darum, der Fremddefinition von Prostitution eine eigene entgegenzustellen. Von den Frauen des Prostituierten-Projekts Hydra liegen zwei Publikationen vor: «Beruf: Hure». Hamburg 1988 und: Freier. Das heimliche Treiben der Männer. Hamburg 1991.

21 Vgl. Braun (1985), Professionalisierung, S. 332–357; Huerkamp (1985), Aufstieg, S. 14–21.

22 Die Ärzte gaben sich ein Leitbild als «Priester der Natur und Diener der Menschheit, die ihre Weihe von der Wissenschaft und der Kunst empfangen» haben. (Braun [1985], Professionalisierung, S. 351)

23 Labisch (1986), Hygiene, S. 276.

24 Das Wort Eugenik stammt aus dem Griechischen und heisst «von guter Abstammung». In den 1880er Jahren des 19. Jahrhunderts hat Francis Galton die Lehre der Eugenik und die eugenische Bewegung begründet. Die Lehre der Eugenik ist die «Wissenschaft, die sich mit allen Einflüssen beschäftigt, welche die angeborenen Qualitäten einer Rasse verbessern». Die positive Eugenik hat zum Ziel, erwünschenswerte Erbanlagen zu fördern, negative Eugenik, die nicht erwünschten, zum Beispiel mit Sterilisationen, zu verhindern. (Roth, Claudia. Hundert Jahre Eugenik: Gebärmutter im Fadenkreuz. In: Genzeit. Die Industrialisierung von Pflanze, Tier und Mensch. Ermittlungen in der Schweiz. Zürich 1987, S. 93–118; Weingart u. a. [1988], Rasse)

25 Sigmund Freud hat 1905 die «Drei Abhandlungen zur Sexualtheorie» geschrieben, in der die infantile Sexualität einen wichtigen Bestandteil darstellt. Als weiterer Klassiker ist das von Ellen Key 1902 publizierte Buch «Das Drama des Kindes» erwähnenswert.

26   Vgl. dazu: Linse (1985), Geschlechtsnot, S. 248.
27   Gruner (1987/88), Arbeiterschaft, Bd. 1, S. 49.
28   Fritzsche (1990), Vorhänge, S. 387.   ✕
29   1880 lebten in der Schweiz 16,3% der Bevölkerung in Städten, 1910 27%. Die Zunahme der
     Bevölkerung 1880–1910: in den Städten: 73,5%, in gewerblichen Zonen: 23,5%, in Schwerindustrie-
     Zonen: 14,2%, in Agrarzonen: 6,9%. (Gruner [1987/88], Arbeiterschaft, Bd. 1, S. 32)
30   Ebd., S. 51.
31   Ebd., S. 6. Die gesamtschweizerische Erwerbsquote der Frauen zwischen 1888 und 1900 blieb mit 24%
     praktisch konstant, stieg zwischen 1900 und 1914 auf 29,4%. Diejenige der Männer verlief umgekehrt.
     Sie nahm zwischen 1888 und 1900 von 61,3 auf 64,9% zu, während sie zwischen 1900 und 1914 nahezu
     konstant blieb. (Ebd., S. 56)
32   Der Ausländeranteil betrug 1910 bereits 14,7%, nachdem 1888 erstmals eine positive Einwanderungs-
     bilanz zu verzeichnen war. (Ebd., S. 35)
33   Jost (1986), Bedrohung, S. 742.
34   Glaser (1976), Jahrhundert, S. 58.
35   Fritzsche (1977), Wachstum, S. 454 f.
36   Ebd., S. 462. Fritzsche formuliert in diesem Artikel den Zusammenhang von Urbanisierung und dem
     Entstehen eines Klassenbewusstseins.
37   Tanner (1990), Aristokratie, S. 216.
38   Schweizerische Blätter für Gesundheitspflege (1898), S. 2–4.
39   Der Amerikaner Beard hat das Krankheitsbild der «Nervenschwäche» respektive der «Neurasthenie»
     in den 80er Jahren des 19. Jahrhunderts als erster diagnostiziert. In seinem Buch «Die Nervenschwä-
     che» hat er die Krankheit als eine hochmoderne und spezifisch amerikanische Krankheit bezeichnet.
     Das Krankheitsbild wurde später dann auch in Europa beschrieben und als Krankheit der Moderne
     bezeichnet. (Correspondenzblatt [1886], S. 99; Radkau (1994), Wilhelminische Ära.
40   Weeks (1981), Sex, Preface.
41   Ross (1983), Sex, S. 51.
42   Snitow (1985), Politik, S. 9.
43   Ebd., S. 53. In den Sexualwissenschaften spricht man auch von Sexualitäten, um die Diversivität
     auszudrücken. Vgl. Gindorf (1989), Sexualitäten.
44   Unter Macht versteht Foucault nicht die Regierungsmacht und die Institutionen, die die bürgerliche
     Ordnung im Staat garantieren, sondern die «Vielfältigkeit von Kräfteverhältnissen». «Die Macht ist ein
     Name, den man einer komplexen strategischen Situation in einer Gesellschaft gibt.» (Foucault [1983],
     Wille, S. 114)
45   Vicinus (1983), Sexualität, S. 144.
46   Vgl. die Kritik von Vicinus (1983), Sexualität, S. 144.
47   Weeks (1981), Sex, S. 9.
48   Ebd., S. 187.
49   Bock (1983), Geschichte, S. 373. Weitere Studien über Frauengeschichte, Fragen, Methodik und
     Kritik Vgl.: Bock, Gisela. Historische Frauenforschung. Fragestellung und Perspektiven. In: Hausen,
     Karin (Hg). Frauen suchen ihre Geschichte. München 1983; Davis, Natalie Zemon. Gesellschaft am
     Beginn der Neuzeit. Berlin 1986; Frevert, Ute. Bewegung und Disziplin in der Frauengeschichte. Ein
     Forschungsbericht. In: Geschichte und Gesellschaft 1988, S. 240–262; Studer, Brigitte. Das Ge-
     schlechterverhältnis in der Geschichtsschreibung und in der Geschichte des 19. und 20. Jahrhunderts.
     Überlegungen zur Entwicklung der historischen Frauenforschung und zu ihrem Beitrag zur geschicht-
     lichen Erkenntnis. In: Feministische Studien 1989/1, S. 97–121; Fiesler/Schulze (Hg.) Frauenge-
     schichte gesucht – gefunden? Auskünfte zum Stand der Historischen Frauenforschung. Köln 1991.
     Eine erneute Auseinandersetzung ausgelöst und Anstösse und Anregungen gegeben hat das Buch von
     Butler, Judith. Das Unbehagen der Geschlechter. Frankfurt/M 1991. Vgl. auch Gildemeister/Wetterer.
     Wie Geschlechter gemacht werden. Die soziale Konstruktion der Zweigeschlechtlichkeit und ihre
     Reifizierung in der Frauenforschung. In: Gudrun-Axeli Knapp/Wetterer, Angelika (Hg.). Traditio-
     nen Brüche. Entwicklung feministischer Theorie. Freiburg 1992. Feministische Studien 1993/2 zum
     Thema Kritik der Kategorie «Geschlecht».

50   Vgl. Benz (1902), Geschichte, S. 22. Sie führt die Impulse für die vielen Vereinsgründungen und Zu-
     sammenschlüsse von Frauen Ende des 19. Jahrhunderts auf die Sittlichkeitsbewegung zurück.

51   Zum Stand sozialgeschichtlicher Forschung vergleiche: Jütte (1990), Sozialgeschichte, S. 149–164;
     Labisch/Spree (1989), Deutungsmacht, S. 7–14. Einleitung von: Lachmund u. a. (1992), Social Con-
     struction.

52   Labisch (1990), Problemwahrnehmung, S. 31–43.

53   Exemplarisch und keineswegs vollständig seien hier erwähnt: Frevert (1984), Krankheit; Dies. (1985),
     Medizin, S. 41–59; Labisch u. a. (1985), Weg; Göckenjan (1985), Kurieren; Labisch (1992),
     Gesundheit; Weindling (1989), Hygienepolitik. Weindling berücksichtigt die chronischen Krankhei-
     ten Alkohol, Tuberkulose und Geschlechtskrankheiten.

54   Rühmann (1990), Geschichte. Eine Arbeit von Lutz Sauerteig ist zur Zeit in Bearbeitung. Er vergleicht
     den Diskurs über Geschlechtskrankheiten in England und Deutschland.

55   Linse (1987), Alfred Blaschko; Göckenjan (1989), Syphilisangst, S. 47–62; Weindling (1993),
     politics, S. 93–107.

56   Christen (1988), Feind, S. 229–250.

57   Brandt (1985), Magic Bullet; Fee u. a. (1988), Aids; Dies. (1988), Sin.

58   Rosebury (1972), Microbes. Zu den C. D. Acts: Smith (1990), Diseases Act, S. 197-215; Evans (1992),
     Hideous Scourge, S. 413–433; Bland (1985), portals, S. 192-208.

59   Corbin (1977), Le péril, S. 245–283; Ders. (1981), L'Hérédosyhilis, S. 131–149; Quétel (1986), Le Mal
     de Naples.

60   Es sind Forschungsarbeiten über Prostitution, Geburtenkontrolle und Abtreibungsfragen. Dass der
     Blick zuerst auf Frauen gelenkt wurde, hängt nach Hull mit der Zuschreibung der Sexualität auf die
     Frauen zusammen.

61   Ulrich (1985), Bordelle.

62   Walkowitz (1989), Prostitution.

63   Corbin (1978), Les filles de Noce.

64   Kreuzer (1989), Prostitution.

65   Weeks (1985), Sex.

66   Mort (1987), Sexualities.

67   Vgl. die Lizentiatsarbeit von Nora Escher (1980), Entwicklungstendenzen. Nora Escher hat die
     Sittlichkeitsbewegung in ihrer Arbeit nicht berücksichtigt.

68   Eine umfassende Arbeit in der Schweiz: Käppeli (1990), Sublime croisade; Dies. (1984), Feminismus,
     S. 47–52. Im Zusammenhang mit der Bekämpfung der Prostitution: Ulrich (1985), Bordelle, S. 136–
     144. Ein Übersichtsartikel: Mesmer (1988), Abolitionismus, S. 157–168. Bekanntere Studien ausserhalb
     der Schweiz sind für Amerika: Ryan (1981), Mief, S. 293–315. Für Deutschland: Meyer-Renschhausen
     (1986), Ehre, S. 80–101.

69   Vgl. Ryan (1981), Mief, S. 393.

70   Bock (1983), Geschichte, S. 388.

71   Fout (1992), Politics, S. 388–421.

72   Vgl. Schissler, Hanna. Männerstudien in den USA. In: Geschichte und Gesellschaft 18 (1992),
     S. 204–220. In der Schweiz Vgl. Lengwiler, Martin. Neue Männlichkeitsideale für Soldaten und
     Offiziere der Wehrpflichtsarmeen. Lizentiatsarbeit Zürich 1993. Brändli, Sabina. Inter- und intra-
     geschlechtliche Abhebung des bürgerlichen Männerleitbildes. Männermode als symbolische Form
     der Repräsentation Mitte des 19. Jahrhunderts. Dissertation in Bearbeitung bei Prof. Rudolf Braun,
     Universität Zürich.

Kapitel I, 1

1   Schmidt (1991), Der Die Das, S. 53.
2   Vgl. Sigusch (1989), Fetischcharakter, S. 50–69; Ders. (1990), Liebe, S. 19–23.
3   Schmidt (1991), Der Die Das, S. 48.
4   Hull (1988), Sexualität, S. 50.

5   Vicinus (1983), Sexualität, S. 142.

6   Hull (1988), Sexualität, S. 64, Anm. 5.

7   Für die Ausbreitung des Begriffs macht Kentler August Henschel verantwortlich, der 1820 das Buch «Von der Sexualität der Pflanzen» veröffentlichte. Das Bedürfnis nach einer wertfreien, objektiven wissenschaftlichen Bezeichnung der Fortpflanzungsvorgänge sei so gross gewesen, dass sich der Begriff in Kürze sehr weit verbreitet habe. (Kentler [1984], Sexualwesen, S. 42 f.)

8   Hull (1988), Sexualität, S. 50.

9   Ebd., S. 50.

10 Ebd., S. 56.

11 Der Prozess der Verinnerlichung von Normen vollzog sich in der bürgerlichen Gesellschaft auf verschiedenen Ebenen. Eine bedeutende Funktion übernahm die immer wichtiger werdende Erziehung. Aber auch Institutionen wie Schule, Arbeitsplatz und Militär wurden zu Orten mit Sozialisationscharakter.

12 Hull (1988), Sexualität, S. 60.

13 Vgl. die Untersuchungen von: Honegger (1983), Überlegungen, S. 203–214; Dies. (1989), Frauen, S. 181–194.

14 Bloch (1909), Sexualleben, S. 76 ff.

15 Foucault (1983), Wille, S. 59 f.

16 Ebd., S. 59.

17 Haeberle (1983), Geschichte, S. 2.

18 Ebd., S. 2; Béjin (1986), Niedergang, S. 226.

19 Bloch (1909), Sexualleben, S. III.

20 Haeberle (1989), Aids, S. 71. Neben Iwan Bloch war Max Marcuse ein bekannter Dermatologe.

21 Bloch (1909), Sexualleben, S. IV.

22 Haeberle (1989), Aids, S. 72.

23 Foucault (1983), Wille, S. 55, 69.

24 Ebd., S. 59.

25 Béjin (1986), Niedergang, S. 227 f. Am explizitesten ist dieser Prozess am Orgasmus zu zeigen, der sich in der modernsten Sexualwissenschaft zum Kennzeichen einer sogenannt normalen Sexualität herausbildete. Béjin meint dazu: «Fortan werden Orgasmenzählerei und Orgasmustherapien sich vermehren, die ‹Rationalisierung der Sexualität› wird fortschreiten und der Einfluss der Sexologen wachsen.» (Béjin [1986], Niedergang, S. 227)

26 Weeks (1981), Sex, S. 2. Theoretiker wie Reich und Marcuse, aber auch Lawrence Stone und Steven Marcus verwenden diesen Ansatz.

27 Auf dieser Annahme basierte Freuds Kritik an der bürgerlichen Sexualmoral. Er fand, dass um die Jahrhundertwende der Prozess der Unterdrückung und Sublimierung zu weit fortgeschritten war, und betrachtete die Neurasthenie als Folge nicht mehr bewältigbarer Sublimierung. (Freud [1976], Sexualmoral, S. 154 ff.)

28 Vgl. Glaser (1976), Freud, S. 70.

29 Weeks (1981), Sex, S. 3.

Kapitel I, 2

1   Vgl. Jacob u. a. (1992), Aids, S. 519–537.

2   Fleck (1980), Entstehung, S. 34.

3   In Frankreich soll Syphilis 1488–1492, in Spanien 1493–1495, in Italien 1492–1496, in Deutschland 1493–1495, in England 1496 und in der Schweiz 1495 aufgetreten sein. (Ackerknecht [1963], Geographie, S. 110) Ackerknecht ist skeptisch, ob es sich dabei tatsächlich um die Syphilis handelte. In der Schweiz soll die Syphilis von Söldnern aus Neapel eingeschleppt worden sein. (Meyer-Ahrens [1841], Notizen, S. 16 f.)

4   Die in den Quellen auftretenden Begriffe sind z. B. «böse Blattern», «wilde Wärzen», «böser Grind», «la vérole», «la gorre», «french pox», «spanish pockes», «bubas», «mal de la buas», «sarna», «pustu-

lae», «pustulae malae». Schönfeld gibt mindestens 400 verschiedene Bezeichnungen für die Syphilis an: Herkunftsbezeichnungen (französische, deutsche, polnische etc. Krankheit), oder von Heiligen abgeleitete Namen (Morbus Sancti Jobi etc., Hiob, Mentus, Sementus, Maevius, Rochus, Fiacrius) oder nach den Ausschlägen benannt: Pusteln, Blattern, Vérole, Pox, Bubas, epidemische Krätze, Warzen etc.

5 So die heutige Lepra, Scabies, Haut- und Knochen- und Drüsentuberkulose, Variola, Hautmykosen, Gonorrhöe, Ulcus molle und Gicht. (Fleck [1980], Entstehung, S. 3)

6 Ebd., S. 5.

7 Proksch. Die Geschichte der venerischen Krankheiten. Bonn 1895.

8 Weidmann (1965), Venerologie, S. 25 ff.

9 Ebd., S. 22. Nach Ricord sollen v. a. geschlechtliche Überforderung, Diätfehler, Menstruationsblut etc. die Schleimhäute reizen.

10 Diese Zusammenhänge verfolgten insbesondere die Ricord-Schüler Paul Diday und Alfred Fournier. Letzterer wurde auch bekannt durch seine populärwissenschaftliche Schrift «Syphilis et mariage» (1881).

11 Fleck (1980), Entstehung, S. 18.

12 Bruck. Die Serodiagnose der Syphilis. Zit. in: Ebd., S. 21.

13 Ebd., S. 22.

14 Ebd., S. 25.

15 Sexuell übertragbare Krankheiten, das heisst auch Gonorrhöe und Syphilis, sind in der Schweiz ab 1987 meldepflichtig. Im Dezember 1987 trat die neue Meldeverordnung in Kraft und seit diesem Zeitpunkt müssen auch Syphilis und Gonorrhöe als Laborkollektivmeldungen an das BAG mitgeteilt werden. Bereits ab 1973 haben jedoch die sechs Polikliniken für Dermatologie in Zürich, Basel, Bern, Lausanne und Genf die Fälle von Gonorrhöe und Syphilis freiwillig gemeldet. Von 1973 bis 1983 hat die Zahl der gemeldeten Gonorrhöefälle kontinuierlich um 3,4%, von 1983 bis 1988 um 39,8% abgenommen. (Bulletin des Bundesamtes für Gesundheitswesen, 1985 Nr. 38, 1987 Nr. 4, 1989 Nr. 44, 1992 Nr. 37, 1993 Nr. 29)

16 Zwischen 1973 und 1986 wurden jährlich etwa 300 bis 400 neue Fälle gemeldet. Seit 1986 ist eine starke Abnahme zu verzeichnen: 170 Fälle im Jahre 1987 und 106 Fälle im Jahre 1988. (Bulletin des Bundesamtes für Gesundheitswesen, 1985 Nr. 38, 1987 Nr. 4, 1989 Nr. 44, 1992 Nr. 37, 1993 Nr. 29)

Kapitel II, 1

1 Nach Labisch/Tennstedt (1985), Weg, S. 117.

2 Crocq/Rollet (1869), Prophylaxis, S. 516.

3 Mitglieder der Kommission waren: aus Frankreich: Béhier, Bouillaud, Dechambre, Gosselin, Jaccoud, Jeannel, Mougeot, Ricord, Rollet, Tardieu, Verneuil; aus London: de Méric; aus Wien: Hebra; aus München: Seitz; aus Brüssel: Crocq; aus Spanien: Seco-Baldor; aus Florenz: Galligo; aus Neapel: Palasciano; aus Oslo: Oewre; aus Portugal: Barosa; aus Berlin: Frerichs; aus Kiew: Hübenet; aus New York: Fordyce-Baker; aus Philadelphia: Wilson-Jewell; aus Boston: Upham; aus Montréal: Hingston; aus Cincinnati: Mac-Illvaine.

4 Crocq/Rollet (1869), Prophylaxis, S. 516 f.

5 Ebd., S. 517.

6 Vgl. dazu Barthel (1989), Medizinische Polizey, S. 79–85. Barthel zeigt am Bsp. J. P. Franks die Verknüpfung von «sexuellen Ausschweifungen» und Geschlechtskrankheiten auf.

7 Crocq/Rollet (1869), Prophylaxis, S. 518.

8 Ebd., S. 518.

9 Die Anfänge dieses Systems lassen sich laut den Darstellungen Parent-Duchâtelets bis 1791 zurückverfolgen. Zuerst wurden die Prostituierten via Gesetz vom 22. Juli 1791 verpflichtet, sich permanent über ihre Gesundheit ausweisen zu können. Laut Bettmann und Parent-Duchâtelet wurde die eigentliche Registrierung der Prostituierten jedoch erst um 1820 eingeführt.

10   Crocq/Rollet (1869), Prophylaxis, S. 518 f.
11   Ebd., S. 519.
12   Ebd., S. 519 f.
13   Ebd., S. 529.
14   Ebd., S. 531.
15   Ebd.
16   Ebd.
17   Ebd.
18   Ebd., S. 519.
19   Ebd., S. 529.
20   Ebd., S. 541.
21   Ebd., S. 542.
22   Ebd.
23   Ebd., S. 548.
24   Zum Funktionswandel des Spitals im 19. Jahrhundert, vgl. Barthel (1989), Medizinische Policey, S. 184–200.
25   Ebd., S. 187.
26   Ackerknecht (1979), Geschichte, S. 129.
27   Crocq/Rollet (1869), Prophylaxis, S. 540.
28   Ebd., S. 544.
29   Ebd., S. 545.
30   Ebd., S. 528 f.
31   Ebd., S. 517.
32   Ebd., S. 520.
33   Ebd.
34   Ebd., S. 538.
35   Ebd.
36   Ebd., S. 521.
37   Zu der Bedeutung der Gesundheitsdiskussion in den Reorganisationsbestrebungen der Armee vergleiche Walkowitz (1980), Prostitution, S. 73 ff.
38   Crocq/Rollet (1869), Prophylaxis, S. 521.
39   Ebd., S. 522.
40   Ebd.
41   Ebd., S. 523.
42   Vgl. auch Kapitel II. 5. und Walkowitz (1980), Prostitution, S. 90–12.
43   Vgl. Kapitel II. 3.
44   Crocq/Rollet (1869), Prophylaxis, S. 526.
45   Ebd., S. 524.
46   Ebd., S. 525.
47   Ebd., S. 526.
48   Ebd., S. 527.
49   Ebd., S. 528.
50   Ebd., S. 545.
51   Ebd., S. 527.
52   Ebd., S. 529.
53   Vgl. Foucault (1983), Wille, S. 22–23.
54   Corbin (1981), Parent-Duchâtelet, S. 9.
55   Parent-Duchâtelet (1913), Die Sittenverderbnis (dt. Übersetzung), S. 317 ff.
56   Ebd., S. 317.
57   Ebd., S. 342 f.
58   Ab 1836 war das Hôpital du Midi ausschliesslich ein Männerspital; ab diesem Zeitpunkt entstand gleichzeitig ein Spezialkrankenhaus für Frauen, das Hôpital Lourcine.
59   Kläui (1977), Syphilis, S. 25.

Kapitel II, 2

1 Bericht der Kanzlei, STAZ P 252:1.
2 Linz/Aussersihl, STAZ P 252:1.
3 Ebd.
4 Ebd.
5 Ebd.
6 Ebd.
7 STAZ P 252:1. In ihrer Studie zur Prostitution in Languedoc bestätigt Leah L. Otis die Auffassung, dass die Bordelle durch den Einfluss des Protestantismus aufgehoben wurden. Nach Otis ist dies einer neuen protestantischen Sexualmoral zuzuschreiben, die für alle Männer, auch für Geistliche, nur eine auf die Ehe begrenzte Sexualität zuliess. Luther und Calvin haben sich zur Durchsetzung dieser Sexualmoral besonders für die Schliessung von Bordellen eingesetzt. Vgl. Leah L. Otis. Prostitution in Medieval Society. The History of an Urban Institution in Languedoc. Chicago 1985, S. 40–45.
8 Linz/Aussersihl, STAZ P 252:1.
9 Schertz/Zürich, STAZ P 252:1.
10 H. Hirzel-William/Zürich, STAZ P 252:1.
11 Bericht der Kanzlei, STAZ P 252:1.
12 Ebd.
13 § 122 des Zürcher Strafgesetzbuches vom 24. Okt. 1870 / 8. Januar 1871. Zit. nach Weiss (1906), Prostitutionsfrage, S. 56.
14 Benz verfasste 1866 einen Entwurf für ein neues Strafgesetz, welches die Kuppelei noch als ein von Amtes wegen zu verfolgendes Delikt vorsah.
15 Weisung vom 5. 8. 1870 zum ZH-StGB 1870. Zit. nach Weiss (1906), Prostitutionsfrage, S. 57.
16 Erlass des Statthalteramtes des Bezirks Zürich. (Zehnder [1891], Gefahren, S. 16 f.)
17 Zehnder (1891), Gefahren, S. 19.
18 Ebd., S. 18.
19 Ebd.
20 Ebd., S. 21; Weiss (1906), Prostitutionsfrage, S. 58.
21 Leider sind die Namen der Petitionäre, ausser derjenige von Hirzel, nicht bekannt.
22 Zehnder (1891), Gefahren, S. 20 f.
23 Ebd., S. 21; Weiss (1906), Prostitutionsfrage, S. 58.
24 Begründung des Stadtrates. Zit.nach Weiss (1906), Prostitutionsfrage, S. 58.
25 Ebd.
26 Correspondenzblatt (1874), S. 225.
27 Petition der 49 Ärzte von Zürich und Umgebung, STAZ P 252:2.
28 Ebd.
29 Ebd.
30 Zusammensetzung des Sanitätsrats: Prof. Biermer, Prof. Rose, Prof. Cloetta, Prof. Huguenin, Prof. Zangger, L. Meyer.
31 Protokoll der Diskussion der Conferenzverhandlung, STAZ P 252:2.
32 Ebd.
33 Die Kommission sollte aus dem anwesenden Regierungsrat Pfenninger, Statthalter Schauberg und den Polizeivorständen von Zürich, Winterthur und Riesbach bestehen.
34 Zu den einzelnen Punkten siehe Instruktion vom Statthalter 5. 8. 1875, Stadtarchiv ZH V Ec 34.
35 Vgl. dazu Weiss (1906), Prostitutionsfrage, S. 61 ff.; Zehnder (1891), Gefahren, S. 38–51.
36 1887 zum Beispiel klagte die Stadt, auf Forderung des grossen Stadtrates, 27 Kuppler an. Dadurch sollte gegen alle Bordellhalter der Stadt gleichzeitig vorgegangen werden. Dieser Versuch scheiterte jedoch am Widerstand des Statthalteramtes und der Staatsanwaltschaft, welche ein solches Vorgehen als «unthunlich» erachteten. (Weiss [1906], Prostitutionsfrage, S. 50)
37 Weiss (1906), Prostitutionsfrage, S. 61.
38 Ebd., S. 44 f.
39 Ebd., S. 48.

Kapitel II, 3

1 Dieser Verein entwickelte sich aus dem bestehenden Verein christlicher junger Männer. Die jungen Männer des Weissen Kreuzes verpflichteten sich zu einem keuschen Leben und hatten sich, um ihre Begierden zu meistern, strengen Vorschriften zu unterziehen. Der Verein bestand konstant aus ca. 80 bis 90 Männern. Langjähriger Präsident war L. Rahn-Bährlocher, ebenfalls Mitglied des kantonal zürcherischen Männervereins und mit der Präsidentin des Zürcherischen Frauenbundes zur Hebung der Sittlichkeit verheiratet.

2 Es existierten noch andere Vereine und Organisationen, die wir der Sittlichkeitsbewegung zuordnen: der Verein Freundinnen junger Mädchen, der Marthaverein, der Verein Ethos der Studentenschaft und der 1906 gegründete Schweizerische Verein der Freunde des jungen Mannes. Eine ausführliche Behandlung der Sittlichkeitsbewegung in Kap. II. 6.

3 Albert Tanner bezeichnet diese Schicht als «bourgeoisie des talents», da sie sich in Herkunft, Ausbildung und ökonomischer Basis sehr unterschied und sich ihre gemeinsame Basis hauptsächlich durch Fach- und Sachkompetenz auszeichnete. (Tanner [1988], Bürgertum, S. 214 f.)

4 Nekrolog Dr. Christian Beyel, Stadtarchiv Zürich.

5 Zürcher (1904), Volksinitiativen, S. 311.

6 Zitiert nach Weiss (1906), Prostitutionsfrage, S. 63.

7 Weiss (1906), Prostitutionsfrage, S. 63.

8 Vgl. Zehnder (1891), Gutachten, S. 60–88; Ulrich (1985), Bordelle, S. 11–27.

9 Zehner (1891), Gutachten, S. 74.

10 Zehnder, Carl. Die Gefahren der Prostitution und ihre gesetzliche Bekämpfung mit besonderer Berücksichtigung der zürcherischen Verhältnisse. Gutachten des Sanitätsrathes an die hohe Regierung des Kanton Zürich in Beantwortung der in den Petitionen vom Juni 1888 gestellten Begehren. Zürich 1891.

11 Ebd., S. 178.

12 Zehnder führte die Studien von Parent-Duchâtelet, Jeannel, Le Fort, Yves Guyot und Corlieu auf.

13 Zehnder (1891), Gutachten, S. 179.

14 Ebd., S. 191.

15 Ebd., S. 201.

16 Ebd., S. 205.

17 Ebd., S. 175.

18 Ebd., S. 161.

19 Eingabe des Zürcherischen Frauenbundes zur Hebung der Sittlichkeit an den hohen Regierungsrat des Kantons in Beantwortung des Gutachtens des Sanitätsrates. Zürich, Mai 1892.

20 Aktionskomitee des kantonal zürcherischen Männervereins z.h.d.S. (Hg.). Die Regelung der Prostitutionsfrage mit besonderer Berücsichtigung zürcherischer Verhältnisse. Zürich 1892.

21 Forel war nicht nur in Zürich als Mitbegründer des Männervereins zur Hebung der Sittlichkeit tätig, sondern agierte auch auf internationaler Ebene. Im September 1890 hielt er am Kongress des allgemeinen Bundes zur Abschaffung der staatlichen Regelung der Prostitution ein vielbeachtetes Referat. Nach Zürcher (1904), Volksinitiativen, S. 311.

22 Correspondenzblatt (1892), S. 484 f.

23 Brief der 16 Ärzte an den Stadtrat, ZB LK 653.

24 Aktionskomitee des kantonal zürcherischen Männervereins z.H.d.S. (1892), Prostitutionsfrage, S. 51.

25 Brief der 16 Ärzte.

26 Ebd.

27 Ebd. Vermutlich ist diese Passage von Forel verfasst worden. In seinem 1906 erschienenen Buch «Die sexuelle Frage» findet sich auf S. 288 fast wörtlich dieselbe Erklärung!

28 Brief der 16 Ärzte.

29 Ebd.

30 Forel (1889), Einige Worte, S. 517.

31 Ebd.

32 Diese Behauptung leitet Forel aus seinen Untersuchungen zur Onanie ab. Vgl. dazu ebd., S. 517 f.

33 Brief der 16 Ärzte.

34 Ebd.

35 Ebd.

36 Zehnder (1892), Gutachten, S. 176 f.

37 Vgl. dazu: Jadassohn. Bericht über eine zum Studium der Prostitution und der Prophylaxe der venerischen Krankheiten unternommene Reise. In: Deutsche Vierteljahrsschrift für öffentliche Gesundheitspflege, Bd. 26 (1894).

38 Zehnder (1891), Gefahren, S. 213.

39 Forel. Einige Worte über die reglementierte Prostitution in Kiew und über die sexuelle Hygiene. In: Correspondenzblatt (1889), S. 513–519.

40 Correspondenzblatt (1892), S. 688.

41 Aktionskomitee des kantonal zürcherischen Männervereins z.H.d.S. (1892), Prostitutionsfrage, S. 70 f.

42 Herzen (1895), Wissenschaft, S. 17.

43 Christ (1904), Sinnlichkeit, S. 18.

44 Aktionskomitee des kantonal zürcherischen Männervereins z.H.d.S. (1892), Prostitutionsfrage, S. 66.

45 Sie machten auf die Anwendung des § 208 des Strafgesetzes und des § 50 des Obligationenrechts aufmerksam. (Aktionskomitee des kantonal zürcherischen Männervereins z.H.d.S. [1892], Prostitutionsfrage, S. 65)

46 Marcus (1979), Umkehrung, S. 49.

47 Forel (1913), Frage, S. 83.

48 Gesamtbericht 1914, S. 6.

49 Duden (1977), Eigentum, S. 126.

50 Die gesellschaftlichen Differenzierungsvorgänge machte eine Vorbereitung der Kinder auf das Erwachsenenalter notwendig. Diese Aufgabe wurde der Frau zugeschoben. Die Entdeckung der Kindheit hängt somit eng mit der bürgerlichen Gesellschaft zusammen. Die bürgerlichen Verhältnisse erforderten die Verinnerlichung bestimmter Normen und Werte. Sie war ein notwendiger Prozess, der die erworbenen Verhaltensweisen als eigene Natur und Wesensart erscheinen liessen und nicht als äussere Herrschaft.

51 Heintz/Honegger (1981), Ohnmacht, S. 154.

52 Eingabe des Zürcherischen Frauenbundes z.H.d.S. (1892), S. 1.

53 Wagner (1981), Geist, S. 13.

54 Eingabe des Zürcherischen Frauenbundes z.H.d.S. (1892), S 2.

55 Heintz/Honegger (1981), Ohnmacht, S. 46

56 Ebd., S. 26. Die Verknüpfung von Prüderie und Militanz scheint keine einmalige Strategie der Frauenbewegung zu sein. Ein neueres Beispiel ist der Kreuzzug gegen die Pornographie, der in Deutschland und in der Schweiz durch das Buch «Pornographie» von Andrea Dworkin ausgelöst wurde. Die begleitende Kampagne von Alice Schwarzer in der deutschen Frauenzeitschrift Emma weist ähnliche strukturelle Züge auf. Es sei nur eine kurze Kritik angebracht über die Art und Weise dieses Kreuzzuges. Statt einer gesellschaftlichen Analyse wurde eine moralische Argumentation vorgezogen, die das repressive Verhältnis zum Körper betonte und einen kreativen Umgang mit Sexualität verdeckte. Somit kommt diese Bewegung der alten Moralisierungskampagne nahe.

57 Aktionskomitee des kantonal zürcherischen Männervereins z.H.d.S. (1892), Prostitutionsfrage, S. 31.

58 Ebd., S. 51.

59 Ebd., S. 52.

60 Jahresbericht des Zürcherischen Frauenbundes z.H.d.S. (1898), S. 9.

61 Eingabe des Zürcherischen Frauenbundes z.H.d.S. (1892), S. 15.

62 Erklärungen und Begründungen zu unseren Wünschen, ZB LK 653 f.

63 Jahresbericht des Zürcherischen Frauenbundes z.H.d.S. (1893), S. 13.

64 Ebd., S. 13.

65 Aktionskomitee des kantonal zürcherischen Männervereins z.H.d.S. (1892), Prostitutionsfrage, S. 66.

66 Jahresbericht des Zürcherischen Frauenbundes z.H.d.S. (1891), S. 13.

67 Ebd. (1898), S. 9.

68 Ebd. (1896), S. 11.

69 Statuten des Zürcherischen Frauenbundes z.H.d.S.

70 Jahresbericht des Zürcherischen Frauenbundes z.H.d.S. (1891), S. 13 f.

71 Weiss (1906), Prostitutionsfrage, S. 70.

72 Vgl. Bebel, August. Die Frau und der Sozialismus. Zürich-Hottingen 1879.

73 Vogelsanger stützte seine Weisung auf die Stellungnahmen der ehemaligen Polizeivorstände der Vorortsgemeinden, der Bezirksanwaltschaft und auf das Gutachten des Sanitätsrates. (Weiss [1906], Prostitutionsfrage, S. 72)

74 Stadtratsprotokoll vom 16. 1. 1894, nach Weiss (1906), Prostitutionsfrage, S. 74.

75 Weiter waren in der Kommission der Bezirksarzt von Zürich, Dr. Frey, der Stadtarzt Dr. Leuch und die Ärzte Dr. C. v. Muralt und Dr. U. Schäpfer.

76 Zehnder (1891), Gefahren, S. 91 und S. 143.

77 Weiss (1906), Prostitutionsfrage, S. 74.

78 Ulrich (1985), Bordelle, S. 27.

79 Zehnder (1891), Gefahren, S. 95–113.

80 Ebd., S. 143.

81 Durch § 361 des Reichsstrafgesetzes von 1870 war die Prostitution (gewerbsmässige Unzucht) strafbar, wenn die Prostituierte nicht unter polizeilicher Aufsicht stand.

82 Laut Zehnders Gutachten war der wöchentliche Betrag 50 Pfenning, die erstmalige Registrierung kostete drei Mark.

83 Zehnder (1891), Gefahren, S. 144 f. und S. 95–113.

84 Protokoll des Stadtrates vom 4. 9. 1894 Zit. nach Weiss (1906), Prostitutionsfrage, S. 78.

85 Ebd., S. 79.

86 Ebd.

87 Weiss (1906), Prostitutionsfrage, S. 80.

88 Protokoll des Stadtrates vom 4. 9. 1894. Zit. nach Weiss (1906), Prostitutionsfrage.

89 Neben Hirzel-Wiliam bekannte sich noch in den 1890er Jahren Sanitätsrat Oskar Wyss zu den Gegnern der Reglementierung.

Kapitel II, 4

1 Die Inititiative wurde von Männern aus dem ganzen Kanton unterzeichnet. Von Zürich: Ed. Boos-Jegher, H. Eidenbenz (Kaufmann), Prof. Dr. med. Ernst, Conrad Escher, G. Finsler (Antistes), Prof. Forel, K. Furrer (Pfarrer am St. Peter), Prof. Heim, Hirzel-Burkhard, Paul Hirzel, J. Hofstetter-Bader (Lehrer), Pfr. Hofer (Waisenvater), Hans Hofer (Litograph), Prof. Dr. H. Kesselring, J. J. Maag (alt Friedensrichter), Dr. med. Th. Mende, Conrad Meyer (Inspektor), H. Meyer (Präsident des Kassationsgerichtes), Dr. med. Wilh. v. Muralt, F. O. Pestalozzi-Junghans (Kantonsrat), Rahn-Bär-locher (Banquier), Pfr. Ritter, J. Schäppi (Nationalrat), Prof. Dr. jur. A. Schneider, Dr. jur. R. Spöndlin, R. Steiner-Brunner (Uhrmacher), Th. Usteri (Substitut d. Stadtschreibers), Oberst Vögeli-Bodmer, H. Wirz (Rektor des Gymnasiums), Pfr. Wissmann; aus Winterthur: A. Aeppli (Prof. a. Technikum), Pfr. Herold, C. Hirzel-Gysi (Oberstleutnant), J. J. Weber (z. Schleife); ferner Kantonsrat Berchtold aus Thalwil, H. Blattmann aus Wädenswil, Dr. med. Bleuler (Direktor in Rheinau), Dr. med. Ris (Sekun-dararzt in Rheinau), H. Bosshard, Pfr. J. Burtscher in Rheinau (a. Statthalter in Bauma), J. Bosshardt (Hausvater der Trinkerheilanstalt Ellikon), Bezirksarzt Denzler in Affoltern a. A., H. Fay (Dekan in Russikon), Joh. Grossmann (Redaktor des Bauernbunds in Knonau), J. J. Keller, (a. Nationalrat in Gibswil), Ferd. Oberholzer (Fabrikant in Wald), Rud. Pfenninger (Bezirksratsschreiber in Hinwil), C. Staub (Lehrer in Küsnacht), A. Studler (Bezirksrat in Wettswil), Pfr. H. Weber in Höngg.

2 Aktionskomitee des kantonal zürcherischen Männervereins z.H.d.S. (1892), Prostitutionsfrage, S. 64.

3 Eingabe des Zürcherischen Frauenbundes z.H.d.S. (1892), S. 10.

4 Erklärung und Begründung zu unseren Wünschen, ZB LK 653.

5 Jahresbericht des Zürcherischen Frauenbundes z.H.d.S. (1892), S. 14.

6 Erklärungen und Begründung zu unseren Wünschen, ZB LK 653.

7 Jahresbericht des Zürcherischen Frauenbundes z.H.d. S. (1892), S. 21.

8   Erklärungen und Begründungen zu unsern Wünschen, ZB LK 653.

9   Der Schweizerische Verein für Straf- und Gefängniswesen setzte sich bereits 1868 für ein gesamtschweizerisches StGB ein. Der Vorstoss wurde 1872 in den Verfassungsentwurf aufgenommen, der dem Bund die Kompetenz dazu erteilte. Die Ablehung des Verfassungsentwurfes in der Volksabstimmung zögerte die Entstehung eines Schweizerischen Strafgesetzes hinaus. 1888 schliesslich reichte Natonalrat L. Forrer in der grossen Kammer eine Motion ein, die eine gesamtschweizerische Vereinheitlichung des Strafrechts forderte. (Gschwend [1994], Stooss, S. 5; Schule [1984], Homosexualität, S. 2)

10   Stooss, Carl. Die schweizerischen Strafgesetzbücher zur Vergleichung zusammengestellt. 1890. Ders. Grundzüge des schweizerischen Strafrechts in vergleichender Darstellung. 1893.

11   In den Kantonen Bern, Luzern, Obwalden, Fribourg, Solothurn, Baselstadt, Schaffhausen, St. Gallen, Graubünden, Tessin und Wallis galt die Prostitution als Delikt. Die Strafe reichte von drei Tagen Haft (Solothurn und Baselstadt) bis 16 Monate Arbeitshaus (Obwalden). Alle Kantone bestraften die Kuppelei, wobei unter dem Begriff der Kuppelei sehr Unterschiedliches verstanden wurde. (Schmid [1900], S. 217–224)

12   Pavillion, Monique/ Vallotton, François (1992), Les femmes, S. 21.

13   Zu den Mitunterzeichnenden gehörten das internationale Komitee der Damen des Frauenbundes sowie dessen Sektionen Neuenburg, Waadt, La Chaux-de-Fonds, Le Locle, Ponts-de-Martel; das Comité de vigilance et de moralité publique de La Chaux-de-Fonds; das Comité de l'Association abolitioniste genevoise; das Comité des Sociétés pour le relèvement moral; das Comité des arrivantes à la gare von Genf und Lausanne; das Comité de vigilance du Locle; das Comité de l'Association de patronage de Vevey. Aus der Deutschschweiz: der kantonal zürcherische Männerverein zur Hebung der Sittlichkeit und der Berner Männerverein z.H.d.S. (Weiss [1906], Prostitutionsfrage, S. 161)

14   Eingabe des Zürcherischen Frauenbundes zur Hebung der Sittlichkeit an den schweizerischen Bundesrat, Sept. 1893, abgedruckt in Weiss (1906), Prostitutionsfrage, S. 163–164; vgl. auch SZfS, Bd. 6 (1893), S. 442 ff.

15   Bestraft werden sollte die Herstellung, Ausstellung und der Verkauf von unsittlichen Bilder, Drucksachen und Gegenstände. Auch Provokationen auf den Strassen und die öffentliche Verleitung zur Unzucht, auch wenn ihr nicht Folge geleistet wird, sollten bestraft werden.

16   Der Entwurf forderte eine amtliche Verfolgung von sexuellem Missbrauch am Arbeitsplatz bei Minderjährigen, «wenn Arbeitgeber, Fabrik- und Dienstherren oder andere Personen, die zu den betreffenden Minderjährigen in einem Autoritätsverhältnis stehen, ihre Autorität dazu missbrauchen, dieselben zur Unsittlichkeit zu gebrauchen oder zu verleiten». Zit. nach Weiss (1906), Prostitutionsfrage, S. 163 f.

17   Eingabe vom 21. 3. 1902 des Zürcherischen Frauenbundes z.H.d.S. an das eidgenössische Justizdepartement. In: SZfS, Bd.15 (1902), S. 158.

18   Die Mitglieder der Expertenkommission und vom Departement zugezogene Personen, die sich zu den entsprechenden Artikeln engagierten, waren: Auguste Cornaz (Bundesrichter in Lausanne); Albert Bärlocher (Kantonsgerichtspräsident in St. Gallen); Heinrich David (Strafgerichtspräsident Basel); Stefano Gabuzzi (Advokat in Bellinzona); Alfred Gautier (Professor für Strafrecht in Genf); Xaver Gretener (Professor für Strafrecht in Bern); Eduard Müller (Stadtpräsident in Bern); Albert Scherb (eidg. Generalanwalt in Bern); Leo Weber (Justiz- und Polizeidepartement in Bern); Emile Perrier, (Staatsanwalt in Freiburg); Emil Zürcher (Professor für Strafrecht in Zürich).

19   Protokoll der Expertenkommission. Zit. nach Weiss (1906), Prostitution, S. 174.

20   Louis Bridel schlägt für diesen Artikel eine geschlechtsneutrale Formulierung vor: «Quiconque, en se livrant à la débauche, occasionnera un scandale public ou de nature à troubler le voisinage, sera puni de …» Bridel. Le futur Code pénal suisse et la question des moeurs. In: SZfS (1897), S. 37 ff. Zit. nach Weiss (1906), Prostitutionsfrage, S. 181.

21   Vgl. dazu auch SZfS, Bd. 8 (1895), 8, S. 209 ff.

22   Die bisherige Praxis in Zürich stützte sich auf die Paragraphen 31, 32, 38–40 des Gesetzes betreffend das Armenwesen, das Prostituierte mit 4 Tagen Haft, im Wiederholungsfalle mit 8 Tagen bestrafte. Ausländerinnen wurden, wo dies möglich war, ausgeschafft. (Zehnder [1891], Gutachten, S. 57)

23   Nach einem Artikel von Zürcher. In: SZfS, Bd. 16 (1903), S. 248.

24 Zürcher. In: SZfS, Bd. 16 (1903), S. 248.
25 Oberrichter Kronauer, Staatsanwalt Koller, Strafanstaltsdirektor Curti und der Zürcher Rechtsprofessor Jakob Emil Zürcher.
26 Beleuchtender Bericht des Regierungsrates, abgedruckt in Weiss (1906), Prostitutionsfrage, S. 91.
27 Dies im Gegensatz zu Deutschland, wo die Homosexualität eine grosse Auseinandersetzung auslöste. Vgl. Fout (1992), Sexual politics.
28 Weiss (1906), Prostitutionsfrage, S. 88.
29 Ebd.
30 Tagblatt der Stadt Zürich, 25. 6. 1897.
31 Zur Sittlichkeitsfrage. Zürich 1897, S. 22, ZB LK 653/2.
32 Ebd., S. 21.
33 Ebd., S. 7.
34 Ebd., S. 28 f.
35 Gemeseus, Alfred. Antwort auf die Flugschrift zur Sittlichkeitsfrage. Zürich 1897, S. 4.
36 Woher Gemeseus diese Zahl nimmt, ist unklar. Die hohe Zahl illustriert aber die Übertreibungen vor der Abstimmung bezüglich der Gefahren der Geschlechtskrankheiten.
37 Gemeseus (1897), Flugschrift, S. 8 f.
38 Ebd., S. 9 f.
39 Ebd., S. 11.
40 Zürcher (1904), Volksinitiativen, S. 317.
41 Ebd.
42 NZZ, 26. 6. 1897, Nr. 175 (Morgenblatt).
43 Ebd.
44 Ebd.
45 NZZ, 26. 6. 1897, Nr. 175 (Abendblatt).
46 Zürcher Post, 26. 6. 1897, Nr. 147.
47 Ebd.
48 Ebd.
49 Ebd.
50 NZZ, 22. 6. 1897, Beilage zu Nr.171.
51 Flugblatt einiger Arbeiter, 1897, ZB LK 653/2.
52 Tages Anzeiger, 26. 6. 1897, Nr. 147.
53 Ebd.
54 Arbeiterstimme, 26. 6. 1897, Nr. 51.
55 NZZ, 22. 6. 1897, Beilage zu Nr. 171.
56 Ebd.
57 Weiss (1906), Prostitutionsfrage, S. 97.

Kapitel II, 5

1 Göckenjan (1988), Pest-Regiment, S. 82–83.
2 Jahresbericht des Zürcherischen Frauenbundes z.H.d.S. (1894), S. 13.
3 Vgl. Douglas, Mary (1993), Ritual: «Der Körper als soziales Gebilde steuert die Art und Weise, wie der Körper als physisches Gebilde wahrgenommen wird; und andererseits wird in der [...] physischen Wahrnehmung des Körpers eine bestimmte Gesellschaftsauffassung manifest. Zwischen dem sozialen und dem physischen Körpererlebnis findet ein ständiger Austausch von Deutungsinhalten statt.» S. 99.
4 Foucault (1983), Wille, S. 39.
5 Aktionskomitee des kantonal zürcherischen Männervereins z.H.d.S. (1892), Prostitutionsfrage, S. 16.
6 Foerster (1909), Sexualethik, S. 123.
7 «Der 27. Juni 1897», S. 4 f., ZB LK 653.
8 Jahresbericht des Zürcherischen Frauenbundes z.H.d.S. (1891), S. 14.
9 Aktionskomitee des kantonal zürcherischen Männervereins z.H.d.S. (1892), Prostitutionsfrage, S. 67.

10 Ebd.

11 1888: Schweizerischer gemeinnütziger Frauenverein; 1900: Bund Schweizerischer Frauenvereine. (Joris/Witzig [1986] Frauengeschichte(n), Kap. Frauenorganisationen, S. 425–441)

12 Vgl. Benz (1902), Geschichte, S. 22. Sie führt die Impulse für die vielen Vereinsgründungen und Zusammenschlüsse von Frauen Ende des 19. Jahrhunderts auf die Sittlichkeitsbewegung zurück.

13 Ein weiterer, zahlenmässig starker Verband war der 1888 gegründete Schweizerische Gemeinnützige Frauenverein (SGF) mit 12 000 Mitgliedern. (Fetz [1984], Schritt, S. 398)

14 Zehnder (1891), Gefahren, S. 222 f.

15 Jahresbericht des Zürcherischen Frauenbundes z.H.d.S. (1894), S. 14.

16 Ebd. (1893), S. 15.

17 Ebd. (1894), S. 14.

18 Eingabe des Zürcherischen Frauenbundes z.H.d.S. (1892), S. 13–16.

19 Jahresbericht des Zürcherischen Frauenbundes z.H.d.S. (1893), S. 16.

20 Ebd. (1894), S. 3.

21 Sontag, Susan. Aids und seine Metaphern. München/Wien 1989.

22 Parin (1988), Mystifizierung, S. 220.

23 Ebd., S. 231.

24 Ebd.

25 Eingabe des Zürcherischen Frauenbundes z.H.d.S. (1892), S. 8.

26 Jahresbericht des Zürcherischen Frauenbundes z.H.d.S. (1892), S. 14. Es ist uns nicht bekannt, wann genau der Begriff «Volkskörper» auftaucht. Er wird jedoch seit Beginn des Diskurses über Geschlechtskrankheiten angewendet.

27 Corbin (1977), Le péril, S. 247; Brandt (1985), Bullet, S. 11.

28 Nach Schönfeld, W. Kurze Geschichte der Dermatologie und Venerologie. Hannover 1954. S. 123 f.

29 Emil Noeggerath (1827–1895), Professor am Medical College in New York.

30 Vgl. auch Correspondenzblatt (1889), S. 225 f.

31 Nach Brandt (1985), Bullet, S. 10 f.; Corbin (1977), Le péril, S. 247 f.; Schönfeld (1954), Geschichte, S. 123 f.

32 Correspondenzblatt (1889), S. 225.

33 Ebd., S. 226.

34 An der internationalen Konferenz zur Bekämpfung der Geschlechtskrankheiten von 1899 bezeichnete Neisser die Folgen einer gonorrhoischen Infektion des Mannes mit dem Begriff «Azoospermie». Wie bei der Frau so kann auch beim Mann die Gonorrhöe zur Sterilität führen, da in den entzündeten Hoden keine Spermien mehr produziert werden können. (Ebd. [1899], S. 638)

35 Schönfeld (1954), Geschichte, S. 124.

36 Correspondenzblatt (1889), S. 225.

37 Albert Neisser entdeckte als 24jähriger den Gonorrhöe-Erreger, den er «Gonococcus» nannte. Diese Bakterienart konnte mit dem damals bekannten Färbeverfahren unter dem Mikroskop erkannt werden. Neisser machte seine Entdeckung dank der Forschungssituation in Breslau, wo er auf die Arbeiten des Botanikers Cohn, der die bakteriologische Ära Breslaus begründet hatte, zurückgreifen konnte. (Schönfeld [1954], Geschichte, S. 118)

38 Brandt (1985), Bullet, S. 10. 1878 gelang es Robert Koch zum ersten Mal, einen lebenden Mikroorganismus als spezifische Ursache einer Infektionskrankheit nachzuweisen. Koch konnte den Erreger des Milzbrandes isolieren und mittels Reinkultur die Krankheit erzeugen.

39 Correspondenzblatt (1889), S. 226.

40 Meyers Behauptungen der Verbreitung der Gonorrhöe stützten sich nur auf seine subjektiven Eindrücke, statistisch konnte er sie nicht belegen.

41 Corbin (1978), Les filles de noce, S. 362 f.

42 Nach Fournier schädigte die Syphilis auch die Keimzellen eines kranken Individuums. Eine Übertragung von Eltern auf das Kind führte er so nicht auf eine Ansteckung zurück, sondern auf eine Vererbung.

43 Fournier (1881), Syphilis, S. 37 ff. Während langer Zeit wurde auch die Trisomie 21 (Mongolismus) mit der elterlichen Syphilis erklärt. Vgl. Patterson, David. Die Ursachen des Mongolismus. In: Spektrum der Wissenschaft, Okt. 1987.

44 Fournier (1881), Syphilis, S. 172–186.
45 Fournier betrachtete zwar die Wahrscheinlichkeit einer Vererbung der Syphilis nur durch den Vater als gering, dennoch brauchte er diesen Fall, um den väterlichen Anteil zu belegen. (Fournier [1879], Syphilis, S. 37–53)
46 Ebd., S. 38.
47 Ebd., S. 46. Nach Fournier ist zum Beispiel auch das plötzliche Sterben des Säuglings der Syphilis zuschreiben. Bis heute gilt die Ursache der mit «Plötzlichem Kindstod» bezeichneten Erscheinung als ungeklärt. Heutige Ansätze versuchen ihn unter anderen durch die ungenügende psychische Akzeptanz des Kindes von seiten der Mutter zu erklären. Dies zeigt beispielhaft, wie die Definition einer Krankheit ideologischen Wertmustern unterliegt.
48 Ebd., S. 46.
49 Fournier (1892), Vererbung, S. 9.
50 Corbin (1977), Le péril, S. 249.

Kapitel II, 6

1 Widmer (1993), Krise, S. 143.
2 Ebd., S. 148.
3 Thürer (1938), 50 Jahre, S. 12 f.
4 Fédération britannique, S. 264–268. Teilgenommen haben unter anderen Aloys von Orelli, Rechtsprofessor in Zürich, der 1888 die Petition der Männer verfasst hatte, Hermann Eidenbenz, späteres Mitglied des Sittlichkeitsvereins Weisses Kreuz und Emma Hess.
5 Zu diesen gehörten der Patronageverein für entlassene weibliche Strafgefangene, die Versorgungsheime für Frauen und ein 1874 gegründetes Refugium für ledige Mütter. Auch diese Bewegung war auf Anregung einer Britin entstanden. Elisabeth Frey, bekannt als Gefängnisreformerin, reiste 1839 nach Europa und regte Gründungen von Schutzaufsichtsvereinen für weibliche Gefangene an. (Benz [1902], Geschichte, S.10; Aufgeschaut! Gott vertraut! (1903), Nr.10, S. 4–5; Jahresbericht des Zürcherischen Frauenbundes z.H.d.S. (1889), S. 7; Zürcher Frauenbund [1937], S. 3)
6 Statuten des Zürcherischen Frauenbundes zur Hebung der Sittlichkeit.
7 Zürcher Frauenbund (1937), S. 6.
8 Ebd.
9 75 Jahre Evangelischer Frauenbund Zürich. Sektion Zürich des Schweizerischen Evangelischen Verbandes Frauenhilfe. Überblick über die Jahre 1887–1962. 1929 wurde auch der Name des Verbandes deutschschweizerischer Frauenvereine zur Hebung der Sittlichkeit geändert in Schweizerischer Verband Frauenhilfe.
10 Aufruf an unsere Frauen, ZB LK 152.
11 Zürcher Frauenbund (1937), S. 8.
12 Die Grundsätze: a. Bekämpfung der geduldeten Unzucht; b. Hebung der sittlichen Begriffe, insbesondere der Jugend und Abwehr unsittlicher Einflüsse; c. Hülfeleistung an gefallene Mädchen, welche zur Arbeit und in ein geordnetes Leben zurückkehren wollen. (Zürcher Frauenbund [1937], S. 8)
13 Die «natürlichen Rechte», wie sie die Abolitionistinnen verstanden, waren gleiche Bedingungen aber auch gleiche Rechte im juristischen Sinne für Frau und Mann.
14 Jahresbericht des Zürcherischen Frauenbundes z.H.d.S. (1889), S. 12.
15 Ebd. (1890), S. 2.
16 Zeitschrift für Sozialberatung. Hg. von der Kantonal Zürcher Vereinigung für Sozialberatung und dem Eidg. Verband Pro Familia. Nr. 5/6, 62. Jg. (1978). Die Zeitschrift wurde seit 1916 unter dem Namen «Mitteilungsblatt» zusammen mit dem Schweizerischen Bund gegen unsittliche Literatur herausgegeben. Ab 1936 hiess das Organ «Zeitschrift für sittliches Volkswohl». Etwas später wurde das sittlich gestrichen.
17 Walkowitz (1980), Prostitution, S. 72.
18 Ebd., S. 70.
19 Die Mediziner versuchten dem Gesetz die Legitimation abzusprechen, da die Verbreitung der Syphilis

ein solches nicht rechtfertige. Sie legten einen Bericht des «Medical Officer of the Privy Council» von 1868 vor, der die Verbreitung der Syphilis als weit geringer ansah, als die bisherigen Statistiken behaupteten. In diesem Bericht wurde betont, dass für die englische Gesellschaft keine so grosse Gefahr bestehe, dass die Massnahmen des dritten Acts gerechtfertigt wären. Der Bericht zog weiter die Wirksamkeit und Durchführbarkeit des Gesetzes in Zweifel. Ein Teil der Opposition, die «repealer», gingen noch weiter und hatten zum Ziel, alle drei Gesetze abzuschaffen, was die Aufhebung jeglicher medizinischen Überwachung der Prostitution bedeutet hätte. Diese Gruppe organisierte sich in der 1869 gegründeten «National Anti-Contagious Diseases Act Extension Association», die sich kurz danach in «The National Association for the Repeal of the C.D. Acts» umbenannte. (Walkowitz [1980], Prostitution, S. 86–92)

20 Walkowitz (1980), Prostitution, S. 2.

21 Ebd., S. 6.

22 Ebd.

23 Die LNA führte den Kampf nach ihrem Sieg gegen den Reglementarismus in den Kolonien weiter, bis sich die Bewegung 1925 endgültig auflöste. (Ebd., S. 6)

24 Die Schwester von Josephine Butler war mit einem Bankier aus dem Waadtland verheiratet. (Kaeppeli [1984], Feminismus, S. 48)

25 Bedeutende Persönlichkeiten waren etwa Hélène de Gingings und Blanche de Wattewille, die Professoren für Recht an der Universität Genf Louis Bridel, Felix Bovet und Prof. Hornung, Aimé Humbert, einer der bekanntesten Schweizer Politiker, die Ingenieure Auguste de Morsier und Alfred de Meuron und die Feministinnen Camille Vidart und Emma Pieczynska. (Ebd., S. 48)

26 Vgl. Mesmer (1988), Ausgeklammert, S. 157.

27 Fédération britannique (1879), S. 114. Im ersten Generalrat sassen sechs Schweizer, unter anderen Joseph Hornung und Aimé Humbert. (Mesmer [1988], Ausgeklammert, S. 158)
Die wichtigsten Satzungen der internationalen abolitionistischen Vereinigung lauteten: «Ganz besonders muss die Hebung der allgemeinen Moralität zum Zweck gemacht werden. Alle schädlichen Einflüsse, die sich in den Sitten [...] geltend machen, müssen bekämpft werden. Die Frau hat die gleichen natürlichen Rechte wie der Mann. Der Bund verfolgt den Zweck, das öffentliche Bewusstsein zu erwecken und in der Gesellschaft das Gesetz der Sittlichkeit zu unterstützen. Es besteht nur ein Sittengesetz und das ist für beide Geschlechter dasselbe. Der Staat darf unter keinem Vorwande mit dem Laster unterhandeln.» (Pappritz [1901], Teilnahme, S. 162)

28 Ebd., S. 161.

29 Fédération britannique (1879), S. 112.

30 Mesmer (1988), Ausgeklammert, S. 160.

31 Ebd., S. 321.

32 Die Arbeitsgruppen, die je von einem Präsidium geleitet wurden, behandelten die Themen: Hygiene, Moral, Ökonomie, Wohltätigkeit und Recht. (Correspondenzblatt [1878], S. 25)

33 Die Resolution der Arbeitsgruppe Hygiene sei im folgenden wiedergegeben: 1. Die Herrschaft über sich selbst in sexuellen Beziehungen ist eine der unentbehrlichsten Stützen der individuellen Gesundheit und der Völker. 2. Die Aufgabe der öffentlichen Hygiene soll sein, alle gesundheitsfördernden Zustände zu unterstützen. 3. Das sittenpolizeiliche System, welches nur eine Reglementierung der Prostitution zum Ziele hat, weisen wir als Misserfolg ab, weil die Untersuchung der Frauen als Zwangsmassnahme empörend, nur in beschränktem Masse möglich und nicht vertrauensvoll ist, da die Krankheit nicht immer erkannt werden kann und sie zudem falsche Sicherheit vorgibt. 4. Gefordert wird die Entfernung aller Hindernisse zur Behandlung von Geschlechtskrankheiten. 5. Zur Einhaltung des «Anstandes» auf den Strassen soll die reguläre Polizei sorgen. (Correspondenzblatt [1878], S. 28)

34 Die Idee kam von denjenigen Frauen, welche die sexuellen Gefahren für die jungen Frauen im Zusammenhang mit den ökonomischen Bedingungen betonten und sich deshalb am Kongress zu einer Sonderkonferenz versammelten.

35 Mesmer (1988), Ausgeklammert, S. 165. Sie richteten 1887 eine Petition an den Regierungsrat, um die Duldung der Bordelle in Bern aufzuheben. (Weiss [1906], Prostitutionsfrage, S. 132)

36 Mesmer (1988), Ausgeklammert, S. 327.

37 Jahresbericht des Zürcherischen Frauenbundes z.H.d.S. (1889), S. 6.

38 Zürcher Frauenbund (1937), S. 10.
39 Zu den Kollektevereinen: 1878 rief Josephine Butler die Schweizerinnen auf, Geld für die Fédération zu sammeln. Die Mitgliederbeiträge reichten für die vielen neu entstandenen und zu unterstützenden Hilfsvereine nicht aus. In Genf entstand auf Anregung von Betsy Cellerier, die Erfahrung in kirchlicher Basisarbeit hatte, die erste «Association du sou pour le relèvement moral». Die Sammlerinnen mussten von Tür zu Tür gehen und Mitglieder werben, die sich für einen regelmässigen Beitrag verpflichteten. Vom gesammelten Geld musste ein Teil an die Fédération abgegeben werden. Die Kollektevereine hatten zentrale Bedeutung für die Bekanntmachung der abolitionistischen Ideen. (Mesmer [1988], Ausgeklammert, S. 162 f.)
40 Pappritz (1901), Teilnahme, S. 163.
41 Benz (1902), Geschichte, S. 22 f.
42 Jahresbericht des Zürcherischen Frauenbundes z.H.d.S. (1889), S. 10.
43 Aufruf an unsere Frauen, S. 3, ZB LK 152.
44 Thürer (1938), 50 Jahre, S. 24. Die Frauen gründeten 1913 an der Kirchgasse 17 in Zürich ein eigenes Sekretariat. (75 Jahre Evangelischer Frauenbund Zürich [1962], S. 8)
45 Jahresbericht des Zürcherischen Frauenbundes z.H.d.S. (1889), S. 3.
46 Ebd. (1893), S. 3 f.
47 Ebd. (1892), S. 21.
48 Ebd.
49 Ebd. (1898), S. 7.
50 Aufruf an unsere Frauen, ZB LK 152.
51 Jahresbericht des Zürcherischen Frauenbundes z.H.d.S. (1890), S. 10.
52 Die Ziele der gesamten bürgerlichen Frauenbewegung orientierten sich an dem dualen Geschlechtermodell. Nicht Gleichheit war von Bedeutung, sondern Gleichwertigkeit war das zentrale Ziel der Frauen. Die Frauen wollten ihre mütterlichen Eigenschaften in die Öffentlichkeit einbringen und damit ihren Beitrag zur Verbesserung der Gesellschaft leisten. (Greven-Aschoff [1981], Frauenbewegung, S. 139)
53 Vgl. Stoehr, Irene. «Organisierte Mütterlichkeit». Zur Politik der deutschen Frauenbewegung um 1900. In: Hausen (1983), Frauen, S. 221–249.
54 Greven-Aschoff (1981), Frauenbewegung, S. 139 f.
55 Aktionskomitee des kantonal zürcherischen Männervereins z.H.d.S. (1892), Prostitutionsfrage, S. 64.
56 «Der 27. Juni 1897», S. 4 f., ZB LK 653
57 Gemeseus (1897), Antwort, S. 9.
58 Aktionskomitee des kantonal zürcherischen Männervereins z.H.d.S. (1892), Prostitutionsfrage, S. 64.
59 Ebd., S. 66.
60 Ebd., S. 16.
61 Jahresbericht des Zürcherischen Frauenbundes z.H.d.S. (1894), S. 13.
62 In der von den USA kommenden ethischen Bewegung war der Begriff Sittlichkeit zentral. Das Ziel der Bewegung war es, gegen die Dominanz materialistischen Denkens anzukämpfen und die religiösen Inhalte zu betonen. Sittliche Ideale sollten jedoch ohne konfessionellen Hintergrund unter die Leute gebracht werden. Die Bewegung setzte sich für eine von Dogmen befreite, unabhängige, allgemeingültige Moral ein. In Europa fasste die Bewegung zuerst in Deutschland Fuss, wo Prof. W. Förster, der Vater von F. W. Förster, der in Zürich Sozialpädagogik lehrte, Begründer und Verbreiter der Ideen war und 1892 die Deutsche Gesellschaft für ethische Kultur in Berlin gründete. Der zweite internationale Kongress, der 1896 in der Schweiz stattfand, war gleichzeitig Anlass für eine schweizerische Gründung. Im Vorstand waren Pfarrer Paul Pflüger, Prof. Haggenmacher, Frau Prof. Dodel, Gustav Meier, der Herausgeber des ethischen Blattes und andere vertreten. 1898 kam es zu einer Gründung in der Westschweiz, und zwar auf Anregung von Prof. Forel, der sich dorthin zurückzog. Pflüger und Forel waren beide sehr engagierte Mitglieder in den Sittlichkeitsvereinen. Der ethische Verein organisierte sonntägliche Vorträge zu politischen und sozialen Themen. Besonders grossen Zulauf hatte der von F. W. Förster 1901–1902 durchgeführte Moralunterricht. (Meier [o. J.], Bewegung, S. 915–917)
63 Diese Vereine gibt es in der Schweiz seit den 1890er Jahren. Sie entstanden aus der Erkenntnis, dass der Arbeiterfrage in christlichen Kreisen viel zu lange zu wenig Beachtung geschenkt worden war. Diese

Bewegung hatte zum Ziel, «die noch vielfach gebundenen eminent socialen Kräfte des Evangeliums zu entbinden und in dem wirtschaftlichen Gährungsprozess der Gegenwart wirksam zu machen». Die christlich-sozialen Bewegungen wurden 1900 in einem Verband vereint. (Mann [o. J.]|, Evangelisch-soziale Bewegung. In: Handwörterbuch der Schweizerischen Volkswirtschaft, S. 732–735)

64 In Zürich entstand ein solcher Verein 1903. Der Verein war eine Reaktion gegen den angeblichen materialistischen Geist in der Arbeiterbewegung. Dieser hatte laut den Gründern eine «einseitige Überschätzung der materiellen Seite des Lebens und eine Vernachlässigung der sittlichen Faktoren zur Folge». (Mann [o. J.], Arbeitersekretariate, S. 733 f.)

65 Sittlichkeit war ein zentraler Begriff in der bürgerlichen Frauenbewegung. Diesen Bezug bezeichnet Wobbe als Strategie. Mit diesem Bezugsrahmen konnten die Frauen verschiedene Ansprüche und Forderungen anbringen: gesellschaftliche Anerkennung der Hausarbeit, Zugang zu einem Beruf, aber auch Kritik an männlichen sexuellen Vorrechten. (Wobbe [1989], Gleichheit, S. 24)

66 Dazu gehörten der Guttemplerorden (1894), der Alkoholgegnerbund (1890), der Frauenverein für Mässigkeit und Volkswohl (1894) und der Ortsverein Zürich des Schweizerischen Mässigkeits-vereins zum blauen Kreuz (1883). Vgl. Bütschi, Danielle/Cattacin, Sandro. Le modèle suisse de bien être coopération conflictuelle entre l'Etat et Société civile. Le cas de l'alcoolisme et du HIV-Sida. Lausanne 1994.

67 1887 fand der Zusammenschluss der Zürcher Jünglingsbünde zum Christlichen Verein junger Männer (CVJM) statt. (Barth [1981], Protestantismus, S. 119)
    Seit den 1880er Jahren hatten diese Vereine enormen Zulauf: 1871–1880: 34 neue Vereine; 1881–1890: 62 neue Vereine; 1890–1900: 125 neue Vereine. (Mann [o. J.], Bewegung, S. 734)
    Aus dem CVJM ging der Sittlichkeitsverein Weisses Kreuz hervor. In diese Gruppe gehörten auch die Studentenvereinigung Ethos und der Schweizerische Verein der Freunde des jungen Mannes, der 1906 gegründet wurde. Dieser Verein wollte «solchen, die ihren Heimatort verlassen, in die Stadt oder in die Fremde ziehen, mit Rat und Auskunft tatkräftig zu Seite stehen». Der Verein hatte eine Zentralstelle in Zürich. Er ist ein analoger Verein zu den Freundinnen junger Mädchen (Aufgeschaut! Gott vertraut!, [1909], No 5, S. 39)

68 Jahresbericht des Zürcherischen Frauenbundes z.H.d.S. (1892), S. 20 f.

69 Christ (1900), Wissenschaft, S. 6.

70 Jahresbericht des Zürcherischen Frauenbundes z.H.d.S. (1896), S. 20 f.

71 Herzen (1895), Wissenschaft, S. 14.

72 Jahresbericht des Zürcherischen Frauenbundes z.H.d.S. (1892), S. 21.

73 Herzen (1895), Wissenschaft, S. 4.

74 Ebd., S. 3.

75 Ebd.

76 Christ (1903), Weltordnung, S. 13.

77 Ebd., S. 35.

78 Ebd., S. 48.

79 Christ (1905), Grundriss, S. 80.

80 Christ (1903), Weltordnung, S. 59.

81 Aktionskomitee des kantonal zürcherischen Männervereins z.H.d.S. (1892), Prostitutionsfrage, S. 77.

82 Heim (1904), Geschlechtsleben, S. 29.

83 Jost (1992), Avantgarde, S. 10.

84 Ebd., S. 11–14.

85 Als Beispiele seien genannt der Eidgenössische Verein mit der Sektion Zürich, die Gesellschaft vom alten Zürich und der Gemeindeverein. (Rinderknecht [1949], «Eidgenössische Verein», S. 204–273, Pestalozzi [1906], Gesellschaft)

86 Zurlinden. Hundert Jahre Bilder, II. Bd., S. 353. Zit. in: Rimli (1950), Ideen, S. 144.

87 Zürcher (1904), Volksinitiativen, S. 317.

88 Rechter Flügel (Orthodoxe oder Positive genannt): Durch einen Angriff der Liberalen hatten sich die supranaturalistischen, orthodoxen und pietistischen Kreise zusammengeschlossen. Organ: Evangelisches Wochenblatt. Von den Sittlichkeitsvereinen vertreten waren: L. Rahn-Bährlocher und Ch. Beyel.

89 Linker Flügel: Sie nannten sich nach ihrem organisatorischen Zusammenschluss 1872 «Freisinnige,

Vertreter des freien Christentums» oder «Reformer». Organ: Schweizerische Reformblätter. Von den Sittlichkeitsvereinen waren vertreten: Pfarrer Bion, Pfarrer Julius Ganz, Pfarrer Jakob Wissmann, Pfarrer Bolliger.

90   Die Vermittler: Sie schlossen sich um 1870 zur «Schweizerisch-kirchlichen Gesellschaft» zusammen. Die führende Persönlichkeit in der Schweiz war der Zürcher Theologieprofessor Alexander Schweizer und Antistes Georg Finsler. Organ: Kirchenblatt für die reformierte Schweiz, ab 1870: Volksblatt für die reformierte Kirche der Schweiz.

91   Die Werke der Inneren Mission entstanden in der Mitte des 19. Jhs. Da sie nur lose mit der Landeskirche verbunden war, erlangte sie in der Schweiz nie so grosse Bedeutung wie in Deutschland. Sie war eine Antwort auf die fortschreitende Industrialisierung, der christliche Versuch, die Armut zu bekämpfen. Impulse kamen aus der pietistischen Erweckungsbewegung und vom Wirken Heinrich Pestalozzis. Wichern, der Gründer der Inneren Mission in Deutschland, nahm sich der Armut an, sah aber als Hauptursache für die äussere materielle Not die innere Haltlosigkeit. Das Programm war somit gegeben: Mit religiöser Erziehung respektive einer frommen Gesinnung sollte Armut besiegt werden.

92   1874 schloss sich der Evangelische-kirchliche Verein, von alteingesessenen und reichen Zürcher Familien mit konservativem Gedankengut getragen, der Evangelischen Gesellschaft an. (Barth [1981], Protestantismus, S. 85)

93   Barth (1981), Protestantismus, S. 108. Nach Barth, S. 109 konnte sich die Innere Mission durchsetzen, nachdem sich sie Richtungskämpfe gelegt hatten.

94   Stern versteht unter «konservativer Revolution» den «ideologischen Angriff auf die Modernität, auf den ganzen Komplex von Ideen und Einrichtungen, in dem sich unsere liberale, weltliche, industrielle Zivilisation verkörpert». (Stern [1986], Kulturpessimismus, S. 7)

Kapitel III, 1

1   Blaschko, A. Erste internationale Conferenz zur Bekämpfung der Syphilis und der venerischen Krankheiten, Brüssel 1899. In: Archiv für Dermatologie und Syphilis, Bd. 51–52 (1900), S. 129.

2   Dubois-Havenith. Conférence internationale pour la prophylaxie de la Syphilis et des maladies vénériennes. Bruxelles sept. 1899. Rapports, enquêtes et compte-rendu. Bruxelles 1900. 2 tomes en 5 volumes.

3   Vgl. Sanitarisch-demographisches Wochenbulletin der Schweiz (1900), S. 217–224, 231–237, 252–256. Dieses Bulletin war das offizielle Organ des schweizerischen Gesundheitsamtes in Bern.

4   Jadassohn beschränkte sich in der Enquete auf 1841 Ärzte, von denen nur 386 antworteten. (Sanitarisch-demographisches Wochenbulletin der Schweiz [1900], S. 269.)

5   Sanitarisch-demographisches Wochenbulletin der Schweiz [1900], S. 271.

6   Wir stützen uns ausschliesslich auf die Berichte der Konferenz, die im Sanitarisch-demographischen Wochenbulletin der Schweiz und dem Correspondenzblatt für Schweizer Ärzte erschienen sind. Aus quellenkritischen Gründen (die Autoren der beiden Berichte vertreten den reglementaristischen Standpunkt) haben wir Blaschkos Bericht der Konferenz beigezogen, der im Archiv für Dermatologie und Syphilis erschienen ist. Blaschko war einer der prominentesten ärztlichen Vertreter der Antireglementaristen. Über die Konferenz existiert eine umfangreiche Literatur.

7   Archiv für Dermatologie und Syphilis, Bd. 51–52 (1900), S. 130.

8   «1. Haben die zur Zeit bestehenden Reglementierungssysteme einen Einfluss auf Frequenz und Verbreitung der Syphilis und der venerischen Krankheiten gehabt?
2. Ist die gegenwärtige Organisation der ärztlichen Überwachung der Prostitution besserungsfähig?
3. Ist es vom streng medicinischen Standpunkte aus vortheilhafter, die Toleranzhäuser zu behalten oder erscheint ihre Beseitigung wünschenswerth?
4. Ist die administrative Organisation der polizeilichen Überwachung der Prostitution reformbedürftig?» (Correspondenzblatt [1899], S. 267 ff.)

9   Correspondenzblatt (1899), S. 668.

10   Ebd., S. 669.

11   Archiv für Dermatologie und Syphilis, Bd. 51–52 (1900), S. 135.

12 Ebd.
13 Correspondenzblatt (1899), S. 668.
14 Ebd., S. 670.
15 Archiv für Dermatologie und Syphilis, Bd. 51–52 (1900), S. 131.
16 Corbin (1977), Le Péril vénérien, S. 252; Correspondenzblatt (1899), S. 638; Vgl. auch Kap. II. 5.
17 Correspondenzblatt (1899), S. 702 (Kursiva im Orginal gesperrt).
18 Diese Massnahmen sind laut Labisch/Tennstedt typisch für das Konzept der Gesundheitsfürsorge, das
    vor allem für die chronischen Krankheiten Tuberkulose, Syphilis und Gonorrhöe, aber auch für
    Alkoholismus entwickelt worden war. (Labisch/Tennstedt [1985], Weg, S. 32 ff.)
19 Blaschko (1902), Kongressbericht.
20 Sanitarisch-demographisches Wochenbulletin der Schweiz (1903), S. 30.
21 Nach Corbin waren 75% der Mitglieder Mediziner, 5% Juristen, 4% hohe staatliche Funktionäre,
    Senatoren und Minister, 7% Industrielle und Handelsleute, 4% Professoren der Sorbonne, 2% Künst-
    ler, 2% Offiziere. (Corbin [1977], Le péril, S. 256 f.)
22 Corbin (1977), Le péril, S. 256.
23 Ebd., S. 256.
24 Themen der Enqueten gingen von Untersuchungen aus, die verschiedene Bereiche betrafen: das
    Sexualverhalten des männlichen Bürgertums, die Anwendung von Schutzmitteln, die Eugenik,
    Sexualabstinenzfragen und der Einfluss des Sports auf jugendliche Sexualität. (Corbin [1977], Le péril,
    S. 257 f.)
25 Zit. nach Blaschko (1902), Kongressbericht, S.43.
26 Ebd., S.45.
27 Als Beispiel sei hier das Theaterstück von Brieux «Les Avariés» (Die Schiffbrüchigen) genannt,
    welches vermutlich von der Société pour la Prophylaxie gesponsert wurde und lehrstückartig aufzeigt,
    wie sich ein verantwortungsbewusster Kranker verhalten sollte. Das Stück wurde in Frankreich zuerst
    verboten, 1901 ediert und vom Bürgertum breit aufgenommen. «Les avariés» wurde im Anschluss an
    die Rezeption dieses Theaterstücks auch eine Bezeichnung für Geschlechtskranke. Dieser Name soll
    dem Bürgertum erleichtert haben, über Geschlechtskranke zu sprechen. (Corbin [1977], Le péril,
    S. 270.)
28 Sanitarisch-demographisches Wochenbulletin der Schweiz (1903), S. 45.
29 Deutsche med. Wochenschrift (1902), S. 298.

Kapitel III, 2

 1 Hoppeler (o. J.), Ratschläge, S. 6.
 2 Häberlin (1907), Ethik, S. 4.
 3 Ebd., S. 4.
 4 Ullmann (1911), Schritte, S. 352.
 5 Heim-Vögtlin (1904), Aufgabe, S. 7.
 6 Fournier hat im Buch «Syphilis et mariage» den Fachärzten empfohlen, den Frauen wenn möglich die
    Wahrheit vorzuenthalten, um das bürgerliche Eheglück nicht zu zerstören.
 7 Neuberger (1903), Ärzte, S. 110.
 8 Heim-Vögtlin (1904), Aufgabe, S. 3.
 9 Ebd.
10 Wyss (1901), Gefahren, S. 1.
11 Zit. in: Aufgeschaut! Gott vertraut! (1901) No. 5, S. 2.
12 Beim Vortrag von Heim 1900 soll der 700 Plätze fassende Saal voll gewesen und Hunderte
    weggewiesen worden sein. (Heim [1904], Geschlechtsleben, Vorwort)
13 Die Broschüre von Professor Heim wurde teilweise auch an Gymnasien abgegeben. In Küsnacht z. B.
    erhielten sie die Schüler durch den Schularzt Dr. med. Leuch.
14 Jahresbericht des Zürcherischen Frauenbundes z.H.d.S. (1901), S. 17.
15 Heim-Vögtlin (1904), Aufgabe, S. 1.

16 In dieser Zeit rückte die Sexualität des Kindes und die Sexualpädagogik in den Mittelpunkt des wissenschaftlichen Interesses. Bedeutende Werke in diesem Zusammenhang sind: Freud, Sigmund. Drei Abhandlungen der Sexualtheorie. Key, Ellen. Das Jahrhundert des Kindes. Berlin 1902.

17 Heim-Vögtlin (1904), Aufgabe, S. 1.

18 Wood-Allen (1905), Wahrheit, S. 27.

19 Heim-Vögtlin (1904), Aufgabe, S. 2.

20 Ebd., S. 20.

21 Die Erfahrungen dieser Mütterversammlungen sind in der von den Frauen des Sittlichkeitsvereins verfassten Broschüre beschrieben: «Wie wir unsere Mütterversammlungen und Mädchenabende abhalten». ZB LK 152.

22 Die Idee eines Volkshauses fand in den Kreisen der Guttempler und Alkoholabstinenzler starken Anklang. Führender Kopf dieser Bewegung war der in der Sittlichkeitsbewegung aktive Psychiater August Forel. Ein erstes Treffen zur Umsetzung eines Volkshauses muss bereits 1893 stattgefunden haben. (Eigenheer [1993], Bäder, S. 50 f.)

23 Mütterversammlungen (1916), S. 4, ZB LK 152.

24 Jahresbericht des Zürcherischen Frauenbundes z.H.d.S. (1902), S. 3.

25 Ebd., S. 5 f.

26 Mütterversammlungen (1916), S. 6, ZB LK 152.

27 Ebd., S. 5.

28 Ebd., S. 6.

29 Ab 1915 fanden zudem «Mädchenabende» statt. Junge Frauen, die ins Berufsleben einstiegen und so der elterlichen Obhut entzogen waren, sollten direkt angesprochen und auf die sittlichen Gefahren aufmerksam gemacht werden. Die Abende fanden im Winter jeweils monatlich statt. (Ebd., S. 3)

30 Heim-Vögtlin (1904), Aufgabe, S. 21.

31 Ebd., S. 21 f.

32 Hoppeler (o. J.), Briefe, S. 4.

33 Ebd., S. 14.

34 Ebd., S. 15.

35 Ebd., S. 17.

36 Hoppeler (o. J.), Aufklärung, S. 8.

37 Hauri (1898), Wachet, S. 5.

38 Lang (1981), Sprache, S. 11.

39 Frevert (1991), Ehrenmänner, S. 187.

40 Aufgeschaut! Gott vertraut! (1897), No 6.

41 Hoppeler (o. J.), Briefe, S. 16.

42 Ebd., S. 19.

43 Häberlin (1907), Ethik, S. 31.

44 Weitbrecht (1893), Sittlichkeit, S. 5.

45 Frevert (1991), Ehrenmänner, S. 13.

46 Ebd.

47 Ebd., S. 219.

48 Berger/Berger (1975), Unbehagen, S. 78.

49 Christ (1904), Sinnlichkeit, S. 16.

50 Heim (1900), Geschlechtsleben, S. 17.

51 Wyss (1901), Gefahren, S. 17.

52 Vgl. Frevert (1991), Ehrenmänner, S. 231.

53 Eulenburg (1907), Diätetik, S. 195 f.

54 Sie sahen in ihm einen «Führer» und wünschten seinen Schriften «weiteste Verbreitung und Beherzigung». «Das ist das Grosse an Foerster, dass er inmitten der zunehmenden erbitterten und prinzipiellen Klassenverfeindung im deutschen Kulturgebiet stets das allgemein Menschliche ins Auge fasst, die wahre Demokratie, die aber nur möglich ist durch eine innerliche Erneuerung der Menschheit. Sein festes Fundament, von dem aus er die soziale Frage gelöst wissen will, ist die Forderung, dass jeder in sich selber dem höhern Leben zum Siege verhelfen muss.» (Aufgeschaut! Gott vertraut! [1908], No. 11, S. 86)

55 Foerster (1907), Sexualethik, S. 214.
56 Foerster (1909), Sexualethik, S. 184.
57 Ebd., S. 186.
58 Ebd., S. 194. Die Diätetik erlebte ihre erste Blütezeit in der 2. Hälfte des 18. Jahrhunderts. Die Ärzte verfassten medizinische Aufklärungsliteratur, in der sie eine bis ins Detail ausgearbeitete ideale Lebensführung beschrieben, die Krankheiten vorbeugen sollte. Die Diätetik war eine Lebensführung, die sich durch Mässigkeit und Harmonie auszeichnete. Schwelgerei, Pracht, Luxus und Müssiggang waren die Laster, gegen die sich Ärzte wie Tissot, Johann Heinrich Rahn, Johann Peter Frank, Hufeland und andere richteten. (Brennwald [1990], Diätetik, S. 3 und 13)
59 Eulenberg (1907), Diätetik, S. 199.
60 Ebd., S. 194.
61 Ebd., S. 200.
62 Wyss (1901), Gefahren, S. 17.
63 Ebd., S. 16.
64 Wood-Allen (1905), Knabe, S. 31.
65 Hoppeler (o. J.), Aufklärung, S. 28.
66 Heim-Vögtlin (1904), Aufgabe, S. 22.
67 Hoppeler (o. J.), Aufklärung, S. 29.
68 Ebd., S. 31.
69 Ebd., S. 32.
70 Foerster (1909), Sexualethik, S. 188.
71 Ebd., S. 190.
72 Hoppeler (o. J.), Aufklärung, S. 40.
73 Foerster (1909), Sexualethik, S. 191.
74 Ebd.
75 Heim-Vögtlin (1904), Aufgabe, S.14 f.
76 Hoppeler (o. J.), Ratschläge, S. 37.
77 Ebd., S. 16–17.
78 Foerster (1909), Sexualethik, S.189.
79 Foerster (1907), Sexualethik, S. 248.
80 Ebd.
81 Heim-Vögtlin (1904), Aufgabe, S. 13.
82 Ebd., S. 14.
83 Ebd., S. 6.
84 Hilfiker (1912), Prostitution, S. 7 f.
85 Fellenberg-Egli (1912), Pflichten, S. 22.
86 Heinz (1904), Familienglück, S. 30 f.
87 Häberlin (1907), Ethik, S. 31.
88 Wyss (1901), Gefahren, S. 2 f.
89 Ebd., S. 18.
90 Hoppeler (o. J.), Aufklärung, S. 24.
91 Häberlin (1907), Ethik, S. 17.
92 Hilfiker (1912), Prostitution, S. 4 f.
93 Häberlin (1907), Ethik, S. 16.
94 Ebd., S. 7.
95 Heim-Vögtlin (1904), Aufgabe, S. 10.

Kapitel III, 3

1 Blaschko (1902), Kongressbericht, S. 298.
2 In der Sexualwissenschaft ist die Medikalisierung der männlichen Sexualität erneut ein Thema. Vgl. Bancroft, John. Die Zweischneidigkeit der Medikalisierung männlicher Sexualität. In: Zeitschrift für

Sexualwissenschaft 1991/4, S. 294–308; Tiefer, Leonore. Über die fortschreitende Medikalisierung männlicher Sexualität. In: Zeitschrift für Sexualwissenschaft 1993/2, S. 119–131.

3 Mort (1987), Sexualities. Mort hat die Sexualabstinenz als Sexualmodell des späten 19. Jahrhunderts in seiner Studie berücksichtigt. (Ebd., S. 111, 122 und 137)

4 Marcuse (1910) Gefahren, S. 109.

5 Loewenfeld (1905), Abstinenz, S. 101.

6 Ebd., S.142.

7 Lallemand. Über unwillkürliche Samenverluste. Deutsche Ausgabe von Ofterdinger, 1841. Zit. nach Loewenfeld (1905), Abstinenz, S. 233.

8 Auch in der heutigen sexualwissenschaftlichen Literatur versteht man unter Priapismus krankhafte schmerzende Dauererektionen. (Haeberle [1983], Sexualität, S. 36)

9 Bloch (1909), Sexualleben, S. 479/80.

10 Barker-Benfield, Ben. The Spermatic Economy. A Nineteenth Century View of Sexuality. In: Feminist Studies, Vol. 1, No 1–4, 1972, S. 45–73.

11 Marcus (1979), Umkehrung, S. 39.

12 Barker-Benfield (1972), Economy, S. 47.

13 Braun legt die Zäsur, die die Übertragung des Energiekonzeptes der Physik als Denk-, Ordnungs- und Experimentiermodell für die Erforschung des menschlichen Körpers schuf, auf Mitte des 19. Jahrhunderts. Diesem naturwissenschaftlich-biologistischen Denk- und Erklärungsmuster seien die Verhaltensmuster des menschlichen Lebens unterworfen worden, Hygienisierung des Lebens und des Zusammenlebens, Normensetzung im Bereich der Gesundheitspflege, der Nahrungsgewohnheiten und der Triebkontrolle. (Braun [1991], Körper, S. 212)

14 Vgl. Bloch, Karl Heinz. Masturbation und Sexualerziehung in Vergangenheit und Gegenwart. Ein kritischer Literaturbericht. Frankfurt/M 1989; Lütkehaus, Ludger. «O Wollust, o Hölle.» Die Onanie – Stationen einer Inquisition. Frankfurt/M 1992.

15 Barker-Benfield (1972), Economy, S. 50.

16 Marcus (1979), Umkehrung, S. 39.

17 Oesterlen (1857), Handbuch, S. 613.

18 Ebd., S. 615.

19 Ebd., S. 614.

20 Ebd., S, 616.

21 Hull (1988), Sexualität, S. 54.

22 Ulrich (1985), Prostitution, S. 11.

23 Brief der Universität Christiania in Dänemark. Zit. in: Kornig (1890), Hygiene, S. 35.

24 Frühe Schriften, die Keuschheit vertraten, waren: Kornig, Th. G. Die Hygiene der Keuschheit. Berlin und Leipzig 1891; Ribbing, Seved. Die sexuelle Hygiene und ihre ethischen Konsequenzen. Leipzig 1891.

25 Zu den Abstinenzgegnern gehörten Sigmund Freud, E. Erb, Max Marcuse, Iwan Bloch u. a.

26 In der Diskussion innerhalb der Deutschen Gesellschaft zur Bekämpfung der Geschlechtskrankheiten äusserten sich dazu: Rohleder. In: Z.f.B.GK, Bd. 11 (1910), S. 93 und Trömner. In: Z.f.B.GK (1911), S. 121.

27 Bloch (1909), Sexualleben, S. 741.

28 Rohleder (1910), Frage, S. 264.

29 Marcuse (1910), Gefahren, S. 94.

30 Erb (1903), Bemerkungen, S. 3.

31 Acton. On the reproductive organs. 6. ed. London, Zit. in: Aktionskomitee (1892), Prostitutionsfrage, S. 73.

32 Ribbing (1891), Hygiene, S. 183.

33 Ebd., S. 77.

34 Krafft-Ebbing. Über Neurosen und Psychosen durch sexuelle Abstinenz. In: Jahrbuch für Psychiatrie Band VII, Heft 1 2, 1888. Zit. in: Kornig (1890), Hygiene, S. 43.

35 Heim (1904), Geschlechtsleben, S. 11.

36 Ebd., S. 14.

37 Ebd., S. 13 f.
38 Ebd., S. 14.
39 Ebd., S. 15.
40 Ebd., S. 29.
41 Ebd.
42 Mort (1987), Sexualities, S. 110.
43 Die Deszendenztheorie besagt, dass alle Pflanzen, Tiere und auch der Mensch in einem langen Evolutionsprozess aus gemeinsamen Vorfahren entstanden sind. Als Begründer der Deszendenztheorie gilt J. B. de Lamarck. Verbreitung und Anerkennung fand sie jedoch erst mit Darwin. Führender Vertreter der Deszendenztheorie in Deutschland war E. Haeckel. Er bezog in viel stärkerem Masse als Darwin den Menschen in die Theorie mit ein.
44 Mort (1987), Sexualities, S. 111.
45 Kambli (1907), Frage, 13 f.
46 Häberlin (1907), Ethik, S. 4.
47 Foerster (1898), Willensfreiheit, S. 12.
48 Ebd., S. 4.
49 Hypertrophie: Massen- und Gewichtszunahme eines Organes oder von Organteilen. Als Ursache wird eine vermehrte Inanspruchnahme angegeben. (Meyers grosses Universallexikon)
50 Foerster (1909), Sexualethik, S. 38.
51 Ebd., S. 12.
52 Ebd., S. 28.
53 Gemeint waren damit Frauen der Sexualreformbewegung wie Helene Stöcker und Schriftstellerinnen, die sich öffentlich für die neue Sexualmoral einsetzten wie etwa Ellen Key.
54 Foerster (1909), Sexualethik, S. 28.
55 Vgl. Fout (1992), Politics. Er untersuchte den Diskurs über Homosexualität in Deutschland um die Jahrhundertwende und stellte die These auf, dass mit diesem Diskurs versucht wurde, die «Krise» des Mannes zu bewältigen. Auch Ute Frevert hat in ihrer Untersuchung über die Duelle eine Verunsicherung der Männer festgestellt, weil sich die Geschlossenheit des alten Männlichkeitsideals auflöste. Das Duell war für diese Männer eine Möglichkeit, Geschlossenheit zu demonstrieren und ein Mittel, um gegen die als «feminisiert» empfundene Gesellschaft anzugehen. (Frevert [1991], Ehrenmänner, S. 183, 240)
56 «Die sexuelle Frage» von Forel wurde «in weiteste Volkskreise hinausgeworfen». (Kambli [1907], Frage, S. 1) Iwan Blochs «Das Sexualleben unserer Zeit» erschien nach drei Monaten in zweiter und dritter Auflage, nach neun Monaten in vierter bis sechster Auflage. (Bloch [1909], Sexualleben, Vorwort)
57 Jahresbericht des Zürcherischen Frauenbundes z.H.d.S. (1905), S. 13.
58 Ritter, Adolf. Bettagspredigt. Zürich 1905. Zit. nach August Forel (1986), Eine Ausstellung, S. 92.
59 August Forel (1986), Eine Ausstellung, S. 93.
60 Dauernder Samenfluss.
61 Marcuse (1910), Gefahren, S. 112.
62 Ebd., S. 147.
63 Ebd., S. 112.
64 Die meisten waren in Organisationen vertreten, die zum Ziel hatten, eine neue Ethik zu entwickeln und zu propagieren. Die Auseinandersetzung um die neuen Positionen fand in den von diesen Organisationen herausgegebenen Zeitschriften statt: Zeitschrift für die Bekämpfung der Geschlechtskrankheiten, Zeitschrift für einheitliche Weltanschauung und Kulturpolitik, ab 1911 Das monistische Jahrhundert (Monistenbund), die Zeitschrift Mutterschutz und ab 1908 die Die Neue Generation (Bund für Mutterschutz und Sexualreform).
65 Erb (1903), Bemerkungen, S. 13.
66 Bloch (1909), Sexualleben, Vorwort.
67 Ebd., S. 313.
68 Ebd.
69 Nyström (1911), Beziehungen, S. 84 f.

70 Bloch (1909), Sexualleben, S. 104.

71 Ebd., S. 97.

72 Ebd., S. 179.

73 Ebd., S. 203.

74 Unter «wilder Liebe» versteht Bloch alle Sexualverhältnisse, die nicht auf «innige Liebe, persönliche Harmonie, geistige Wahlverwandtschaft» gegründet sind. (Ebd., S. 313)

75 Forel (1913), Frage, S. 368; Bloch (1909), Sexualleben, S. 224.

76 Bloch (1909), Sexualleben, S. 224.

77 Ebd., S. 263.

78 Ebd., S. 264.

79 Ellis (1910), Geschlecht, S. 255.

80 Unter Monismus versteht man eine «Einheitslehre», die die Welt aus einer Substanz, der Materie erklärt und dass sich alles aus dieser Materie entwickelt habe. Jede Erscheinung, auch eine geistige, hat in diesem Verständnis eine Materie. Der Monismus stand im Gegensatz zum Dualismus der christlichen Philosophie, die Geist und Körper als zwei unabhängige und in einem hierarchischen Verhältnis zueinander stehende Prinzipien verstand. In der Auffassung der Monisten waren Geist und Körper gleichwertig und voneinander durchdrungen.

81 Wawerzonnek (1984), Sexualpädagogik, S. 111.

82 Die Anhänger organisierten sich im Monistenbund, deren Ziel es war, den traditionellen Kräften eine neuzeitliche Weltanschauung entgegenzustellen. Im Aufruf zur Gründung schrieb Haeckel: «Tausende und Abertausende finden keine Befriedigung mehr in der alten, durch Tradition oder Herkunft geheiligten Weltanschauung; sie suchen nach einer neuen auf naturwissenschaftlicher Grundlage ruhenden einheitlichen Weltanschauung: Diese Weltanschauung der Zukunft kann nur eine monistische sein, eine solche, die einzig und allein die Herrschaft der reinen Vernunft anerkennt.»

83 Den Monistenbund unterstützten die Mediziner Neisser (Vorstand des DGBG) und Blaschko (DGBG) und die Sexualforscher Max Marcuse, Hermann Rohleder, Iwan Bloch, Magnus Hirschfeld, Eulenberg und andere. International getragen wurde er von August Forel, Havelok Ellis und Sigmund Freud, den Feministinnen Ellen Key, Helene Stöcker, dem Rassenbiologen Wilhelm Schallmayer, dem Mitbegründer der Wandervogelbewegung Ludwig Gurlitt, dem Publizisten Carl von Ossietzky, dem Anarchisten Gustav Landauer, den Kulturschaffenden Gerhardt und Karl Hauptmann, Otto Julius Bierbaum, Richard Dehmel und August Strindberg, dem Herausgeber der Zeitschrift Jugend, Georg Hirth, und den Malern Franz von Stuck, Fidus. (Hillermann [1976], Zusammenschluss, S. 52; Wawerzonnek [1984], Sexualpädagogik, S. 120; Janssen-Jurreit [1984], Sexualreform, S. 59)

84 1905 gründete Helene Stöcker in Deutschland den Bund für Mutterschutz, in welchem sie den Vorsitz übernahm. Dem Bund gehörten Frauen aus der radikalen Frauenbewegung und dem linken Flügel der bürgerlichen Frauenbewegung an, aber auch Rassenhygieniker, Sexualwissenschafter, Pädagogen und Ärzte. Im Zentrum der neuen Ethik stand für Helene Stöcker das «Bekenntnis zu einer Moral der persönlichen Verantwortlichkeit, der Verfeinerung und Individualisierung auf sexuellem Gebiet». Diese Bewegung wollte eine auf dem Monismus begründete Sexualethik entwickeln.

85 Hillermann (1976), Zusammenschluss, S. 15.

86 Ebd., S. 14.

87 Ebd., S. 51.

88 Ebd., S. 55.

89 Ebd., S. 15.

90 Bei den verschiedenen Stossrichtungen des Monismus war die sozialtechnische Utopie eine der Hauptströmungen. (Hillermann [1976], Zusammenschluss, S. 13)

91 Vgl. Fetscher (1984), Vorwort. In: Haeckel (1984), «Welträtsel».

92 Forel beschrieb seine monistische Weltanschauung bereits 1894 in seinem Buch «Gehirn und Seele».

93 Forel (1906), Gehirn, S. 43.

94 Ebd., S. 14 f.

95 Forel (1913), Frage, S. 443.

96 Ebd., S. 451.

97 Ebd., S. 4.

98 Bloch (1909), Sexualleben, S. 200.

99 Ebd., S. 276 f.

100 Ebd., S. 316.

101 Ebd., S. 313.

102 Ebd., S. 314.

103 Forel (1913), Frage, S. 75.

104 Foerster (1909), Sexualethik, S. 99.

105 Ribbing (1891), Hygiene, S. 108.

106 Foerster (1909), Sexualethik, S. 105.

107 Heute ist das Kondom als Schutz vor einer HIV-Infektion selbstverständlich geworden. Der Beginn der Kampagne verlief jedoch nicht ohne Irritationen und heftige Diskussionen, als plötzlich das Bild eines überdimensionierten stilisierten Präservativs an den Plakatwänden hing. Noch heute sind die Stimmen zahlreich, welche die Botschaft des Kondoms als Freipass deuten. Diese Reaktionen auf die heutige Kampagne erklären vielleicht besser, warum vor 100 Jahren Schutzmittel nur am Rande eine Rolle spielten.

108 Forel (1913), Frage, S. 367, 415 f.; Bloch (1909), Sexualleben, S. 418 ff.

109 Bloch (1909), Sexualleben, S. 425. Über die Geschichte des Kondoms herrscht bis heute grosse Unklarheit. Bereits zu Beginn des 20. Jahrhunderts hat man sich über die Erfindung, Entwicklung und Name den Kopf zerbrochen. In der damaligen Auseinandersetzung setzte sich durch, dass sich der Name Kondom aus dem Begriff «Kondum» herleite, das sowohl im persischen wie im lateinischen ein «Gefäss zur Aufhebung von Samen der Getreidearten» bezeichnete. Es wurde angenommen, dass das Wort Kondum auch für das Aufheben des menschlichen Samens verwendet wurde. Eine frühe Quelle für den Gebrauch des Kondoms findet sich beim Dichter Antoninus Liberalis aus dem zweiten Jahrhundert nach Christus. Laut dieser Quelle verwendete man die Blase einer Ziege, das Coecum. Diese Erfindung ging scheinbar im Mittelalter wieder verloren. Denn in «de morbo gallico liber absolutissimus» beschrieb Gabriele Falloppio um 1564 angeblich zur Verhütung der Syphilis eine viel gröbere Methode. Er empfahl ein präpariertes, der Grösse des Gliedes entsprechendes Stück Leinwand oder Baumwolle beim Verkehr über die Eichel zu legen und die Vorhaut wieder nach vorn gleiten zu lassen. Die Stoffe mussten zusätzlich mit einer Flüssigkeit behandelt werden. Ob diese Methode Verbreitung fand, ist nicht bekannt. Nachweisbar aber ist, dass das Coecal-Condom bereits zu Beginn des 18. Jahrhunderts bekannt war und angwendet wurde. (Ferdy [1905], Geschichte, S. 144 ff.; Richter [1912], Beiträge, S. 35 ff.)

110 Bloch (1909), Sexualleben, S. 421.

111 Ebd., S. 424.

112 Die desinfizierenden Waschungen sollten allfällig übertragene Bakterien entfernen oder abtöten. Das Einreiben des Penis mit Fett vor einem Geschlechtsverkehr sollte die Schleimhäute vor Verletzungen schützen und eine Übertragung erschweren.

113 Bloch (1909), Sexualleben, S. 423.

Kapitel IV, 1

1 Vgl. Verhandlungen der 11. Jahresversammlung des DGBG in Breslau vom 20.–22. Juni 1913, insbesondere die Beiträge von Marcuse, Julian. Bevölkerungsproblem und Geschlechtskrankheiten, und Blaschko. Geburtenrückgang und Geschlechtskrankheiten. In: Z.f.B.GK (1913), S. 382–455.

2 Eine der ersten grossen Erhebungen initiierte die preussische Ärztekammer, die unter der preussischen Ärzteschaft am 30. April 1900 eine Umfrage durchführte. Die Ergebnisse waren sehr umstritten. 1910 hätte eine weitere, landesweite Erhebung stattfinden sollen, die jedoch nicht zustande kam, obwohl es Anfang 1910 zu einer Sitzung kam, an der der Vorstand des DGBG, das preussische Kultusministerium, das Reichsgesundheitsamt des Innern, das kaiserliche Gesundheitsamt, der preussische Medizinalminister und das preussische statistische Landesamt vertreten waren. Vor dem Ersten Weltkieg wurden dagegen in Deutschland an verschiedenen Orten Erhebungen durchgeführt, so in Mannheim (1907) und in Frankfurt am Main (1900, 1903, 1910). (Blaschko [1912], Erhebungen, S. 74 ff.)

3   Blaschko. Wie erstattet man am besten statistische Erhebungen über die Verbreitung der Geschlechts-
    krankheiten? In: Z.f.B.GK (1913) S. 73–87.
4   Diskussion der Konferenz, Pontoppidan/Kopenhagen. In: Z.f.B.GK. (1913), S. 308.
5   Ebd..
6   Blaschko. Die Gefahren der Syphilis für die Gesellschaft und die Frage der Staatskontrolle. Referat,
    erstattet am 17. Internationalen Med. Kongress zu London am 9. August 1913. In: Z.f.B.GK (1914),
    S. 195–217.
7   Blaschko (1914), Gefahren, S. 200.
8   In Zürich wurde diese Studie von Hermann Müller, Stadtarztassistent, gemacht, in Petersburg von
    Sperk und Wedensky, in Stockholm von Schlasberg, in Berlin von Pinkus und Güth, in Stuttgart von
    Hammer und Bendig, in Paris von Jullien und Fournier.
9   Blaschko (1914), Gefahren, S. 202.
10 Finger (1914), Syphilis, S. 235.
11 Ebd., S. 246 f.
12 Ebd., S. 236.
13 Ebd.
14 Ebd., S. 237.
15 Vgl. Diskussion der Konferenz, Beitrag von Pontoppidan/Kopenhagen. In: Z.f.B.GK (1914), S. 308.
16 Diskussion der Konferenz. In: Z.f.G.GK (1914), S. 308.

Kapitel IV, 2

1   Achter Bericht des kantonal zürcherischen Vereins zur Bekämpfung der öffentlichen Unsittlichkeit
    und der Schweizerischen Kommission zur Bekämpfung der Unsittlichkeit 1910–1915, S. 38.
2   Zürcher Frauenbund (1937), S. 17.
3   Der Marthaverein, Sektion des internationalen Vereins der Freundinnen junger Mädchen, führte seit
    1888 ebenfalls ein Haus, das neu in die Stadt ziehenden Mädchen Unterkunft anbot. Seine Aufgabe war,
    «junge unbeschützte Mädchen vor sittlichen Gefahren zu schützen und ihnen zu ehrbarer Arbeit zu
    verhelfen, dann aber auch junge, in Zürich ankommende Mädchen durch eine Agentin in Empfang
    nehmen zu lassen und ihnen ratend und helfend zur Seite zu stehen». (Schmid/Wild [1900], Zürich,
    S. 209) Ein aktives Mitglied des Sittlichkeitsvereins, Fräulein Emma Hess, gründete eine Privatanstalt,
    um jungen Mädchen «ein billiges Unterkommen zu bieten, sie so vor den Gefahren der Grossstadt zu
    bewahren». 1894 gründete die Heilsarmee ein Heim für gefallene Mädchen, um sie durch «Herzens-
    änderung» sittlich zu heben. (Schmid/Wild [1900], Zürich, S. 208)
4   Labisch (1986), Hygiene, S. 281.
5   Sachsse (1986), Mütterlichkeit, S. 10.
6   Jahresbericht des Zürcherischen Frauenbundes z.H.d.S. (1910), S. 5.
7   Statuten des Zürcherischen Frauenbundes z.H.d.S.
8   Lüthy (1912), Fürsorge, S. 491.
9   Erklärungen und Begründungen zu unseren Wünsche, ZB LK 653.
10 Lüthy (1912), Fürsorge, S. 494.
11 Begründung des Initiativbegehrens, ZB LK 653.
12 Eingabe des Zürcherischen Frauenbundes z.H.d.S. (1892), S. 6 f. Die Meinung, dass die Prostituierten
    psychisch krank seien, war weit verbreitet. Die theoretische Grundlage für diese Annahme lieferte der
    italienische Arzt Lombroso.
13 Gesamtbericht, Verband deutschschweizer Frauenvereine z.H.d.S. (1914), S. 26.
14 Schmid/Wild (1900), Zürich, S. 204.
15 Jahresbericht des Frauenbundes z.H.d.S. (1910), S. 6.
16 Gesamtbericht, Verband deutschschweizer Frauenvereine z.H.d.S. (1914), S. 33.
17 Jahresbericht des Zürcherischen Frauenbundes z.H.d.S. (1889), S. 10.
18 Ebd.(1910), S. 6.
19 Ebd.

20 Zürcher Frauenbund (1937), S. 9.
21 Jahresbericht des Zürcherischen Frauenbundes z.H.d.S. (1890), S. 10.
22 Ebd. (1891), S. 9.
23 Vgl. die Jahresberichte des Zürcherischen Frauenbundes z.H.d.S.
24 Jahresbericht des Zürcherischen Frauenbundes z.H.d.S. (1912), S. 10 f. 1914 wurde von seiten der Sittlichkeitsvereine versucht, die Kompetenz der Polizeiassistentin auszuweiten. Gefordert wurde, dass sie in die Polizei integriert würde und ihr jede verhaftete Prostituierte zugeführt würde. Diese Forderung wurde von der Polizei jedoch abgelehnt. (Achter Bericht des kantonalen zürcherischen Männervereins 1910–1915)
25 Aufgeschaut! Gott vertraut! (1913), No. 6, S. 41.
26 Lüthy (1912), Arbeitsgebiet, S, 743.
27 Ebd., S. 756.
28 Ebd., S. 743.
29 Ebd., S. 744.
30 Achter Bericht des kantonalen zürcherischen Vereins zur Bekämpfung der öffentlichen Unsittlichkeit und der Schweizerischen Kommission zur Bekämpfung der Unsittlichkeit 1910–1915, S. 36.
31 Pesenti (1988), Beruf: Arbeiterin, S. 144–156; Vgl. Buomberger, Ferdinand. Gewerbliche Frauenarbeit in der Schweiz. Ergebnisse einer vom Bund Schweizerischer Frauenvereine veranstalteten Enquête. Basel 1916. Diese Enquete ist nach Pesenti die erste gesamtschweizerische Untersuchung über die Arbeitsbedingungen der Kellnerinnen.
32 Jahresbericht des Zürcherischen Frauenbundes z.H.d.S. (1912), S. 10.
33 Ebd.
34 1894 richteten die Vereinsfrauen zusammen mit sechs anderen Vereinen zudem eine Eingabe an den Regierungsrat mit dem Postulat, dass er den Zugang zum Kellnerinnenberuf unter zwanzig Jahren verbiete. (Zürcher Frauenbund [1937], S. 12)
35 Jahresbericht des Zürcherischen Frauenbundes z.H.d.S. (1913), S. 15.
36 Ebd., S. 10.
37 Zürcher Frauenbund (1937), S. 17.
38 Ebd., S. 21.
39 Jahresbericht des Zürcherischen Frauenbundes z.H.d.S. (1909), S. 5.
40 Beschluss des Kantonsrates betreffend Ankauf des Lindenbachgutes in Zürich 6 für Spitalzwecke, 7. 5. 1919, Stadtarchiv V Fc 19.12.
41 Dieser Ausdruck stammt von A. Labisch (1986), Hygiene, S. 281.
42 Eingabe des Zürcherischen Frauenbundes z.H.d.S. (1892), S. 1.
43 Aufruf an unsere Frauen, ZB LK 152.
44 Jahresbericht des Zürcherischen Frauenbundes z.H.d.S. (1894), S. 14.
45 Ebd. (1896), S. 4.

Kapitel IV, 3

1 Müller (1911), Kenntnis, S. 14.
2 Kriminalkommissär Müller, 4. 11. 1911, Stadtarchiv Zürich V Ec 34.
3 Zur Abstimmung über die Anti-Sittlichkeitsinitiative. Zürich 1904.
4 Es ist erstaunlich, dass diese Schrift auch vom Gerichtsmediziner Heinrich Zangger und dem Strafrechtler Emil Zürcher unterzeichnet worden ist. Es ist anzunehmen, dass sie trotz Ablehnung der Gesetzesbestimmungen von 1897 nicht mit dem Inhalt der Initiative einverstanden waren.
5 Sträuli, H. Die Wirkungen der Novelle vom 27. Juni 1897 zum Zürcherischen Strafgesetzbuche. In: Zeitschrift für Strafrecht, 16. Jg. (1903), S. 211–227.
6 Zur Abstimmung über die Anti-Sittlichkeitsinitiative, S. 8.
7 Die Ärzte und die Initiative gegen das Sittlichkeitsgesetz von 1896, Separatdruck NZZ.
8 Vgl. die Tabellen des Abstimmungsresultates vom 27. 6. 1897 und 31. 1. 1904, abgedruckt in: Zürcher (1904), Zwei Volksinitiativen, S. 318 und 340.

9   In der Expertenkommission sassen u. a. Emil Zürcher, Generalanwalt O. Kronauer, Carl Stooss, Favey, Gabuzzi, Alfred Gautier.

10 Erster Vorentwurf (VE) von Stooss 1893, März 1896 durchberatener VE, Juni 1903 2. VE der kleinen Expertenkommission, 1908 Revision des VE 1903, 1912 überarbeiteter VE 1908.

11 Vgl. Müller (1913), Behandlung, S. 387 f.

12 Im Vorentwurf war nicht nur die Prostitution Gegenstand heftiger Auseinandersetzungen, sondern auch die Vergehen gegen die Religion und die Frage der Todesstrafe. In diesen Punkten wurden in der ganzen Schweiz sehr unterschiedliche Meinungen vertreten, und in der Tagespresse wurde heftig darüber diskutiert. (Müller [1910], Kommunalärztliche Wünsche, S. 1189)

13 Emil Zürcher gründete zusammen mit Carl Stooss, Ernst Delaquis, Alfred Gautier die Zeitschrift für Schweizerisches Strafrecht, Organ der schweizerischen Strafrechtswissenschaft.

14 Vgl. dazu Gschwend (1994), Carl Stooss, S. 5 ff., sowie die auf 1994 angekündigte Diss. von Holenstein Stephan. Emil Zürcher (1850–1926) und die Entwicklungsgeschichte des schweizerischen Strafgesetzbuches.

15 Er beschränkte seine Studie nicht auf Zürich, sondern zog Erfahrungen in Freiburg i. Br. und in Strassburg i.E. bei und verglich diese mit den Verhältnissen in Zürich.

16 Pestalozzi, F. O. Laien-Fragezeichen zur Hebung der sittlichen und sanitären Zustände in Zürich. Separatabdruck aus der Zürcherischen Freitagszeitung. Zürich 1912, S. 4.

17 Tages-Anzeiger, 29. 1. 1912.

18 Schweizerische Bürger-Zeitung Nr. 6, 11, 25 und 63 1912; Volksrecht und Tages-Anzeiger 12. 2. 1912.

19 Pestalozzi (1912), Laien-Fragezeichen.

20 Die Prostitutionsfrage in Zürich 1912, 2 Richtigstellungen, veranlasst durch die im Kantonsrat, grossen Stadtrat und in der Presse auftauchenden Bestrebungen zur Wiedereinführung der staatlich geduldeten und zu reglementierenden Prostitution. Zürich 1912.

21 Pestalozzi (1912), Laien-Fragezeichen, S. 10.

22 Ebd., S. 11.

23 § 128 des Zürcher StGB lautete: «Frauenpersonen, welche sich an öffentlichen Orten zur Unzucht anbieten oder dazu anlocken, werden durch Entscheid der Gemeindepolizeibehörde mit Haft bis zu acht Tagen bestraft. Überdies kann gegen Ausländerinnen die Ausweisung, gegen Kantonsbürgerinnen im Wiederholungsfalle die Unterbringung in eine Korrektionsanstalt beantragt werden.»

24 Pestalozzi berücksichtigte bei seiner Forderung nicht, dass die Mehrheit der Ausländerinnen (vor allem die Italienerinnen) in Zürich aufgewachsen waren, wie dies Müller in seiner Studie darlegt hatte.

25 Pestalozzi (1912), Laien-Fragezeichen, S. 13 ff.

26 Zur Prostitutionsfrage (1912), S. 7.

27 Ebd., S. 19.

28 Erst kurz zuvor gelangten verschiedene Vereine an die Behörden der Stadt und erreichten, dass diese in Bülach ein Heim ankaufte, das für «Besserungsfähige» gedacht war. In St. Gallen und Neuenburg bestanden schon ähnliche Anstalten. (Zur Prostitutionsfrage [1912], S. 8) Offenbar hatten sich die Stadträte Pflüger und Nägeli besonders dafür eingesetzt. (Stadtratsprotokoll der Verhandlungen vom 1. 4. 1912)

29 Zur Prostitutionsfrage (1912), S. 9.

30 Anwesend waren die Pfarrherren: Bosshard, Köhler, Trauvetter, Schlatter, Blocher, Liechti, Hirzel, Pfister, Mousson, Finsler, Brassel, Bachofner, Rahn-Schläpfer.

31 In den Verhandlungen verwies Ed. Boos-Jegher auf den Amerikaner Flexner, der im Auftrag eines amerikanischen Komitees in New York mit Rockefeller junior an der Spitze die Prostitutionsverhältnisse in Zürich untersucht hatte. Dieser habe darauf hingewiesen, dass die Strassenprostitution in Zürich sehr gering sei, weshalb ausländische Prostituierte meinten, es sei attraktiv, in Zürich zu arbeiten. (Verhandlungsprotokoll, 4. Sitzung zur Prostitutionsfrage in Zürich 1912) Flexner hat Studien über die Prostitution in ganz Europa betrieben und diese veröffentlicht. (Flexner. Die Prostitution in Europa [1921])

32 NZZ, 21. 4. 1912.

33 Art. 370 ZGB lautet: «Unter Vormundschaft gehört jede mündige Person, die durch Verschwendung, Trunksucht, lasterhaften Lebenswandel oder durch die Art und Weise ihrer Vermögensverwaltung sich

oder ihre Familie der Gefahr eines Notstandes oder der Verarmung aussetzt, zu ihrem Schutze dauernd des Beistandes und der Fürsorge bedarf oder die Sicherheit anderer gefährdet.»

34 Der Union waren angeschlossen: Zürcher Stimmrechtsverein, Sektion Zürich des Schweizerischen Gemeinnützigen Frauenvereins, Frauenstimmrechtsverein, Zürcher Frauenbund z.H.d.S., Stadtzürcherischer Verein für Frauen-, Mütter- und Kinderschutz, Ortsgruppe Zürich des Schweizerischen Bundes abstinenter Frauen, Sektion Zürich des Schweizerischen Vereins der Freundinnen junger Mädchen, Zürcher Frauenverein für alkoholfreie Wirtschaften.

35 Müller (1911), Kenntnis, S. 19.

36 Ebd., S. VL

37 Ebd., S. 3.

38 Ebd., S. 6.

39 Ebd.

40 Ebd., S. 4.

41 Ebd., S. 3.

42 Ebd., S. 8–10.

43 Müller (1912), Kommunale Medizin, S. 132.

44 Exemplarisch sollen hier verschiedene Hygienehandbücher genannt werden, die die Theorien von Lombroso/Ferri (1894), Jouddelowitz (1898), Finger (1898), Blaschko (1893) u. a. rezipierten: Rubner, Max. Lehrbuch der Hygiene. Leipzig und Wien 1907; Weyl, Theodor (Hg.). Handbuch der Hygiene. Jena 1904; Grotjahn, A./Kaup, J. (Hg.). Handwörterbuch der Sozialen Hygiene. Bd. 1. Leipzig 1912; Mosse /Tugendreich (Hg.). Krankheit und soziale Lage. München 1913.

45 Müller/Zürcher (1913), Kenntnis, S. 279.

46 Müller (1911), Kenntnis, S. 13.

47 Killias (1993), Entmündigung, S. 33–43.

48 Müller (1911), Kenntnis, S. 23.

49 Müller /Zürcher (1913), Kenntnis, S. 279.

50 Müller (1911), Kenntnis, S. 22.

51 Ebd., S. 25.

52 Ebd., S. 26.

53 Ebd., S. 25 f.

54 Ebd., S. 27.

55 Vgl. Gschwend (1994), Carl Stooss, S. 5–8.

56 Exner (1917), Kriminalpolitik, S. 191.

57 Art. 32a lautet: «Wird eine Dirne auf Grund dieses Gesetzbuches bestraft, so beschliesst das Gericht eine Fürsorgebehandlung und zwar: 1. Minderjährige Dirnen sind nach Einholung eines ärztlichen Gutachtens über ihren körperlichen Zustand in eine Erziehungs- oder Besserungsanstalt einzuweisen oder in einer vertrauenswürdigen Familie bis zur Erlernung eines Berufes zu verwahren. 2. Volljährige Dirnen können derselben Behandlung unterworfen werden, sofern ein ärztliches Gutachten das als wünschbar erklärt.»

58 Müller (1913), Behandlung, S. 386.

59 Ähnliche Gedanken über ein bedürfnisorientiertes Massnahmesystems formulierte Franz von Liszt (1851–1919). Zu Liszts theoretischen Grundlagen siehe auch: Kaenel, Peter. Die kriminalpolitische Konzeption von Carl Stooss im Rahmen der geschichtlichen Entwicklung von Kriminalpolitik und Straftheorien. Diss. Bern 1981, S. 70 ff.

60 Exner (1917), Kriminalpolitik, S. 191.

61 Müller (1911), Kenntnis, S. 28.

62 Zürcher (1916), Weihnachtsgeschenk, S. 173.

63 Aktionskomitee (1913), Prostitutionsfrage, S. 52–57.

64 Müller (1911), Kenntnis, S. 28.

65 Müller/Zürcher (1913), Kenntnis, S. 277.

66 Ebd., S. 270.

67 Ebd., S. 269.

68 Müller (1911), Kenntnis, S. VIII.

69　Art. 284 des ZGB: «Ist ein Kind in seinem leiblichen oder geistigen Wohl dauernd gefährdet oder ist es verwahrlost, so soll die Vormundschaftsbehörde es den Eltern wegnehmen und in angemessener Weise in einer Familie oder Anstalt unterbringen. Die gleiche Anordnung trifft die Vormundschaftsbehörde auf Begehren der Eltern, wenn ihnen ein Kind böswilligen und hartnäckigen Widerstand leistet und nach den Umständen nicht anders geholfen werden kann. Das öffentliche Recht bestimmt, unter Vorbehalt der Unterstützungspflicht der Verwandten, wer die Versorgungskosten zu tragen habe, wenn weder die Eltern noch das Kind sie bestreiten können.»

70　Pictet (1912), Bedeutung, S. 5.

71　Ebd., S. 7.

72　Müller/Zürcher (1913), Kenntnis, S. 271 f.

73　Ebd., S. 272 f.

74　Ebd., S. 273.

75　Die Fassung der Expertenkommission sah im Art. 115 VE StGB 1908 das Schutzalter 16 vor.

76　Müller/Zürcher (1913), Kenntnis, S. 273; Müller (1910), Kommunalärztliche Wünsche, S. 1191–1193. Das Schutzalter auf 18 Jahre zu erhöhen entsprach auch den Forderungen der Frauen des Frauenbundes.

77·　Verfahren, nach dem französischen Anthropologen A. Bertillon benannt, zur Wiedererkennung rückfällig gewordener Verbrecher durch Registrierung unveränderlicher Körpermerkmale.

78　Fingerabdruckverfahren.

79　Vgl. Zürcher (1912), Ausbildung, S. 109–118.

80　Müller (1913), Behandlung, S. 393.

81　Gossenreiter (1992), Psychopathinnen, S. 31.

82　Vgl. Schwarz, Fritz. Tätigkeit und Entwicklung des gerichtsmedizinischen Instituts. In: Zürcher Spitalgeschichte. Bd. II. Zürich 1951, S. 613–621; Eulner (1970), Entwicklung, S. 159–179.

83　Vgl. Gschwend (1994), Carl Stooss, S. 5 ff.

84　Die «Scuola positiva» begründeten Cesare Lombroso, Enrico Ferri und R. Garofalo.

85　Müller (1911), Kenntnis, S. 7.

86　Vgl. dazu die Strafrechtsdebatten in der Expertenkommission 1893, im besonderen die Kritik des konservativen Luzerner Oberrichters Dr. Placid Meyer von Schauensee bei Gschwend (1994), Carl Stooss, S. 14 ff.

Kapitel IV, 4

1　Diesen Prozess in der Schweiz aufzuzeigen ist das Ziel der laufenden Forschungsarbeit von Jakob Tanner mit dem Arbeitstitel «Medikamente, Geheimmittel- und Rauschgifte: Pharmazeutische Industrie und Arzneimitteltherapie in der Schweiz (1890–1940)».

2　Vgl. dazu Blaschko (1913), Erhebung, S. 83.

3　Vgl. Rosenbrock, Rolf. Auf der Ebene des medizinischen Nutzens zeichnen sich Entwicklungen ab, die die Entscheidung für oder gegen den Test komplexer machen. In: Aids-Nachrichten aus Forschung und Wissenschaft. Heft 4/1989, S. 9–15; Ders. Die Bedeutung des HIV-Antikörpertests für die Prävention, Erforschung und Bekämpfung von Aids. WZB, Berlin 1988; Ders. Der HIV-Test ist die Antwort – aber auf welche Fragen? Vom Nutzen einer Diagnose für Prävention und Therapie. In: Rosenbrock, Rolf/Köhler, Barbara (Hg.). Präventionspolitik. Gesellschaftliche Strategien der Gesundheitssicherung. Berlin 1994. Sigrid, Michel. HIV-Antikörpertest und Verhaltensänderungen. Literaturstudie. WZB, Berlin 1988.

4　Vgl. Beck, Karl. Untersuchungen zur Frage nach der Entstehung von Taubstummheit durch die Syphilis. In: Z.f.B.GK (1912), S. 113–127.

5　Die Entdeckung des Syphiliserregers, der Spirochaeta pallida, war nach Fleck das «Ergebnis ruhiger, logischer Beamtenarbeit». Als dem damaligen Leiter des Reichsgesundheitsamts, Dr. Koehler, zu Ohren kam, dass Siegel zwischen 1904 und 1905 bei seinen bakteriologischen Untersuchungen der Syphilis eine bisher unbekannte Erregerart gefunden hatte, veranlasste er eine genaue Untersuchung dieses Tatbestands. Dr. Koehler beauftragte Regierungsrat Schaudinn, Mitglied des Gesundheitsamtes, mit der Überprüfung dieser Spur. Schaudinn suchte die Zusammenarbeit mit Dr. Hoffmann, dem ersten Assistenten von Prof. Lesser, Direktor der königlichen Universitätsklinik für Haut- und Geschlechtskrankheiten in Berlin. Auch nachdem Schaudinn der Nachweis gelungen war, zeigte man sich noch vorsichtig. Zuerst musste der neue Erreger nach den Massstäben der Kochschen Theorie überprüft werden. Durch Reinkulturen der Spirochaeta pallida und durch Impfversuche an Affen und Kaninchen gelang dann der endgültige Beweis. (Fleck [1980], Entstehung, S. 24 ff.)

6   Fleck (1980), Entstehung, S. 72 f.

7   Jadassohn (1909), Serum-Diagnostik, S. 152.

8   Der «Ehekonsens» wurde in der Zeit von verschiedenen Seiten als Prüfungsverfahren diskutiert, in dem sich die zukünftigen Ehegatten gegenseitig prüfen sollten. In dieser Diskussion tauchten auch Vorstellungen auf, dass der Staat zur Einwilligung in eine Ehe von beiden Ehegatten einen Ehekonsens oder Gesundheitsschein verlangen sollte. Besondere Beachtung fanden die Ehebeschränkungsgesetze der US-amerikanischen Staaten Connecticut, Michigan, Ohio, Kansas, New Jersey und Minessota aus den Jahren 1902–1904. Vgl. Maier, Hans W. Eine sozial-hygienische Studie. Die Nordamerikanischen Gesetze gegen die Vererbung von Verbrechen und Geistesstörung und deren Anwendung. (Ethische Umschau [1911], Nr. 11/12)

9   Jadassohn (1909), Serum-Diagnostik, S. 152 f.

10   Fleck (1980), Entstehung, S. 72.

11   Vgl. Venzmer, Gerhard. Eine sterbende Krankheit. Vom Aufstieg und Niedergang der Syphilis. Horw-Luzern 1929, S. 81.

12   Heuss (1911), Behandlung, S. 21–47.

13   Ebd., S. 21.

14   Das Atoxyl wurde als Mittel gegen Trypanosomen (Erreger der Schlafkrankheit) vom englischen Forscherteam Thomas/Breine am Liverpooler Institut entwickelt. Es handelt sich um eine Verbindung von Arsensäure und Anilin. (Venzmer [1929], Krankheit, S. 67–72)

15   Venzmer (1929), Krankheit, S. 71 f.

16   Salvarsan heisst «heilendes Arsen».

17   Venzmer (1929), Krankheit, S. 84.

18   Die Quecksilberbehandlung geht in ihren Ursprüngen auf die galenische Lehre oder Humoralpathologie zurück, nach der der Körper, wie die gesamte Natur, aus den vier Elementen (Humores) zusammengesetzt ist. Dem Wasser entspricht der Schleim, der Luft das Blut, dem Feuer die Galle, der Erde die schwarze Galle. Befindet sich der Körper in Eukrasie, das heisst in der richtigen Mischung der Körpersäfte, so ist der Mensch gesund. Kommen die Humores aus dem Gleichgewicht, so wird er krank. Durch die Anwendung von Quecksilber wird Schleim ausgeschieden, was dem Körper ermöglichen soll, wieder ins Gleichgewicht zu kommen. (Winau [1982], Krankheitskonzept, S. 285–297)

19   Fleck (1980), Entstehung, S. 79.

20   Heuss (1911), Behandlung, S. 47.

21   Bloch (1911), Erfahrung, S. 82 f.

22   Vgl. Bloch (1911), Erfahrung, S. 87 ff. und Heuss (1911), Behandlung, S. 28 ff.

23   Vgl. Fischer (1915), Todesfälle, S. 976–978.

24   Venzmer (1929), Krankheit, S. 85 f.

25   Nägeli (1915), Erfahrungen, S. 1317.

26   Peter (1920), Verhalten, S. 626 f.

27   Vgl. die Beschreibung des Krankheitsverlaufs bei Bloch (1920), Richtlinien, S. 535.

28   Erwähnt wurde weiter die Prostata-Massage mittels einer Knopfbougie oder Dehnung durch die Bougie, Erhitzung mittels elektrischer oder durch heisses Wasser gespeister Sonde respektive Metallkatheter, Injektion reizender Flüssigkeiten wie Silbernitrat oder einer Jodlösung oder der Injektion von Gonokokkenvakzinen. (Bloch [1920], Richtlinien; Huber-Pestalozzi [1917], Gonorrhoe-Behandlung)

29   Das älteste Mittel war seit Generationen Silbernitrat, das jedoch unangenehme Reizungen verursachte. Weiter wurden verschiedene Lösungen von Zinksulfat, Hydragyrum oxycyanatum und Kaliumpermanganat verwendet. Um die Ätz- und Reizerscheinungen des Silbernitrats zu dämpfen, wurden weitere Mittel entwickelt. 1920 propagierte Bloch ein Präparat, welches er vor allem wegen seiner

chemisch definierten Silberverbindung empfahl. Es war das von Hoffmann-La Roche produzierte Argoplex, welches seit über einem Jahr an der Zürcher Klinik und Poliklinik angewendet worden war. (Bloch [1920], Richtlinien, S. 538)

30   Ebd., S. 537.

31   Meist musste der Patient die Injektionen 3–5 mal täglich selbst vornehmen. Nachdem er vor Beginn zur Desinfektion uriniert hatte, musste er sich die Harnröhre mit der ersten Spritzenspülung auswaschen, danach den Inhalt der 2. Spritze in die Harnröhre einfliessen lassen, bis sie langsam angefüllt war. Die Lösung musste 5–10 Minuten zurückgestaut werden. (Nach Huber-Pestalozzi [1917], Gonorrhoe-Behandlung, S. 595)

32   Meyer-Wirtz (1925), Gonorrhoe, S. 240–242.

33   Aktionskomitee (1913), Prostitutionsfrage, S. 107.

34   Sabine Tièche-Vater wurde am 5. 8. 1883 in Odessa/Cherfon, Russland, geboren. Seit wann sie auch in der Poliklinik praktizierte, ist offen. Fest steht, dass sie nach dem Krieg in der Poliklinik arbeitete und vorwiegend Frauen behandelte. (Frau Professor Tièche. Eine Freundin der Ärmsten. In: Sie und Er [1931], Nr. 38)

35   Dieselben Räume wurden auch von den beiden Amtsärzten Dr. med. Anselmier und Dr. med. Spöndlin für ihre Sprechstunden verwendet.

36   Es ist unklar, ob es sich hier um den bekannten Sozialhygieniker Dr. med. Hermann Müller handelte.

37   Sie wollten in denselben Räumlichkeiten ein auf «therapeutischen, prophylaktischen und fürsorgerischen» Grundlagen stehendes Projekt umsetzen.

38   Finger (1913), Syphilis als Staatsgefahr, S. 246.

39   1914 bezahlte die Stadt bereits Fr. 1000.–; rund 70 Prozent davon wurden für Salvarsan aufgewendet.

40   Winkler. Das Verhalten der Krankenkassen zu den Geschlechtskrankheiten. In: Schweizerische Krankenkassen-Zeitung (1927), Nr. 2; Miescher. Die Stellungsnahme der Krankenkassen zu den Geschlechtskrankheiten. Berichterstattung über die Ergebnisse einer Enquete an die schweizerische Gesellschaft zur Bekämpfung der Geschlechtskrankheiten. In: Schweizerische Krankenkassen-Zeitung (1925), Nr. 3; Kraft (1929), Sittenpolizei, S. 74–77.

41   Bericht über die Poliklinik für Haut- und Geschlechtskrankheiten in den städtischen Lokalen an der Hohlstr. 82, 1914, Stadtarchiv V Fc 19.12.

42   Unter anderm PD Dr. med. Heuss. Er stellte 1906 das Gesuch, im Stockarschen Haus eine Poliklinik zu Unterrichtszwecken einrichten zu dürfen, STAZ S 221 2.9.

43   Protokoll des Regierungsrates 1915, Sitzung vom 26. 8. 1915, STAZ S 221.3.

44   In Bern wurde bereits um 1892 ein Extraordinariat für Edmund Lesser geschaffen. 1903 wurde dies für Jadassohn zum persönlichen Ordinariat umgewandelt. Basel schuf 1913 ein Extraordinariat, das mit Bruno Bloch besetzt wurde.

45   Es wurden ihnen mindestens zwei poliklinische und klinische Patienten vorgeführt. (Verordnungen für die eidgenössischen Medizinalprüfungen vom 29. 11. 1912)

46   Zur Diskussion standen unter anderem die Gebäude der Magneta, die zur Zeit aber noch von der Blinden- und Taubstummenanstalt belegt wurden.

47   Regierungsratsprotokoll, StAZ S 221.3.

48   Lesser. Zur Fürsorge für die aus dem Spital entlassenen Syphilitischen. Vortrag, gehalten in der Versammlung des ärztlichen Centralvereins in Olten am 3.11.1894. In: Corespondenzblatt (1895), S. 42–45.

49   Das Aktionskomitee empfahl folgenden Wortlaut: «1. dass ich an Syphilis leide, 2. dass meine Krankheit noch wenigstens ...... Jahre ansteckend ist, 3. dass es strafbar ist, wenn ich in irgend einer Weise andere der Ansteckung aussetze, 4. dass ich einen Abdruck der §§ 155 und 358 des Strafgesetzbuches empfangen habe.» (Aktionskomitee [1913], Prostitutionsfrage, S. 46)

50   Gegen Ende des 19. Jahrhunderts drängte sich immer mehr eine Gesamtrevision des Epidemiengesetzes auf. In der ersten, seit 1886 bestehenden Epidemiengesetzgebung waren nur akute gemeingefährliche Epidemien berücksichtigt, jedoch keine chronischen Infektionskrankheiten, wie zum Beispiel die Turberkulose. Die Ausbreitung der Tuberkulose, die Eingriffe des Bundes erforderte, machte auf die fehlenden Kompetenzen des Bundes aufmerksam. Die Gesamtrevision des Epidemiengesetzes verlangte vorerst eine Änderung des Bundesverfassungsartikels 69 BV. Im Rahmen dieser Debatten

versuchten sich auch die Sittlichkeitsvereine stark zu machen. Vor allem Paul Pflüger versuchte im Nationalrat auf die Gefährlichkeit der Geschlechtskrankheiten hinzuweisen. In der Eintretensdebatte vom 12. Juni 1912 führte er aus: «Wir haben Ursache, anzunehmen, dass [die Geschlechtskrankheiten] auch in unserm Lande stark verbreitet sind, obwohl in unserem Lande eine offizielle Statistik der sexuellen Krankheiten fehlt. Wir sind auch heute durch die ärztliche Wissenschaft darüber orientiert, welche Verheerungen die Geschlechtskrankheiten bei beiden Geschlechtern anrichten und es ist ihnen ja auch bekannt, dass die ganz bösartigen Krankheiten, die Paralyse, an der so manche tüchtige Männer zugunde gehen, und die Tabes späte Stadien der Lues sind. Wenn also irgendwie von bösartigen übertragbaren Krankheiten die Rede ist, so ist hier auch der Geschlechtskrankheiten zu gedenken.» (Pflüger, Stenographisches Bulletin 1912, S. 204. Vgl. auch Verhandlungsprotokoll der Sittlichkeitsvereine 1912)

51 Verhandlungsprotokoll 15. 4. 1912.
52 Ebd. Tièche und andere praktizierten dies bereits vor dem Ersten Weltkrieg, indem er jedem Patienten die Frage nach der Ansteckungsquelle stellte. Ob er diese Frage auch an Frauen richtete, ist unklar.
53 Art. 76 des VE 1903 lautet: «Wer an einer ansteckenden Geschlechtskrankheit leidet und in Kenntnis dieses Zustandes den Beischlaf ausübt oder einen Menschen in anderer Weise wissentlich der unmittelbaren Gefahr aussetzt, von ihm angesteckt zu werden, wird mit Gefängnis bestraft. Die Gefährdung des Ehegatten wird nur auf Antrag gestraft.»
54 Billeter (1924), Strafbarkeit, S. 41.
55 Regierungsratsprotokoll 26. 8. 1915, STAZ S 221.3.
56 Bericht Müllers an den Vorstand des Gesundheitswesens der Stadt Zürich 2. 4. 1909, Stadtarchiv V Fc 19.12.
57 Offenbar bemühte sich nicht nur Müller um die geschlechtskranken Prostituierten, sondern auch die Heilsarmee, die sich laut den Schilderungen Müllers ebenfalls um eine entsprechende Institution beworben hatte.
58 Stadtratsprotokoll 25. 10. 1916, Nr. 1005.
59 Im Zentrum standen die ‹interessanten› Fälle, die der neuen Universitäts- und Poliklinik durch einen städtischen Isolierpavillon hätten verlustig gehen können. Stadtratsprotokoll 25. 10. 1916, Nr. 1005.
60 Stadtratsprotokoll 25. 10. 1916, Nr. 1005.

Kapitel V, 1

1 Blaschko (1915), Bekämpfung, S. 219.
2 Jadassohn (1915), Prophylaxe, S. 354.
3 Die von spanischen Ärzten Anfang des 16. Jahrhunderts aufgestellte These geht davon aus, dass die Syphilis durch die Eroberungskriege in Amerika nach Europa eingeschleppt worden war. Diese These ist bis heute Gegenstand von medizinhistorischen Debatten. Vgl. dazu: Guerra, F. The Dispute over Syphilis. Europe versus America. In: Clio Medica, Vol. 13, Nr. 1 (1978), S. 39–61.
4 Vergleiche dazu die Publikationen der Deutschen Gesellschaft zur Bekämpfung der Geschlechtskrankheiten: Blaschko, A. Die Bekämpfung der Geschlechtskrankheiten im Kriege. In: Deutsche Medizinische Wochenschrift (1914), Nr. 40; Finger, E. Die Geschlechtskrankheiten und der Krieg. Wiener klinische Wochenschrift (1914), Nr. 45; Touton. Geschlechtsleben und Geschlechtskrankheiten in den Heeren, in Krieg und Frieden. Berliner klinische Wochenschrift (1915), Nr. 1–4; Neisser, Albert. Der Krieg und die Geschlechtskrankheiten. Stuttgart 1915.
5 Schnyder (1920), Geschlechtskrankheiten, S. 3 f.
6 Blaschko (1915), Bekämpfung, S. 220.
7 Jadassohn (1915), Prophylaxe, S. 354.
8 Blaschko (1915), Bekämpfung, S. 219 ff.
9 Schnyder (1920), Geschlechtskrankheiten, S. 5.
10 Ebd.
11 Jadassohn (1915), Prophylaxe, S. 354.

12 Bericht über die Verhandlungen, 26. Nov. 1914, S. 1.
13 Ebd., S. 5.
14 Ebd.
15 Ebd., S. 6.
16 Schnyder (1920), Die Geschlechtskrankheiten, S. 6; Konferenz von Sachverständigen vom 31. Jan. 1918 bezüglich Geschlechtskrankheiten, Bundesarchiv E 27 1901.
17 Schnyder (1920), Geschlechtskrankheiten, S. 6.
18 Weisung an die Sanitätsoffiziere vom 16. Juni 1915, Bundesarchiv E 27 13490.
19 Ebd.
20 Ebd.
21 Schnyder (1920), Geschlechtskrankheiten, S. 6.
22 Weisung an die Sanitätsoffiziere vom 6. September 1915, Bundesarchiv E 27 13490; Schnyder (1920), Geschlechtskrankheiten, S. 6.
23 Protokoll des Gesundheitsrates der Stadt Zürich vom 18. 6. 1920.
24 Weisung an die Sanitätsoffiziere vom 6. November 1915, Bundesarchiv E 27 13490.
25 Weisung an die Sanitätsoffiziere vom 20. April 1918, Bundesarchiv E 27 13490.
26 «U. C. ist die militärische, sanitarische Untersuchungs-Commison, welche über Dispensationen und Diensttauglichkeit entscheidet, wenn diese nicht mehr in der Kompetenz des Truppenarztes liegen.» (Schnyder [1920], Geschlechtskrankheiten, S. 7)
27 Weisung an die Sanitätsoffiziere vom 23. März 1916, Bundesarchiv E 27 13490.
28 Schnyder (1920), Geschlechtskrankheiten, S. 29.
29 Weisung an die Sanitätsoffiziere vom 6. November 1915, Bundesarchiv E 27 13490.
30 Ebd.
31 Ebd.
32 Hauser an das EMD betreffs Prostitutionsfrage, 20. Okt. 1915, Bundesarchiv E 27 19701.
33 Hauser sah dafür das Konto «Unvorhergesehenes» des Kriegsmobilmachungskredits vor.
34 Hauser an das EMD betreffs Prostitutionsfrage, 20. Oktober 1915, Bundesarchiv E 27 19701.
35 Ebd.
36 Brief von Hauser an Wille vom 13. April 1918, Bundesarchiv E 27 19701.
37 Ebd.
38 Brief von Hauser an Wille vom 13. April 1918, Bundesarchiv E 27 19701.
39 Jadassohn (1915), Prophylaxe, S. 357.
40 Ebd., S. 355.
41 Ebd.
42 Ebd.
43 Ebd.
44 Ebd.
45 Neisser (1915), Geschlechtskrankheiten, S. 27.
46 Jadassohn (1915), Prophylaxe, S. 357.
47 Ebd., S. 358.
48 Ebd., S. 357.
49 Neisser (1915), Geschlechtskrankheiten, S. 23.
50 Ebd.
51 Schnyder (1920), Geschlechtskrankheiten, S. 8.
52 Ebd.
53 Ebd.
54 Brief von Armeearzt Oberst Hauser an General Wille vom 13. 4. 1918, Bundesarchiv E27 19701.
55 Die Berner Tagwacht hat regelmässig über die Etappensanitätsanstalt in Solothurn berichtet.
56 Brief von Wille an Generalstabchef vom 31. Okt. 1916, Bundesarchiv E 27 19775. Da sich bei jedem Einrücken die Selektion wiederholte, wurde der Ausfall auf etwa 10% berechnet.
57 Ebd.
58 Ebd.
59 Brief von Hauser an Wille vom 20. April 1917, Bundesarchiv E 27 19775.

60 Bericht von Hauptmann Kaufmann an den Unterstabschef der Armee vom 21. Mai 1917, Bundesarchiv E 27 19777.
61 Ebd.
62 Ebd.
63 Ebd.
64 Bericht des Unterstabschefs an General Wille vom 1. Juli 1917, Bundesarchiv E 27 19775, S. 6.
65 Ebd., S. 6.
66 Ebd.
67 Ebd.
68 Ebd.
69 Ebd.
70 In einer Medienanalyse erscheint die E.S.A. in der «Tagwacht» als Ereignis. Vgl. Imhof, Kurt/Kleger, Heinz/Geatano, Romano (Hg.). Zwischen Konflikt und Konkordanz. Analyse von Medienereignissen in der Schweiz der Vor- und Zwischenkriegszeit. Zürich 1993, S. 366. Zu den zunehmenden soziopolitischen Spannungen vgl.: Horvath, Franz/Kunz, Mathias. Sozialpolitik und Krisenbewältigung am Vorabend des Ersten Weltkrieges. In: Imhof/Kleger/Romano. Zwischen Konflikt und Konkordanz. Zürich 1993, S. 61–108.
71 Berner Tagwacht, 10. Februar 1917.
72 Ebd.
73 Ebd., 10. Februar 1917; 4. April 1917; 5. April. 1917.
74 Ebd., 4. April 1917.
75 Ebd.
76 Bericht an den General von Oberst Merkli vom 19. 2. 1918, S. 1; Zusammenfassung des Expertenberichts über die Untersuchung der Beschwerden und Anklagen gegen die Etappensanitätsanstalten. Bundesarchiv E 27 19777.
77 Ebd., S. 5.
78 Ebd., S. 6.
79 Ebd., S. 8.
80 Ebd., S. 10.
81 Heusser/Scheidegger (o. J.), Soldatenehre, S. 3.
82 Ebd., S. 3.
83 Ebd., S. 6.
84 Ebd.
85 Ebd., S. 7.
86 Ebd., S. 15.

Kapitel V, 2

1 Pflüger (1917), Kriegsgefahr, S. 23.
2 Ebd.
3 Ebd. Laut mündlicher Aussage von Roland Gysin, der über «Sanitätsfestung Schweiz». Über das Erheben der Stimme der Menschlichkeit. Internierte fremde Militärperson in der Schweiz 1916–1991, lizenziert hat, sind mit dem zweifarbigen Tuch wahrscheinlich internierte Franzosen gemeint, die farblich sehr auffällige Uniformen trugen.
4 Pflüger (1917), Prostitution, S. 2.
5 Ebd., S. 5.
6 Ebd., S. 3.
7 Nach Pflüger könne der Mann «noch ein tüchtiges Glied der Gesellschaft sein, auch wenn er in sexueller Beziehung etwas zu wünschen übrig lässt, während die unsittliche Frau schnell tiefer sinkt». (Verhandlungen 25. 3. 1912)
8 Pflüger (1917), Prostitution, S. 5.
9 Ebd.

10 Jahresbericht des Zürcherischen Frauenbundes z.H.d.S. (1914), S.10.

11 Ebd.

12 Ebd., S. 5.

13 Vgl. Engel, Roland. Gegen Festseuche und Sensationslust. Zürichs Kulturpolitik 1914–1930 im Zeichen der konservativen Erneuerung. Zürich 1990.

14 Jahresbericht des Zürcherischen Frauenbundes z.H.d.S. (1916), S. 5.

15 Die Deutschschweizer Vereinigung zur Hebung der Sittlichkeit gründete am 1. November 1918 die Frauen-Arbeitskolonie Ottenbach.

16 Jahresbericht des Zürcherischen Frauenbundes z.H.d.S. (1918), S. 11.

17 An der Konferenz nahmen teil: Armeearzt Oberst Hauser; Oberst Leuch; Dr. Käslin, Adjunkt der Polizeiabteilung des eidgenössischen Justiz- und Polizeidepartementes; Dr. Carrière, Direktor des eidgenössischen Gesundheitsamtes; Prof. Dind, Lausanne; Prof. Bloch, Zürich; Prof. Guggisberg, Bern; Prof. Hunziker, Basel; Dr. Fellenberg, Bern; Odier, Sekretär des Justiz-und Polizeidepartementes Genf; Dr. Stiner und Dr. Ganguillet aus Bern.

18 Konferenz zur Bekämpfung von Geschlechtskrankheiten vom 31. 1. 1918, Bundesarchiv E 27 19701.

19 Ebd., S. 14.

20 Ebd., S. 5.

21 Ebd., S. 8.

22 Ebd., S. 15.

23 Ebd., S. 16 f.

24 Aufruf zur Gründung eines Schweizerischen Vereins zur Bekämpfung der Geschlechtskrankheiten.

25 Ebd.

26 Ebd.

27 Dr. med. Antonietti, Lugano; Prof. Dr. med. Bloch, Direktor der dermatologischen Klinik Zürich; Dr. med. Ad. Christen, Olten; Dr. med. R. Chable, Neuchâtel; Dr. med. Delay, Chef du service sanitaire du canton de Vaud, Lausanne; Prof. Dr. med. Guggisberg, Direktor der Frauenklinik Bern; Dr. med. Hottinger, Zürich; Dr. med. Hunziker, Vorsteher des Gesundheitsamtes Basel; Dr. med. Ladame, PD Genf; Prof. Dr. med. Lewandowsky, Direktor der dermatologischen Klinik Basel; Prof. Dr. med. Oltramare, Directeur de la clinique dermatologique Genève; Prof. Dr. med. Silberschmidt, Direktor des Hygienischen Instituts Zürich; Dr. med. M. Tièche, PD Zürich; Dr. med. M. Winkler, Luzern.

28 Regierungsrat Dr. med. Aemmer, Vorsteher des Sanitätsdepartementes Basel; Dr. jur. Grob, Amtsvormund Zürich; Stadtrat Lang, Vorstand des städtischen Gesundheitswesens Zürich; Stadtrat C. Leu, Vorstand des städtischen Armenwesens Schaffhausen; Dr. iur. Odier, Secrétaire du Département de Justice et Police Genève; Dr. iur. Rüfenacht, Direktor des Bundesamtes für Sozialversicherung Bern und Stadtrat B. Zweifel St. Gallen.

29 Neben Frau Pfarrer Schmuziger waren im Vorstand noch Mme Girardet-Vielle aus Lausanne und Frl. O. M. Moll, Präsidentin des Schweizerischen katholischen Fürsorgevereins für Frauen, Mädchen und Kinder, vertreten.

30 Bloch (1918), Bestrebungen, S. 768.

31 Ebd.

32 Aufruf zur Gründung eines Schweizerischen Vereins zur Bekämpfung der Geschlechtskrankheiten.

33 Bloch (1918), Bestrebungen, S. 771.

34 Ebd., S. 770.

35 Bloch (1919), Geschlechtskrankheiten, S. 28.

36 Bloch (1918), Bestrebungen, S. 771.

37 Bloch (1919), Geschlechtskrankheiten, S. 24.

38 Ebd., S. 22.

39 Merkblatt der Schweizerischen Gesellschaft zur Bekämpfung der Geschlechtskrankheiten, ZB LK 2332.

40 Ebd.

41 Erste Mitteilung der Schweizerischen Gesellschaft. In: Bulletin des Schweizerischen Gesundheitsamtes 1919/20.

42 Bloch (1919), Geschlechtskrankheiten, S. 21.
43 Ebd.
44 Ebd. S. 27.
45 Regierungsratprotokoll vom 26. 8. 1915, StAZ S 221.3.

Kapitel V, 3

1 Die Liga der Rotkreuzgesellschaften wurden am 5. Mai 1919 in Paris gegründet. Ziel war, die internationale Zusammenarbeit bei der Verhütung und Bekämpfung von Kranheiten, der Katastrophenhilfe, dem Kampf gegen Hunger und Armut und der Verständigung zwischen den Völkern aufzubauen. (Vgl. Haug, Hans. Menschlichkeit für Alle. Die Weltbewegung des Roten Kreuzes und des Roten Halbmonds. Bern 1991, S. 56 ff.)

2 Diese Kongresse waren nach geographischen Kriterien organisiert. Für eine erste Konferenz in Kopenhagen vom 20.–25. Mai 1921 waren Abgeordnete aus Dänemark, Finnland, Norwegen, Schweden, Holland, England und Deutschland eingeladen. An einer zweiten Konferenz in Paris vom 14.–17. Dezember 1921 tagten Vertreter aus Belgien, Spanien, Frankreich, Italien, Luxemburg, Portugal und der Schweiz, an einer dritten Konferenz schliesslich die Vertreter aus osteuropäischen Ländern.

3 Die erste Enquete wurde 1898 von Prof. Jadassohn angeregt und vom eidgenössischen Gesundheitsamt durchgeführt. Sie dauerte sechs Monate, vom 1. November 1898 bis 30. April 1899. Aufgerufen wurden alle Ärzte, wobei die Rücklaufquote 20% betrug und die Angaben zudem sehr lückenhaft waren. (Jäger [1922], Geschlechtskrankheiten, S. 14) Eine lokale Enquete wurde 1881 in der Stadt Basel während eines Jahres durchgeführt. (Vollenweider, P. Zur Verbreitung der Geschlechtskrankheiten im Kanton Basel-Stadt in den Jahren 1881 und 1920/21. In: Schweizerische Medizinische Wochenschrift, 1925/51) In der Stadt Zürich wurde eine Enquete vom 1. November 1906 bis 31. Oktober 1907 durchgeführt. Es beteiligten sich insgesamt nur 67 Ärzte daran und die Daten wurden nie veröffentlicht.

4 Jäger (1922), Geschlechtskrankheiten, S. 25.
5 Ebd., S. 4.
6 Ebd., S. 7.
7 Ebd., S. 4.
8 Ebd., S. 16.
9 Ebd., S. 30. 12 707 wurden durch Einzelbulletins und 2900 durch Sammelkarten gemeldet.
10 Ebd., S. 75.
11 Blaschko (1912), Erhebungen, S. 83.
12 Jäger (1922), Geschlechtskrankheiten, S. 31.
13 Ebd., Anhang Tabelle III.
14 Ebd., Anhang Tabelle XIII.
15 Ebd., Anhang Tabelle VI.
16 Ebd., Anhang Tabelle XIV.
17 Ebd., S. 67.
18 Ebd., S. 68.
19 Ebd., S. 70.
20 Ebd.
21 Ebd., S. 72.
22 Dieses Verfahren stützte sich auf § 18 der Verordnung betreffend die örtliche Gesundheitspolizei von 1883, die gegenüber Seuchen und ansteckenden Krankheiten Massnahmen zu erlassen erlaubte. Kraft (1929), Sittenpolizei, S. 51. Kraft sieht die Anwendung dieser Verordnung als rechtliche Grundlage dieser Bestimmung allerdings als zu weitgehend.

23 Bericht über die Poliklinik für Haut- und Geschlechtskrankheiten in den städtischen Lokalen an der Hohlstrasse 82 (1914), Stadtarchiv V Fc 19.12.

24 Kraft (1929), Sittenpolizei, S. 56.

25 Stadtratprotokoll 1920, Nr. 2008, 2212.

26 Beschluss des Kantonsrates betreffend Ankauf des Lindenbachgutes in Zürich 6 für Spitalzwecke. 7. 5. 1919, Stadtarchiv V Fc 19.12.

27 Stadtratprotokoll 20. 3. 1919, Nr. 504q.

28 Das Heim befand sich auf dem Gelände des Wysschen Gutes im Letten, der heutigen Rousseaustrasse 21.

29 Dr. iur. Wüst wies in der Verhandlung vom 15. 4. 1912 darauf hin, dass Art. 370 des ZGB die Möglichkeit biete, alle lasterhaften Personen, und darunter wurden auch die Prostituierten verstanden, durch die Waisenbehörde in Anstalten einzuweisen. An den Verhandlungen im Februar 1914, an denen Vertreter der Regierung, des Kirchenrats des Kantons Zürich, Stadträte von Winterthur und Zürich sowie Vertreter von gemeinnützigen Vereinen zugegen waren, wurde erneut mit aller Vehemenz die strikte Anwendung des Gesetzesartikels gefordert. (Verhandlungsprotokoll 15. 4. 1912, ZB LK 653; Achter Bericht des kantonalen zürcherischen Vereins zur Bekämpfung der öffentlichen Unsittlichkeit [1915], S. 20 ff.)

30 BE, 46, II, S. 208 (Fall Kiene). Zit. in Kraft (1929), Sittenpolizei, S. 79.

31 Ebd., S. 79.

32 Trotz dem Bundesgerichtsurteil schienen die Zürcher Vormundschaftsbehörden Art. 370 ZGB weiterhin in ihrem Sinne interpretiert zu haben. In ihrer Untersuchung über die Entmündigungspraxis wegen lasterhaftem Lebenswandel in Zürich der 1920er Jahre zeigt Liz Horowitz auf, dass bei Frauen, die wegen lasterhaftem Lebenswandel entmündigt wurden, sehr oft die Gemeingefährlichkeit der Geschlechtskranken zur Begründung herangezogen wurde.

33 Brief von Loewenstein vom 14. 9. 1922, Stadtarchiv V Fc 19.12.

34 Vgl. Schnyder (1920), Geschlechtskrankheiten.

35 Bloch, Protokoll des Gesundheitsrats vom 8. 3. 1921.

36 Als Desinfektionsmittel gegen die Gonorrhöe wurde eine 10%-Protargol-Glycerinlösung eingespritzt, gegen Syphilis eine 3%-Sublimat-Glycerin-Salbe eingerieben. (Antwortschreiben an Löewenstein von Stadtarztadjunkt Rütschi vom 21. 9. 1922)

37 Von Anfang an wurde von allen beteiligten Ärzten nur die Stationsbehandlung vorgesehen. In Frankreich wurden Erfahrungen mit der Selbstdesinfektion gemacht, die allerdings in Zürich nicht rezipiert wurden. (Protokoll des Gesundheitsrates vom 18. 6. 1920)

38 Protokoll des Gesundheitsrates vom 8. 3. 1921.

39 Am 1. 9. 1921 erscheint eine Anzeige im Tagblatt, am 5. 9. in der NZZ sowie in anderen Zeitungen.

40 Brief vom 28. 4. 1921, Stadtarchiv V Fc 119.12.

41 Schreiben an Stadtrat Häberlin vom 7. 5. 1921, Stadtarchiv V Fc 19.12.

42 Brief der kantonal zürcherischen Vereinigung für sittliches Volkswohl vom 6. 5. 1921, Stadtarchiv V Fc 19.12. Unterzeichnet vom Präsidenten Ed. Boos-Jegher und Frau Sigrist.

43 Stadtratprotokoll vom 30. 11. 1921.

44 Stadtratprotokoll vom 8. 12. 1921.

45 In dieser Allianz waren zusammengeschlossen: Christlicher Verein junger Männer Zürich und Umgebung, Jünglings- und Männerverein der bischöflichen Methodistenkirche Zürich und Umgebung, Jünglings- und Männerverein der Evangelischen Gemeinschaft, Jünglings- und Männerverein der Baptistenkirche, Brüdersozietät, Bibelkränzchen höherer Lehranstalten, christliche Studentenvereinigung, Jugendabteilung der Heilsarmee. (Schreiben vom 5. 12. 1921, Stadtarchiv V Fc 19.12)

Biographien

Acton, William (1813–1875) wurde in Shilingstone (England) als Sohn eines Pfarrers geboren. Acton reiste 1836 nach Paris, wo er als Schüler Philippe Ricords Studien zum Urogenitalsystem durchführte. Er arbeitete auch eine Zeitlang im Hospital für weibliche Geschlechtskranke. 1840 kehrte er nach England zurück und eröffnete eine Arztpraxis. Acton gehörte zu den Pionieren der Bewegung gegen die Anti Contagious Diseases Act, was ihm Bekanntheit verschaffte. 1841 veröffentlichte er sein erstes Buch «A Practical Tretease on Diseases of the Urinary and Generative Organs in Both Sexes». 1857 erschien sein populärstes Werk, «The Functions and Disorders of the Reproductive Organs», das innnerhalb kurzer Zeit mehrmals aufgelegt wurde. (Marcus [1979], Umkehrung, S. 20 f.)

Beyel, Christian (1854–1941) verlor im Alter von vier Jahren beide Elternteile, die an Typhus gestorben waren. Er wuchs bei den Eltern seiner Mutter in einem sehr religiösen Klima auf. Beyel absolvierte am Polytechnikum ein Ingenieurstudium und war anschliessend beim Bau der Nordostbahn tätig. Danach absolvierte er ein Zweit-studium in Mathematik und habilitierte 1883. Eine gewünschte Professur blieb ihm jedoch versagt. Durch die Heirat mit Lydia Schalch 1889 trat er in einen «Kreis aufrechter Züricher». Beyel war langjähriges Mitglied des kantonal zürcherischen Männervereins zur Hebung der Sittlichkeit und des Schweizerischen Bundes gegen unsittliche Literatur. Ab 1916 gab er die «Mitteilungen» dieses Bundes heraus, verfasste regelmässig Artikel für die konservative Freitagszeitung und redigierte den «Literarischen Anzeiger» der Evangelischen Gesellschaft. Auch das Evangeli-sche Seminar Unterstrass und die Freie Schule Zürich, beides Institutionen der Evangelischen Gesellschaft, unterstützte er tatkräftig. (ZB Nekrolog)

Bion, Walter (1830–1909) lud zur ersten Versammlung des kantonal zürcherischen Männerver-eins zur Hebung der Sittlichkeit ein, der 19 Männer folgten. Nach Dändliker war er einer der bekanntesten Zürcher. Er war langjähriger Pfarrer in der Kirchgemeinde Prediger und stark engagiert bei Gründungen und im Aufbau von Fürsorge- und Wohlfahrtseinrichtungen (Schwesternhaus des roten Kreuzes, Ferienkolonien). Bion engagierte sich auch für das Volkshaus Zürich. Er war Zentralpräsident des

Schweizerischen Vereins für freies Christentum und Redakteur am Schweizerischen Protestantenblatt. 1878 erhielt er das Ehrenbürgerrecht der Stadt Zürich. (Dändliker [1912], Bd. 3, S. 463; HBLS)

Blaschko, Alfred (1858–1922) promovierte 1881 als Mediziner. Ab 1883 wirkte er als praktischer Arzt, anschliessend an der Wiener Hautklinik. Nach 1888 spezialisierte er sich auf Dermatologie, in welcher er auch habilitierte. Er engagierte sich stark in der Serodiagnostik der Syphilis. Blaschko hat als erster auf die Paraffinembolie der Lunge nach Quecksilberinjektionen hingewiesen. Grosses Interesse hatte Blaschko an der Prophylaxe der Geschlechtskrankheiten. Er war erster Generalsekretär der 1902 gegründeten Deutschen Gesellschaft zur Bekämpfung der Geschlechtskrankheiten und nach dem Tod von Neisser (1916) Vorsitzender der Vereinigung. Er veröffentlichte diverse Studien, u. a. «Syphilis und Prostitution vom Standpunkt der öffentlichen Gesundheitspflege» (1893), «Hygiene der Prostitution und venerischen Krankheiten» (1900), und war Herausgeber der Zeitschrift für Bekämpfung der Geschlechtskrankheiten. (Neue Deutsche Biographie)

Bloch, Bruno (1878–1933) wurde am 19. Januar 1878 in einer jüdischen Familie in Ober-Endingen im Kanton Aargau als Sohn eines Landarztes geboren. Nach dem Medizinstudium hatte er bald Gelegenheit, eine dermatologische Abteilung zunächst als Assistent zu übernehmen. Für Spezialstudien reiste Bloch nach Wien, Paris und Bern. In Bern hatte Jadassohn bereits eine eigene Abteilung aufgebaut. 1912 heiratete er Margrit Bollag aus einer angesehenen Kaufmannsfamilie, mit der er drei Kinder grosszog. 1913 wurde Bloch Extraordinarius für Dermatologie an der Basler Universität. 1908 hatte er mit der Schrift «Zur Lehre von den Dermatomykosen» habilitiert. 1916 wurde er nach Zürich berufen, um einen Lehrstuhl für Dermatologie einzurichten. Er nahm das Angebot an, nachdem ihm neue Gebäulichkeiten versprochen wurden. Auf diese musste Bloch jedoch bis 1927 warten. Dann konnte in die neu erbaute Klinik an der Gloriastrasse übersiedelt werden. Dieser Neubau, von Bloch massgeblich mitgestaltet und geplant, galt als eine Mustereinrichtung. In seinem Fach genoss Bloch internationalen Ruf. Neben der praktischen und wissenschaftlichen Tätigkeit engagierte er sich sozialpolitisch. Er war die tragende Kraft bei der Gründung der Schweizerischen Gesellschaft zur Bekämpfung der Geschlechtskrankheiten und leistete innerhalb dieser Gesellschaft grosse Aufklärungsarbeit. Er betreute zudem die erste epidemiologische Umfrage, die sein Schüler Hubert Jäger durchführte. (Bruno Bloch. Sonderabdruck aus der Schweizerischen Medizinischen Wochenschrift, 63. Jahrgang; Guggenheim, Frank. Bruno Bloch. Biographie und wissenschaftliches Werke Zürich 1969)

Bloch, Iwan (1872–1922) wird als «Vater der Sexualwissenschaft» bezeichnet. 1906 begründete er die Sexualwissenschaft methodisch. Bloch war Spezialist für Haut- und Sexualleiden in Berlin. Er ist Verfasser vieler Schriften: «Ursprung der Syphilis» (1901); «Das Sexualleben in unserer Zeit in seinen Beziehungen zur modernen Kultur» (1906), sein Standardwerk. Ab 1914 gab er zusammen mit Albert Eulenberg die «Zeitschrift für Sexualwissenschaft» neu heraus. Es war das Organ der Medizinischen Gesellschaft für Sexualwissenschaft und Eugenik, zu deren Gründungsmitgliedern Bloch gehörte. Bloch war auch im Ausschuss des Bundes für Mutterschutz und Mitglied im Monistenbund. (Haeberle [1983], Anfänge, S. 13 f.; Wawerzonnek [1984], Sexualpädagogik, S. 65 ff.)

Bolliger, Adolf (1854–1931) wirkte als Gymnasiallehrer für Literatur und Philologie. In einem Zweitstudium studierte er anschliessend Theologie, worin er habilitierte. 1891–1905 war Bolliger Privatdozent in Basel, ab 1888 Pfarrer in Oberentfelden. Von da wurde er als Professor für systematische Theologie an die Basler Universität berufen. Ab 1905 wirkte er als Pfarrer am Neumünster in Zürich und war während dieser Zeit auch Mitglied des kantonal zürcherischen Männervereins. 1922 zog er sich zurück. Bolliger galt als eigenwilliger Pfarrer. Er hielt sich nicht zurück, zu öffentlichen Themen von der Kanzel herab zu politisieren. So stellte er sich gegen den Gotthard-Vertrag und während des Ersten Weltkriegs bekundete er ein leidenschaftliches Interesse für Deutschland. (Ragaz Briefe, Bd. 1, S. 21; NZZ, Nr. 1056, 1931; HBLS)

Boos-Jegher, Eduard (gest. 1928) war seit den 80er Jahren des 19. Jahrhunderts aktiv im stadtzürcherischen und im Schweizerischen Gewerbeverband. 1914–1928 war er Mitglied des Verwaltungsrates der Gewerbebank Zürich. Boos-Jegher war Ausstellungsexperte. 1893 war er Mitglied der vom Bundesrat gewählten Kommission zum Studium der Weltausstellung in Chicgo und der amerikanischen Industrie. 1894 leitete er als Direktor die kantonale Gewerbeausstellung. 1907 gehörte er dem Initiativkomitee für die Schweizerische Zentralstelle für das Ausstellungswesen an.
Boos-Jegher engagierte sich stark für die Frauenbildung und verfasste mehrere Schriften über Frauenerwerbarbeit. 1896 hielt er am Kongress für Frauenfragen in Genf, der parallel zur Landesaustellung stattfand, eine Rede. Er äusserte sich dort bereits zur Koedukation.
Gemeinsam mit seiner Frau gründete er ein Mädcheninstitut an der Mühlehaldestrasse. Wie seine Frau engagierte er sich auch gegen die Reglementierung der Prostitution, und als Mitglied des kantonal zürcherischen Männervereins zur Hebung der Sittlichkeit setzte er sich für die Abschaffung der Prostitution ein. 1918 war er als Vertreter der Sittlichkeitsvereine im Vorstand der Schweizerischen Gesellschaft zur Bekämpfung der Geschlechtskrankheiten. (NZZ, 3. 6. 1928; Pavillion, Monique/Vallotton, Françoise [1991], Lieux de femmes)

Boos-Jegher, Emma (1857–1932) war zeitlebens eine engagierte Kämpferin für Frauen- und Mädchenbildung. Sie war Gründerin einer bekannten Töchterbildungsanstalt, setzte sich für das Frauenstudium an der Universität und für eine gute Frauenberufsbildung ein.
1883 gründete sie eine Kunst- und Frauenarbeitsschule, und ab 1880 gab sie unentgeltliche Kochkurse für Arbeiterinnen. 1893 gründete sie den Schweizerischen Verein für Frauenbildungsreform und war zugleich seine erste Präsidentin. Nach zwei Jahren vereinigte sich dieser Verein mit dem Frauenrechtsschutzverein zur Union für Frauenbestrebungen. In dieser Vereinigung amtete Boos-Jegher über mehrere Jahre als Präsidentin. Stark beteiligt war sie auch am Zusammenschluss der Frauenvereine zum 1899 gegründeten Bund schweizerischer Frauenvereine. Boos-Jegher war engagierte Kämpferin für besseren Kinderschutz und für eine

gerechtere Stellung der unehelichen Mütter und Kinder. Sie war langjähriges aktives Mitglied des Frauenbundes zur Hebung der Sittlichkeit und kämpfte zusammen mit ihrem Mann Ed. Boos-Jegher gegen die Reglementierung und für die Abschaffung der Prostitution. (Lexikon der Frau; NZZ, 12. 4. 1933)

Butler, Josephine Elizabeth (1828–1906) wuchs in einer hugenottischen Familie mit streng religiöser Erziehung auf. Sie war aktiv in der Frauenbildungsbewegung und widmete sich der Gefangenenfürsorge. Zusammen mit ihrem Mann, dem Geistlichen Georg Butler, gründete sie ein Arbeitsheim für verlassene junge Mädchen. Josephine Butler war Mitbegründerin der Ladies National Association of the Repeal for the C. D. Acts und der Fédération abolitionniste britannique et continentale. Sie hielt in ganz Europa Vorträge zum Abolitionismus. In der Schweiz fanden ihre Ideen besonders in der Westschweiz, wo sie auch verwandtschaftliche Kontakte hatte, grossen Niederschlag. Nach 1886 zog sie sich aus dem öffentlichen Leben zurück, um ihren kranken Mann zu pflegen. (Mesmer [1988], Ausgeklammert, S. 324 f.)

Christ, Paul (1836–1908) wuchs als jüngster von fünf Söhnen in Zürich auf. Er studierte Theologie in Tübingen und Basel und war Zentralpräsident der Studentenvereinigung Zofingia. Nach dem Studium war er als Pfarrer tätig in den Gemeinden Frauenkirch-Glaris und Igis-Marschlins. Anschliessend wurde er nach Chur als Stadtpfarrer berufen, wo er gleichzeitig das Amt des Rektors der Kantonsschule innehatte. 1870 verheiratete er sich mit Margaretha Fravi von Andeer. 1884 übernahm er die Stelle als städtischer Registrator und Archivar in Chur. 1888 wählte ihn die zürcherische Regierung zum ordentlichen Professor für Theologie. Seine preisgekrönten Bücher und Schriften zur christlichen Ethik hatten Christ bekannt gemacht. (NZZ, 21. 1. 1908)

Ellis, Havelock (1859–1939) gehört zur ersten Generation der neueren Sexualwissenschafter. Ab 1889 veröffentlichte er sexualwissenschaftliche Studien, die in England zuerst verboten wurden. Die ersten Auflagen erschienen deshalb in Deutschland oder in den USA. Ellis pflegte Beziehungen zu Fachleuten aus verschiedenen Ländern, zum Beispiel zu Charcot in Paris, zu Lombroso in Italien und zu Freud in Wien. Als Schlüsselerlebnis gilt sein Besuch bei Charcot in Paris 1890 und des Quartier Latin. Dies soll der Anlass gewesen sein, dass sich Ellis von der Theorie der Degeneration entfernte und sich den kulturanthropologischen und soziologischen Ansätzen öffnete. (Wawerzonnek [1984], Sexualpädagogik, S. 34 ff.)

Foerster, Wilhelm Friedrich (1869–1966) war 1895–1899 Herausgeber der «Zeitschrift für ethische Kultur», 1899–1912 Dozent für Philosophie in Zürich, 1913–1914 Dozent in Wien und 1914–1920 Professor für Pädagogik in München und Zürich. Danach siedelte er nach Amerika über, von wo er im Alter von 95 Jahren in die Schweiz zurückkehrte. 1966 starb er in Kilchberg, Zürich. Foerster vertrat eine Pädagogik, die auf christlicher Ethik beruhte und bei den Sittlichkeitsvereinen auf grossen Anklang stiess. Er wuchs in einer freigeistigen Familie auf und war zeitlebens keiner Religion verpflichtet. Zwischen 1904 und 1925 war sein Einfluss sehr gross, was sich in den hohen Auflagen seiner Schriften zeigte. (Langer [1986], Sexualpädagogik, S. 72 f.; NZZ, 28. 6. 1963)

Forel, August (1848–1931) verbrachte seine Jugend auf dem Landgut seines Vaters, besuchte die Schulen in Morges, Lausanne und später in Zürich. Von 1873–1878 war er Assistent von Gudden. 1879 wurde er Professor der Psychiatrie und Direktor der psychiatrischen Klinik Burghölzli in Zürich. 1898 legte er als Fünzigjähriger seine Professur nieder und lebte bis 1906 in einem Landhaus in Chigny bei Morges. Bis zu seinem Tod 1931 lebte er in seinem eigenen Haus in Yvorne, das er «La Fourmilière» nannte. Nach seinem beruflichen Rückzug verstärkte Forel seine sozialpolitischen Aktivitäten. Er war massgebend im Kampf gegen den Alkoholismus und gründete 1888 die Trinkerheilstätte in Ellikon. Forel führte den Guttemplerorden in Mitteleuropa ein. Zudem beschäftigte er sich intensiv mit der Prostitutionsfrage und später mit der sexuellen Frage. Sein 1906 veröffentlichtes Buch «Die sexuelle Frage» führte zum Bruch mit den Sittlichkeitsvereinen, wo er als Gründungsmitglied des kantonal züricherischen Männervereins sehr aktiv gewesen war. Im Alter wurde Forel Sozialist und Freidenker. Er bezog Stellung zur Frauenfrage und zur Friedensfrage. (Forel, August. Die sexuelle Frage. Biographische Einleitung von Ernst Reinhardt. Erlenbach 1931; August Forel 1848 bis 1931. Arzt, Naturfoscher, Sozialreformer. Eine Ausstellung der Universität Zürich. Zürich 1986)

Goegg-Pouchoulin, Marie (1825–1899) war mit dem ehemaligen badischen Revolutionsminister Amandus Goegg verheiratet und gilt als Pionierin der Frauenbewegung in der Schweiz. Sie gründete 1868 die erste internationale Frauenvereinigung, redigierte zehn Jahre «La solidarité» und war Sekretärin der internationalen Ligue de la paix et de la liberté. (Benz [1902], Geschichte, S. 14; Mesmer [1988], Ausgeklammert, S. 158)

Goll, Friedrich (1829–1903) war seit 1855 praktischer Arzt an der Kuttelgasse in Zürich. Nach 1862 unterrichtete er als Privatdozent Pathologie und Arzneimittellehre, 1863–1869 war er Direktor der Medizinischen Poliklinik und ab 1885 Extraordinarius für Arzneimittellehre. Goll betätigte sich standespolitisch: von 1885–1895 gleichzeitig als Präsident der kantonalen Ärztegesellschaft und der medizinisch-chirurgischen Gesellschaft des Kantons Zürich, weiter war er Sekretär der medizinischen Sektion der Schweizerischen naturforschenden Gesellschaft und Mitglied des leitenden Ausschusses für medizinische Konkordatsprüfungen. Goll verfasste verschiedene Schriften über schweizerische Kurorte und Mineralbäder (Seewis, Peiden, Pignieu-Andeer). Friedrich Goll war einer der 16 Ärzte, die die Eingabe an den Stadtrat von Zürich gegen die Reglementierung lancierten. (Rohr [1983], Med. Poliklinik; HBLS)

Häberlin, Hermann (1862–1938) Pfarrerssohn, wuchs in Kilchberg auf. Nach dem Medizinstudium und mehreren Auslandaufenthalten etablierte er sich 1892 als Arzt in Zürich. Seine Praxis ergänzte er mit einer Privatklinik für Chirurgie und Frauenkrankheiten. Neben der beruflichen Arbeit engagierte er sich politisch. Als Vetreter der Freisinnigen Partei sass er 1904–1920 im Grossen Stadtrat und ab 1914 im Kantonsrat. Als er 1920 in den kleinen Stadtrat gewählt wurde, musste er seinen Beruf als Arzt aufgeben. Als Stadtrat von Zürich stand er bis 1933 dem Gesundheitsamt vor. Sein Engagement galt der sozialen Hygiene. Während seiner Amtszeit wurde ein Strandbad geschaffen und das Abfuhrwesen neu organisiert. Er verfasste Artikel über Organisationsfragen des Gesundheitswesens und auch eine Aufklärungsbroschüre zur Verhütung von Geschlechtskrankheiten.

Häberlin war Mitbegründer einer Genossenschaft: der Zürcher Versuchswerkstätten zur Schaffung von Erwerbsmöglichkeiten für ältere Arbeiter. Für kurze Zeit, von 1930 bis zu seinem Tod, gehörte er dem Nationalrat an. Als Mitglied von internationalen Friedensorganisationen – Direktionsmitglied des internationalen Friedensbureaus in Genf, Präsident der Schweizerischen Vereinigung für den Völkerbund, schweizerischer Delegierter zum Völkerbund und zur Abrüstungskonferenz – trat er dort vor allem mit pazifistischen Themen in den Vordergrund. (Basler Nachrichten, 19. 9. 1938)

Hauser, Carl (1866–1956) studierte Medizin in Zürich und Würzburg. 1890/91 war er Assistenzarzt an der Frauenklinik in Zürich. Von 1891–1910 führte er eine Arztpraxis in Stäfa. In seiner militärischen Karriere war er 1903 Arzt einer Brigade, dann eines Korpslazaretts und 1910–1935 Oberfeldarzt und Chef der Abteilung für Sanität. Zwischen 1914 und 1918 hatte er auch die Oberleitung des Internierungsdienstes inne. Während des Ersten Weltkrieges galt Hauser als ein grosser Förderer von Hygiene und Prophylaxe in der Armee. Zum Beispiel führte er die Pockenimpfung für Wehrmänner ein. Sein Engagement für die Gesundheitsvorsorge führte zu Konflikten mit General Wille. Hauser war als Oberfeldarzt während des Krieges für die Bekämpfung der Geschlechtskrankheiten verantwortlich. Er verfasste verschiedene Erlasse u. a. zum Umgang mit der Prostitution. (Wetter, Ernst/Orelli, Eduard von. Wer ist wer im Militär. Frauenfeld 1986)

Haeckel, Ernst (1834–1919) stammte aus einer Beamtenfamilie in Potsdam. 1857 promovierte er in Medizin; sein Interesse galt jedoch zunehmend der Zoologie. 1862 wurde er mit 28 Jahren ausserordentlicher Professor der Zoologie an der Universität Jena. Er nahm als einer der ersten die Entwicklungslehre von Darwin auf und trug stark zu ihrer Verbreitung bei. 1899 verfasste er «Die Welträtsel», worin er in populärer Form seine auf der Darwinschen Lehre basierende monistische Religion darlegte, die eine verbindliche Ethik auf naturwissenschaftlicher Basis bilden sollte. Das Buch hatte hohe Auflagen und wurde in mehrere Sprachen übersetzt. 1960 wurde in Ostberlin «Die Welträtsel» neu aufgelegt. Haeckel prägte den Begriff Ökologie; damit bezeichnete er die Wechselbeziehung zwischen Organismen und ihrer Umwelt. (Fetscher [1984], Einleitung)

Heim, Albert (1849–1937) war ab 1871 Geologieprofessor an der ETH und ab 1873 an der Universität Zürich. Er war Direktor der geologischen Sammlung beider Hochschulen, Gründer der Sammlung für allgemeine Geologie, Präsident der schweizerischen geologischen Kommission und Herausgeber der Beiträge zur Geologie der Schweiz. Heim war bedeutender Wissenschafter der Geologie der Schweiz und Verfasser zahlreicher Fachschriften.

Neben diesem beruflichen Engagement machte er sich als Sozialreformer einen Namen. Heim war Mitglied des kantonal zürcherischen Männervereins zur Hebung der Sittlichkeit und engagierte sich im Kampf gegen die Prostitution und den sittlichen Zerfall. Wichtiges Anliegen war ihm, die Studierenden aufzurütteln und ihnen ein sittliches Lebensbild vor Augen zu führen. Heim engagierte sich auch in der Antialkoholbewegung und war mit der ersten Schweizer Ärztin, Marie Heim-Vögtlin, verheiratet. (HBLS)

Heim-Vögtlin, Marie (1845–1916) wurde im Pfarrhaus des kleinen Dorfes Bözen im Kanton Aargau geboren. Bereits 1868 wurde sie als stud. med. immatrikuliert, wobei sie das Maturitätsexamen nachträglich absolvieren konnte. Sie promovierte 1874 als erste Schweizerin in Medizin. 1875 heiratete sie Dr. Heim, Professor für Geologie, und hatte mit ihm zusammen drei Kinder. Neben den familiären Verpflichtungen führte Heim-Vögtlin eine Allgemeinpraxis in Zürich und gründete zusammen mit Dr. Anna Heer und Ida Schneiter die Schweizerische Pflegerinnenschule. Heim-Vögtlin war Mitglied des Schweizerischen gemeinnützigen Frauenvereins, wo sie sich vor allem für die Reform der Kinderpflege einsetzte. Sie war in der öffentlichen Gesundheitspflege und verfasste Schriften zu Kinderpflege, Alkoholismus und sexueller Aufklärung. (Lexikon der Frau).

Hess, Emma (1842–1928) gründete nach einem Pensionsaufenthalt im Welschland mit Freundinnen in Aussersihl Kleinkinderschulen. Sie beschäftigte sich mit Wohltätigkeitsvereinen im Ausland, deren Einrichtungen sie auch besuchte. In England lernte sie ein Projekt kennen, das heimatlose Kinder aufnahm und in Heimen unterbrachte. In Skandinavien besuchte sie ein Matrosenheim. Emma Hess hörte 1875 die Vorträge von Josephine Butler in der Schweiz. Sie war aktiv bei den Freundinnen junger Mädchen und Gründungsmitglied des Zürcherischen Frauenbundes zur Hebung der Sittlichkeit. (Stadtarchiv Nd 2)

Hirzel, Heinrich Paulus (1831–1908) war ab 1862 Pfarrer an der Predigerkirche und gelangte 1874 mit einer Petition an den Stadtrat, die Bordelle in seinem Pfarrbezirk aufzuheben. 1866 war er im Grossen Stadtrat und ab 1874 Schulpräsident von Zürich. Ab 1876 gehörte er dem Kantonsrat an und ab 1878 dem Erziehungsrat. (HBLS)

Hoppeler, Hans (1879–1945) wurde am 2. März 1879 in Hirslanden Zürich geboren und wuchs in streng religiösem Milieu auf. Sein Vater war Prediger der katholisch-apostolischen Gemeinde. Hoppeler studierte Medizin und eröffnete nach verschiedenen Auslandaufenthalten 1904 eine eigene Praxis. 1917 heiratete er Klara Steiger, mit der er acht Kinder aufzog. Hoppeler gründete ein Kinderheim auf dem Zürichberg mit angeschlossener Schule für Kinderpflege und leitete dieses Institut 20 Jahre lang. Als Politiker war er von 1919 bis 1939 aktives Mitglied der Evangelischen Volkspartei und vertrat sie im Nationalrat (1932–1939) wie im Zürcher Kantonsrat. Bekannt wurde Hoppeler durch seine rege Vortragstätigkeit in den verschiedenen Landeskirchen, Kappellen und Versammlungssälen zu aktuellen evangelischen Themen und mit seinen unzähligen kleinen Broschüren mit populär-medizinischen, pädagogischen und sexualpädagogischen Inhalten. Daneben schrieb er für die Evangelische Volkszeitung. In der Kirche der katholisch-apostolischen Gemeinde an der Freiestrasse in Zürich war er während fünfzehn Jahren Organist. Hoppeler ist auch der Verfasser des 500seitigen Werks «Höhenweg der Frau. Ein Lebensberater für Töchter, Frauen und Mütter». (ZB Nekrolog, Gruner [1966], Bundesversammlung)

Humbert-Droz, Aimé (1819–1900) wurde nach dem Neuenburgerputsch Sekretär der provisorischen Regierung. 1848 war er Mitglied des Verfassungsrates und des Grossen Rates. Von 1854–1862 war er Ständerat, 1866–1873 Rektor der Akademie von Neuenburg, an der er bis 1893 als Professor tätig war. Seit 1874 hatte er Kontakte zu Josephine Butler und war Mitbegründer der Fédération abolitionniste britannique et continentale. Er war mehrere Jahre Generalsekretär der Fédération und begründete das «Bulletin Continental» und des «Journal du bien public». Von 1874–1879 war Humbert-Droz Grossmeister der Schweizer Freimaurerloge Alpina. (HBLS)

Humbert-Droz; Marie (1819–1888) war eine frühe Verfechterin von alkoholfreien Restaurants. Sie gründete ein Hilfswerk für Arme und führte Wohltätigkeits- und Kinderfeste durch. Als die Bourbakiarmee auf schweizerischen Boden übertrat, organisierte sie Lazarette, wobei einer ihrer Söhne von einem Soldaten mit Pocken angesteckt wurde und anschliessend starb. Prägend für Marie Humbert-Droz war die Bekanntschaft mit Josephine Butler, die gegen die reglementierte Prostitution kämpfte. In der neuen abolitionistischen Bewegung war sie zusammen mit ihrem Mann aktiv. Sie gründete ein Frauenheim für verlassene und hilfsbedürftige Frauen und war an den Vorbereitungsarbeiten zum ersten abolitionistischen Kongress in Genf 1877 beteiligt. An diesem Kongress wurde die Vereinigung der Freundinnen junger Mädchen gegründet, deren erste Präsidentin sie wurde. An der Gründung beteiligten sich gleich 22 Städte und 7 Länder. Sie war massgebend beteiligt beim Aufbau des Bahnhofsdienstes und einer Arbeitsvermittlungsorganisation. (Die Nation, 8. 2. 1935)

Jadassohn, Joseph (1863–1936) wurde in Liegnitz/Schlesien geboren, studierte in Breslau unter Neisser, mit dem er bis zu dessen Tod befreundet war. 1896 kam Jadassohn als Nachfolger Lessers als Professor der Dermatologie und Syphilologie und Direktor der Dermatologischen Klinik nach Bern. Damals war Bern in bezug auf medizinisch-wissenschaftliche Institutionen den übrigen Schweizer Universitäten weit voraus. 1917 verliess Jadassohn Bern und trat die Nachfolge Neissers in Breslau an. Er soll an der Verfassung des deutschen Gesetzes zur Bekämpfung der Geschlechtskrankheiten von 1927 massgeblich beteiligt gewesen sein. (Schweiz. Med. Jahrbuch, 1937; Schweiz. Med. Wochenschrift, Nr. 25, 1936)

Kambli, C. W. (1829–1914) wurde in Zürich geboren und promovierte in Theologie. Kambli amtete als Pfarrer in Illnau, Horgen und in St. Laurenzen (St. Gallen). 1885–1905 war er Dekan an der theologischen Universität Zürich. Kambli galt als «energischer Vorkämpfer für evangelische Freiheit und war weithin anerkannter Schriftsteller über sozialethische Fragen». Kambli schrieb eine Entgegnungsschrift zu Forels sexueller Frage. (HBLS)

Krafft-Ebing, Richhard Freiherr von (1840–1902) war Psychiater und lehrte in Strassburg, Graz und Wien. Sein Forschungsschwerpunkt lag auf dem Gebiet der Sexualpathologie und der Kriminalpsychologie. 1886 veröffentlichte er das berühmte Buch «Psychopathia sexualis», eine erste umfassende Darstellung der Sexualpathologie. 1895 folgte sein zweites bedeutendes Werk, «Nervosität und Neurasthenische Zustände». (Wawerzonnek [1984], Sexualpädagogik, S. 46)

Marcuse, Max war Arzt in Berlin und Pionier der Sexualforschung. Er war Mitglied des 1905 gegründeten Bundes für Mutterschutz und Herausgeber von dessen Organ. Ab 1908 gab er die Zeitschrift «Sexual-Probleme» heraus. 1909 wurde diese mit Magnus Hirschfelds erster «Zeitschrift für Sexualwissenschaft» vereinigt, dessen Herausgeber er wurde. 1910 verfasste Marcuse die Schrift «Die Gefahren der sexuellen Abstinenz für die Gesundheit». 1933 musste er aus Deutschland fliehen und fand in Israel eine neue Heimat. (Haeberle [1983], Anfänge, S. 18 f.; Bloch [1909], Sexualleben, S. 298)

Müller-Schürch, Hermann Ernst (1882–1948) wurde in Zürich als Sohn des Architekten E. H. Müller-Hurst geboren. Nach seinem Medizinstudium war er Assistenzarzt in der kantonalen psychiatrischen Klinik Rheinau und arbeitete 1909–1911 als Assistent des Stadtarztes der Stadt Zürich. In dieser Tätigkeit war er mit der medizinischen Untersuchung der verhafteten Prostituierten betraut, was ihn veranlasste, sich intensiv mit der Prostitutionsfrage zu beschäftigen. Müller war ein engagierter Anhänger der Kriminalanthropologie und verfasste vor dem Ersten Weltkrieg diverse Schriften zur Prostitutionsfrage. Er war mit dem Gerichtsmediziner Prof. Dr. Zangger und dem Basler Prof. A. Bunge befreundet. Seit 1912 war Müller kantonalzürcherischer Irreninspektor, übersiedelte 1914 nach Bern und eröffnete dort eine Allgemeinpraxis. (Verhandlungen der Schweizerischen Naturforschenden Gesellschaft 1948)

Oesterlen, Friedrich (1812–1877) studierte Medizin und habilitierte 1843 in Tübingen. Anschliessend war er Privatdozent in Dorpat (Russland). 1850 erschien sein «Handbuch der Hygiene». Mehrere Jahre verbrachte er in Tübingen und unternahm längere Reisen nach England und Belgien. 1858 übersiedelte er nach Zürich und gab die «Zeitschrift für Hygiene und medizinische Statistik» heraus. 1870 kehrte er aufgrund der politischen Ereignisse nach Deutschland zurück. 1876 erschien die dritte erweiterte Auflage des «Handbuchs der Hygiene» (Labisch/Tennstedt [1985], Weg, Bd. 2, S. 462 f.)

Orelli, Aloys von (1827–1892) stammte aus einer altzürcherischen Familie. Er studierte Rechtswissenschaft und war von 1861–1869 am Obergericht tätig. Anschliessend hatte er eine Rechtsprofessur in Zürich. Er war aktiv in der Saffran Zunft und «frommes und überzeugtes» Mitglied der Landeskirche. 1877 besuchte er den ersten abolitionistischen Kongress in Genf. Er war der Verfasser der Petition, die der kantonal zürcherische Männerverein 1888 an den Stadtrat einreichte und die Aufhebung der Bordelle verlangte. (Stadtarchiv Nd Orelli)

Pestalozzi, Friedrich Otto (1846–1940) wurde am 2. November 1846 als Sohn des Kaufmanns Rudolf Pestalozzi und der Emilie Wiser geboren. Er besuchte das Gymnasium und war aktiv im Kadettenkorps. Nach der Ausbildung trat er in das Geschäft seines Vaters, Pestalozzi und Co., ein, in dem er 51 Jahre lang tätig war. 1878 heiratete er seine Cousine Anna Junghans von Schramberg.
Pestalozzi war Mitglied der Gesellschaft vom alten Zürich und gründete 1875 den konservativen Eidgenössischen Verein, in dem er bis zu der Auflösung 1913 eine führende Rolle einnahm. Von 1884–1919 war Pestalozzi im Kantonsrat der eigent-

licher Führer der Konservativen. Während dieser Zeit schrieb er in den «Schweizer-blättern», dem Organ des Eidgenössischen Vereins, und erwarb 1890 die Zürche-rische Freitagszeitung, die bis zum Ausbruch des Ersten Weltkrieges die konser-vative Anschauung in Zürich vertrat.

Neben der beruflichen und politischen Tätigkeiten beschäftigte sich Pestalozzi mit historisch-biographischen Arbeiten. Er verfasste mehrere Neujahrsblätter und Jubi-läumsschriften. Ins Leben gerufen hat er 1877 auch das Zürcher Taschenbuch. Mit 78 Jahren schrieb er sein umfassendstes Werk, «Zürich, Bilder aus fünf Jahr-hunderten». Besondere Vorliebe hegte er für die Heraldik. Zwischen 1888-1896 leitete er die Künstlergesellschaft, die dann in die Kunstgesellschaft überging.

Aktiv war Pestalozzi auch in der Evangelischen Gesellschaft, unter anderem als Präsident des Armenvereins und Gründer und Leiter des Lesezirkels. Er war im Vorstand des Evangelischen Seminars Unterstrass und führte den Vorsitz bis zu seinem Tode. In der Auseinandersetzung um die reglementierte Prostitution griff er öffentlich erst um 1912 ein. Im Kampf gegen eine befürchetete Wiedereinführung der Bordelle verfasste er die Broschüre «Laien-Fragezeichen zur Hebung der sittlichen und sanitären Zustände in Zürich». (ZB Nekrolog)

Pestalozzi Hans Konrad (1848–1909) entstammte einem alten Zürcher Geschlecht. Er war Architekt und 1881–1909 Stadtrat, von 1889–1909 hatte er das Amt des Stadtpräsidenten inne. Ab 1890 gehörte er zudem dem Nationalrat an. Er gehörte keiner Partei an und galt als Vertreter der Mitte. Pestalozzi beteiligte sich an der Gründung des kantonal zürcherischen Männervereins zur Hebung der Sittlichkeit. Ab 1908 war er Präsident des schweizerischen Vereins vom Roten Kreuz. (Gruner [1966], Bundesversammlung; Largiadèr [1945], Geschichte, S. 263; HBLS)

Pestalozzi-Pfyffer, Emil (geb.1852) konvertierte als 30jähriger zum Katholizismus, was ihn in Zürich sozial isolierte. Daher übersiedelte er nach Zug, führte aber weiter eine Arztpraxis in Zürich. Pestalozzi war erster Präsident des Schweizerischen katholi-schen Volksvereins. Diese 1905 gegründete Organisation diente als Basis zur Parteigründung einer katholischen konservativen Volkspartei. Pestalozzi leitete zudem Pilgerzüge und verfasste die Geschichte der Familie Pestalozzi. (HBLS)

Pfenninger-Weiss, Jakob (1841–1891) stammt aus einem alten Geschlecht des Zürcher Ober-landes (Hinwil). Er studierte Rechtswissenschaft und wirkte in der Demokratischen Bewegung. Er war von 1868–1869 im Verfassungsrat und von 1869–1878 im Regierungsrat. Von 1869–1870 war er Direktor der Medizinalangelegenheiten und von 1870–1875 Direktor des Justiz- und Polizeiwesens. Von 1878–1887 gehörte Pfenniger wieder dem Kantonsrat an und von 1879–1881 dem Nationalrat. (Gruner [1966], Bundesversammlung)

Pflüger, Paul (1865–1947) wurde in Rio Novo, Brasilien, als Sohn eines Missionars geboren. In Basel studierte er Theologie, Rechte und Nationalökonomie. Von 1887–1897 war er Pfarrer in Dussnang, 1898–1910 in Aussersihl Zürich. Pflüger sass als Grütlianer 1899–1920 im Kantonsrat und 1904–1910 im Grossen Stadtrat. 1910–1923 war er Mitglied des Kleinen Stadtrates – als Vorsteher des Armen- und Vormundschafts-wesen von 1910-1919, des Schulwesens von 1919–1923. 1911–1917 war Pflüger auch im Nationalrat. 1912–1920 war er Zentralpräsident des Grütlivereins und gehörte wie Hermann Greulich zum rechten Flügel der Linken.

Paul Pflüger war engagierter Sozialreformer und Verfasser von verschiedenen Publikationen zu Sozialpolitik und Moral. Er gehörte dem kantonal zürcherischen Männerverein zur Hebung der Sittlichkeit an und kämpfte dort gegen die Prostitution. Im Nationalrat wies er wiederholt auf die Gefahren der Geschlechtskrankheiten hin und setzte sich für gesetzliche Grundlagen zu deren Bekämpfung ein. Pflüger war Gründungsmitglied des 1896 gegründeten Ethischen Vereins der Schweiz. 1906 gründete er die «soziale Bibliothek», das heutige Schweizerische Sozialarchiv. Er war Förderer des kommunalen und gemeinnützigen Wohnungsbaus und der Familiengartenbwegung. (HBLS; NZZ, 19. 12. 1947)

Rahn-Bärlocher Elise (1845–1925) war seit 1888 Präsidentin des Zürcherischen Frauenbundes zur Hebung der Sittlichkeit, zog sich 1907 aus gesundheitlichen Gründen zurück. 1911, nach einer vierjährigen Interimszeit, übernahm ihre Tochter Mary Rahn die Leitung. (Zürcher Frauenbund [1937], 50 Jahre, S. 18)

Ribbing, Seved, Professor für Medizin an der Universität in Lund, verfasste 1891 «Die sexuelle Hygiene und ihre ethischen Konsequenzen». Das Buch wurde ins Deutsche übersetzt und sehr breit rezipiert, vor allem aus Kreisen der Sittlichkeitsbewegung.

Schneeli-Berry, Emma (1843–1914) war Gründerin und langjährige Präsidentin des Zürcher Marthavereins (Sektion Zürich des Vereins der Freundinnen junger Mädchen). Sie beteiligte sich an der Gründung eines Hauses, das stellensuchenden jungen Frauen Unterkunft bot. 1892 gründete sie den Marthahof für arbeitende junge Frauen und für Töchter, die eine höhere Schule besuchten. Dieses Heim bot neben der Unterkunft auch eine Dienstbotenschule an. 1899 gründete sie in Redlikon oberhalb von Stäfa Zürich ein Kinderheim und übernahm dessen Leitung. (Aufgeschaut! Gott vertraut! [1915], Nr. 1, S. 3 f.)

Schulthess-Rechberg-Schindler, Anton von (1855–1941) war seit 1884 als praktischer Arzt in Zürich tätig, wurde 1893 in den Vorstand der Gemeinnützigen Gesellschaft des Kantons Zürich gewählt und war von 1915–38 Präsident der Schweizerischen Gemeinnützigen Gesellschaft (SGG). In der SGG sass er zudem in der Rütlikommission und der Armen- und Anstaltkommission. Neben seinem Engagement zur Bekämpfung der Geschlechtskrankheiten betätigte er sich auf weiteren Gebieten der öffentlichen Hygiene. 1898 gründete er zusammen mit Pfarrer Bion und Altdekan Herold die Lungensanatorien in Wald und Clavadel. Er engagierter sich im Volksschulwesen (Mitglied der Bezirksschulpflege 1888–1924) und der Kirche (Mitglied der Zürcher Kirchensynode, Vorstand der positiv-evangelischen Minoritätsgemeinde in Zürich 6). Im Militär war er Oberst der Sanität und Korpsarzt des 4. Armeekorps. (HBLS; Verhandlungen der Schweizerischen Naturforschenden Gesellschaft 1942; NZZ, 14. 1. 1935)

Seidel, Robert (1850–1933) wurde in Kirchberg, Sachsen, geboren und kam als 20jähriger in die Schweiz. Seit 1874 war er Geschäftsführer der Buchdruckerei und Buchhandlung des Grütlivereins und der «Tagwacht». Seit 1881 war er als Lehrer tätig, zuerst als

Primarlehrer, dann als Sekundarlehrer. 1890–1898 war er Redaktor der «Arbeiter-stimme», ab 1900 Sekundarlehrer in Aussersihl und zusätzlich seit 1905 Privatdozent für Sozialpädagogik an der ETH und ab 1908 an der Universität Zürich. Bei der Abspaltung des Grütlivereins von den Sozialdemokraten trat Seidel aus der SPS aus. Von 1898–1916 und von 1919–1921 gehörte er dem Grossen Stadtrat an, 1893–1896, 1899–1917 und von 1920–1923 dem Zürcher Kantonsrat. Im Nationalrat sass er von 1911–1917. (Gruner [1966], Bundesversammlung)

Tièche, Max (1878–1938) wurde am 22. Mai 1878 als Sohn des Architekten P. A. Tièche in Bern geboren. Er studierte in Bern und Zürich Medizin und dissertierte 1905. Anschliessend war er während drei Jahren Assistent bei Jadassohn in Bern. Wegen eines schweren Lungenleidens übersiedelte er nach Davos und arbeitete von 1909-1910 als leitender Arzt im Sanatorium Montana in Davos. 1909 heiratete er die 1883 in Odessa geborene Sabine Vater, die in Russland Medizin studiert hatte und 1907 an der Universität Bern in Medizin promovierte.

Tièche war Vorstandsmitglied der am 24. 4. 1913 gegründeten Schweizerischen Gesellschaft für Dermatologie und Venerologie. Neben seiner spezialärztlichen Privatpraxis führte er die erste städtische Poliklinik für Haut- und Geschlechts-krankheiten, die am 1. Oktober 1913 an der Hohlstr. 82 in Zürich-Aussersihl eröffnet wurde. (Fuhrer, Hanspeter. Max Tièche 1878–1938. Zürich 1992)

Wyss, Hans Konrad von (1847–1901), Sohn des bekannten Rechtsprofessors Friedrich von Wyss, war nach dem Doktorexamen 1870 vor allem gesundheitspolitisch tätig. In der Stadt Zürich galt er als Experte auf dem Gebiete der öffentlichen Gesundheits-pflege, so für Fragen der Kanalisation (1876) und der Typhusepidemie (1884) und der Prostitution (1894). Von Wyss war während mehreren Jahren Redaktor der Gesundheitsblätter, Schulpfleger und Vorstand der allgemeinen Krankenkasse, zudem Sanitätsrat. Bis 1890 war er vor allem auf dem Gebiet der gerichtlichen Medizin als Adjunkt des Bezirksarztes tätig. Ab 1890 wirkte er als Privatdozent für gerichtliche Medizin, die auch Teilgebiete der Hygiene behandelte. In der Zürche-rischen Ärztegesellschaft galt er als Experte in juristisch-medizinischen Fragen. 1880 Ehe mit Olga von Muralt. (Correspondenzblatt [1902], S. 24–28; HBLS)

Wyss, Oskar (1840–1918) stammte aus einer Ärztefamilie. Nach dem Staatsexamen 1862 war er bis 1869 in Breslau tätig, wo er habilitierte. Nach seiner Rückkehr nach Zürich war er von 1869–79 Direktor der Medizinischen Poliklinik, 1879 Ordinarius für propädeutische medizinische Klinik und praktische Hygiene und ab 1886 Ordinarius des neuen Lehrstuhls für Hygiene. Wyss sass in diversen Expertenkommissionen, so in der Hygienekommission der Schweizerischen Gemeinnützigen Gesellschaft und der Schweizerischen Tuberkulosekommission. Wyss setzte sich für die Aufklärung der Studenten ein. In diesem Rahmen hielt er an der Universität Vorträge und publizierte 1901 «Die Gefahren des ausserehelichen Geschlechts-verkehrs». (Rohr [1983], Medizinische Poliklinik)

Zehnder Carl (1826–1896) war Sohn des bekannten liberalen Politikers, der u. a. das Armengesetz von 1836 schuf. Zehnder war von 1850–1860 als Arzt in Illnau tätig und danach in Zürich, wo er als Bezirksarzt und Sanitätsarzt arbeitete. Für seine Verdienste bei der Bekämpfung der Choleraepidemie von 1867 erhielt er das Bürgerrecht der Stadt Zürich. Zehnder war auf kantonaler und eidgenössischer Ebene ein engagierter Standespolitiker der Ärzteschaft. Zusammen mit A. Bürkli gründete er den «Verein für öffentliche Gesundheitspflege». Die Schaffung des stadtärztlichen Amtes der Stadt Zürich ging auf seine Initiative zurück. Als Bezirksarzt von Zürich verfasste er die erste umstrittene Studie «Die Gefahren der Prostitution und ihre gesetzliche Bekämpfung mit besonderer Berücksichtigung der zürcherischen Verhältnisse». (HBLS; Schweiz. Blätter für Gesundheitspflege 1896, Nr. 9)

Zürcher, Johann Jakob Emil sen. (1850–1926) wurde am 11. Juni 1859 in Wildberg, Kt. Zürich als Sohn des dortigen Pfarrers Johann Jakob Zürcher geboren. Nach dem Studium war er von 1872–1874 als Substitut des Staatsanwalts des Kantons Zürich tätig, 1874–1875 in Trogen als Obergerichtsschreiber. 1875–1880 arbeitete er zusammen mit dem späteren Bundesrat Ludwig Forrer als Rechtsanwalt. Mit Forrer blieb er freundschaftlich verbunden und trat wie dieser der Demokratischen Partei bei, für die er von 1883–1913 im Kantonsrat und 1899–1919 im Nationalrat sass. Von 1881–1890 war er Zürcher Oberrichter, 1889 wurde er als Nachfolger von Karl v. Lilienthal als ordentlicher Professor für Straf- und Zivilprozess an die Universität Zürich berufen, wo er bis 1920 lehrte. Neben seiner Lehr- und Richtertätigkeit war Zürcher nicht nur engagierter Politiker, sondern auch massgebend an den Vorarbeiten zum Schweizerischen Strafgesetzbuch beteiligt. Er sass seit 1893 in verschiedenen Expertenkommissionen und vertrat zusammen mit Carl Stooss und Alfred Gautier die Forderungen, die von der Internationalen Kriminalistischen Vereinigung aufgestellt worden waren. Zürcher gehörte dieser Vereinigung seit 1889 an und war auch Mitglied der Schweizer Landesgruppe, bis sich diese 1914 auflöste. Er war ein früher Anhänger der anthropologischen Strafrechtsschule und trug wesentlich zur Verbreitung von Lombrosos und Ferris Ideen bei. Zusammen mit Dr. med. Hermann Müller formulierte er Vorschläge zur strafrechtlichen Behandlung der Prostitution und vertrat dabei einen neoreglementaristischen Standpunkt. (Schweizerische Zeitschrift für Strafrecht, 1926, Nr. 39, S. 127–136; Odermatt, T. Der strafrechtliche Unterricht an der Universität Zürich im 19. Jh. Zürich 1975, S. 163–177)

Zücher, Emil jun. (1877–1937) war das älteste der vier Kinder von J. J. Emil Zürcher und studierte ebenfalls Rechtswissenschaft. Von 1908-1924 war er Staatsanwalt des Kanton Zürichs, engagierte sich politisch wie sein Vater als Anhänger der Demokraten und war Präsident der Schweizerischen Vereinigung für Sozialpolitik. (Holenstein, Stephan. Emil Zürcher, unveröffentlichtes Manuskript 1994)

Bibliographie

Archivalien

Stadtarchiv Zürich

Abt. V Ec 02   Akten des Stadtpolizeibureaus 1836–1892
Abt. V Ec 12   Druckschriften gegen die staatliche Duldung der Prostitution 1865–1913
Abt. V Ec 34   Akten betreffend die Prostitutionsfrage 1870–1914
Abt. V Fc 19.12   Akten betreffend Prostitution und Geschlechtskrankheiten 1900–1926
Abt. V Fc 19.61   Städtische Poliklinik 1896–1925
Nd   Emma Hess, Aloys von Orelli, Walter Bion

Staatsarchiv des Kantons Zürich (STAZ)

P 252   Kuppelei, Bordelle, Mädchenhandel, Prostitution 1845–1926
P 179.3 (1)   Polizeigesetze und -verordnungen betreffend die Sitten- und Wirtschaftspolizei
                       1917–1925
S 221.2 (9)   Klinik und Kurse für Haut- und Geschlechtskrankheiten 1901–1907
S 221.3 (9)   Klinik und Poliklinik für Haut- und Geschlechtskrankheiten 1913–1916

Schweizerisches Bundesarchiv Bern

E 27 19775   Etappen-Sanitätsanstalt Solothurn
E 27 19777   Berichte über die Etappen-Sanitätsanstalt
E 27 13490   Instruktionen des Armeearztes Oberst Hauser
E 27 19701   Geschlechtskrankheiten in der Armee

Zentralbibliothek Zürich (ZB)

LK 152   Zürcherischer Frauenbund z.H.d.S.
LK 653   Kantonal Zürcher Männerverein z.H.d.S.
LK 943   Weisses Kreuz
LK 2332   Gesellschaft zur Bekämpfung der Geschlechtskrankheiten

Schweizerisches Sozialarchiv (SL)

SL 176: 3   Sittlichkeitsvereine
SL 176: 9   Geschlechtskrankheiten
SL 176: 11   Prostitution Schweiz

Gedruckte Quellen

Aktionskomitee des kantonal zürcherischen Männervereins zur Hebung der Sittlichkeit (Hg.). Die Regelung der Prostitutionsfrage mit besonderer Berücksichtigung zürcherischer Verhältnisse. Zürich 1892.

Aktionskomitee des kant. zürcherischen Männervereins zur Bekämpfung der Unsittlichkeit (Hg.). Die Prostitutionsfrage in der Schweiz mit besonderer Berücksichtigung der Verhältnisse in Zürich. Zürich 1913.

Bettmann, S. Die ärztliche Überwachung der Prostituierten. Handbuch der sozialen Medizin. Bd. 7. Jena 1905.

Bericht über die Verhandlungen der Delegierten-Versammlung Schweizerischer Gemeinnütziger Kreise und einer Abordnung des eidgenössischen Armeestabes. Zürich 1914. ZB LK 943.

Benz, Emilie. Zur Geschichte der Frauenbewegung in der Schweiz. In: Die Frauenbewegung in der Schweiz. Sechs Vorträge. Veranstaltet durch die Pestalozzigesellschaft. Zürich 1902, S. 1–33.

Billeter, Max. Die Strafbarkeit venerischer Infektion und die Vorschläge einer Sonderbestimmung. Diss. Zürich 1924.

Blaschko, A. Erste internationale Conferenz zur Bekämpfung der Syphilis und der venerischen Krankheiten, abgehalten zu Brüssel vom 4.–8. September 1899. In: Archiv für Dermatologie und Syphilis. Bde. 51/52. 1900, S. 129–136.

Ders. Kongressbericht über die 2. internationale Konferenz zur Bekämpfung der Syphilis und der venerischen Krankheiten. In: Deutsche Medizinische Wochenschrift. Vereinsbeilage Nr. 39, 1902.

Ders. Wie veranstaltet man am besten statistische Erhebungen über die Verbreitung von Geschlechtskrankheiten? In: Zeitschrift für Bekämpfung der Geschlechtskrankheiten, Bd. 14, 1913, S. 73–87.

Ders. Die Gefahren der Syphilis für die Gesellschaft und die Frage der Staatskontrolle. Referat, erstattet dem 17. Intern. Med. Kongress zu London am 9. 8. 1913. In: Zeitschrift für Bekämpfung der Geschlechtskrankheiten, Bd. 15, 1914, S. 195–217.

Ders. Die Bekämpfung der Geschlechtskrankheiten im Krieg. In: Correspondenzblatt für Schweizer Ärzte, 1915, S. 219–221.

Blaser, Fritz. Bibliographie der Schweizer Presse. Basel 1956.

Blatter, J. Zur Sittlichkeitsbewegung. Separatdruck aus Neue Deutsche Rundschau, 8. Jg., o. O. (1897).

Bloch, Bruno. Erfahrungen über die Behandlung der Syhilis mit Ehrlich 606. In: Correspondenzblatt für Schweizer Ärzte, 1911, S. 81–99.

Ders. Die Bekämpfung der Geschlechtskrankheiten. In: Correspondenzblatt für Schweizer Ärzte, 1918, S. 391–394.

Ders. Einiges über die Bestrebungen der Schweizerischen Gesellschaft zur Bekämpfung der Geschlechtskrankheiten. In: Correspondenzblatt für Schweizer Ärzte, 1918, S. 768–772.

Ders. Die Geschlechtskrankheiten. Ihr Wesen und ihre Bekämpfung. Verfasst im Auftrag der schweizerischen Gesellschaft zur Bekämpfung der Geschlechtskrankheiten. Zürich 1919.

Ders. Richtlinien in der Gonorrhoetherapie. In: Schweizerisches medizinisches Wochenblatt, 1920, S. 533–539.

Ders. Neubau einer Klinik für Haut- und Geschlechtskranke. Zürich 1922.

Bloch, Iwan. Das Sexualleben unserer Zeit in seinen Beziehungen zur modernen Kultur. Berlin 1909. (1. Aufl. 1906).

Block, F. Wie schützen wir uns vor den Geschlechtskrankheiten und ihren üblen Folgen? Leipzig 1908.

Boos-Jegher, Emma. Ist die Duldung der Prostitution gerechtfertigt? In: Frau und Sittlichkeit. Heft 3. Zürich 1912.

Bosshard, G. Hermann Walter Bion. Ein Lebensbild. Die Vorkämpfer der religiösen Reform in der Schweiz. Zürich 1913.

Botschaft des Bundesrates an die Bundesversammlung zu einem Gesetzesentwurf enthaltend das schweizerische Strafgesetzbuch vom 23. 7. 1918. In: Schweizerisches Bundesblatt mit schweizerischer Gesetzessammlung, 70. Jg., Bd. IV, Nr. 32.

Bulletin de la Société suisse contre les maladies vénériennes. Jg. 1926, 1927. In: Bulletin des eidgenössischen Gesundheitsamtes, 1927, Nr. 2.

Bunge, G. Die Ausrottung der Geschlechtskrankheiten. Leipzig 1911.

Cattani, Paul. Gesundheitspolitik. Zürich 1918. In: Schriften Schweizer Art und Kunst, Nr. 71/73, 1918.

Chable, R. Vor der Ehe. Ein Wort an junge Männer und ihre Eltern. Zürich o. J.

Christ Paul. Weltanschauung und Moral mit spezieller Berücksichtigung der Forderung einer religionslosen Moral. Referat gehalten in der Asketischen Gesellschaft den 1. Juli 1903. Zürich 1903.

Ders. Sinnlichkeit und Sittlichkeit. Vortrag gehalten am 23. Nov. 1903 vor den Herren Studierenden beider zürcherischen Hochschulen im Schwurgerichtsaal in Zürich. Druckschrift der Vereinigung «Ethos». Zürich 1904.

Ders. Die Wissenschaft der Ehtik im 19. Jahrhundert. Rektoratsrede bei der Stiftungsfeier der Universität Zürich, den 28. April 1900. Zürich 1900.

Ders. Grundriss der Ehtik. Berlin 1905.

Compte-Rendu de la Conférence des Croix-Rouge de L'Europe du Nord sur les maladies vénériennes, Kopenhagen, 20. 5.–25. 5. 1921. Genève 1922.

Conférence des pays de l'Europe occidentale sur les maladies vénériennes organisée par la Ligue des sociétés de la Croix Rouge sous le haut patronage de M. le Ministre de l'Hygiène, Paris, 14.–17. Dez. 1921. Genève 1922.

Crocq/Rollet. Die internationale Prophylaxe der venerischen Krankheiten. Bericht erstattet im Namen der Commission des internationalen Congresses zu Paris (1867). In: Archiv für Dermatologie und Syphilis, Bd. 1, 1869, S. 515–561.

Dändliker, Karl. Geschichte der Stadt und des Kantons Zürich. Bd. 3: Von 1712 bis zur Gegenwart. Zürich 1912.

Dind, D. A propos de la lutte contre les maladies vénériennes. In: Correspondenzblatt für Schweizer Ärzte, 1918, S. 572–574.

Dreuw-Berlin. Die Sexualrevolution. Der Kampf um die Bekämpfung der Geschlechtskrankheiten. Bern/Leipzig 1921.

Eingabe des Zürcherischen Frauenbundes zur Hebung der Sittlichkeit an den hohen Regierungsrat des Kantons in Beantwortung des Gutachtens des Sanitätsrates. Zürich 1892.

Ellis, Havelock. Geschlecht und Gesellschaft. Grundzüge der Soziologie des Geschlechtslebens. Würzburg 1910.

Erb, W. Bemerkungen über die Folgen der sexuellen Abstinenz. In: Zeitschrift für Bekämpfung der Geschlechtskrankheiten, Bd. 2, 1903, S. 1–18.

Erismann, F. Die Gesundheits- und Wohlfahrtspflege. Festschrift. Zürich 1909.

Erni, Johann. Über Erziehung zur Sittlichkeit und Charakterbildung. Programm Abhandlung. Schaffhausen 1906.

Eulenberg, A. Die sexuelle Abstinenz und ihre Einwirkung auf die Gesundheit. In: Zeitschrift für Bekämpfung der Geschlechtskrankheiten, Bd. 13, 1911, S. 7–36.

Ders. Sexuelle Diätetik. In: Zeitschrift für Bekämpfung der Geschlechtskrankheiten, Bd. 7, 1907, S. 194–213.

Exner, Franz. Die Kriminalpolitik des schweizerischen Strafgesetzentwurfes. In: Schweizerische Zeitschrift für Strafrecht, 1917, S. 189–201.

Fédération, Britannique Continentale & Générale, Actes du congrès de Genève 17.–23. Sept. 1877. Tome premier. Mémoires Historiques, Assemblées Générales. Neuchâtel 1879.

Fellenberg, Egli. Die Pflichten der Männer in der Ehe. Zürich 1912.

Ferdy, Hans. Zur Geschichte des Coecal-Condoms. In: Zeitschrift für Bekämpfung der Geschlechtskrankheiten, Bd. 3, 1905, S. 144–147.

Finger, E. Die Syphilis als Staatsgefahr und die Frage der Staatskontrolle. In: Zeitschrift für Bekämpfung der Geschlechtskrankheiten, Bd. 15, 1914, S. 235–265.

Fischer, Alfons. Grundriss der sozialen Hygiene. Für Mediziner, Nationalökonomen, Verwaltungsbeamte und Sozialreformer. Karlsruhe 1912.

Fischer, Bernhard. Über Todesfälle nach Salvarsan. In: Deutsche Medizinische Wochenschrift, 1915, S. 908–910, 939–942, 976–978.

Foerster, Friedrich Wilhelm. Willensfreiheit und sittliche Verantwortlichkeit. Eine sozialpsychologische Untersuchung. Berlin 1898.

Ders. Sexualethik und Sexualpädagogik. In: Zeitschrift für Bekämpfung der Geschlechtskrankheiten, Bd. 7, 1907, S. 214–249.

Ders. Sexualethik und Sexualpädagogik. Eine neue Begründung alter Wahrheiten. 2. Aufl. Kempten/München 1909.

Forel August. Einige Worte über die reglementierte Prostitution in Kiew und über die sexuelle Hygiene. In: Correspondenzblatt für Schweizer Ärzte, 1889, S. 513–519.

Ders. Alkohol und Geschlechtskrankheiten. (Separatabdruck aus Wiener klinisch-therapeut. Wochenschrift, Nr. 39, 1905). Erlangen 1905.

Ders. Sexuelle Ethik. Ein Vortrag. Beispiele ethisch-sexueller Konflikte aus dem Leben. München 1906.

Ders. Gehirn und Seele. Vortrag, gehalten bei der 66. Versammlung der deutschen Naturforscher und Ärzte am 26. Sept. 1894. Stuttgart 1906.

Ders. Kulturbestrebungen der Gegenwart. München 1910.

Ders. Die Sexuelle Frage. München 1913. (1. Aufl. 1904).

Fournier, A. Syphilis und Ehe. (Dt. Übersetzung von P. Michelson). Berlin 1881.

Ders. Die öffentliche Prophylaxe der Syphilis. (Dt. Übers. von Edmund Lasser). Leipzig 1888.

Ders. Die Vererbung der Syphilis. (Dt. Übersetzung von E. Finger). Leipzig/Wien 1892.

Ders. Die Syphilis der ehrbaren Frauen. Wien 1907.

Frauenbewegung, Die, in der Schweiz. 6 Vorträge. Zürich 1902.

Frau und Sittlichkeit. Zürcher Beiträge zur ethischen und Frauenbewegung. Heft 3: Zur Prostitutionsfrage. 3 Vorträge. Zürich 1912.

Freud, Sigmund. Die Kulturelle Sexualmoral und die moderne Nervosität. In: Gesammelte Werke, 7. Bd., Frankfurt/M 1976.

Frey, Eduard. Weitere Beobachtungen über die mit Salvarsan behandelten Luetiker der Universitätsklinik in Bern. In: Schweizerische medizinische Wochenschrift, 1920, S. 1183–1212, 1215–1221.

Gemeseus. Antwort auf die Flugschrift zur Sittlichkeitsfrage. Zürich 1897.

Gerling, Reinhold. «Männerkrankheiten». Vortrag, gehalten am 7. März 1901 im Naturheilverein Zürich. Zürich 1901.

Gesamtbericht 1914 des Verbandes Deutsch-schweizer Frauenvereine zur Hebung der Sittlichkeit über Entstehung und Arbeit des Verbandes. Aarau 1914.

Haeberlin, H. Die Ethik des Geschlechtslebens. Bern 1907.

Haeckel, Ernst. Die Welträtsel. Gemeinverständliche Studien über monistische Philosophie. Mit einer Einleitung von Irving Fetscher. Stuttgart 1984.

Handwörterbuch der Schweizerischen Volkswirtschaft, Sozialpolitik und Verwaltung. 4 Bde. Bern 1905.

Hauri, M. Wachet! Mahnworte und Ratschläge für junge Männer. St. Gallen 1898.

Heim, Adolf. Die Blennorrhoea Neonatum und deren Verhütung in der Schweiz. Diss. Olten 1895.

Heim, Albert. Das Geschlechtsleben des Menschen vom Standpunkte der natürlichen Entwikklungsgeschichte. Vortrag, gehalten vor männlichen Studierenden. Zürich 1904.

Heim-Vögtlin, Marie. Die Aufgabe der Mutter in der Erziehung der Jugend zur Sittlichkeit. Vortrag an der Jahresversammlung des Zürcher Frauenbundes z.H.S. Zürich 1904.

Heinz, M. Gesundes Familienglück. Eine ernste Erzählung aus Schlaf- und Kinderstube. Frau und Sittlichkeit. Zürcherische Beiträge zur ethischen und Frauenbewegung. Heft 1. Zürich 1904.

Henning, Max. Handbuch der freigeistigen Bewegung Deutschlands, Österreichs und der Schweiz. Erstellt im Auftrag des Weimarer Kartells. Frankfurt 1914.

Herzen, Alexander. Wissenschaft und Sittlichkeit. Ein Wort an die männliche Jugend. Vortrag, gehalten in Genf und Lausanne im März 1894. Lausanne 1895.

Heuss, E. Die Behandlung der Syphilis mit Ehrlich 606. In: Correspondenzblatt für Schweizer Ärzte, 1911, S. 21–47.

Heusser, H./Scheidegger, E./Hoffmann A. Soldatenehre. Wort der Ermunterung und Aufklärung an unsere Schweizerische Wehrmänner. Basel o. J.

Hilfiker, Ida. Die Prostitution vom medizinischen Standpunkt aus. In: Frau und Sittlichkeit. Heft 3. Zürich 1912.

Hoppeler, Hans. Aufklärung und Rat für Jünglinge bei ihrem Eintritt ins geschlechtsreife Alter. Luzern/Meiringen/Leipzig o. J., 26.–30. Tausend

Ders. Ratschläge für Eltern. Ein Leitfaden der geschlechtlichen Erziehung unserer Jugend. Luzern/Meiringen/Leipzig o. J., 11.–15.Tausend

Ders. Briefe an ein junges Mädchen. Ein ärztliches Wort der Aufklärung und Mahnung für unsere weibliche Jugend. Luzern/Meiringen/Leipzig o. J., 21.–25.Tausend

Huber-Pestalozzi, G. Über die Gonorrhoe-Behandlung in der Etappen-Sanitätsanstalt Solothurn. In: Correspondenzblatt für Schweizer Ärzte, 1917, S. 593–605.

Jäger, Hubert. Die Geschlechtskrankheiten in der Schweiz. Ergebnisse der von der Schweizerischen Vereinigung zur Bekämpfung der Geschlechtskrankheiten durchgeführten Enquête. Bern 1922.

Jadassohn, Joseph. Die venerischen Krankheiten. Stuttgart 1901.

Ders. Die Bedeutung der modernen Syphilis-Forschung, besonders der Serum-Diagnostik für die Klinik der Syphilis. In: Correspondenzblatt für Schweizer Ärzte, 1909, S. 145–155.

Ders. Allg. Ätiologie, Pathologie, Diagnose und Therapie der Gonorrhoe. In: Finger, E./Jadassohn, J. u. a. (Hg.). Handbuch der Geschlechtskrankheiten. Wien/Leipzig, Bd. I, 1910, S. 259–406.

Ders. Prophylaxe und die Behandlung der venerischen Krankheiten im mobilisierten und im Kriegsheer. (Vortrag vor dem Berner Ärzteverein 12. 12. 1914). In: Correspondenzblatt für Schweizer Ärzte, 1915, S. 253–366.

Jahresberichte des Zürcherischen Frauenbundes zur Hebung der Sittlichkeit. 1888–1920.

Kambli, C. W. Die sexuelle Frage und ihre Beantwortung von Prof. Dr. Aug. Forel. Zürich 1907. 8. Separatdruck aus Schweiz. theol. Zeitschrift, XXIII. Jg., 1906, Heft 1/2.

Key, Ellen. Über Liebe und Ehe. Essays. Berlin 1904. (1. Aufl. 1902).

Kolle, W. Die Ergebnisse der neueren Forschungen über die Syphilisaetiologie und Syphilisdiagnostik, im besonderen die Serumdiagnostik. In: Correspondenzblatt für Schweizer Ärzte, 1909, S. 33–45.

Kornig, Th. Die Hygiene der Keuschheit. Leipzig/Berlin 1890.

Kraft, Werner. Die Sittenpolizei nach schweizerischem Verwaltungsrecht. Diss. Zürich 1929.

Loewenfeld, L. Über sexuelle Abstinenz. In: Zeitschrift für Bekämpfung der Geschlechtskrankheiten, Bd. 3, 1905, S. 37–46.

Ders. Die sexuelle Abstinenz. In: Zeitschrift für Bekämpfung der Geschlechtskrankheiten, Bd. 13, 1911, S. 38–46.

Lüthy, Lina. Fürsorge und Prostitution. In: Wissen und Leben, Nr. 19, 1912, S. 490–495.

Dies. Aus dem Arbeitsgebiet einer Polizeiassistentin. In: Zeitschrift für Jugenderziehung, 2. Jg., 1912, S. 743–747.

Marcuse, Max. Die Gefahren der sexuellen Abstinenz für die Gesundheit. In: Zeitschrift für Bekämpfung der Geschlechtskrankheiten, Bd. 11, 1910, S. 81–169.

Marholm, Laura. Das Buch der Frauen. Zeitpsychologische Porträts. Paris und Leipzig 1895.

Merz, H. Die dermatolog.-venerolog. Abteilung der Etappen-Sanitäts-Anstalt Solothurn. In: Correspondenzblatt für Schweizer Ärzte, 1917, S. 97–107.

Meyer-Ahrens. Geschichtliche Notizen über das erste Auftreten der Lustseuche in der Schweiz. Zürich 1841.

Meyer-Wirz. Die Gonorrhoe der weiblichen Geschlechtsorgane und neue Vorschläge zu ihrer Behandlung. In: Schweizerische medizinische Wochenschrift, 1925, S. 240–242.

Menge, Karl. Die Gonorrhoe des Weibes. In: Finger, E./Jadassohn, J. (Hg.). Handbuch der Geschlechtskrankheiten. Wien/Leipzig, Bd. 2, 1912, S. 323–517.

Morhardt, F. Der Kampf um die Aufhebung der Reglementierung in Frankreich. In: Zeitschrift für Bekämpfung der Geschlechtskrankheiten, Bd. 8, 1908, S. 9–30.

Müller, Hermann. Über die Bekämpfung der Prostitution durch die Fürsorge. In: Neue Wege, 1910.

Ders. Kommunalärztliche Wünsche betreffend Behandlung der Prostituierten im Vorentwurf zu einem schweizerischen Strafgesetzbuch. In: Schweizerische Rundschau für Medizin, 1910, S. 1189–1195.

Ders. Zur Kenntnis der Prostitution und zur sozialhygienischen Bekämpfung der Prostitution und ihrer Schädigungen. In: Statistik der Stadt Zürich, Nr. 11, 1911.

Ders. Die Grundlagen der Gesetzgebungspolitik betr. die Prostitution. In: Schweizerische Juristen-Zeitung, Bd. 7, 1910/11, Separatdruck.

Ders. Zur Behandlung der Prostitution durch die Gesetzgebung. Monatschrift für Kriminalpsychologie und Strafrechtsreform, 9. Jg., 1913, S. 385–393.

Ders. Zur Eröffnung des gerichtlich-medizinischen Instituts an der Universität Zürich. Das Arbeitsgebiet der gerichtlichen Medizin. In: Schweizerische Juristen-Zeitung, Heft 1, 1912.

Ders. Über die Stellung der kommunalen Medizin. In: Müller, Hermann/Zürcher, Emil (Hg.). Festschrift zur Eröffnung des gerichtlich-medizinischen Instituts der Universität Zürich. Berlin 1912, S. 119–136.

Ders. /Zürcher Emil. (Hg.). Festschrift zur Eröffnung des gerichtlich-medizinischen Instituts der Universität Zürich. Berlin 1912.

Ders. /Zürcher, Emil. Zur Kenntnis und zur Behandlung der Prostitution, ausgehend von der Prostitution in der Stadt Zürich. In: Zeitschrift für Bekämfung der Geschlechtskrankheiten, Bd. 14, 1913, S. 193–205, 233–261, 269–295.

Nägeli, O. Unsere Erfahrungen mit Salvarsan. In: Correspondenzblatt für Schweizer Ärzte, 1915, S. 1313–1335, 1345–1364, 1388–1403.

Neisser, Albert. Venerische Erkrankungen bei den im Felde stehenden Truppen. In: Correspondenzblatt für Schweizer Ärzte, 1915, S. 221–222.

Ders. Der Krieg und die Geschlechtskrankheiten. Stuttgart/Berlin 1915.

Neuberger. Wie können Ärzte durch Belehrung der Gesunden und Kranken die Verbreitung der

Geschlechtskrankheiten steuern? In: Zeitschrift für Bekämpfung der Geschlechtskrankheiten, Bd. 1, 1903, S.107–125.

Niehand, Paul. Statistische Untersuchungen zum Problem der Prostitution und den Geschlechtskrankheiten vom Standpunkt der sozialen und forensischen Medizin. Diss. Zürich 1914.

Nyström, Anton. Die Beziehungen der sexuellen Abstinenz zur Gesundheit und die sich daraus ergebenden praktischen Folgerungen. In: Zeitschrift für Bekämpfung der Geschlechtskrankheiten, Bd. 13, 1911, S. 82–91.

Österlen, Friedrich. Handbuch der Hygiene, der Privaten und Öffentlichen. 2. Aufl. Tübingen 1857.

Pappritz, A. Die Teilnahme der Frauen an der Sittlichkeitsbewegung. In: Lange, Helene/Bäumer, Gertrud (Hg.). Handbuch der Frauenbewegung. Bd. II. Berlin 1901, S. 154–193.

Parent-Duchâtelet. Die Sittenverderbnis und Prostitution des weiblichen Geschlechts in Paris unter Napoleon I. (Dt. Übersetzung von W. Serner). Berlin 1913.

Pestalozzi, F. O. Die Gesellschaft vom alten Zürich 1856–1906. Zürich 1905.

Ders. Laien-Fragezeichen zur Hebung der sittlichen und sanitären Zustände in Zürich. Zürich 1912.

Pestalozzi-Pfyffer, Emil. Der Einbruch des Zweikindsystems ins schweizerische Volksleben. In: Hättenschwiler, A. (Hg.). Zum Kampf für Sittlichkeit und Volkswohl. Bericht über die konstituierende Versammlung der «katholischen Vereinigung zum Schutze der Sittlichkeit» in Luzern, 9. Juli 1907. Luzern 1908.

Peter, Gustav. Das Verhalten der poliklinischen Geschlechtskranken gegen die ärztlichen Anordnungen. In: Schweizerische medizinische Wochenschrift, 1920, S. 623–628.

Pflüger, Paul. Die Sozialpolitik der Kantone. In: Sozialpolitische Zeitfragen der Schweiz, Heft 1, Zürich 1908.

Ders. Der Gemeindesozialismus der Stadt Zürich. Denkschrift zum sozialdemokratischen Kommunaltag in Zürich. Zürich 1908.

Ders. Wie kann die Prostitution wirksam bekämpft werden? Zürich 1917.

Ders. Die sexuelle Kriegsgefahr. In: Schweizerische Zeitschrift für Gemeinnützigkeit, 56. Jg., 1917, S. 22–31.

Ders. Der Born des Lebens. Zürich 1922.

Pictet, Marguerite. Die Bedeutung des schweizerischen Zivilgesetzbuches für die ärztliche Tätigkeit speziell die Fürsorge und direkte Verbrechens-Prophylaxe. Diss. Zürich 1912.

Proksch, J. K. Die Geschichte der venerischen Krankheiten. Bonn 1895.

Ragaz, Clara. Prostitution und soziale Stellung der Frau. In: Frau und Sittlichkeit, Heft 3, Zürich 1912.

Ragaz, Leonhard. Die Prostitution, ein soziales Krebsübel. Zürich 1912.

Ribbing, Seved. Die sexuelle Hygiene und ihre ethischen Konsequenzen. 4. Aufl. Leipzig 1891.

Richter, Paul. Beiträge zur Geschichte des «Kondoms». In: Zeitschrift für Bekämpfung der Geschlechtskrankheiten, Bd. 12, 1912, S. 35–38.

Rohleder, Hermann. Zur Frage der Gefahren der Sexualabstinenz. In: Zeitschrift für Bekämpfung der Geschlechtskrankheiten, Bd. 11, 1910, S. 263–293.

Rost, Bernhard. Robert Seidel, der Vorkämpfer für Recht und Freiheit. Chemnitz 1920.

Runge, Max. Das Weib in seiner geschlechtlichen Eigenart. Vortrag. Berlin 1900.

Sammlung der eidg. Erlasse betreffend Massnahmen gegen gemeingefährliche Epidemien. Zusammengestellt für die Sanitätsbehörden und Ärzte vom schweiz. Gesundheitsamt. Bern 1901.

Schmid, F. Die Prostitution und die venerischen Krankheiten in der Schweiz. Bericht für die intern. Konferenz in Brüssel, 1899. In: Sanitarisch demographisches Wochenbulletin der Schweiz, 1900, S. 217–224, 213–237, 252–259, 266–274.

Schmid, C. A./ Wild, A. «Zürich, deine Wohltaten erhalten dich!» 167 Wohltätige und gemeinnützige Anstalten, Vereine und Fonds der Stadt Zürich. Zürich 1900.

Schnyder, Willy Rud. Die Geschlechtskrankheiten in der schweizerischen Armee während der Mobilmachung, zusammengestellt anhand des Materials der Etappen-Sanitäts-Anstalt Solothurn. Basel 1920.

Siebert. F. Sexualethik und Sexualpädagogik. In: Zeitschrift für Bekämpfung der Geschlechtskrankheiten, Bd. 13, 1911, S. 244–281.

Stooss, Carl. Zum schweizerischen Strafgesetzentwurf 1893–1918. In: Schweizerische Zeitschrift für Strafrecht, 1918, S. 280–360.

Sträuli, H. Die Wirkungen der Novelle vom 27. Juni 1897 zum Zürcherischen Strafgesetzbuche. In: Schweizerische Zeitschrift für Strafrecht, 1903, S. 211–227.

Touton. Über die wissenschaftlichen Fundamente der Lehre von den sexuellen Abstinenzkrankheiten und die praktischen Konsequenzen für die D.G.B.G. In: Zeitschrift für Bekämpfung der Geschlechtskrankheiten, Bd. 13, 1912, S. 50–81.

Ullmann, Karl. Schritte in der Frage der sexualhygienischen Erziehung unser Schuljugend. In: Zeitschrift für Bekämfpung der Geschlechtskrankheiten, Bd. 11, 1911, S. 294–344, 349–384.

Venzmer, Gerhard. Eine sterbende Krankheit. Vom Aufstieg und Niedergang der Syphilis. Horw/Leipzig/Stuttart 1929.

Vollenweider, P. Zur Verbreitung der Geschlechtskrankheiten im Kanton Basel-Stadt in den Jahren 1881 und 1920/21. In: Schweizerische Medizinische Wochenschrift, 1925, S. 1144–1158.

Was die christlichen Frauen ausrichten können. Vortrag, gehalten im Schwurgerichtsaal in Zürich am Jahresfest des Frauenbundes zur Hebung der Sittlichkeit. Zürich 1894.

Weiss, Theodor. Die Prostitutionsfrage in der Schweiz und das schweizerische Strafgesetzbuch. Materialien, Betrachtungen und Vorschläge. Bern 1906.

Weitbrecht, G. Die Sittlichkeit des Mannes Ehre. Ein Wort an die deutschen Männer und Jünglinge. Gedruckter Vortrag. Stuttgart 1893.

Wilhelm, Eugen. Die Sittlichkeitsdelikte in dem Vorentwurf zu einem schweizerischen Strafgesetzbuch vom April 1908. In: Schweizerische Zeitschrift für Strafrecht, 1911, S. 17–38.

Wolf, Julius. Die «Rationalisierung» des Geschlechtsverkehrs in unseren Tagen. In: Sexual-Probleme. Zeitschrift für Sexualwissenschaft und Sexualpolitik, 1913, S. 289–295.

Wood-Allen, Mary. Sag mir die Wahrheit, liebe Mutter. (Übersetzung aus dem Amerikanischen). Vorwort von Dr. Marie Heim-Vögtlin. Zürich/Leipzig 1905.

Dies. Wenn der Knabe zum Manne wird. Zürich/Leipzig 1905.

Wort an junge Männer, Ein. Bund des Weissen Kreuzes (Hg.). Berlin o. J.

Weyl, Theodor (Hg.). Handbuch der Hygiene, Bd. 4: Soziale Hygiene. Jena 1904.

Wyss, Oskar. Die Gefahren des ausserehelichen Geschlechtsverkehrs. Druckschriften der akad. Vereinigung «Ethos» Zürich. Zürich 1901.

Zehnder, C. Die Gefahren der Prostitution und ihre gesetzliche Bekämpfung mit besonderer Berücksichtigung der zürcherischen Verhältnisse. Gutachten des Sanitätsrathes an die hohe Regierung des Kantons Zürich in Beantwortung der in den Petitionen vom Juni 1888 gestellten Begehren. Zürich 1891.

Ders. Die öffentliche Gesundheitspflege und der Stadtarzt von Gross-Zürich. Vortrag gehalten in der gemeinschaftlichen Sitzung der Gesellschaft der Ärzte und der Gesellschaft für wissenschaftliche Gesundheitspflege. Zürich 1892.

Zürcher, E. Zwei Volksinitiativen im Kanton Zürich für und gegen die Abolition. In: Archiv für Sozialwissenschaft und Sozialpolitik, Bd. 20, 1904, S. 301–340.

Ders. Über die Ausbildung der Organe des Strafprozesses. In: Müller, Hermann/ Zürcher, Emil (Hg.). Festschrift zur Eröffnung des gerichtlich-medizinischen Instituts der Universität Zürich. Berlin 1912, S. 109–118.

Ders. Ein Weihnachtsgeschenk für das Schweizervolk. In: Berner Intelligenzblatt 1916, Weihnachtsausgabe; und: Schweizerische Zeitschrift für Strafrecht, 1917, S. 170–175.

Zürcher Frauenbund. 50 Jahre. 1887–1937. Rückblick erstattet anlässlich der Jubiläumsveranstaltung vom 11. Nov. 1937. Zürich 1937.

Zurlinden, S. Hundert Jahre. Bilder aus der Geschichte der Stadt Zürich in der Zeit von 1814–1914. Bd. 2. Zürich 1915.

Zur Prostitutionsfrage in Zürich 1912. 2 Richtigstellungen, veranlasst durch die im Kantonsrat, Grossen Stadtrat und in der Presse auftauchenden Bestrebungen zur Wiedereinführung der staatlich geduldeten und zu reglementierenden Prostitution. Zürich 1912.

Zur Sittlichkeitsfrage. Zürcher Vereinigung zur Wahrung der Volksinteressen (Hg.). Zürich 1899.

Zeitschriften und Zeitungen

Abolitionist, Der. Organ für die Bestrebungen der internationalen Föderation zur Bekämpfung der staatlichen reglementierten Prostitution. Dresden. Jg. 1902.

Aufgeschaut! Gott Vertraut! Organ für den Verein der Freundinnen junger Mädchen und für Werke christlicher Frauenthätigkeit. Jg. 1910–1914.

Arbeiterstimme. Wochenblatt für das arbeitende Volk der Schweiz. Jg. 1897.

Archiv für Dermatologie und Syphilis. Wien und Leipzig. Jg. 1869–1902.

Archiv für Sozialwissenschaft und Sozialpolitik. Neue Folge des Archivs für soziale Gesetzgebung und Statistik. Sombart/Weber (Hg.). Bd. 20. 1904.

Berner Tagwacht. Jg. 1916–1918.

Bulletin des Eidgenössischen Gesundheitsamtes 1927.

Correspondenzblatt für Schweizer Ärzte; ab 1920: Schweizerische medizinische Wochenschrift. Jg. 1872–1925.

Deutsche Medizinische Wochenschrift. Jg. 1902.

Deutsche Vierteljahresschrift für Öffentliche Gesundheitspflege. Jg. 1890–1897.

Ethische Umschau, Monatsblätter Hg. von Gustav Maier. Jg. 1899–1920.

Neue Zürcher Zeitung. Jg. 1897.

Sanitarisch-demographisches Wochenbulletin der Schweiz, Jg. 1900, 1903.

Schweizerische Blätter für Gesundheitspflege, zugleich Korrespondenzblatt für örtliche Gesundheitsbehörden, dem Schweizervolke gewidmet von der Gesellschaft der Ärzte des Kantons Zürich. Jg. 1887–1914.

Schweizer Bürger-Zeitung. Jg. 1897, 1912.

Schweizerische medizinische Wochenschrift. Jg. 1920-1925.

Schweizerische Zeitschrift für Strafrecht. Jg. 1890–1920.

Tagblatt der Stadt Zürich. Jg. 1897.

Tages Anzeiger. Jg. 1897, 1912.

Volksrecht. Jg. 1912.

Zeitschrift für Bekämpfung der Geschlechtskrankheiten. Im Auftrage der Deutschen Gesellschaft zur Bekämpfung der Geschlechtskrankheiten. Jg. 1902–1922.

Zürcher Post. Jg. 1897.

Darstellungen

Ackerknecht, Erwin. Geschichte der Medizin. 4. durchgesehene Auflage von: Kurze Geschichte der Medizin. Stuttart 1979.

Ders. Geschichte und Geographie der wichtigsten Krankheiten. Stuttgart 1963.

Alt, Marianne/Sutter, Eva. «Sitte ist Mütterlichkeit, ist Überwindung der Eigensucht, ist Schutz der Schwachen und Halt für alle Leichtsinnigen.» Illegitimität in Zürich um die Jahrhundertwende. Seminararbeit Universität Zürich 1984.

Arbeiterbewegung, Schweizerische. Dokumente zu Lage, Organisation und Kämpfen der Arbeiter von der Frühindustrialisierung bis zur Gegenwart. Hg. von der Arbeitsgruppe für Geschichte der Arbeiterbewegung Zürich. Zürich 1975.

August Forel 1848–1931. Arzt, Naturforscher, Sozialreformer. Eine Ausstellung der Universität Zürich. Zürich 1986.

Barker-Benfield, Ben. The Spermatic Economy. A Nineteenth Century View of Sexuality. In: Feminist Studies, Vol. 1, No. 1–4, 1972, S. 45–73.

Barth, Robert. Protestantismus, soziale Frage und Sozialismus der evangelisch-reformierten Zürcher Kirche 1830–1914. Zürich 1981.

Barthel, Christian. Medizinische Polizey und medizinische Aufklärung. Aspekte des öffentlichen Gesundheitsdiskurses im 18. Jahrhundert. Frankfurt/New York 1989.

Bäumler, Ernst. Amors vergifteter Pfeil. Kulturgeschichte einer verschwiegenen Krankheit. Frankfurt/M 1976.

Baumann, Ursula. Protestantismus und Frauenemanzipation in Deutschland 1850–1920. Frankfurt/New York 1992.

Becker, Peter Emil. Zur Geschichte der Rassenhygiene. Wege ins Dritte Reich. Stuttgart/New York 1988.

Béjin, André. Niedergang der Psychoanalytiker, Aufstieg der Sexologen. In: Ariès, Philippe/ Béjin, André/Foucault, Michel u.a. Die Masken des Begehrens und die Metamorphosen der Sinnlichkeit. Zur Geschichte der Sexualität im Abendland. Frankfurt/M 1986.

Berger, Peter/Luckmann, Thomas. Die gesellschaftliche Konstruktion der Wirklichkeit. Eine Theorie der Wissenssoziologie. Frankfurt/M 1977.

Berger, Peter L./Berger, Brigitte. Das Unbehagen in der Modernität. Frankfurt/New York 1975.

Bergmann, Anna A. Von der «Unbefleckten Empfängnis» zur «Rationalisierung des Geschlechtslebens». Gedanken zur Debatte um den Geburtenrückgang vor dem Ersten Weltkrieg. In: Geyer-Kordesch, Johanna/Kuhn, Annette. Frauenkörper, Medizin, Sexualität. Auf dem Wege zu einer neuen Sexualmoral. Düsseldorf 1986, S. 127–158.

Bland, Lucy. ‹Cleansing the portals of life›: the veneral disease campaign in the early twentieth century. In: Langan, Mary/Schwarz, Bill (Hg.). Crisis in the British State 1880–1930. Birmingham 1985, S. 192–208.

Bleibtreu-Ehrenberg, Gisela. Angst und Vorurteil. AIDS-Ängste als Gegenstand der Vorurteilsforschung. Reinbek 1989.

Blosser Ursula/Gerster Franziska. Töchter der guten Gesellschaft. Frauenrolle und Mädchenerziehung im schweizerischen Grossbürgertum um 1900. Zürich 1985.

Bock, Gisela. Historisches Fragen nach Frauen. Historische Frauenforschung: Fragestellungen und Perspektiven. In: Hausen, Karin (Hg.). Frauen suchen ihre Geschichte. München 1983, S. 22–61.

Dies. Geschichte, Frauengeschichte, Geschlechtergeschichte. In: Geschichte und Gesellschaft, Heft 3, 1988, S. 362–391.

Bohnenblust, Alfred. Die Frequenz der Syphilis und der Gonorrhöe an den schweizerischen Polikliniken für Dermatologie und Venerologie 1917–1966. Diss. Zürich 1967.

Brändli, Sebastian. Die Retter der leidenden Menschheit. Sozialgeschichte der Chirurgen und Ärzte auf der Zürcher Landschaft (1700–1850). Diss. Zürich 1990.

Brandt, Allan M. No Magic Bullet. A Social History of Venereal Disease in the United States Since 1880. New York 1985.

Braun, Rudolf. Zur Professionalisierung des Ärztestandes in der Schweiz. In: Conze, Werner/ Kocka, Jürgen (Hg.). Bildungsbürgertum im 19. Jahrhundert. Teil 1: Bildungssysteme und Professionalisierung im internationalen Vergleich. Stuttgart 1985.

Ders. Der «gelehrige» Körper als wirtschaftlich-industrieller Wachstumsfaktor. In: Lepenies, Wolfgang (Hg.). Wissenschaftskolleg. Jahrbuch 1989/90. Berlin 1991, S. 201–226.

Bredow, Wilfried von/Noetzel, Thomas. Befreite Sexualität? Streifzüge durch die Sittengeschichte seit der Aufklärung. Hamburg 1990.

Brennwald, Silvia. Diätetik – Gesund mit dem richtigen Lebensstil. Medizinische Aufkärungsliteratur in der 2. Hälfte des 18. Jahrhunderts. Seminararbeit Universität Zürich 1990.

Bulletin BAG. 100 Jahre für alle. 1893–1993. Sonderbeilage «100 Jahre BAG» zum Bulletin Nr. 33. Bern 1993.

Burnham, J. C. Medical Inspection of Prostituts in America in the 19th Century: The St. Louis Experiment and its Sequel. In: Bulletin of the History of Medicine, 45, 1971, S. 203–218.

Canguilhem, Georges. Wissenschaftsgeschichte und Epistemologie. Gesammelte Aufsätze. Frankfurt/M 1979.

Christen, Marianna. Feind im Blut. Die Bekämpfung der Geschlechtskrankheiten in den 20er und 30er Jahren. In: Beiträge der 4. Schweizerischen Historikerinnentagung. Zürich 1988, S. 229–250.

Corbin, Alain. Les Filles de Noce. Misere sexuelle et prostitution. Paris 1978.

Ders. Le péril vénérien au debut du siècle: Prophylaxie sanitaire et prophylaxie morale. In: recherches, No. 29, 1977, S. 245–283.

Ders. L'Hérédosyphilis ou l'impossible rédemption. Contribution à l'histoire de l'hérédité morbide. In: Romantisme, No. 31, 1981, S. 131–149.

Ders. (Hg.). Parent-Duchâtelet. La Prostiutiton au XIXe siècle. Texte presenté et annoté par Alain Corbin. Paris 1981.

Dane, Gesa/Essbach, Wolfgang u. a. Anschlüsse. Versuche nach Michel Foucault. Tübingen 1985.

Dannecker, Martin. Das Drama der Sexualität. Frankfurt/M 1986.

Davis, Natalie Zemon. Gesellschaft und Geschlechter. Vorschläge für eine neue Frauengeschichte. In: Dies. Frauen und Gesellschaft am Beginn der Neuzeit. Berlin 1986, S. 117–132.

Decurtins, Daniela/Grossmann, Susi. Still ihr Frösche im Sumpf! Die Bedeutung kommunikativer Vernetzung für die Entwicklungsfähigkeit einer Gesellschaft, untersucht anhand der Demokratischen Bewegung der 1860er Jahre im Kanton Zürich. Lizentiatsarbeit Universität Zürich 1993.

Die Universität Zürich 1833–1933 und ihre Vorläufer. Festschrift zur Jahrhundertfeier. Zürich 1938.

Dornheim, Jutta. Verweisungszusammenhänge als kulturelle und soziohistorische Prämissen von Krankheitsdiskursen. In: Rosenbrock, Rolf/Salmen, Andreas (Hg.). AIDS-Prävention. Berlin 1990, S. 197–205.

Douglas, Mary. Ritual, Tabu und Körpersymbolik. Sozialanthropologische Studien in Industriegesellschaft und Stammeskultur. Frankfurt/M 1986.

Duffy, John. Sex, Society, Medicine: An Historical Comment. In: Shelp, Earl of E. (Hg.). Sexuality and Medicine. Vol. 2: Ethical Viewpoints in Transition. Dordrecht 1987, S. 69–85.

Duden, Barbara. Das schöne Eigentum. Zur Herausbildung des bürgerlichen Frauenbildes an der Wende vom 18. zum 19. Jahrhundert. In: Kursbuch 47. Berlin 1977, S. 125–140.

Dunde, Siegfried Rudolf (Hg.). Aids – Was eine Krankheit verändert. Sexualität und Moral, der Einzelne und die Gesellschaft. Frankfurt/M 1987.

Ders. Die Angst vor der Krankheit. In: Ders. (Hg.). AIDS – Was eine Krankheit verändert. Frankfurt/M 1987. S. 33–44.

Ders. Aids und Moral. Über ein psychosoziales Problem. Frankfurt/M 1989.

Eigenheer, Susanne. Bäder, Bildung, Bolschewismus. Interessenkonflikte rund um das Zürcher Volkshaus 1890–1920. Zürich 1993.

Eirmbter, Willy/ Hahn, Alois/Jacob, Rüdiger. AIDS und die gesellschaftlichen Folgen. Frankfurt/M 1993.

Ellenberger, Henry F. Die Entdeckung des Unbebwussten. Bern/Stuttgart/Wien 1973.

Eulner, Hans-Heinz. Die Entwicklung der medizinischen Spezialfächer an den Universitäten des deutschen Sprachgebietes. Stuttgart 1970.

Ders. Das Spezialistentum in der ärztlichen Praxis. In: Artelt, Walter/Rüegg, Walter (Hg.). Der Arzt und der Kranke in der Gesellschaft des 19. Jhs. Frankfurt/M 1967. S. 17–34.

Ermatinger, G. Behörden und Verwaltung. In: 50 Jahre Zürcher Stadtvereinigung. 1893–1943. Zürich 1943, S. 40–51.

Escher, Nora. Entwicklungstendenzen der Frauenbewegung in der Deutschen Schweiz 1850–1914. Lizentiatsarbeit, Universität Zürich 1980.

Evans, David. Tackling the ‹Hideous Scourge›: The Creation of the Veneral disease Treatment Centres in Early Twentieth-Century Britain. In: Social History of Medicine, Vol. 5, No. 3, 1992, S. 413–433.

Fankhauser, Werner. Basels Massnahmen gegen die Syphilis in den verflossenen Jahrhunderten. Diss. Lyss 1931.

Fee, Elizabeth. Sin versus Science. Venereal Disease in Baltimore in the Twentieth century. In: Journal of the History of Medicine, Vol. 43, 1988, S. 141–164.

Dies. /Fox, Daniel M. (Hg.). Aids the Burden of History. Berkeley/Los Angeles/London 1988.

Dies. /Fox, Daniel M. (Hg.). AIDS. The making of a chronic Disease. Oxford 1992.

Fetscher, Irving. Einleitung zu Haeckel, Ernst. Die Welträtsel. Gemeinverständliche Studien über monistische Philosophie. Stuttgart 1984.

Fetz, Anita. Ein Schritt in die Öffentlichkeit. Sozialarbeit der bürgerlichen Frauenbewegung in der deutschsprachigen Schweiz um die Jahrhundertwende. In: Wecker, Regina/Schnegg, Brigitte (Hg.). Frauen. Zur Geschichte weiblicher Arbeits- und Lebensbedingungen in der Schweiz. Sonderausgabe von Vol. 34, 1984, No. 3 der Schweizerischen Zeitschrift für Geschichte. Basel 1984, S. 398–409.

Fischer, A. Geschichte des deutschen Gesundheitswesens Bd. 2. Hildesheim 1965.

Fischer-Harriehausen, Hermann. Geschlechtskrankheitenbekämpfung. Promiskuität, Prostitution und Geschlechtskrankheitenverbreitung im Deutschen Reich (1870–1919). In: Bundesgesundheitsblatt, 23, Nr. 10, 1980, S. 141–147.

Fischer-Homberger, Esther. Geschichte der Medizin. Berlin/Heidelberg/New York 1977.

Dies. Krankheit Frau und andere Arbeiten zur Medizingeschichte der Frau. Bern 1979.

Dies. «Krankheit Frau». In: Imhof, Arthur E. Leib und Leben in der Geschichte der Neuzeit. Vorträge eines internationalen Colloquiums. Berlin 1981, S. 215–230.

Fleck, Ludwig. Die Entstehung und Entwicklung einer wissenschaftlichen Tatsache. Einführung in die Lehre vom Denkstil und Denkkollektiv. (erste Auflage 1935) Frankfurt/M 1980.

Foucault, Michel. Der Wille zum Wissen. Sexualität und Wahrheit. Bd. 1. Frankfurt/M 1983.

Fout, John C. Sexual Politics in Wilhelmine Germany: The Male Gender Crisis, Moral Purity, and Homophobia. In: Journal of the History of Sexuality, 1992, Vol. 2, No. 3, S. 388–421.

Frecot, Janos/Geist, Johannes/Kerbs, Diethart. Abriss der Lebensreform. In: Kraushaar, Wolfgang. Autonomie oder Getto? Frankfurt/M 1978, S. 210–245.

Frei, Annette. Rote Patriarchen. Arbeiterbewegung und Frauenemanzipation in der Schweiz um 1900. Zürich 1987.

Frevert, Ute. Krankheit als politisches Problem 1770–1880. Göttingen 1984.

Dies. Akademische Medizin und soziale Unterschichten. In: Jahrbuch des Instituts für Geschichte der Medizin der Robert-Koch-Stiftung, Bd. 4, 1985, S. 41–59.

Dies. Bewegung und Disziplin in der Frauengeschichte. Ein Forschungsbericht. In: Geschichte und Gesellschaft, Heft 2, 1988, S. 240–262.

Dies. Ehrenmänner. Das Duell in der bürgerlichen Gesellschaft. München 1991.

Dies. Ehre – männlich/weiblich. Zu einem Identitätsbegriff des 19. Jahrhunderts. In: Neuere Frauengeschichte. Tel Aviver Jahrbuch für Deutsche Geschichte 1992, S. 21–68.

Fritzsche, Bruno. Städtisches Wachstum und soziale Konflikte. In: Schweizerische Zeitschrift für Volkswirtschaft und Statistik, Nr. 4, 1977, S. 447–473.

Ders. Das Quartier als Lebensraum. In. Conze, Werner/Engelhardt, Ulrich (Hg.). Arbeiterexistenz im 19. Jahrhundert. Lebensstandard und Lebensgestaltung deutscher Arbeiter und Handwerker. Stuttgart 1981, S. 92-113.

Ders. Vorhänge sind an die Stelle der alten Lumpen getreten. Die Sorgen der Wohungsfürsorger im 19. Jahrhundert. In: Brändli, Sebastian/Gugerli, David/Jaun, Rudolf u. a. (Hg.) Schweiz im Wandel. Studien zur neueren Gesellschaftsgeschichte. Festschrift für Rudolf Braun zum 60. Geburtstag. Basel/Frankfurt 1990, S. 383–396.

Gilman, Sander L. Rasse, Sexualität und Seuche. Stereotype aus der Innenwelt der westlichen Kultur. Frankfurt/M 1992.

Gindorf, R/Haeberle, E. J. (Hg.). Sexualitäten in unserer Gesellschaft. Beiträge zur Geschichte, Theorie und Empirie. Berlin/New York 1989.

Glaser, Hermann. Sigmund Freuds Zwanzigstes Jahrhundert. Seelenbilder einer Epoche. Materialien und Analysen. München und Wien 1976.

Göckenjan, Gerd. Kurieren und Staat machen. Gesundheit und Medizin in der bürgerlichen Welt. Frankfurt/M 1985.

Ders. AIDS-Politik. Von der Metapher zur Normalität. In: Medizin Mensch Gesellschaft, Nr. 12, 1987, S. 194–200.

Ders. Das Pest-Regiment. Zu welchem Zweck Seuchen über die Menschen kommen. In: Kursbuch 94. Berlin 1988, S. 68–86.

Ders. Volkskrankheit Infertilität – und was kuriert die Reproduktionsmedizin? In: Schuller, Alexander/Heim, Nikolaus. (Hg.). Der codierte Leib. Zur Zukunft der genetischen Vergangenheit. Zürich/München 1989, S. 123–141.

Ders. Syphilisangst und Politik mit der Krankheit: Diskurs zur Geschichte der Geschlechtskrankheiten. In: Gindorf, Rudolf/Haeberle, Erwin J. (Hg.). Sexualitäten in unserer Gesellschaft. Beiträge zur Geschichte, Theorie und Empirie. Berlin/New York 1989, S. 47–62.

Ders. Über den Schmutz. Überlegungen zur Konzeptionierug von Gesundheitsgefahren. In: Reulecke, Jürgen u.a. (Hg.). Stadt und Gesundheit. Stuttgart 1991, S. 115–128.

Göldi, Susan. Kriminologische Aspekte eines historischen Tatbestandes: Konkubinat. Normgenese, Kriminalitätsfaktoren, Repressions- und Kontrollbedingungen um 1900 in der Stadt Zürich. Lizentiatsarbeit Universität Zürich 1992.

Gossenreiter, Anna. Psychopathinnen und Schwachsinnige. Eugenischer Diskurs in Psychiatrie und Fürsorge: Die Sterilisation von weiblichen Mündeln der Vormundschaftsbehörde Zürich 1918–1933. Lizentiatsarbeit Universität Zürich 1992.

Goudsblom, J. Zivilisation, Ansteckunsangst und Hygiene. Betrachtungen über einen Aspekt des europäischen Zivilisationsprozesses. In: Gleichmann, Peter (Hg). Materialien zu Norbert Elias' Zivilisationstheorie. Frankfurt/M 1979. S. 215–253.

Greven-Aschoff, Barbara. Die bürgerliche Frauenbewegung in Deutschland 1849–1933. Göttingen 1981.

Greyerz, Hans von. Der Bundesstaat seit 1848. In: Handbuch der Schweizer Geschichte, Bd. 2. Zürich 1977, S. 1019–1246.

Gruner, Erich. Arbeiterschaft und Wirtschaft in der Schweiz 1880–1912. Bd. 1. Zürich 1987/88.

Ders. Die Schweizerische Bundesversammlung 1848–1920. Bd. 1, Bern 1966.

Gschwend, Lukas. Carl Stooss (1849–1834). – Orginell-kreativer Kodifikator und geschickter Kompilator des schweizerischen Strafrechts – Reflexionen zu seinem 60. Todestag. Zürich 1994. Unveröffentlichtes Manuskript.

Haeberle, Erwin. Anfänge der Sexualwissenschaft. Historische Dokumente. Berlin 1983.

Hahn, Alois. Paradoxien in der Kommunikation über AIDS. In: Gumbrecht, Hans/Pfeiffer, Ludwig R. (Hg.). Paradoxien, Dissonanzen, Zusammenbrüche. Frankfurt/M 1991, S. 606–618.

Hall, Lesley A. Hidden Anxieties. Male Sexuality, 1900–1950. Cambridge 1991.

Dies. Forbidden by God, Despised by Man: Masturbation, Medical Warnings, Moral Panic, and Manhood in Great Britain, 1850–1950. In: Journal of the History of Sexuality, 1992, Vol. 2, No. 3, S. 365–387.

Hausen, Karin (Hg.). Frauen suchen ihre Geschichte. München 1983.

Heller, Geneviève. Charlotte Olivier et les femmes dans la lutte contre la tuberculose, canton de Vaud, 1910–1930. In: Lieux de femmes dans l'espace public 1800–1930. Actes du colloque à l'Université de Lausanne 11–12 nov. 1991. Lausanne 1992, S. 55–62.

Dies. Charlotte Olivier. La lutte contre la tuberculose dans le canton de Vaud. Lausanne 1992.

Hillermann, Horst. Der vereinsmässige Zusammenschluss bürgerlich-weltanschaulicher Reformvernunft in der Monismusbewegung des 19. Jahrhunderts. Saarbrücken 1976.

Honegger, Claudia. Michel Foucault und die serielle Geschichte. Über die «Archäologie des Wissens». In: Merkur. Deutsche Zeitschrift für europäisches Denken, 1982, S. 500–523.

Dies. Überlegungen zur Medikalisierung des weiblichen Körpers. In: Imhof, Arthur E. (Hg.). Leib und Leben in der Geschichte der Neuzeit. Vorträge eines internationalen Colloquiums. Berlin 1983, S. 203–214.

Dies. Frauen und medizinische Deutungsmacht im 19. Jahrhundert. In: Labisch, Alfons/Spree, Reinhard (Hg.). Medizinische Deutungsmacht im sozialen Wandel des 19. und frühen 20. Jahrhunderts. Bonn 1989, S. 181–194.

Dies. Die Ordnung der Geschlechter. Frankfurt/New York 1991.

Dies. /Heintz, Bettina (Hg.). Listen der Ohnmacht. Zur Sozialgeschichte weiblicher Widerstandformen. Frankfurt/M 1981.

Horowitz, Liz. «Aus einem harten Stein können Sie nie ein Butterwegglein machen». «Lasterhafter Lebenswandel» als Entmündigungsgrund bei Frauen in den 1920er Jahren in Zürich. Lizentiatsarbeit Universität Zürich 1992.

Huber, Martin. Gegen «Liederlichkeit», «Arbeitsscheu» und «geschlechtliche Verlotterung». Ausbau der bürokratischen Kontrolle und Verfeinerung des fürsorglichen Eingriffs am Beispiel der Stadt Winterthur 1880–1914. Lizentiatsarbeit Universität Zürich 1990.

Huerkamp, Claudia. Der Aufstieg der Ärzte im 19. Jahrhundert. Göttingen 1985.

Hull, Isabel V. ‹Sexualität› und bürgerliche Gesellschaft. In: Frevert, Ute (Hg.). Bürgerinnnen und Bürger. Göttingen 1988. S. 49–66.

Imhof, Kurt/Kleger, Heinz/Gaetano, Romano (Hg.). Zwischen Konflikt und Konkordanz. Analyse von Medienereignissen in der Schweiz der Vor- und Zwischenkriegszeit. Zürich 1993.

Jacob, Rüdiger/Eirmbter, Willy H. u. a. AIDS: Krankheitsvorstellungen und ihre Gesellschaftlichen Folgen. In: Kölner Zeitschrift für Soziologie und Sozialpsychologie, 44. Jg., 1992, S. 519–537.

Janssen-Jurreit, Marielouise. Sexualreform und Geburtenrückgang – Über die Zusammenhänge von Bevölkerungspolitik und Frauenbewegung um die Jahrhundertwende. In: Kuhn, Annette/Schneider, Gerhard (Hg.). Frauen in der Geschichte. Bd.1. Düsseldorf 1984. S. 56–81.

Javet, Danielle. La prostituée et le discours médical. L'exemple Lausannois à la fin du 19e siècle. In: Schweizerische Zeitschrift für Geschichte, Vol. 34, 1984, S. 410–419.

Joris, Elisabeth/Witzig, Heidi (Hg.). Frauengeschichte(n). Dokumente aus zwei Jahrhunderten zur Situation der Frauen in der Schweiz. Zürich 1986.

Dies. Brave Frauen, aufmüpfige Weiber. Wie sich die Industrialisierung auf Alltag und Lebenszusammenhänge von Frauen auswirkte (1820–1940). Zürich 1992.

Jost, Hans Ulrich. Bedrohung und Enge (1914–1945). In: Geschichte der Schweiz und der Schweizer. Basel/Frankfurt 1986, S. 721–761.

Ders. Die reaktionäre Avantgarde. Die Geburt der neuen Rechten in der Schweiz um 1900. Zürich 1992.

Jütte, Robert. Sozialgeschichte der Medizin: Inhalte – Methoden – Ziele. In: Medizin, Gesellschaft, Geschichte, Bd. 9, 1990, S. 149–164.

Käppeli, Anne-Marie. Feminismus und Abolitionismus in der Westschweiz um die Jahrhundertwende. Zwischen Redseligkeit und Mystik. In: Die ungeschriebene Geschichte. 5. Historikerinnentreffen. Wien 1984, S. 47–52.

Dies. Sublime croisade. Ethique et politique du féminisme protestant. 1875–1928. Genève 1990.

Kaufmann, Doris. Frauen zwischen Aufbruch und Reaktion. Protestantische Frauenbewegung in der ersten Hälfte des 20. Jahrhunderts. München 1988.

Kentler, Helmut (Hg.). Sexualwesen Mensch. Texte zur Erforschung der Sexualität. Hamburg 1984.

Killias, Antoinette. Die Entmündigung von Trunksüchtigen in den 1920er Jahren. Eine geschlechtsspezifische Untersuchung anhand von Vormundschaftsakten der Stadt Zürich. Lizentiatsarbeit Zürich 1993.

Kläui, Heinrich. Soziale Aspekte der Syphilis im 19. Jahrhundert. Diss. Zürich 1977.

Koller, Barbara. «Gesundes Wohnen» – Die wissenschaftliche Konstruktion bürgerlicher Wirklichkeit als integrative Strategie zur Lösung der Sozialen Frage. Unveröffentlichte Diss. Universität Zürich. Zürich 1994.

Konieczka, Vera. Arten zu sprechen, Arten zu schweigen: Sozialdemokratie und Prostitution im deutschen Kaiserreich. In: Geyer-Kordesch, Johanna/Kuhn, Annette. Frauenkörper, Medizin, Sexualität: Auf dem Wege zu einer neuen Sexualmoral. Düsseldorf 1986, S. 102–126.

Krabbe, Wolfgang. Kommunalpolitik und Industrialisierung. Die Entfaltung der städtischen Leistungsverwaltung im 19. und 20. Jahrhundert. Fallstudien zu Dortmund und Münster. Stuttgart/Berlin/Köln/Mainz 1985.

Kreuzer, Margot. Prostitution. Eine sozialgeschichtliche Untersuchung in Frankfurt a. M. Von der Syphilis bis AIDS. Frankfurt/M 1989.

Labisch, Alfons. Die soziale Konstruktion der «Gesundheit» und des «Homo Hygienicus»: Zur Soziogenese eines sozialen Gutes. In: Österreichische Zeitschrift für Soziologie, 1985 Heft 3/4, S. 60–81.

Ders. «Hygiene ist Moral – Moral ist Hygiene». Soziale Disziplinierung durch Ärzte und Medizin. In: Sachsse, Christoph/Tennstedt, Florian (Hg.). Soziale Sicherheit und soziale Disziplinierung. Frankfurt/M 1986, S. 265–285.

Ders. Problemwahrnehmung und Interventionsformen präventiver Medizin. Versuch einer historischen Typologie der medizinischen Gesundheitswissenschaften des ausgehenden

19. und frühen 20. Jahrhundert. In: Rosenbrock, Rolf/Salmen, Andreas (Hg.). Aids-Prävention. Berlin 1990, S. 31–43.

Ders. Gesundheit und Medizin in der Neuzeit. Frankfurt/M. 1992.

Ders. /Spree, Reinhard. Medizinische Deutungsmacht im sozialen Wandel des 19. und frühen 20. Jahrhunderts. Bonn 1989.

Ders. /Tennstedt, Florian. Der Weg zum Gesetz über die Vereinheitlichung des Gesundheitswesens vom 3. Juli 1934. Entwicklungslinien und -momente des staatlichen und kommunalen Gesundheitswesens in Deutschland. 2 Bde. Düsseldorf 1985.

Lang, Annette. Die Sprache der Sexualerziehung. Untersuchung zur Sprache von Sexualkundebüchern. Düsseldorf 1981.

Lachmund, Jens/Stollberg, Gunar (Hg.). The Social Construction of Illness. Medizin, Gesellschaft und Geschichte, Beiheft 1, 1992, S. 9–19.

Langer, Michael. Katholische Sexualpädagogik im 20. Jahrhundert. Zur Geschichte eines religionspädagogischen Problems. München 1986.

Lautmann, Rüdiger. Der Zwang zur Tugend. Frankfurt/M 1974.

Lenzen, Dieter. Der AIDS-Diskurs. Überlegungen zur historisch-anthropologischen Deutung. In: Medizin Mensch Gesellschaft, 1987, Heft 12, S. 183–193.

Largiadèr, Anton. Geschichte von Stadt und Landschaft Zürich. Bd. 2. Zürich 1945.

Liebes- und Lebensverhältnisse. Sexualität in der feministischen Diskussion. Interdisziplinäre Forschungsgruppe Frauenforschung (IFF). Frankfurt/New York 1990.

Linse, Ulrich. «Geschlechtsnot der Jugend». Über Jugendbewegung und Sexualität. In: Koebner, Thomas/Janz, Rolf-Peter/Trommler, Frank (Hg.). «Mit uns zieht die neue Zeit». Der Mythos Jugend. Frankfurt/M 1985, S. 245–309.

Ders. Über den Prozess der Syphilisation – Körper und Sexualität um 1900 aus ärztlicher Sicht. In: Schuller, Alexander/Heim, Nikolaus (Hg.). Vermessene Sexualität. Berlin und Heidelberg 1987.

Ders. Alfred Blaschko: Der Menschenfreund als Überwacher. Von der Rationalisierung der Syphilis-Prophylaxe zur sozialen Kontrolle. In: Sexualforschung 1989, Heft 2, S. 301 bis 316.

Lipp, Carola. Die Innenseite der Arbeiterkultur. Sexualität im Arbeitermilieu des 19. und frühen 20. Jahrhunderts. In: Dülmen, Richard von (Hg.). Arbeit, Frömmigkeit und Eigensinn. Studien zur historischen Kulturforschung Bd. 2. Frankfurt/M 1990, S. 214–328.

Leitner, Sybille. Grossstadtlust. Prostitution und Münchner Sittenpolizei um 1900. In: Hardtwig, Wolfgang/Tenfelde, Klaus (Hg.). Soziale Räume in der Urbanisierung. Studien zur Geschichte Münchens im Vergleich 1850 bis 1933. München 1990, S. 261–276.

Locke, Harvey J. Changing Attitudes toward Venereal Diseases. In: American Sociological Review, Vol. IV, 1939, S. 836–843.

Löwy, Ilana. Testing for a sexually transmissible disease, 1907–1970: the history of the Wassermann reaction. In: Berridge, Virginia/Strong, Philip (Hg.). AIDS and contemporary history. Cambridge 1993, S. 74–92.

Marcus, Steven. Umkehrung der Moral. Sexualität und Pornographie im viktorianischen England. Frankfurt/M 1979.

Mesmer, Beatrice. Ausgeklammert – Eingeklammert. Frauen und Frauenorganisationen in der Schweiz des 19. Jahrhunderts. Basel 1988.

Dies. Reinheit und Reinlichkeit. Bemerkungen zur Durchsetzung der häuslichen Hygiene in der Schweiz. In: Bernard, Nicolai/Reichen, Quirinus (Hg.). Gesellschaft und Gesellschaften. Festschrift zum 65. Geburtstag von Professor Dr. Ulrich Im Hof. Bern 1982, S. 470–494.

Metz, Karl Heinz. Industrialisierung und Sozialpolitik. Göttingen 1988.

Meyer-Renschhausen, Elisabeth. Radikal, weil sie konservativ sind? Überlegungen zum «Konservatismus» und zur «Radikalität» der deutschen Frauenbewegung vor 1933 als Frage nach der Methode der Frauengeschichtsforschung. In: Die ungeschrieben Geschichte. 5. Historikerinnentreffen. Wien 1984, S. 20–36.

Dies. Die weibliche Ehre. Ein Kapitel aus dem Kampf von Frauen gegen Polizei und Ärzte. In: Geyer-Kordesch, Johanna/Kuhn, Annette (Hg.). Frauenkörper, Medizin, Sexualität. Auf dem Wege zu einer neuen Sexualmoral. Düsseldorf 1986, S. 80–101.

Dies. Zur Geschichte der Gefühle. Das Reden von «Scham» und «Ehre» innerhalb der Frauenbewegung um die Jahrhundertwende. In: Eifert, Christiane/Rouette, Susanne (Hg.). Unter allen Umständen. Frauengeschichte(n) in Berlin. Berlin 1986, S. 99–122.

Dies. Weibliche Kultur und soziale Arbeit. Eine Geschichte der Frauenbewegung am Beispiel Bremens 1810–1927. Köln/Wien 1989.

Mort, Frank. Dangerous Sexualities. Medico-moral politics since 1830. London 1987.

Müller, Markus. Zwangsmassnahmen als Instrument der Krankheitsbekämpfung. Das Epidemiengesetz und die persönliche Freiheit. Basel/Frankfurt/M 1992.

Murbach, Ruth. Das medizinische Modell der Delinquenz. Zürich 1979.

Parin, Paul. Die Mystifizierung von AIDS. In: Parin, Paul/Parin-Matthey, Goldy. Subjekt im Widerspruch. Frankfurt/M 1988, S. 230–240.

Packard, V. Die sexuelle Verwirrung. Der Wandel in den Beziehungen der Geschlechter. Düsseldorf 1969.

Padgung, Robert. Sexual Matters: on Conceptualizing Sexuality. In: Radical History Review, No. 20, 1979.

Pavillion, Monique/Vallotton, François. Des femmes dans l'espace public helvétique 1870–1914. In: Dies. (Hg.). Lieux de femmes dans l'espace public 1800–1930. Actes du colloque à l'Université de Lausanne 11–12 nov. 1991, Lausanne 1992. S. 7–54.

Peiss, Kathy. Charity Girls und das Vergnügen der Grossstadt. In: Snitow, Ann/Stansell, Christine/Thompson, Sharon (Hg.). Die Politik des Begehrens. Sexualität, Pornographie und neuer Puritanismus in den USA. Berlin 1985, S. 21–37.

Pesenti, Yvonne. Beruf Arbeiterin. Soziale Lage und gewerkschaftliche Organisation der erwerbstätigen Frauen aus der Unterschicht in der Schweiz, 1880–1914. Zürich 1988.

Petzoldt, D. Geschlechtskrankheiten gestern, heute und morgen. In: Geschlechtskrankheiten im Wandel der Zeiten. Ulm-Donau 1979.

Peukert, Detlev J. K. Grenzen der Sozialdisziplinierung. Aufstieg und Krise der deutschen Jugendfürsorge 1878 bis 1932. Köln 1986.

Puenzieux Dominique/Ruckstuhl Brigitte. Die Kolonisierung der Armen. Die Fürsorgepolitik der Schweizerischen Gemeinnützigen Gesellschaft zwischen 1835 und 1860 mit besonderer Berücksichtigung der Erziehungsheime und der Armenunterstützung. Seminararbeit Universität Zürich, 1988.

Dies. «Die Ausrottung der Syphilis ist glücklicherweise keine Utopie …» Eine Debatte über die Bekämpfung von Geschlechtskrankheiten um die Jahrhundertwende im Kanton Zürich. In: Soziale Medizin, 1993, Heft 2, S. 10–14.

Dies. «Sieg über alles was Leidenschaft heisst». Die bürgerliche Sexualordnung um 1900. Untersucht am Diskurs über Geschlechtskrankheiten in Zürich. In: Jenny, Franziska/Piller, Gudrun/Rettenmund, Barbara (Hg.). Orte der Geschlechtergeschichte. Beiträge zur 7. Schweizerischen Historikerinnentagung. Zürich 1994, S. 99–120.

Quétel, Claude. Le Mal de Naples. Histoire de la syphilis. Paris 1986.

Ders. Der Preis der Sünde: Die Lustseuche im Ancien Régime. In: Corbin, Alain (Hg.). Die sexuelle Gewalt in der Geschichte. Berlin 1992, S. 29–43.

Radkau, Joachim. Die wilhelminische Ära als nervöses Zeitalter, oder: Die Nerven als Netz zwischen Tempo- und Körpergeschichte. In: Geschichte und Gesellschaft Heft 20, 1994, S. 211–241.

Ragaz, Christine/Mattmüller, M. u. a. (Hg.). Leonard Ragaz in seinen Briefen. Zürich 1966.

Rassem, Mohammed. Wohlfahrt, Wohltat, Wohltätigkeit, Caritas. In: Brunner, Otto/Conze, Werner u. a. (Hg.). Geschichtliche Grundbegriffe, Bd. 7, Stuttgart 1992, S. 595–636.

Reulecke, Jürgen/Castell Rüdenhausen, Adelheid Gräfin zu (Hg.). Stadt und Gesundheit. Zum Wandel von «Volksgesundheit» und kommunaler Gesundheitspolitik im 19. und frühen 20. Jahrhundert. Stuttgart 1991.

Rimli, Bruno. Sozialpolitische Ideen der Liberal-Konservativen in der Schweiz 1815–1939. Zürich 1950.

Rinderknecht, Peter. Der «Eidgenössische Verein» 1875–1913. Die Geschichte der protestantisch-konservativen Parteibildung im Bundesstaat. Zürich 1949.

Rohr, Albert von. Die Medizinische Poliklinik der Universität Zürich 1835 bis 1983. Stuttgart/ New York 1983.

Rosebury, Theodor. Microbes and Morals. The strange story of venereal diseases. London 1972.

Rosenbrock, Rolf. Aids kann schneller besiegt werden. Gesundheitspolitik am Beispiel einer Infektionskrankheit. Hamburg 1987.

Ders. Politik mit und gegen Aids. Zürich 1988.

Ders. /Salmen, Andreas (Hg.). Aids-Prävention. Ergebnisse sozialwissenschaftlicher Aids-Forschung. Bd. 1. Berlin 1990.

Ross, Ellen/Rapp, Rayna. Sex and Society: A Research Note from Social History and Anthropolgy. In: Snitow, Ann/Stansell, Christine/Thompson, Sharon (Hg.). Powers of Desire. The Politics of Sexuality. New York 1983, S. 51–73.

Rühmann, Frank. AIDS-Hysterie als Ausdruck von Sexualfeindlichkeit. In: Widersprüche. Zeitschrift für sozialistische Politik im Bildungs-, Gesundheits- und Sozialbereich, Heft 25, 1987, S. 25–31.

Ders. Zur Geschichte des Kampfes gegen Geschlechtskrankheiten zwischen 1900 und 1933. In: Rosenbrock, Rolf/Salmen, Andreas (Hg.) Aids-Prävention. Berlin 1990, S. 291–306.

Ders. Der Einfluss von Konzepten zur Bekämpfung der Geschlechtskrankheiten auf die gesellschaftliche Normierung der Sexualität am Beispiel der Tätigkeit der Deutschen Gesellschaft zur Bekämpfung der Geschlechtskrankheiten zwischen 1900 und 1933. In: Zeischrift für Sexualforschung, 1992, Heft 4, S. 346–359.

Ryan, Mary P. Mief und Stärke. Ein frühes Lehrstück über die Ambivalenzen weiblicher Moralisierungskampagnen. In: Honegger, Claudia/Heintz, Bettina (Hg.). Listen der Ohnmacht. Zur Sozialgeschichte weiblicher Widerstandsformen. Frankfurt/M 1981, S. 393–415.

Sachsse, Christoph. Mütterlichkeit als Beruf. Frankfurt/M 1986.

Ders. /Tennstedt, Florian. Soziale Sicherheit und soziale Disziplinierung. Frankfurt/M. 1986.

Sarasin, Philipp. Staat der Bürger. Struktureller Wandel und bürgerliche Lebenswelt. Basel 1870–1900. Basel/Frankfurt 1990.

Schirren, C. Geschlechtskrankheiten. Köln 1974.

Schmidt, Gunter. Moral und Volksgesundheit. In: Sigusch, Volkmar (Hg.). AIDS als Risiko. Hamburg 1987, S. 24–38.

Ders. Das Grosse DER DIE DAS. Über das Sexuelle. Hamburg 1991.

Ders. Neue Verhältnisse, neues Lieben? Zum sexuellen Wandel in den westlichen Industriegesellschaften. In: Kohlhaben, Norbert (Hg.). Tabubrecher. Von Frauen und Männern, die unsere Sexualität erforschten. Hamburg 1992, S. 143–159.

Smith, F. B. The Contagious Diseases Act Reconsidered. In: Social History of Medicine, Vol. 3, 1990, S. 197–215.

Schnegg, Brigitte/Stalder, Anne-Marie. Überlegungen zu Theorie und Praxis der Schweizerischen Frauenbewegung um die Jahrhundertwende. In: Die ungeschriebene Geschichte. 5. Historikerinnentreffen. Wien 1984, S. 37–46.

Schönfeld, Walter. Kurze Geschichte der Dermatologie und Venerologie und ihre kulturgeschichtliche Spiegelung. Hannover-Kirchrode 1954.

Schöttler, Peter. Mentalitäten, Ideologien, Diskurse. Zur sozialgeschichtlichen Thematisierung der «dritten Ebene». In: Lüdtke, Alf (Hg.). Alltagsgeschichte. Zur Rekonstruktion historischer Erfahrungen und Lebensweisen. Frankfurt/M 1989.

Schüle, Hannes. Homosexualität im Schweizer Strafrecht von 1942. Die Entstehung des Homosexualitäts-Artikels im Schweizer Strafrecht 1894–1942 im zeitgenössischen Umfeld von Sitte, Moral und Gesellschaft. Seminararbeit Universität Bern 1984.

Schuller, Alexander. Die AIDS-Strategie. In: Medizin Mensch Gesellschaft, Heft 12, 1987, S. 201–210.

Schulte, Regina. Sperrbezirke. Tugendhaftigkeit und Prostitution in der bürgerlichen Welt. Frankfurt/M 1979.

Scott, Joan W./Tilly Louis A. Familienökonomie und Industrialisierung in Europa. In: Honegger, Claudia/Heintz, Bettina (Hg.). Listen der Ohnmacht. Zur Sozialgeschichte weiblicher Widerstandsformen. Frankfurt/M 1981, S. 99–137.

Sieferle, Rolf Peter. Die Krise der menschlichen Natur. Zur Geschichte eines Konzepts. Frankfurt/M 1989.

Siegenthaler, Hansjörg. Kapitalbildung und sozialer Wandel in der Schweiz 1850 bis 1914. In: Jahrbücher für Nationalökonomie und Statistik, Bd. 193, Heft 1, 1978, S. 1–29.

Ders. Konsens, Erwartungen und Entschlusskraft. Erfahrung der Schweiz in der Überwindung der Grossen Depression vor hundert Jahren. In: Schweizerische Zeitschrift für Volkswirtschaft und Statistik, 1983, Heft 3, S. 213–233.

Sigusch, Volkmar (Hg.). AIDS als Risiko. Über den gesellschaftlichen Umgang mit einer Krankheit. Hamburg 1987.

Ders. Kritik der disziplinierten Sexualität. Frankfurt/New York 1989.

Ders. Anti-Moralia. Sexualpolitische Kommentare. Frankfurt/M 1990.

Snitow, Ann/Stansell, Christine/Thompson, Sharon (Hg.). Die Politik des Begehrens. Sexualität, Pornographie und neuer Puritanismus in den USA. Berlin 1985.

Sontag, Susan. Aids und seine Metaphern. München 1989.

Spree, Reinhard. Soziale Ungleichheit vor Krankheit und Tod. Göttingen 1981.

Stern, Fritz. Kulturpessimismus als politische Gefahr. Eine Analyse nationaler Ideologie in Deutschland. München 1986.

Sticker, Georg. Entwurf einer Geschichte der ansteckenden Geschlechtskrankheiten. Handbuch der Haut- und Geschlechtskrankheiten. Bd. 23. Berlin 1931.

Stoehr, Irene. «Organisierte Mütterlichkeit». Zur Politik der deutschen Frauenbewegung um 1900. In: Hausen, Karin (Hg.). Frauen suchen ihre Geschichte. München 1983, S. 221–249.

Dies. Fraueneinfluss oder Geschlechterversöhnung? Zur «Sexualitätsdebatte» in der deutschen Frauenbewegung um 1900. In: Geyer-Kordesch, Johanna / Kuhn, Annette. Frauenkörper, Medizin, Sexualität. Auf dem Wege zu einer neuen Sexualmoral. Düsseldorf 1989. S. 159–191.

Tanner, Albert. Bürgertum und Bürgerlichkeit in der Schweiz. Die «Mittelklassen» an der Macht. In: Kocka, Jürgen (Hg.). Bürgertum im 19. Jahrhundert. Deutschland im europäischen Vergleich. Bd.1. München 1988, S. 193–223.

Ders. Aristokratie und Bürgertum in der Schweiz im 19. Jahrhundert. Verbürgerlichung der «Herren» und aristokratische Tendenzen im Bürgertum. In: Brändli, Sebastian/Gugerli, David/Jaun, Rudolf u.a. (Hg.). Schweiz im Wandel. Studien zur neueren Gesellschaftsgeschichte. Festschrift für Rudolf Braun zum 60. Geburtstag. Basel/Frankfurt 1990, S. 209–228.

Theweleit, Klaus. Männerphantasien. Frauen, Fluten, Körper, Geschichte. Bd. 1. Frankfurt/M 1987.

Thürer, Paul. 50 Jahre Kantonal Zürcher Vereinigung für sittliches Volkswohl. 1888–1938. Zürich 1938.

Towers, Bridget. Health Education Policy 1916–1926: Veneral Disease and the Prophylaxis Dilemma. In: Medical History, 1980, S. 70–87.

Ulrich, Anita. Bordelle, Strassendirnen und bürgerliche Sittlichkeit in der Belle Epoque. Zürich 1985.

Dies. Ärzte und Sexualität – am Beispiel der Prostitution. In: Labisch, Alfons/Spree, Reinhard (Hg.). Medizinische Deutungsmacht im sozialen Wandel des 19. und frühen 20. Jahrhunderts. Bonn 1989, S. 223–236.

Vicinus, Martha. Sexualität und Macht: Ein Überblick über den gegenwärtigen Forschungsstand zur Geschichte der Sexualität. In: Feministische Studien, Entwirrungen. Liebe aus der Sicht von Frauen, 1983, No. 1, S. 141–156.

Wagner, Nike. Geist und Geschlecht. Karl Kraus und die Erotik der Wiener Moderne. Frankfurt/ M 1981.

Walkowitz, Judith. Prostitution and Victorian Society. Women, Class and the State. Cambridge 1980.

Wawerzonnek, Marcus. Implizite Sexualpädagogik in der Sexualwissenschaft. 1886–1933. Köln 1984.

Weeks, Jeffrey. Sex, Politics and Society. The regulation of sexuality since 1800. Harlow 1981.

Dies. AIDS and the regulation of sexuality. In: Berridge, Virginia/Strong, Philip (Hg.). AIDS and contemporary history. Cambridge 1993, S. 17–36.

Weidmann, Peter. Die Venerologie in Paris 1800–1850. Diss. Zürich 1965.

Weindling, Paul. Hygienepolitik als sozialintegrative Strategie im späten Kaiserreich. In: Labisch, Alfons/Spree, Reinhard (Hg.). Medizinische Deutungsmacht im sozialen Wandel des 19. und frühen 20. Jahrhunderts. Bonn 1989, S. 37–55.

Ders. Degeneration und öffentliches Gesundheitswesen 1900–1930: Wohnverhältnisse. In: Reuleke, Jürgen u.a. (Hg.). Stadt und Gesundheit. Stuttgart 1991, S. 105–113.

Ders. The politics of international co-ordination to combat sexually transmitted diseases, 1900–1980. In: Berridge, Virginia/Strong, Philip (Hg.). AIDS and contemporary history. Cambridge 1993, S. 93–107.

Weingart, Peter. The Rationalization of Sexual Behavior. The Instituionalization of Eugenic Thouth in Germany. In: Journal of the History of Biology, Vol. 20, No. 2, 1987, S. 159–193.

Ders. /Kroll, Jürgen/Bayertz, Kurt. Rasse, Blut und Gene. Geschichte der Eugenik und Rassenhygiene in Deutschland. Frankfurt/M 1988.

Widmer, Thomas. Die Schweiz in der Wachstumskrise der 1880er Jahre. Zürich 1992.

Winau, Rolf. Krankheitskonzept und Körperkonzept. In: Kamper, Dietmar/Wulf, Christoph (Hg.). Die Wiederkehr des Körpers. Frankfurt/M 1982, S. 285–297.

Ders. Amors vergiftete Pfeile. Die Lektionen der Syphilis. In: Kursbuch 94. Berlin 1988, S. 107–122.

Wyss, Erich. Heilen und Herrschen. Medikalisierung, Krankenversicherung und ärztliche Professionalisierung 1870–1911. Lizentiatsarbeit Universität Zürich 1982.

Wobbe, Theresa. Gleichheit und Differenz. Politische Strategien von Frauenrechtlerinnen um die Jahrhundertwende. Frankfurt/New York 1989.

Zürcher Spitalgeschichte. 2 Bde. Hg. vom Regierungsrat des Kantons Zürich. Zürich 1951.

Abkürzungen

BAG	Bundesamt für Gesundheitswesen
CH-StGB	Schweizer Strafgesetzbuch
Correspondenzblatt	Correspondenzblatt für Schweizer Ärzte
CVJM	Christlicher Verein junger Männer
DGBG	Deutsche Gesellschaft zur Bekämpfung der Geschlechtskrankheiten
EMD	Eidgenössisches Militärdepartement
FAI	Fédération abolitionniste internationale
Fédération britannique	Fédération britannique, continentale et générale pour l'abolition de la prostitution
HBLS	Historisch-biographisches-Lexikon der Schweiz
LNA	Ladies National Association for the Repeal of the Contagious Deseases Acts
NZZ	Neue Zürcher Zeitung
SGG	Schweizerische Gemeinnützige Gesellschaft
S.m.W.	Schweizerische medizinische Wochenschrift
SZfS	Schweizerische Zeitschrift für Strafrecht
VE	Vorentwurf
Z.f.B.GK	Zeitschrift für Bekämpfung der Geschlechtskrankheiten
ZGB	Schweizerisches Zivilgesetzbuch
ZH-StGB	Zürcher Strafgesetzbuch

Bücher zum Thema

Maya Borkowsky
Krankheit Schwangerschaft
Schwangerschaft, Geburt und Wochenbett
aus ärztlicher Sicht seit 1800
336 S., 76 Abb., br. DM 40.–, ÖS 290, sFr. 36.– ISBN 3-905278-26-X

Sebastian Brändli
«Die Retter der leidenden Menschheit»
Sozialgeschichte der Chirurgen und Ärzte
auf der Zürcher Landschaft (1700–1850)
450 S., 17 Abb., br. DM 60.–, ÖS 430, sFr. 54.– ISBN 3-905278-55-3

Alfred Fritschi
Schwesterntum
Zur Sozialgeschichte der schweizerischen
Berufskrankenpflege in der Schweiz 1850–1930
232 S., 26 S. Bildteil., br. DM 43.–, ÖS 300, Fr. 38.– ISBN 3-905278-57-X

In Ihrer Buchhandlung oder bei:
Chronos Verlag
Münstergasse 9
CH-8001 Zürich
Fax 01/252 49 22